Rudolf Reinboth

Vergleichende Endokrinologie

151 Abbildungen in 196 Einzeldarstellungen

1980
Georg Thieme Verlag Stuttgart · New York

Prof. Dr. R. Reinboth
Institut für Zoologie der Johannes-Gutenberg-Universität
Saarstr. 21
6500 Mainz

CIP-Kurztitelaufnahme der Deutschen Bibliothek

Reinboth, Rudolf:
Vergleichende Endokrinologie / Rudolf Reinboth.
[Zeichn. von Alfons Drews]. – Stuttgart : Thieme, 1980.
ISBN 3-13-574101-X

Zeichnungen von Alfons Drews

Satz: Tutte Druckerei GmbH, Salzweg-Passau, System: Linotype VIP
Druck: Druckhaus Dörr, Inhaber Adam Götz, Ludwigsburg

ISBN 3-13-574101-X

Vorwort

Die vergleichende Endokrinologie ist ein Teilgebiet der Tierphysiologie, das im deutschen Sprachraum nicht nur wenig gepflegt, sondern nachgerade sträflich vernachlässigt wird. Es ist wohl kein bloßer Zufall, wenn es in einem weitverbreiteten und geschätzten Lehrbuch der Tierphysiologie keinen besonderen Abschnitt „Hormone" wohl aber ein Kapitel „Neurosekretion" gibt. Es ist müßig, an dieser Stelle der Frage nachzugehen, welche Gründe vielleicht erklären können, warum Hochschulabsolventen über die Koordinationsleistungen des Nervensystems meist ausreichende Kenntnisse besitzen, aber – beispielsweise – die Unterscheidung zwischen Neuro- und Adenohypophyse häufig als rein morphologische Terminologiefrage mißverstehen. Es mutet seltsam an, wenn die Lehrpläne für die Schulen sexualkundlichen Unterricht in Biologie dekretieren, aber niemand von allen Hochschullehrern dieses Faches erwartet, daß sie aus dem Stegreif hormonphysiologische Grundmechanismen der Fortpflanzungsprozesse erläutern können.
Wenn dieses Buch behilflich ist, die Einsicht zu wecken und zu vertiefen, daß alle fundamentalen Lebensprozesse wie z.B. Fortpflanzung, Wachstum, Stoff- und Energiewechsel, etc. ohne das komplizierte Zusammenspiel endokriner Drüsen und ihrer Sekretionsprodukte nicht zu begreifen sind, dann ist eines seiner wichtigsten Ziele erreicht. Und medizinisch und biochemisch orientierte Endokrinologen, die der Zoologie mehr oder weniger ferne stehen, sollten sich von Zeit zu Zeit erinnern, daß ein paar Huftiere, einzelne Nager und einige Primaten nur in sehr begrenztem Maße den Reichtum tierischer Lebensleistungen illustrieren.
Die tragende Rolle hormonal gesteuerter Regulationsprozesse im Leben der Tiere macht die vergleichende Hormonphysiologie (Endokrinologie) zu einem breiten Forschungsgebiet, in dem sich viele biologische Teildisziplinen berühren. Entsprechend groß ist die Schwierigkeit für jeden einzelnen, die Fülle neuer Erkenntnisse noch zu verarbeiten. Der Notwendigkeit zur Spezialisierung vermag schon längst kein Endokrinologe mehr zu entkommen, obwohl gerade sein Arbeitsgebiet die „Zusammenschau" zwingend fordert.
Objektive und subjektive Grenzen bestimmen Aufbau, Inhalt und Umfang dieses Buches. Die traditionell gewählte Kapitel-Einteilung spiegelt nicht die Wechselwirkungen verschiedener Hormone bei der Steuerung einzelner Regulationsvorgänge wider. Aber sie kommt am ehesten einer (bislang) gewohnten Lernweise entgegen. Benutzer und professionelle Kritiker des Buches werden entscheiden, ob es aktuellen Bedürfnissen entspricht. Diese Überzeugung erspart dem Autor und dem Leser alle Kommentare zu Einzelheiten, über welche sich ausdauernd mit – mehr oder weniger – guten Argumenten streiten läßt.
Vielen Kollegen und Freunden verdanke ich Anregungen, Kritik und Hilfe. Manche überließen mir Präparate oder Originalfotos, andere ga-

ben mir als kompetente Fachleute Rat und Hilfe. Meiner langjährigen Sekretärin, Frau Astrid Reichow, bin ich für viel Geduld und verständnisvolle Zusammenarbeit zu großem Dank verpflichtet. Der Verlag, vertreten durch Herrn Dr. Bremkamp, ist auf alle Wünsche in sehr großzügiger Weise eingegangen.

Mont Tremblant/Mainz, im September 1979 R. Reinboth

Inhaltsverzeichnis

Vorwort III

Einleitung 1

Der Begriff „Hormon“ 1
Produktionsstätten der Hormone 3
Morphologie hormonproduzierender Zellen 3
Neurohumorale Stoffe (Neurotransmitter) 6
Neurohormone 7

Methoden endokrinologischer Forschung 9

Testverfahren 14
Gebrauch radioaktiver Isotope 15
Immunologische Techniken 19

Vergleichende Endokrinologie der Wirbeltiere 23

Zur Vergleichenden Anatomie des endokrinen Apparates der Wirbeltiere 23

Hypophyse 23
Das Zwischenhirn als Hormonbildungsstätte 25
Urophyse 28
Schilddrüse 29
Nebenschilddrüsen 29
Ultimobranchialkörper 31
Thymus 32
Inselgewebe des Pankreas 32
Darmkanal 33
Gonaden 33
Placenta 34
Adrenalorgane 34
Stanniussche Körperchen 37

Schilddrüse 38

Biochemie der Schilddrüsenhormone 38
Physiologische Wirkungen der Schilddrüsenhormone 42
Einfluß von Schilddrüsenhormonen auf die Wärmeproduktion .. 42
Einfluß auf Wachstum und Entwicklung 44
Stoffwechselwirkungen 49
Beteiligung von Schilddrüsenhormonen an anderen physiologischen Prozessen 50
Thyreostatika (Goitrogene) 52

Nebenschilddrüsen 54

Chemie des Parathyroidhormons 55
Physiologie des PTH 57

Effekte einer operativen Entfernung der Nebenschilddrüsen 57
Tetanie 60
Wirkungsmechanismus des PTH 61
Calciumresorption durch den Darm und die Rolle des Vitamins D 64
Testverfahren für PTH 65

Ultimobranchialdrüsen 66

Chemie des Calcitonins 66
Physiologische Wirkungen des Calcitonins 67
Vergleichende Physiologie des Calcitonins 70
Calcitonin und Stanniussche Körperchen bei Fischen 73
Testverfahren für Calcitonin 74

Endokrines Pankreas 76

Biochemie und Vorkommen des Insulins 76
Biochemie und Vorkommen des Glukagons 80
Physiologische Wirkungen des Insulins und Glukagons 81
Zuckerkrankheit (Diabetes mellitus) 81
Vergleichende Physiologie des Insulins 85
Kontrolle der Insulinsekretion 88
Physiologische Wirkungen des Glukagons 89
Sonstige Pankreashormone 93

Steroidhormone 95

Nomenklatur und Einteilung der Steroidhormone 95
Vorkommen und Bildung von Steroidhormonen und verwandten Verbindungen 101
Biosynthese und Abbau der Steroidhormone 102

Steroidogenes Adrenalgewebe 107

Hormone des steroidogenen Adrenalgewebes 107
Physiologie der steroidproduzierenden Adrenalkomponente 110
Glucocorticoide 112
Klinische Bedeutung von Corticosteroiden 114
Vergleichende Physiologie der Glucocorticoide 117
Circadiane Rhythmen in der Sekretion von Glucocorticoiden . 120
Mineralocorticoide 122
Vergleichende Physiologie der Mineralocorticoidwirkung 125
Corticoidsteroide und Elektrolythaushalt bei Fischen 129
Stanniussche Körperchen 132
Das Renin-Angiotensin-System 133
Renin-Angiotensin-System bei Säugetieren 133
„Renin-Angiotensin"-System bei Nichtsäugern 137

Catecholaminogenes Adrenalgewebe 140

Bildung und Vorkommen von Adrenalin und Noradrenalin 140

Physiologische Wirkungen des Adrenalins und Noradrenalins 141
Einflüsse auf Muskelzellen 144
Beeinflussung des Intermediärstoffwechsels 145
Sonstige Effekte der Catecholamine 147
Catecholamine in „Notfall"-Situationen 149

Gonaden als Hormondrüsen 151

Testes 151
Androgene Hormone 151
Physiologische Wirkungen der Androgene 156
Einfluß auf akzessorische Geschlechtsdrüsen und sekundäre Geschlechtsmerkmale 157
Regulation der Testisfunktion 162
Stoffwechselwirkungen der Androgene 162
Ovarien 163
Ovarialhormone 163
Das Ovar als Produktionsstätte für Keimzellen und Hormone 164
Fortpflanzungszyklen 169
Menstruationszyklus 170
Östruszyklen bei Säugern 175
Fortpflanzungszyklen bei Submammaliern 177
Physiologische Wirkungen der weiblichen Sexualhormone 178
Progestine 178
Östrogene 179
Die Rolle der Sexualsteroide bei der Geschlechtsdifferenzierung 183

Hormone des Uterus und der Placenta 189

Menschliches Choriongonadotropin (HCG) 189
Schwangerschaftstest 191
Pregnant Mare Serum (PMS) 192
Menschliches Chorion-Somatomammotropin (HCS) 192
Sonstige Eiweißhormone der Placenta 195
Placentare Steroide 195
Progesteron 195
Östrogene 198

Gastrointestinalhormone 202

Chemie der Gastrointestinalhormone 203
Physiologie der Gastrointestinalhormone 204

Thymus 208

Epiphyse 212

Sekretionsprodukte der Epiphyse 212
Physiologische Einflüsse der Epiphyse 215

Hypophyse 219

Adenohypophyse ... 220
Pars distalis (Hypophysenvorderlappen) ... 220
Rückkopplungsmechanismen ... 221
Adrenocorticotropes Hormon (ACTH) ... 223
Schilddrüsenstimulierendes Hormon (TSH) ... 229
Gonadotropine ... 230
Prolactin (PRL) ... 240
Wachstumshormon (STH) ... 255
Lipotropin ... 267
Pars intermedia ... 268
Morphologische und funktionelle Grundlagen des Farbwechsels ... 269
Neurohypophyse (Pars nervosa) ... 278
Chemie und Vorkommen der neurohypophysären Hormone ... 280
Physiologische Wirkungen ... 282
Vasopressin ... 285
Oxytocin ... 288

Urophyse und kaudales neurosekretorisches System ... 292

Releasing Hormone ... 295
Thyrotropin-Releasing-Hormon (TRH) ... 298
Gonadotropin-Releasing-Hormon (LH/FSH-RH) ... 301
Hypothalamische Steuerung der STH-Sekretion ... 305
Prolactin-Hemmfaktor (PIF) ... 306
MSH-Hemmfaktor (MIF) ... 308
Corticotropin-Releasing-Faktor (CRF) ... 308
Extrahypothalamisches Vorkommen der hypophysiotropen Hormone ... 309

Wirkungsweise der Hormone ... 310
Hormonwirkung auf Transkriptionsvorgänge im Zellkern ... 311
Hormonwirkungen über das Adenylatcyclase-cAMP-System ... 315
Cyclisches Guanosinmonophosphat (cGMP) ... 322

Prostaglandine ... 324

Kallikrein-Kinin-System ... 329

Vergleichende Endokrinologie bei Wirbellosen ... 330

Anneliden ... 332
Polychaeta ... 332
Wachstum und Regeneration ... 332
Fortpflanzung und Epitokie ... 334
Eigenschaften und Herkunft des Gehirnhormons ... 336
Oligochaeta ... 337
Hirudinea ... 338

Crustaceen 340
Endokriner Apparat 340
Hormonphysiologie 342
Endokrine Kontrolle der Häutungsprozesse 342
Wirkungen des hyperglykämischen Hormons 346
Steuerung von Pigmentbewegungen 348
Einfluß der Pericardialorgane auf den Herzschlag 351
Steuerung von Gonadenfunktionen 351

Insekten 357
Endokrines System 357
Chemie der Hormone 358
Physiologie der Hormone 360
Endokrine Steuerung der Häutung 360
Diapause 365
Hormone und Fortpflanzung 369
Fortpflanzungs- und Sozialverhalten 373
Stoffwechselwirkungen 380
Wasserhaushalt 383
Farbwechsel 385
Hormone als Insektizide? 386

Weichtiere (**Mollusca**) 389
Endokrine Strukturen 389
Hormonal geregelte Mechanismen 390
Muscheln und Schnecken 390
Tintenfische 394

Stachelhäuter (**Echinodermata**) 398

Anhang 401
Literatur 404
Sachregister 425

Einleitung

Die wissenschaftliche Endokrinologie nahm im Jahre 1849 ihren Anfang. Der damals an der Universität Göttingen lehrende Arzt und Physiologe Berthold kapaunisierte Hähnchen, das heißt, er entfernte den Tieren auf operativem Wege die Geschlechtsorgane. Bei einem Teil seiner Versuchsobjekte pflanzte er einen der beiden Hoden in die Leibeshöhle zurück. Die Hähne mit den Testis-Implantaten zeigten normales sexuelles Verhalten und die Geschlechtscharaktere glichen denen normaler männlicher Tiere. Bei den vollständig kastrierten Vögeln jedoch machten sich Veränderungen im Verhalten bemerkbar, und der für das männliche Geschlecht typische Hahnenkamm bildete sich zurück. Da ein Testis-Implantat, dessen ursprüngliche nervöse Verbindungen durch die Operation zerstört worden waren, diese Veränderungen verhindern oder rückgängig machen konnte, schloß Berthold aus seinen Versuchen, daß die Hoden Stoffe in das Blut abgeben müssen, welche für die Aufrechterhaltung des männlichen Verhaltens und der sekundären Geschlechtscharaktere verantwortlich sind. Zwar weichen die Einzelheiten in der Deutung der Versuchsergebnisse durch Berthold von unseren heutigen Vorstellungen ab, aber seine Grundannahme, daß Organe spezifische Materialien in das Blut abgeben, diese Stoffe über das Gefäßsystem zu bestimmten Stellen des Körpers gelangen, wo sie speziellen Zwecken dienen, macht ihn zum Begründer der Endokrinologie.

Die Kastration von Menschen und Haustieren ist ein schon im Altertum häufig praktiziertes Verfahren. Aristoteles beschrieb mit großer Genauigkeit die Kastrationseffekte bei Vögeln und verglich sie mit den Veränderungen, die sich an kastrierten Männern beobachten lassen. Obwohl zu jener Zeit noch nicht verstanden wurde, welche Mechanismen hierbei im Spiele sind, zeigte die Erfahrung immerhin deutlich, daß die Hoden für die Geschlechtsmerkmale und das Fortpflanzungsvermögen von Bedeutung sind.

In der zweiten Hälfte des vorigen Jahrhunderts häuften sich allmählich Beobachtungen über den Zusammenhang zwischen den Funktionen bestimmter Organe, die wir heute als endokrine Drüsen kennen, und physiologischen Leistungen. So stellen z. B. v. Mering und Minkowski im Jahre 1889 fest, daß Hunde, denen man die Bauchspeicheldrüse entfernte, zuckerkrank wurden.

Der Begriff „Hormon“

Das Wort „Hormon“, der Schlüsselbegriff der Endokrinologie, wurde im Jahre 1905 durch den englischen Physiologen Starling geprägt. Gemeinsam mit seinem Kollegen Bayliss hatte er den Mechanismus der

Produktion von Verdauungssäften durch die Bauchspeicheldrüse untersucht.
In methodisch sehr sauber durchgeführten Experimenten konnten beide Forscher nachweisen, daß beim Eintritt von angesäuertem Speisebrei aus dem Magen in den Zwölffingerdarm dessen Schleimhaut eine Substanz in das Blut abgibt, welche die Bauchspeicheldrüse zu einer schnellen Absonderung von Pankreassäften veranlaßt. Der Wirkungsstoff des Zwölffingerdarms wurde von den beiden Forschern „Sekretin" genannt. STARLING versuchte, den gefundenen Wirkungsmechanismus allgemein zu beschreiben und definierte deshalb den Begriff „Hormon" als eine Substanz, die von Zellen in einem Teil des Körpers abgegeben wird und (auf dem Blutwege) zu einem anderen Teil des Organismus gelangt, wo sie in sehr geringen Konzentrationen wirksam wird und das Wachstum oder die Aktivität der Zellen reguliert. Das Wort „Hormon" leitet sich von dem griechischen Verb hormao (antreiben, erregen) ab. Obwohl wir heute wissen, daß die Substanzen, welche STARLING mit seiner Definition meint, nicht nur stimulierende, sondern häufig auch hemmende Wirkungen haben, hat sich die Bezeichnung „Hormon" fest in den wissenschaftlichen Sprachgebrach eingebürgert.
Hormone sind chemische Botenstoffe, die an ihren Wirkorten in hochspezifischer Weise in Stoffwechselprozesse eingreifen, welche bei der Vervielfältigung und Entwicklung der Zellen sowie bei der Aufrechterhaltung ihrer besonderen Lebensfunktionen eine Rolle spielen. Es ist charakteristisch für die Hormone, daß geringe Mengen, welche im μg-Bereich liegen, für die Entfaltung ihrer Wirkungen ausreichen.
Wie die Nerven, so fungieren auch die Hormone als Kommunikationsmittel zwischen verschiedenen Teilen des Organismus und dienen somit der Koordination und Kontrolle physiologischer Leistungen. Im Unterschied zur nervösen Koordination verlaufen die hormonal gesteuerten Prozesse langsamer und müssen in Minuten und Stunden, wenn nicht gar nach Tagen und Wochen gemessen werden. Langfristige Regelprozesse im Stoffwechsel, beim Wachstum und in der Fortpflanzung stehen unter hormonaler Kontrolle.
Chemisch gesehen gehören die Hormone verschiedenartigen Stoffgruppen an. Einige von ihnen sind Aminosäuren oder Derivate von Aminosäuren (z. B. Thyroxin, Adrenalin, Melatonin), andere sind Fettsäurederivate (Juvenilhormon, Prostaglandine), kurzkettige Peptide (z. B. Oxytocin, Releasing-Hormone), langkettige Peptide (z. B. ACTH, Insulin, Glukagon), Proteine (z. B. Gonadotropine, Wachstumshormon) und Steroide (z. B. Sexualhormone, Ecdyson).
Auch hinsichtlich ihrer Produktionsorte und ihrer Wirkungen zeigen die Hormone eine ungemein breite Mannigfaltigkeit (Tab. 1).

Produktionsstätten der Hormone

Die hormonproduzierenden Zellen haben drüsigen Charakter und sind für ihre Aufgabe besonders spezialisiert. In der Mehrzahl der Fälle sind jene Zellen zu Geweben vereinigt oder bauen ganze, zumeist makroskopisch erkennbare Organe auf. Es ist ein hervorstechendes Merkmal aller hormonproduzierenden Gewebe und selbst großer Hormondrüsen, daß sie keine Ausleitungswege für die von ihnen erzeugten Drüsensekrete, die Hormone, besitzen. Die Hormone werden von den Zellen direkt in ihre Umgebung abgegeben und gelangen über das Kreislaufsystem, seltener durch Diffusion über kurze Strecken, an ihren Wirkort. Die Hormondrüsen unterscheiden sich damit grundsätzlich von allen anderen uns bekannten Drüsen, welche ihre Sekrete über einen besonderen Ausführungsgang an die Körperoberfläche oder in Körperhöhlen hinein abgeben (z. B. Milchdrüsen, Speicheldrüsen). Die Drüsen ohne Ausführgang werden als endokrin den exokrinen Drüsen gegenübergestellt. Die unmittelbare Abgabe von Stoffen aus Organen direkt an das Blut war im Jahre 1855 durch den französischen Physiologen CLAUDE BERNARD als „innere Sekretion" bezeichnet worden. Im Unterschied zu BERNARD verstehen wir heutzutage hierunter ausschließlich die Abgabe von Hormonen aus endokrinen Drüsen, und damit findet auch der erst am Anfang dieses Jahrhunderts geprägte Begriff „Endokrinologie" als Lehre von den Drüsen mit innerer Sekretion seine sprachliche Erklärung.
Die endokrinen Zellen, bzw. Gewebe und Organe (ihre Gesamtheit: das Endokrinium) liegen weit verstreut im tierischen Organismus. Wenn die Gesamtheit aller endokrinen Drüsen eines Tieres vielfach als sein endokrines System bezeichnet wird, so ist dies rein operational, d. h. unter Funktionsgesichtspunkten, zu verstehen. Entwicklungsgeschichtlich tragen alle drei Keimblätter zum Aufbau der endokrinen Drüsen bei (vgl. Tab. 1).

Morphologie hormonproduzierender Zellen

Obwohl der Begriff „Drüse" in erster Linie einen funktionellen Aspekt hat – Produktion (Speicherung) und Absonderung von Substanzen –, verbindet man mit dieser Bezeichnung in der Regel auch die morphologische Charakterisierung, daß Drüsenzellen besonders differenzierte Epithelzellen sind. Dieses Merkmal gilt bei den Wirbeltieren für die Mehrzahl der endokrinen Drüsen. Die histologische Struktur einiger Hormondrüsen zeigt den epithelialen Charakter der hormonproduzierenden Zellen auf den ersten Blick. Schilddrüse und Nebennierenrinde der Säuger können uns als besonders gute Beispiele hierfür dienen (Abb. 1). Das Nebennierenmark der höheren Wirbeltiere hingegen und die ihm homolo-

Tabelle 1 Überblick über die wichtigsten Komponenten des Endokriniums bei Wirbeltieren.

Produktionsort	Entwicklungs-geschichtl. Herkunft	Name	Hormon(e) (chemische Natur)	Wirkungen
Neurosekretorische Hypothalamuskerne	Ektoderm	Releasing-Hormone	Oligopeptide	Kontrolle der Adenohypophyse
		neurohypophysäre Hormone	Oligopeptide	Einfluß auf Osmoregulation, Förderung der Kontraktion glatter Muskeln
Adenohypophyse	Ektoderm	glandotrope Hormone (FSH, LH, ACTH, TSH)	Polypeptide	Steuerung anderer endokriner Drüsen
		Wachstumshormon (STH)	Polypeptid	Stimulation von Wachstums- und Stoffwechselprozessen
Schilddrüse	Entoderm	Thyroxin Trijodthyronin	iodierte Aminosäurederivate	Steigerung der Stoffwechselaktivität
Nebenschilddrüsen (nicht bei Teleostiern)	Entoderm	Parathyroidhormon (PTH)	Polypeptid	Regulation des Calcium- und Phosphatmetabolismus
Ultimobranchialgewebe	Entoderm (ektodermale C-Zellen)	Calcitonin	Polypeptid	Kontrolle des Calcium- und Phosphatstoffwechsel
Inselgewebe des Pankreas	Entoderm	Insulin Glukagon	Polypeptide	Steuerung des Kohlenhydratstoffwechsels
Adrenalorgan (Nebennieren)				
steroidogener Teil (Cortex)	Mesoderm	Corticosteroide (z. B. Cortisol, Corticosteron, Aldosteron)	C_{21}-Steroide	Regulation des Kohlenhydrat- sowie des Wasser- und Mineralhaushalts
chromaffiner Teil (Medulla)	Ektoderm	Adrenalin Noradrenalin	Aminosäurederivate	Einfluß auf Kardiovaskularsystem, Aktivierung des Kohlenhydratstoffwechsels, Überwindung von Streßsituationen

Fortsetzung Tab. 1

Produktionsort	Entwicklungsgeschichtl. Herkunft	Name	Hormon(e) (chemische Natur)	Wirkungen
Gonaden	Mesoderm			Steuerung von Genitalfunktionen
Ovar		Östrogene (z. B. Östradiol)	C_{18}-Steroide	Steuerung von Genitalfunktionen
		Progesteron	C_{21}-Steroid	
Testis		Androgene (z. B. Testosteron)	C_{19}-Steroide	
Placenta der Säuger	Ektoderm	Östrogene	Steroide	Aufrechterhaltung der Gravidität
	Entoderm	Progesteron		
	Mesoderm	Choriongonadotropin		
		Chorionsomatomammotropin	Polypeptide	Aufrechterhaltung der Gravidität

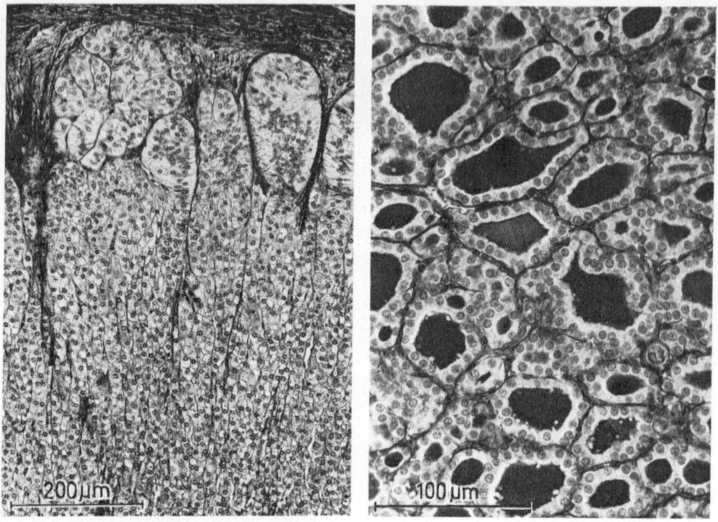

Abb. 1 Histologische Schnitte durch endokrine Drüsen von Hunden (Originalpräparate von Prof. *Heidenhain*).
a) Nebennierenrinde, b) Schilddrüse.

gen Strukturen bei den übrigen Vertebraten leiten sich von der Neuralleiste ab und ihre Zellen sind modifizierte Neurone. Dieser zweite Typ hormonproduzierender Zellen – sie erzeugen Adrenalin und Noradrenalin – erleichtert uns das Verständnis für einen Vorgang, der als „Neurosekretion" bezeichnet wird und zu einem Schlüsselphänomen der modernen Endokrinologie geworden ist. Die Neurosekretion, d. h. die Produktion von Hormonen durch Nervenzellen, deren Axon einen Teil des Transportweges für die im Perikaryon synthetisierten Hormone bildet, ist die phylogenetisch älteste Stufe einer hormonalen Koordination. Nervenzellen als Hormonproduzenten spielen vor allem bei den Wirbellosen eine besonders gute Rolle. Die Erzeugung von Hormonen durch epitheliale Organe ist bei den Invertebraten weniger häufig als bei den Wirbeltieren.

Neurohumorale Stoffe (Neurotransmitter)

Wir wissen heute zuverlässig, daß Nervenzellen eine Anzahl physiologischer Substanzen an ihre Umgebung abgeben. Unter diesen spielt das Noradrenalin eine wichtige Rolle, das bei den Wirbeltieren als Neurotransmitter von den meisten postganglionären sympathischen Nervenendigungen gebildet wird. Es ist zwar nicht auszuschließen, daß adrenergische Fasern auch kleine Mengen von Adrenalin bilden, aber es deutet alles darauf hin, daß Noradrenalin in diesen Zellen die eigentliche Überträgersubstanz ist. Extrakte aus Organen, die vom Sympathicus innerviert werden, enthalten normalerweise sowohl Adrenalin als auch Noradrenalin. Wenn man jedoch den zuführenden Sympathicuszweig durchtrennt und damit das Nervengewebe distal von der Schnittstelle zur Degeneration bringt, dann schwindet das Noradrenalin in diesen Organen, während Adrenalin noch immer gebildet wird, wahrscheinlich durch besondere Zellen im Inneren seiner Gewebe. Diese Beobachtungen deuten neben anderen darauf hin, daß die Transmittersubstanz der adrenergischen Nerven allein Noradrenalin und nicht eine Mischung aus Noradrenalin und Adrenalin ist.

Während die Zellen des Nebennierenmarks Noradrenalin in vergleichsweise großen Mengen produzieren und diese Substanz auf dem Blutwege zu weit entfernten spezifischen Wirkorten gelangt – das Noradrenalin spielt damit die Rolle eines Hormons –, beschränkt sich seine Wirkung als Neurotransmitter auf den winzig kleinen Raum der Synapse und ist hier nur für eine äußerst kurze Zeitspanne physiologisch aktiv. Obwohl dieses Konzept der Bildung und physiologischen Wirkung von Neurotransmittern in erster Linie aufgrund von Untersuchungen an Wirbeltieren entwickelt wurde, dürfte es in gleicher Weise auch für die Nervensysteme von Wirbellosen gelten. Bei den Invertebraten spielt vermutlich das Acetylcholin eine wichtige Rolle als Transmittersubstanz. Die Transmitterstoffe werden als neurohumorale Substanzen bezeichnet, da sie als chemische Agentien neuralen Ursprungs über einen Flüssigkeitsraum, die Synapsenspalte, zur Nachbarzelle gelangen.

Neurohormone

Die Produkte neurosekretorischer Prozesse, die Neurohormone, sind scharf von den neurohumoralen Transmittersubstanzen zu unterscheiden. Die neurosekretorischen Zellen gleichen zwar im Bau grundsätzlich gewöhnlichen Nervenzellen, besitzen jedoch bestimmte cytologische Merkmale, die sie epithelialen Drüsenzellen ähnlich machen. Die neurosekretorischen Zellen lassen in ihrem Inneren Sekretgranula erkennen, die sich in der Regel mit bestimmten Farbstoffen leicht anfärben lassen und welche bereits im Lichtmikroskop sichtbar sind. Allerdings ist das färbbare Material, das Neurosekret, meist nur Trägersubstanz für die Hormonmoleküle, die Neurohormone. Die Sekretgranula werden im Axon zu den Nervenendigungen transportiert und geben in diesem Bereich (in der Regel über sogenannte Neurohämalorgane – s. unten) die Neurohormone an den Kreislauf ab. Nur in wenigen Fällen werden Neurohormone direkt vom Perikaryon – ohne axonalen Transport – ins Blut entlassen. Nach Transport über das Gefäßsystem üben die Neurohormone spezifische physiologische Wirkungen an Stellen im Körper aus, welche vom Ort der Hormonabgabe mehr oder minder weit entfernt sind (Abb. 2).

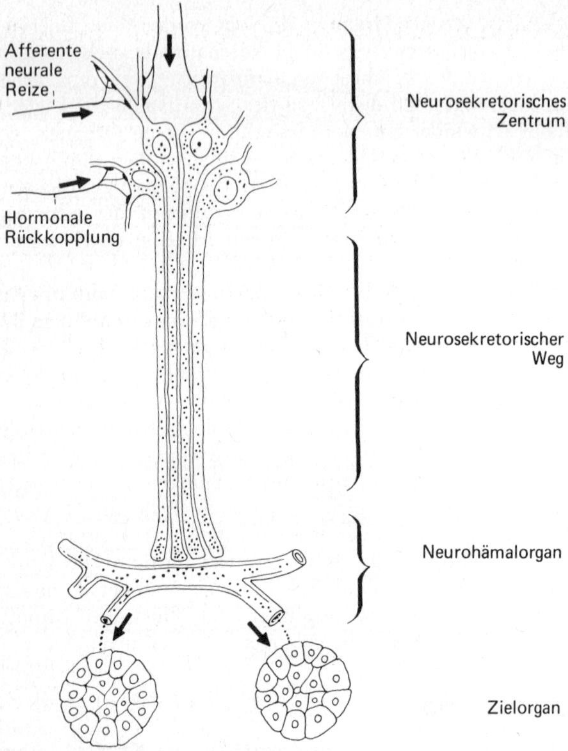

Abb. 2 Schema des neurosekretorischen Systems bei Wirbeltieren und Wirbellosen (nach *Scharrer* u. *Scharrer*).

Im Unterschied zu gewöhnlichen Nervenzellen gehen die neurosekretorischen Zellen in der Regel keine synaptischen Verbindungen mit anderen Neuronen oder Effektorzellen ein, sondern ihre Axone enden in komplexen Strukturen, die man als Neurohämalorgane bezeichnet. In ihnen sind die erweiterten Endigungen der neurosekretführenden Axone eng mit Blutkapillaren verflochten. Die Neurohämalorgane sind Speicherorte für die Neurosekrete und Abgabestellen für die Neurohormone. Nur in Einzelfällen treten neurosekretorische Axone in einen synapsenähnlichen Kontakt mit anderen Drüsenzellen.
Chemisch gesehen sind die Neurohormone sowohl bei Wirbeltieren als auch bei Wirbellosen meist Peptide. Weniger häufig treten sie als biogene Amine auf.
Nicht nur strukturell, sondern auch funktionell bringt das Konzept der Neurosekretion das nervöse und das chemische Steuerungsprinzip in engste Verbindung.

Methoden endokrinologischer Forschung

Die aktuelle endokrinologische Forschung bedient sich keiner speziellen Methoden zur Lösung ihrer Probleme. Die Techniken sind die gleichen, die auch in anderen Disziplinen der modernen Biologie angewandt werden. Obwohl sich das Instrumentarium der Biochemie in den endokrinologischen Laboratorien weit ausgebreitet hat, behaupten Licht- und Elektronenmikroskop ihren wichtigen Platz. Ultrastrukturuntersuchungen stützen und vertiefen lichtmikroskopische Befunde zur Charakterisierung unterschiedlicher Zelltypen und ihrer Aktivitätsmuster. Arbeiten auf diesem Forschungsgebiet sind beispielsweise in jenen Fällen von besonderem Interesse, wo in einem einzigen endokrinen Organ verschiedene Hor-

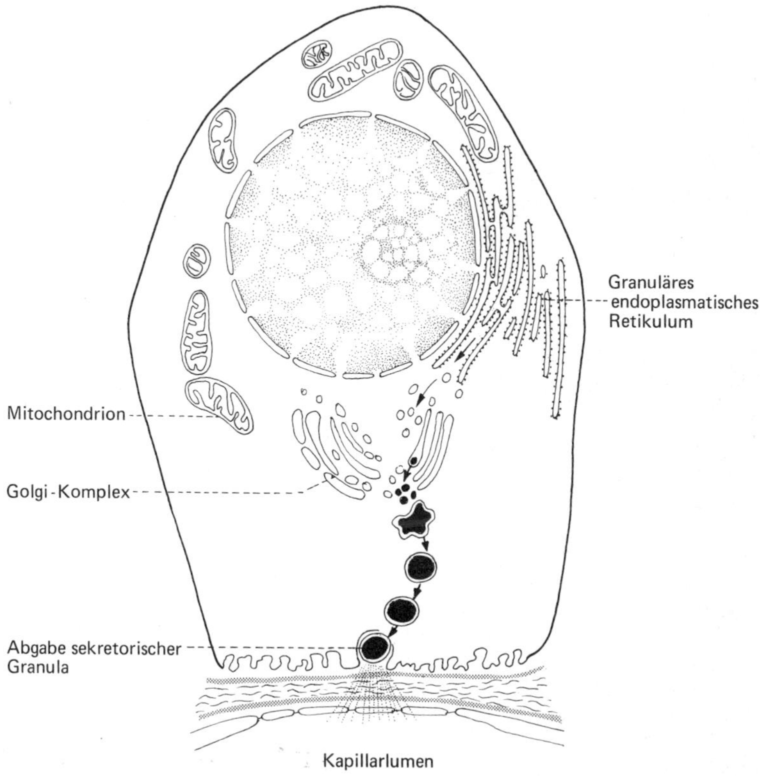

Abb. 3 Schema der Feinstruktur einer Beta-Zelle aus dem endokrinen Pankreas. Erläuterungen im Text (nach *Fawcett* u. Mitarb.).

monproduzenten nebeneinander vorkommen (z. B. Adenohypophyse). Elektronenmikroskopische Bilder liefern uns neben Informationen über cytologische Prozesse (z. B. Bildung von Sekretgranula und die Art ihrer Abgabe aus den Zellen in Kapillaren) sogar Anhaltspunkte zur Beurteilung der chemischen Natur des jeweils produzierten Hormons (FAWCETT u. Mitarb. 1969). In Zellen, welche Proteine sezernieren, ist ein granuläres endoplasmatisches Reticulum reich entwickelt. Ribosomen in unterschiedlicher Zahl assoziieren sich mit Boten-RNA-Molekülen und bilden Polysomen, welche sich entlang der äußeren Oberfläche des endoplasmatischen Reticulums (ER) anordnen. Die mit Hilfe der Transfer-RNA zu den Ribosomen verbrachten Aminosäuren bauen dort entsprechend dem genetischen Code die Proteinmoleküle auf. Diese gelangen über die Zisternen des ER zum Golgi-Komplex, wo sie konzentriert werden und schließlich zu Tröpfchen oder Granula zusammentreten, die von einer Membran umgeben werden (Abb. 3, 4a).
Zellen, die der Produktion von Steroiden dienen, enthalten charakteristischerweise ein stark ausgedehntes glattes (= agranuläres) endoplasmatisches Reticulum, welches häufig wirbelartig angeordnet ist. Das rauhe (= granuläre) ER ist vergleichsweise schwach entwickelt, Sekretgranula fehlen. Statt ihrer findet man häufig Lipidtropfen oder Liposomen im Cytoplasma. Die Mitochondrien, deren innere Struktur sehr komplex sein kann, sind meist dem tubulären Typ zuzuordnen (Abb. 4b).
Unter den mannigfaltigen Experimentalverfahren hat sich ein Grundversuch etabliert, der wie ein Leitmotiv die endokrinologischen Forschungsarbeiten charakterisiert: Die Entfernung oder Ausschaltung eines endokrinen Organs ist bis zum heutigen Tage eines der wichtigsten Experimente geblieben, welches Anhaltspunkte für die physiologische Rolle der in ihm produzierten Hormone liefert. Wenn nach einem solchen Eingriff spezielle Ausfallerscheinungen zu beobachten sind und diese durch Verabreichung von möglichst hochgereinigten Organextrakten kompensiert werden können (Substitutions-Therapie), dann darf man schließen, daß das untersuchte Organ seine besonderen Wirkungen durch Stoffabgabe entfaltet. Tatsächlich nahm die Endokrinologie mit einem ähnlichen Versuch ihren Anfang (s. S. 1). Die operative Entfernung (Ablation, Exstirpation) einer endokrinen Drüse ist jedoch zuweilen aus anatomischen Gründen kaum praktikabel. In solchen Fällen kann die Verwendung von Chemikalien zu analogen Wirkungen führen, wenn sie endokrine Zellen selektiv zerstören oder enzymatische Prozesse blockieren, die für die Biosynthese der Hormone von Bedeutung sind.

Abb. 4 Elektronenmikroskopische Aufnahmen endokriner Drüsenzellen (aus: K. *Kurosumi*, H. *Fujita*: Functional Morphology of Endocrine Glands. Thieme, Stuttgart 1975).
a) Teil einer Pankreasinsel des Kaninchens. Links: A-Zelle, rechts oben und unten: weniger elektronendichte Granula von B-Zellen, N Kern, ER rauhes endoplasmatisches Reticulum, G Golgi-Apparat (12000 ×).

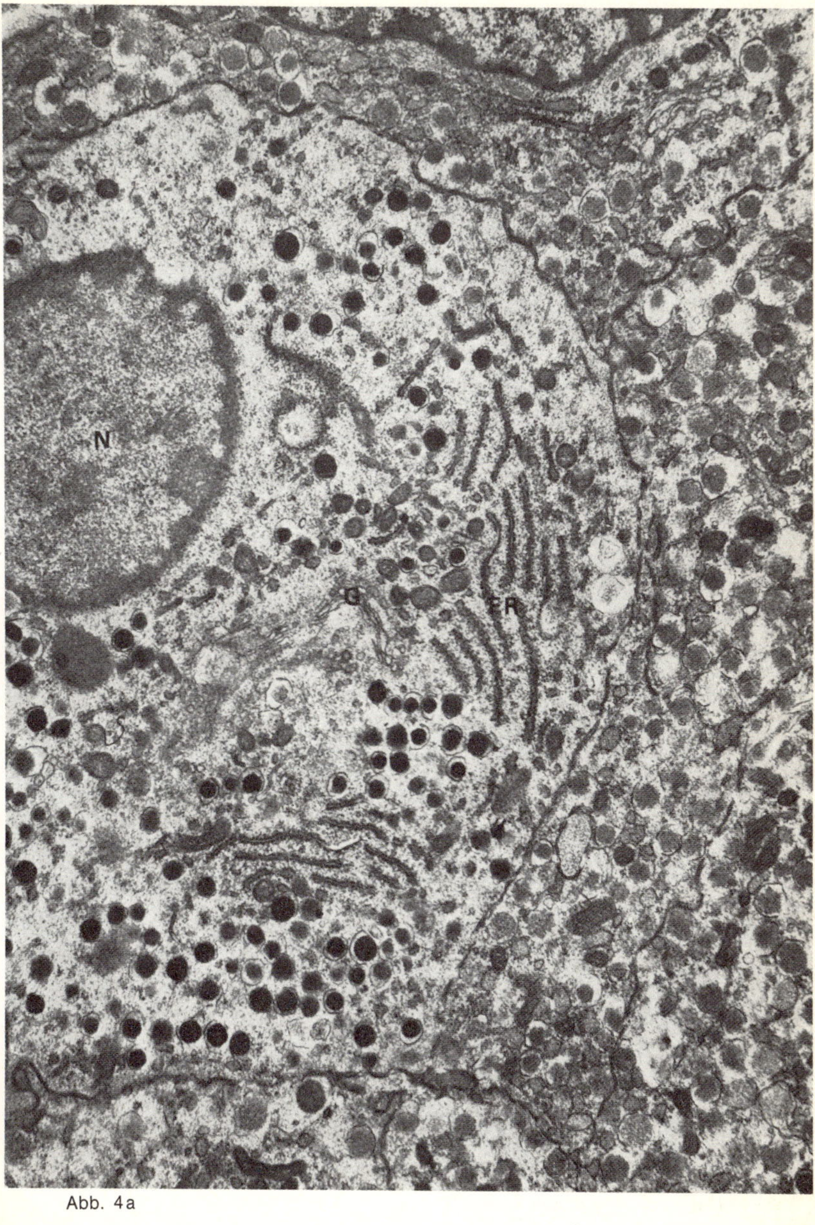

Abb. 4a

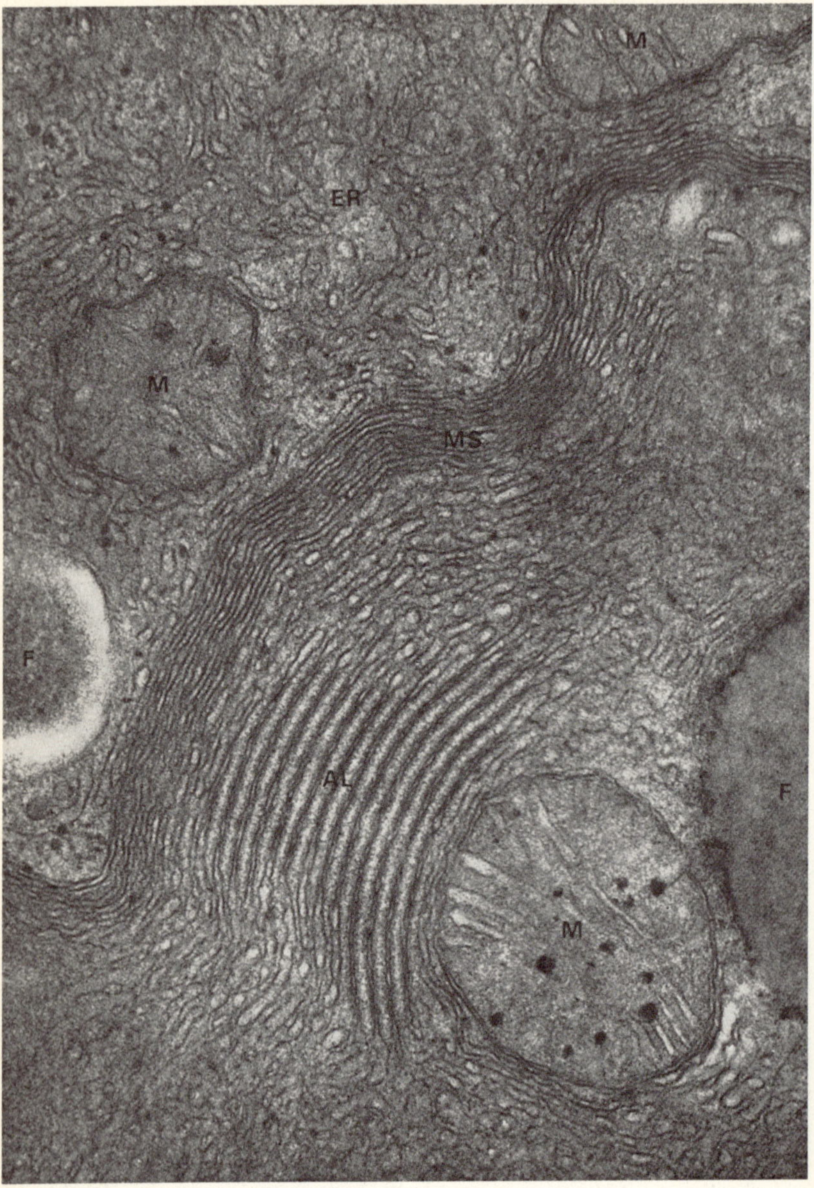

Abb. 4b

Seitdem es gelungen ist, tierische Gewebe oder auch ganze Organe außerhalb des Körpers unter künstlichen Bedingungen am Leben zu erhalten (Gewebe- bzw. Organkultur in vitro), hat sich die endokrinologische Forschung auch dieses Experimentalverfahren zunutze gemacht. Wenn es gelingt, hormonabhängige Gewebe unter derlei künstlichen Bedingungen über einen mehr oder weniger langen Zeitraum hinweg intakt zu erhalten – (den Beurteilungsmaßstab liefert das histologische Bild) –, dann läßt sich prüfen, ob bei gleichzeitiger Kultur eines Hormonlieferanten dessen Anwesenheit oder eventuelles Fehlen den Funktionszustand des Hormonempfängers beeinflußt. Das flüssige oder halbfeste Kulturmedium übernimmt unter diesen Bedingungen die Funktionen des Blutes, indem über das Medium Hormon vom endokrinen Gewebe (bzw. Organ) zum Zielgewebe (bzw. -organ) diffundiert und dessen Aktivitätszustand reguliert. Der Vorzug dieser Technik liegt darin, daß sich humorale Einflüsse von anderen Organen ausschließen lassen. Auch bietet sich anstelle der Kultur des endokrinen Gewebes der direkte Zusatz von reinem Hormon oder hormonhaltigen Extrakten zum Medium an.

Wenn genügend Hinweise vorliegen, daß von einem bestimmten Gewebe hormonale Wirkungen ausgehen, dann ist man bestrebt, diese Stoffe zu isolieren, ihre chemische Struktur aufzuklären und sie möglichst zu synthetisieren. Da es für Hormone charakteristisch ist, daß sie schon in geringen Konzentrationen ihre Wirkungen entfalten, müssen für die ausreichende Gewinnung analysierbaren Materials große Mengen von Drüsengewebe aufgearbeitet werden. Der Lösung dieser Aufgabe stehen meist erhebliche Schwierigkeiten im Wege.

Abgesehen vom großen finanziellen Aufwand solcher Untersuchungen ist eine Beschaffung des biologischen Ausgangssubstrats in genügender Menge nur unter besonderen Voraussetzungen möglich. Zur Gewinnung von 1 mg chemisch reinem TRF, einem hypothalamischen Releasing-Hormon (s. S. 295 ff.) wurden in den USA 5 Millionen Hypothalamusfragmente aus dem Gehirn von Schafen extrahiert. Bei einem Gewicht von 1,5 g Hypothalamusgewebe je Gehirn entspricht dies einem Einsatz von ca. 7 Tonnen Frischgewebe. Unterstellt man in einem Gedankenexperiment für das Hypothalamusgewebe und das hieraus isolierte Hormon ein spezifisches Gewicht von 1, so bedeutet dies, daß in einem Würfel von mehr als 1,93 m Kantenlänge am Ende 1 Kubikmillimeter Hormon gefunden wurde.

b) Teil des Cytoplasmas einer interstitiellen Zelle aus dem Testis der Maus. Die cytoplasmatische Matrix ist mit gewundenem, tubulärem, glattem endoplasmatischem Reticulum (ER) und parallelen Stapeln glatter Membranen (MS) angefüllt. Einige dieser glatten Membransäcke setzen sich in die „Annulate Lamellae“ (AL) fort. M Mitochondrien, F Lipidtropfen (61 000 ×).

Der deutsche Biochemiker BUTENANDT isolierte 1931 15 mg Androsteron als erstes männliches Sexualhormon aus 15 000 Liter Männerharn, nachdem ihm zuvor – unabhängig von der amerikanischen Arbeitsgruppe Doisy's (DOISY und Mitarb. 1929) – die Kristallisation von Östron als erstem reinen Steroidhormon gelungen war. Für seine Arbeiten zur Strukturaufklärung der Sexualhormone wurde ihm 1939 der Nobelpreis für Chemie zuerkannt. Er und sein Schweizer Kollege RUZICKA (Nobelpreis für Chemie 1939) eilten der Endokrinologie voraus, als sie unabhängig voneinander 1934/35 bei ihren Untersuchungen über die Synthese von Steroiden Testosteron im Labor herstellten, noch bevor dieses wichtigste männliche Sexualhormon der Wirbeltiere aus Testisgewebe gewonnen wurde. MCCORQUODALE und seine Mitarbeiter benötigten 1936 noch 4 Tonnen Schweineovarien, um daraus 12 mg des weiblichen Sexualhormons Östradiol-17β isolieren zu können.
Der kanadische Nobelpreisträger für Medizin (1923) BANTING konnte 1922 hochwirksame Insulin-Extrakte aus der Bauchspeicheldrüse von Hunden gewinnen. Aber erst einige Jahre später (ABEL 1926) gelang es, dieses Hormon in kristalliner Form zu erhalten und daran den Nachweis zu führen, daß es sich um ein Eiweißhormon handelt. Es vergingen rund 30 Jahre bis die Arbeitsgruppe des Engländers SANGER 1955 die vollständige Aminosäuresequenz des Insulins aufzuklären vermochte, wofür ihm 1958 der Nobelpreis für Chemie verliehen wurde. In den Jahren 1963–1965 gelang den Arbeitsgruppen um KATSOYANNIS, KUNG und ZAHN – unabhängig voneinander – die Synthese von Insulin und damit erstmals die Herstellung eines in der Natur vorkommenden Proteins (vgl. KATSOYANNIS 1966).

Testverfahren

Für die genaue Beurteilung der physiologischen Wirkung von Hormonpräparaten ist die Entwicklung reproduzierbarer Testverfahren am lebenden Tier („Bioassay“) von fundamentaler Bedeutung. Wenn chemisch reines Hormon zur Verfügung steht, wird die Menge des im Experiment verwendeten Hormons in Gewichtseinheiten angegeben. Falls man jedoch nur mit mehr oder minder gut gereinigten Hormonpräparaten arbeiten kann, muß man sich mit der (willkürlichen) Definition von „Einheiten“ behelfen, um wenigstens annähernd den Wirkungsgrad des jeweiligen Präparats quantitativ zu beschreiben. Dabei kann man als Einheit beispielsweise die Minimaldosis bestimmen, durch welche ein spezifischer Effekt gerade noch erzielt werden kann. Sofern die Wirkung selbst sich quantifizieren läßt (z. B. Senkung des Glukosegehalts im Blut durch ein Insulinpräparat), wird die Zu- oder Abnahme eines bestimmten physiologischen Parameters um einen festgelegten Prozentsatz als Bezugsgröße für die Definition der jeweiligen Einheit bestimmt. Begriffe wie „Mäuse"- oder „Ratteneinheit" besagen, daß Mäuse oder Ratten als Versuchsobjekte dienen. Da die Zahl von „Einheits"-Definitionen recht umfangreich ist (viele Einheiten werden auch nach dem Autor benannt, der sie in die wissenschaftliche Literatur einführte) und für viele Hormone mehrere Einheitsdefinitionen nebeneinander verwendet werden, ist man um Vereinheitlichung bemüht. Zu diesem Zweck kann man mit relativen Werten arbeiten, indem man die Wirkung eines Extrakts mit der Effektivität von Standardpräparaten vergleicht, die nach einem exakt definierten Verfahren gewonnen wurden.

In jeden Hormontest gehen zahlreiche Variable ein. Die Reaktionen auf ein Hormon können beispielsweise abhängen von der Art und Weise seiner Verabreichung [Injektion in die Muskulatur (intramuskulär), unter die Haut (subkutan), in die Bauchhöhle (intraperitoneal) oder intravenöse Einspritzung direkt in den Kreislauf]. Selbst die Lösungs- oder Suspensionsmittel sind von Bedeutung, indem sie die Absorptionsrate verändern können. Außerdem haben unter Umständen Geschlecht, Alter und physiologischer Zustand der Testobjekte sowie ihre Artzugehörigkeit oder bloße Rassenunterschiede erheblichen Einfluß auf das Beobachtungsergebnis.

Von jedem Testverfahren ist zu fordern, daß es spezifische Wirkungen registriert, daß es sich normalen physiologischen Bedingungen weitgehend annähert und daß innerhalb gewisser Grenzen eine klare Beziehung zwischen Dosis und Wirkung verzeichnet werden kann.

Gebrauch radioaktiver Isotope

Isotope sind zu einem wichtigen Hilfsmittel der endokrinologischen Forschung geworden. Insbesondere bei stoffwechselphysiologischen Untersuchungen haben sie sich längst unentbehrlich gemacht. Die Markierung von Hormonen oder Hormonvorstufen mit geeigneten Isotopen (z. B. ^{14}C, ^{3}H [Tritium], ^{132}I) erlaubt es, selbst am lebenden Organismus (in vivo) das Schicksal dieser Stoffe im Körper zu verfolgen und daraus Schlüsse über ihren Aufbau (Biosynthese) und ihren Abbau (Katabolismus) herzuleiten. Die hohe Empfindlichkeit der verschiedenen Meßtechniken zur Registrierung der Radioaktivität bietet den Vorteil, selbst sehr kleine Substanzmengen noch zuverlässig zu erfassen.
Diesen Sachverhalt kann man sich auch bei der Ermittlung der Syntheserate von Hormonen durch endokrine Organe zunutze machen. Hierbei, wie auch zur Lösung anderer Probleme, ist es vielfach zweckmäßig, das jeweilige Organ aus dem Organismus herauszunehmen und unter künstlichen Bedingungen (in vitro) möglichst lange am Leben zu erhalten. Bei

Perfusionen wird das ganze Organ in einem geschlossenen System über die zuführenden Gefäße mit dem eigenen Blut des Tieres durchströmt (perfundiert) oder mit einer geeigneten Nährlösung versorgt, deren Elektrolytgehalt dem des Blutes entspricht. Die Stoffwechselprodukte, die hierbei anfallen, werden aufgefangen und analysiert.

Wir können an dieser Stelle keinen erschöpfenden Überblick über die Anwendbarkeit von Radioisotopen zur Aufklärung endokrinologischer Fragen geben. Aber es seien noch drei Beispiele genannt, die zugleich auf Problemkreise hinweisen sollen, welche in der modernen Endokrinologie besonders aktuell geworden sind.

Hormone gelangen vom endokrinen Gewebe über den Kreislauf an alle Stellen des Körpers. Aber nur an bestimmten Orten entfalten sie ihre spezifischen Wirkungen. Es ist anzunehmen, daß die verschiedenen Hormone sich am Zielorgan in speziellen Bereichen konzentrieren. Um solche Orte morphologisch bzw. mikroskopisch-anatomisch genauer zu erfassen, bedient man sich radioautographischer Verfahren. Die Grundlage dieser Technik besteht darin, daß man nach Injektion radioaktiv markierter Hormone deren Anhäufung am Bindungsort „photographisch" mißt. Zu diesem Zweck zerlegt man das Zielorgan in dünne Schnitte und bringt diese in engen Kontakt mit einer Photoemulsion. Dort, wo das isotopenhaltige Hormon sich anhäuft, verursacht dessen radioaktive Strahlung in der Emulsion eine Schwärzung, deren Ausmaß und Verteilung im sogenannten Autoradiogramm Rückschlüsse auf Menge und Lokalisation der radioaktiven Substanz innerhalb des Gewebes gestattet (Abb. 5). Weil jedoch das radioautographische Bild nicht so viele Einzelheiten zeigt wie ein normaler mit geeigneten Farbstoffen behandelter Gewebsschnitt, ist es hilfreich, unmittelbar benachbarte Schnitte miteinander zu vergleichen, von denen der eine histologisch gefärbt, der andere als „Autoradiogramm" präpariert wurde. Autoradiographische Methoden können auch bei der Lokalisierung hormonproduzierender Zellen innerhalb von Geweben und Organen wertvolle Dienste leisten.

In jüngerer Zeit werden Radioisotope in stetig wachsendem Maße zur quantitativen Bestimmung von Hormonen herangezogen. Die einzelnen Verfahren sind Varianten der als Sättigungsanalyse bezeichneten Technik (Barakat u. Ekins 1961). Sie wurde erstmals von Ekins (1960) zur Bestimmung von Serum-Thyroxin verwendet.

Das Grundprinzip der Reaktionen besteht darin, daß bei der Zusammenmischung eines Proteins P mit einer Substanz S (z. B. einem Hormon) sich ein Komplex PS bildet, wenn das Protein für S spezifische Bindungsorte besitzt. Verwendet man anstelle von S seine radioaktiv markierte Form S* – welche sich chemisch gleich verhält –, dann entsteht der Komplex PS*. Wenn die Molekülmengen von S und S* die Zahl der verfügbaren Bindungsorte überschreiten, dann werden S und S* im Verhältnis ihrer jeweiligen Konzentrationen in der umgebenden Lösung um die Bindungsorte konkurrieren und einen Komplex P (S + S*) bilden (Abb. 6).

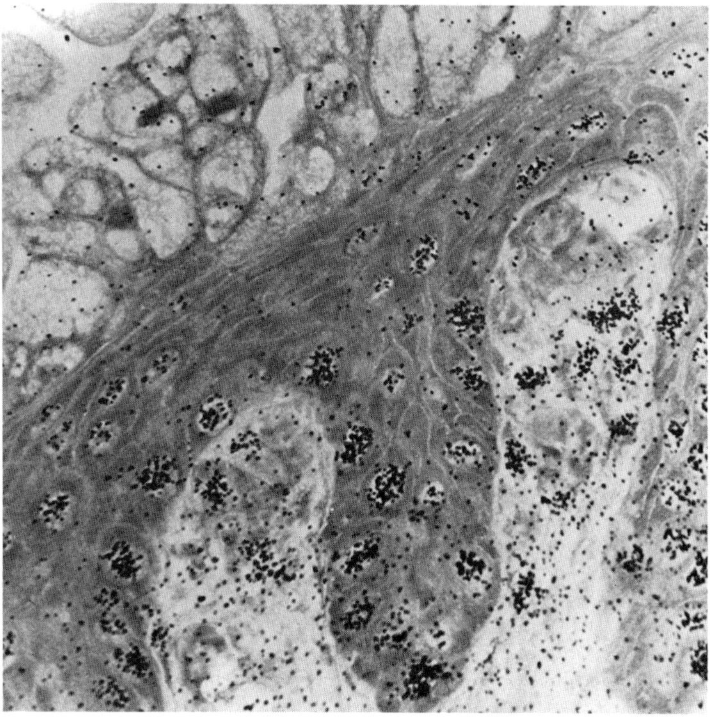

Abb. 5 Autoradiogramm eines Gewebsschnittes aus der Cervix uteri des Meerschweinchens nach Injektion von ^{3}H-Progesteron. Das radioaktive Material konzentriert sich in den Kernen des Basalepithels und der Stromazellen (650 ×). (Präparation und Mikrophoto von Prof. *Stumpf*, Chapel Hill).

Hält man bekannte Mengen von P und S* konstant, dann wird bei steigendem Zusatz von unmarkiertem S mehr und mehr S* aus dem Komplex verdrängt und freigesetzt, d. h. die Radioaktivitätsmenge im Komplex P (S + S*) fällt ab. Trägt man die Menge des gebundenen radioaktiven Materials gegen die Menge von zugefügtem nicht radioaktivem S auf (Abb. 7), dann läßt sich aus der Messung der Radioaktivität in der gebundenen oder ungebundenen Fraktion (bzw. in beiden) anhand von Eichkurven die Menge der Testsubstanz S ermitteln. Je nach den Erfordernissen des Versuchs lassen sich Eichkurven unterschiedlicher Art konstruieren. Abb. 8 gibt ein Beispiel. Die Sättigungsanalyse unter Einsatz radioaktiv markierter Hormone als „tracer" kann auch als Liganden-Assay bezeichnet werden. Als Bindungspartner für den Liganden (das zu be-

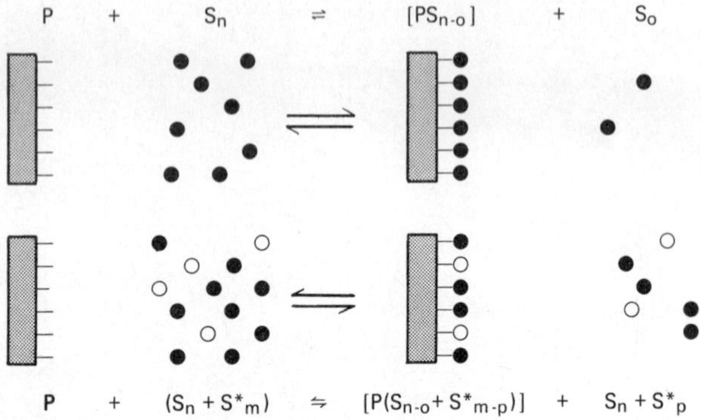

Abb. 6 Wechselbeziehung zwischen Protein (P) und zu bestimmender Substanz (S) bei der Sättigungsanalyse. Erläuterungen im Text.

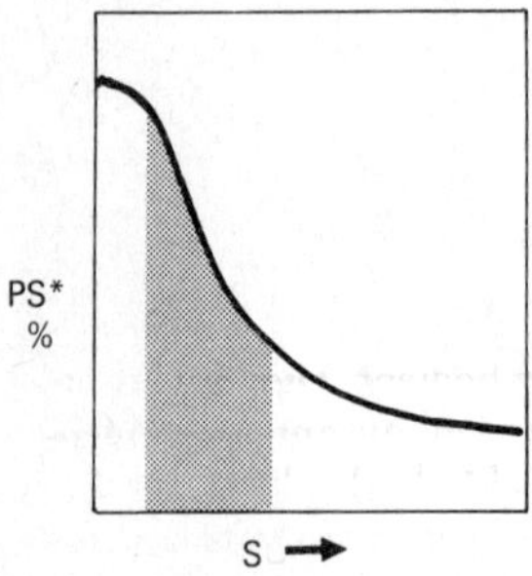

Abb. 7 Mengenbeziehung zwischen proteingebundener (PS) und freier Analysensubstanz (S) bei der kompetitiven Proteinbindungsanalyse. Schraffierter Abschnitt der Kurve markiert den optimalen Meßbereich. Erläuterungen im Text (nach *Murphy*).

stimmende Hormon) können Plasmaproteine dienen (*c*ompetitive *p*rotein *b*inding analysis = CPB – MURPHY 1969), spezifische Receptor-Proteine (*r*adioligand *r*eceptor *a*ssay = RLA) oder Antiseren (Radioimmunoassay = RIA – s. S. 19 f.).

Immunologische Techniken

Der Aufschwung, den die Immunologie in jüngerer Zeit genommen hat, wirkte auch befruchtend auf die Endokrinologie, die sich in ständig zu-

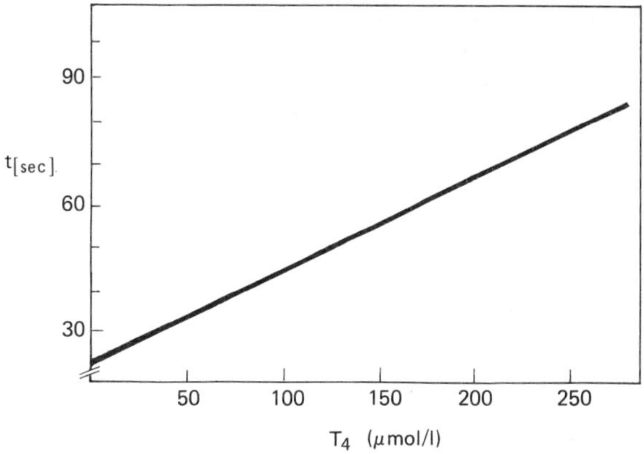

Abb. 8 Beispiel einer Eichkurve zur Bestimmung von Gesamt-T_4 im Serum. Auf der Ordinate ist jene Zeit in Sekunden aufgetragen, die vergeht, bis im Zähler 10000 Impulse des proteingebundenen Anteils der (radioaktiv markierten) Testsubstanz erreicht sind (nach *Herrmann* u. *Krüskemper*).

nehmendem Maße immunologischer Verfahren bedient. Dies gilt insbesondere für die Untersuchung von Eiweißhormonen, die antigene Eigenschaften besitzen. Den mannigfach variierbaren Methoden liegt eine Antigen-Antikörper-Reaktion zu Grunde. Im einfachsten Falle geht man davon aus, daß sich gegen ein Eiweißhormon, das die Rolle eines Antigens zu spielen vermag, ein spezifischer Antikörper entwickeln läßt und daß die Reaktion zwischen beiden zur Bildung eines Antigen-Antikörper-Komplexes führt, der bei genügender Menge beider Reaktionspartner als Präzipitat sichtbar wird (Präzipitin-Reaktion). Ist allerdings die Menge auch nur eines Reaktionspartners zu gering, dann bleibt die Präzipitation aus oder die gebildeten Aggregate sind aus mehreren Gründen für eine weitere Analyse nur wenig brauchbar. Einen Ausweg aus dieser Schwierigkeit bietet der Einsatz von Radioisotopen, indem man das zu untersuchende Hormon markiert. Hierfür wird meistens Iod (^{125}I oder ^{131}I) benutzt, da es sich leicht an Tyrosin – eine der 20 Aminosäuren, die regelmäßig in Proteinen vorkommen – anlagert. Versetzt man markiertes Hormon mit Hormon-Antikörper, so verbinden sich beide miteinander. Die Hormonbestimmung erfolgt dann als Radioimmunoassay (RIA) nach dem Prinzip der im vorigen Kapitel beschriebenen Sättigungsanalyse (Abb. 9).

In praxi bringt man in einer Serie von Versuchsansätzen

1. gleiche Mengen Antikörper,
2. gleiche Konzentrationen von radioaktiv markiertem Hormon (Antigen) im Überschuß zu den Bindungsstellen am Antikörper und
3. unterschiedliche Mengen von unmarkiertem Hormon

miteinander zur Reaktion. Nach Erreichen des Reaktionsgleichgewichts liegen markiertes und unmarkiertes Antigen (= Hormon) sowohl in freier Form als auch in Bindung an den Antikörper vor (s. Abb. 6). Beide werden jetzt voneinander getrennt, wofür verschiedene Prozeduren (z. B. Chromatographie, Elektrophorese, Ausfällung etc.) zur Verfügung stehen. Bei Radioaktivitätsmessungen der gebundenen Fraktion (B) und der freien Fraktion (F) wird das Verhältnis B/F um so kleiner sein, je größer der Anteil an unmarkiertem Hormon in den einzelnen Proben

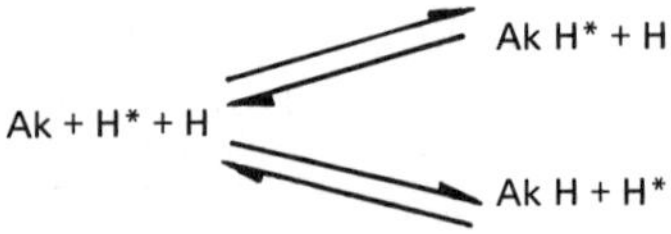

Abb. 9 Gleichgewichtsreaktion zwischen Antikörper (Ak) und Hormon (H). (H* radioaktiv markiertes Hormon).

der Testserie war, denn der Antikörper unterscheidet nicht zwischen radioaktiv markierter Substanz (H*) und der zu bestimmenden unmarkierten Verbindung (H). Folglich wird in der freien Fraktion um so mehr markiertes Antigen zu finden sein, je höher die Konzentration des (gereinigten) Testmaterials im Meßsystem ist (Abb. 10). Eichkurven, an denen man die unbekannte Menge eines unmarkierten Antigens in der Testprobe abliest, werden erstellt, indem man die radioaktiven Zerfälle im Antigen-Antikörper-Komplex bzw. die radioaktiven Impulse in der freien Fraktion auf der Ordinate gegen die ansteigende Menge des zugesetzten unmarkierten Antigens auf der Abszisse aufträgt. Dabei ist es nötig, das antigenisch wirksame Hormon zuvor z. B. durch einen biologischen Test (Bioassay) oder auf anderem Wege (beispielsweise vermittels Messung chemisch aktiver Gruppen, die für das betreffende Hormon charakteristisch sind) zu standardisieren, sofern es nicht von vornherein als chemisch reiner Stoff durch bloße Wägung quantifiziert werden kann.

Die Radioimmunoassay-Technik ist so weit entwickelt worden, daß sich mit ihrer Hilfe Picogramm (10^{-12} g)-Mengen/ml nachweisen lassen. Obwohl sie erstmals 1959 zur Insulinbestimmung benutzt wurde (YALOW – [Nobelpreis für Medizin 1977] – und BERSON), ist sie heute längst schon zu einer Routinemethode in der klinischen Diagnostik für eine noch ständig wachsende Zahl von Hormonen geworden. Dabei verdrängt sie zunehmend die zuvor erwähnte kompetitive Protein-Bindungsanalyse, in welcher das bindende Protein nicht die Qualität eines Antikörpers hat (z. B. thyroxinbindendes Globulin – TBG). Diese moderne Entwicklung wurde möglich, seit man Methoden beherrschen lernte, bei denen ein niedermolekulares Hormon (z. B. Steroid) als sogenann-

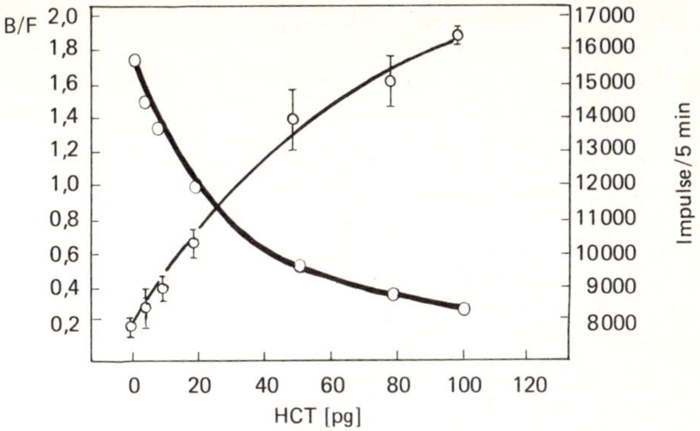

Abb. 10 Eichkurven zur radioimmunologischen Bestimmung von Calcitonin (HCT) im Serum des Menschen. Weitere Erläuterungen im Text (nach *Hesch* u. Mitarb.).

tes Hapten (Halbantigen) mit einem geeigneten antigenisch wirksamen „Carrier" (z. B. Human- und Rinderalbumin, γ-Globulin etc.) gekoppelt wird. Das Kopplungsprodukt tritt an die Stelle des hormonalen Antigens und kann wie dieses durch bestimmte Verfahren auch radioaktiv markiert werden.

Im Einzelfall sind für die verschiedenen radioimmunologischen Testverfahren die jeweiligen Besonderheiten des benutzten Meßsystems zu berücksichtigen (z. B. Änderungen der Gleichgewichtskonstanten in Abhängigkeit von der Hormonkonzentration, unterschiedliche Qualität in der Bindungsfähigkeit von Antiseren (Antikörpern), störende Kreuzreaktionen mit strukturell ähnlichen oder verwandten Fremdmolekülen etc.) (vgl. Breuer u. Mitarb. 1975).

In jüngster Zeit bemüht man sich auch um die Entwicklung von *E*nzym-*I*mmuno-*A*ssays (EIA), bei denen an die Stelle des Radionuklids Enzyme treten. Eine der Techniken, die bereits eine gewisse praktische Bedeutung erlangt hat, ist als *E*nzyme-*L*inked *I*mmuno-*S*orbent *A*ssay (ELISA) bekannt geworden. Nach dem Modellverfahren der kompetitiven Bindungsanalyse (s. S. 18) werden drei Komponenten benötigt: 1. ein unlöslicher spezifischer Antikörper, 2. das zu bestimmende Antigen (z. B. Hormon) und 3. enzymkonjugiertes Antigen. Das konjugierte Antigen und das Antigen der Testprobe konkurrieren um die Bindungsstellen des unlöslichen Antikörpers. Nach Erreichen des Reaktionsgleichgewichtes werden die in der Lösung verbliebenen Antigene abgetrennt und die Enzymaktivität des Überstandes oder der festen Phase bestimmt. Die Enzymaktivität der festen Phase ist umgekehrt proportional, die des Überstandes direkt proportional zur Antigenkonzentration in der Analysenprobe (Bonacker u. Hevey 1977).

Die meisten nicht-isotopischen Immunoassays befinden sich allerdings noch überwiegend im Stadium der Laborforschung. Auch fluoreszierende Verbindungen und Phagen lassen sich anstelle radioaktiv markierter Substanzen als Indikatoren verwenden.

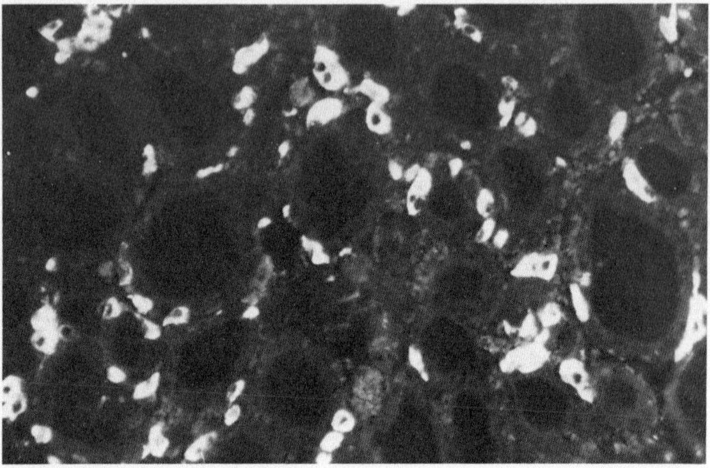

Abb. 11 Immunofluoreszierende C-Zellen aus der Schilddrüse der Ratte (370×). (Präparation und Mikrophoto von Prof. A. G. E. *Pearse*, London).

Immunologische Techniken haben auch in die Mikroskopie Eingang gefunden und sind als Immunhistologie zu einem Teil der Histochemie geworden. Das Antigen-Antikörpersystem wirkt wie ein histochemisches Reagenz, das die nachzuweisenden Substanzen ortsrichtig zur Darstellung bringt. Der Endokrinologe kann auf diese Weise in einer endokrinen Drüse, die neben den Hormonproduzenten auch andere Zellen, z. B. bindegewebige Stützelemente, enthält, die Zellen, welche ein Eiweißhormon produzieren, selektiv darstellen. Für die Adenohypophyse, in welcher Zellen einander benachbart sind, die ganz verschiedenartige Proteohormone synthetisieren, bietet die Immunhistologie ein wichtiges Hilfsmittel zur Lokalisierung und Charakterisierung spezifischer Hormonproduzenten.

Bei der praktischen Durchführung der immunhistologischen Untersuchung werden die Antikörper mit einem Fluoreszenzfarbstoff gekoppelt (z. B. Fluoresceinisocyanat). Bringt man Antikörper auf das mikroskopische Präparat, dann wird er von dem in den Zellen liegenden Antigen (Eiweißhormon) spezifisch präzipitiert. Nach Abspülen des überschüssigen Antikörpers, der keine Bindung eingehen konnte, erscheint unter dem Fluoreszenzmikroskop der Antigen-Antikörper-Komplex als leuchtendes Gebilde (Abb. 11). In der Praxis ist es häufig zweckmäßig, dieses Grundprinzip durch geeignete Modifikationen an die speziellen Bedürfnisse des Untersuchungsvorhabens anzupassen.

Vergleichende Endokrinologie der Wirbeltiere

Zur Vergleichenden Anatomie des endokrinen Apparates der Wirbeltiere

Die endokrinen Gewebe und Organe der Wirbeltiere zeigen in Übereinstimmung mit den Ähnlichkeiten zwischen den Grundbauplänen innerhalb der verschiedenen systematischen Gruppen viele Gemeinsamkeiten in der Struktur und in den Lagebeziehungen zu anderen Körperteilen. Die Gesamtheit der einzelnen Elemente des endokrinen Apparates eines Wirbeltieres darf jedoch nicht als Organsystem im morphologischen Sinne verstanden werden. Die endokrinen Gewebe eines Wirbeltieres lassen sich nur funktionell als Einheit beschreiben. In der Ontogenese entstehen die verschiedenen innersekretorischen Drüsen aus ganz unterschiedlichen Materialien, so daß, beispielsweise, die Schilddrüse eines Papageifisches und die des Menschen als Derivate des Verdauungstrakts homologe Organe sind, aber Schilddrüse und Hypophyse ein und desselben Tieres haben entwicklungsgeschichtlich nichts miteinander zu tun.
Alle drei Keimblätter sind am Aufbau der endokrinen Gewebe eines Wirbeltieres beteiligt. Interessanterweise erfolgt bei den Wirbeltieren die Bildung von Steroidhormonen ausschließlich durch Gewebe mesodermalen Ursprungs, während ektodermale und entodermale Hormondrüsen (aber auch mesodermale Gewebe) Eiweiß- und Peptidhormone produzieren. Einige Hormondrüsen sind morphologisch als zusammengesetzte Drüsen zu deuten, bei denen Teile desselben Keimblattes, jedoch von unterschiedlicher Herkunft, zu einem Organ verschmelzen (Hypophyse) oder Abkömmlinge zweier Keimblätter zum Aufbau eines Organs zusammentreten (Nebenniere).

Hypophyse

Die Hypophyse liegt bei allen Wirbeltieren an der Schädelbasis in unmittelbarer Nachbarschaft des Zwischenhirnbodens. Trotz ihrer geringen Größe zeichnet sie sich vor allen anderen Hormondrüsen dadurch aus, daß sie eine größere Zahl verschiedener Hormone mit ganz unterschiedlichen Wirkungen produziert bzw. speichert.
Im Verlaufe der Ontogenese bildet sich die Hypophyse aus zwei Elementen (Abb. 12). Eine taschenartige Ausstülpung (Rathkesche Tasche – bei Selachiern, einigen niederen Fischen und Amnioten) oder eine solide Knospe (bei anderen Fischen und bei Amphibien) schnürt sich dorsal von

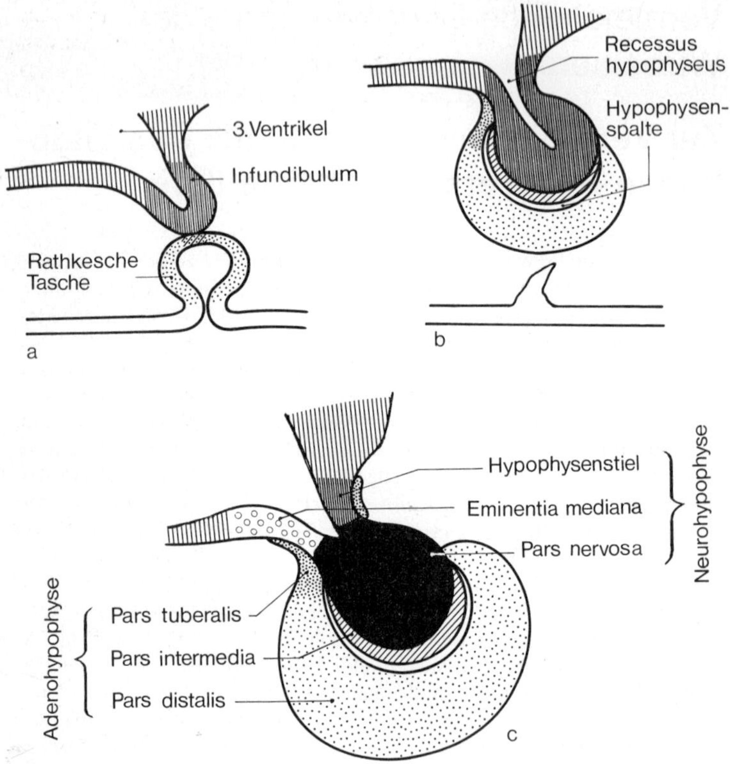

Abb. 12 Schema zur Entwicklungsgeschichte der Hypophyse. Erläuterung im Text (nach *Turner*).

der ektodermalen Mundbucht ab und führt zur Bildung der Adenohypophyse. Von einem Teil des Zwischenhirnbodens aus, dem Infundibulum, formt sich ventral die Neurohypophyse, welche mit der Adenohypophyse in engen Kontakt tritt. Eine Ausstülpung des 3. Ventrikels (Recessus hypophyseus) erstreckt sich mehr oder minder weit in den evaginierten Infundibularbereich. Über den Hypophysenstiel (Infundibularstiel) bleibt das ganze Organ mit dem Hypothalamus des Zwischenhirns in dauernder Verbindung. Ein Teil des Infundibulums, der besonders reich mit Blutgefäßen versorgt ist, differenziert sich zur Eminentia mediana. Sie liegt zwischen der Kreuzungsstelle der Sehnerven (Chiasma opticum) und dem lappenartig vergrößerten proximalen Teil der Neurohypophyse, der Pars nervosa (= Lobus neuralis), die früher auch als „Hinterlappen" der Hypophyse bezeichnet wurde. Die fertig ausgebildete Neurohypophyse, an

der man also Eminentia mediana, Hypophysenstiel und Pars nervosa unterscheidet, wird ihrer Herkunft nach als Pars neuralis der Adenohypophyse (= Pars buccalis) gegenübergestellt.
Auch die Adenohypophyse läßt sich noch weiter untergliedern, und zwar in Pars intermedia, Pars distalis und Pars infundibularis. Die Pars intermedia, der sogenannte Zwischenlappen, schließt sich unmittelbar der Neurohypophyse an. Der größte Teil der Anlage der Adenohypophyse geht in die Pars distalis („Vorderlappen") ein. Die kleine Pars infundibularis (früher: tuberalis), der Trichterlappen, läßt sich als Fortsatz der Pars distalis beschreiben, der sich entlang dem Zwischenhirnboden erstreckt oder dem Hypophysenstiel aufliegt.
Dieses Grundschema der Anatomie der Hypophyse zeigt viele Abwandlungen in den einzelnen Wirbeltierklassen. Beispielsweise fehlt ein Zwischenlappen bei Vögeln und manchen Säugern (u. a. Walen und Elefanten). Fische und zahlreiche Reptilien besitzen keine Pars infundibularis, während andererseits die Elasmobranchier einen für diese Gruppe charakteristischen Ventrallappen der Adenohypophyse besitzen. Bei einigen Wirbeltieren aus verschiedenen Klassen erinnert ein Spalt zwischen Pars distalis und Pars intermedia (+ Pars nervosa der Neurohypophyse) an die Bildung der Rathkeschen Tasche im Verlaufe der Ontogenese. Dieses morphologische Merkmal inspirierte die nicht sehr zweckmäßige Unterscheidung zwischen Vorder- und Hinterlappen. Die zum Teil beträchtlichen Unterschiede in der Topographie der einzelnen Teile der Hypophyse bei den verschiedenen Wirbeltiergruppen machen die Homologisierung der Hypophysen-Abschnitte nicht immer leicht und veranlaßten eine bis zum heutigen Tage störende terminologische Konfusion in der Spezialliteratur. Das Nomenklaturproblem wird in neuerer Zeit noch dadurch kompliziert, daß wachsende Kenntnisse über die funktionellen Beziehungen zwischen Hypothalamus und Hypophyse es fragwürdig erscheinen lassen, ob manche fest eingebürgerten anatomischen Definitionen noch zweckmäßig sind (vgl. Lederis 1974).
Die Einbettung der Hypophyse in eine besondere Vertiefung der Sphenoidalregion des Schädels macht das Organ für operative Eingriffe schwer zugänglich. Die gezielte Entfernung einzelner Hypophysenteile für experimentelle Zwecke ist nur in Einzelfällen bei besonders günstigen anatomischen Voraussetzungen möglich.

Das Zwischenhirn als Hormonbildungsstätte

Während die Adenohypophyse in ihren mannigfaltig differenzierten Zellen eine größere Zahl lebenswichtiger Hormone produziert, ist die Neurohypophyse – entgegen früheren Vorstellungen – keine Hormonbildungsstätte, sondern lediglich Speicherort für Hormone, die in besonderen Nervenzellen des Hypothalamus entstehen und als Neurosekrete über die Axone dieser Zellen in die Neurohypophyse gelangen.

Im Hypothalamus, der den Boden und die ventrolateralen Wände des 3. Ventrikels bildet (s. Abb. 14), liegen an bestimmten Stellen Anhäufungen (sogen. Nuclei) neurosekretorischer Zellen, von denen bei den Anamniern der Nucleus praeopticus und bei den Amnioten der Nucleus supraopticus und Nucleus paraventricularis besondere Erwähnung verdienen. Ihre Sekretionsprodukte gelangen über besondere Fasertrakte in die Neurohypophyse, wo die Hormone an den Axonendigungen ins Gefäßsystem übertreten. Die Neurohypophyse fungiert daher als sogenanntes Neurohämalorgan (Abb. 13).
Die hypothalamischen Kerne, welche die neurohypophysären Nonapeptide synthetisieren, faßt man als magnocelluläres System des Hypothalamus zusammen. Ihm stellt man die parvicelluläre (kleinzellige) Komponente des endokrinen Hypothalamus gegenüber, der die Releasing-Hormone (auch Hypophysiotropine genannt) entstammen. Das parvicelluläre System ist bisher topographisch weniger gut definierbar und wird – vorwiegend auf Grund der Ergebnisse von stereotaktischen Läsions- und elektrischen Reizexperimenten – im Bereich der Nuclei arcuati und der medialen Region der hinter dem optischen Chiasma gelegenen vorderen Periventricularkerne gesucht. Die sekretorisch tätigen Neurone sind im

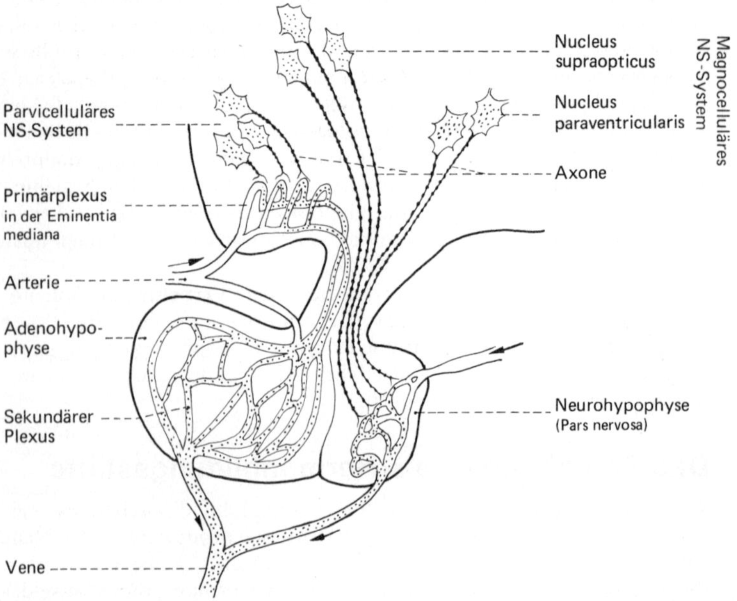

Abb. 13 Topographische und funktionelle Beziehungen zwischen neurosekretorischen Kernen des Hypothalamus und der Hypophyse.

Unterschied zum magnocellulären System eher diffus verteilt und die unterscheidbaren Sekretionsareale überlappen sich. Man nimmt an, daß die Sekrete des parvicellulären Systems im Bereich der Eminentia mediana von einem spezialisierten Kapillarsystem (Primärplexus), das von der Hypophysenarterie gespeist wird, aufgenommen werden und über Pfortadervenen in den Sekundärplexus gelangen, der die Adenohypophyse versorgt (Abb. 13). Die Existenz eines solchen Pfortadersystems ist für alle Wirbeltiergruppen nachgewiesen worden. Über neurale Verbindungen steht der gesamte endokrine Hypothalamus mit höheren Zentren in Verbindung, so daß eine Integration zwischen dem endokrinen Milieu und motorischen und autonomen Effektorsystemen des Gehirns gewährleistet wird. Die Kerne des endokrinen Hypothalamus werden reich von catecholaminergen Fasern versorgt. Die Konzentrationen von Noradrenalin, Dopamin und Serotonin im Hypothalamus sind außerordentlich hoch.

Auch der Epithalamus, das Dach des Zwischenhirns, besitzt die Fähigkeit, Hormone zu synthetisieren. Seit einigen Jahren wird nicht mehr daran gezweifelt, daß von den beiden unpaarigen medianen Ausstülpungen des Zwischenhirndaches, den „Parietalorganen“ (Abb. 14) die kaudal gelegene Struktur, die Epiphyse (Pinealorgan, Zirbeldrüse) als Hormondrüse zu betrachten ist. Bei einigen Wirbeltieren (z. B. Krokodilen, Gürteltieren, Seekühen) fehlt sie, obwohl sie zuweilen embryonal noch angelegt wird. Bei Vögeln und manchen Säugern (insbesondere bei den Delphinen) ist sie nur klein. Die Epiphyse hat wie das vor ihr gelegene ro-

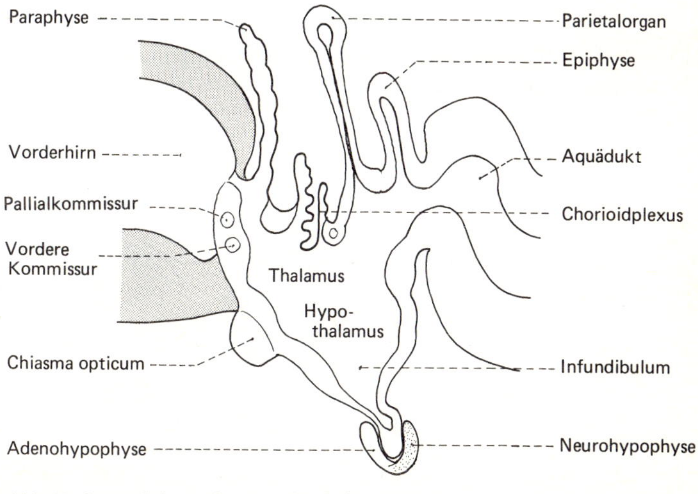

Abb. 14 Generalisiertes Schema des Zwischenhirns von Wirbeltieren.

strale Parietalorgan (Parapinealorgan) im Verlaufe der Stammesgeschichte primär als dorsales Lichtsinnesorgan fungiert. Noch heute ist der Augencharakter des Parietalorgans vor allem bei der altertümlichen Brückenechse *Sphenodon* deutlich erkennbar. Bei der Mehrzahl der rezenten Wirbeltiere fehlt das Parietalorgan. Der Funktionswandel der Epiphyse vom Photorezeptor zu einer endokrinen Drüse ist noch heute an den spezifischen Funktionen des von ihr erzeugten Hormons, dem Melatonin, teilweise ablesbar.
Eine der Epiphyse ähnliche Anlage, die Paraphyse, ist morpholologisch dem Vorderhirn zuzurechnen. Obwohl ihre Funktion noch unbekannt ist, sei sie an dieser Stelle erwähnt, da sie über neurosekretorische Faserverbindungen mit dem Nucleus paraventricularis im Hypothalamus in Verbindung steht und möglicherweise als Neurohämalorgan für dort erzeugte Hormone dient.

Urophyse

Die Urophyse – eine Besonderheit der Fische – ist Teil eines neuroendokrinen Apparates am Hinterende des Rückenmarks (kaudales neurosekretorisches System). Sie liegt bei den meisten Teleostiern in einer Vertiefung des letzten Wirbelkörpers der Schwanzwirbelsäule (Abb. 15). Große neurosekretorische Zellen aus der ventralen Partie des Rückenmarks (Dahlgren-Zellen) entlassen ihr Sekretionsprodukt über mehr oder weniger lange Axonverbindungen in eine stark vaskularisierte ventrale sackartige Erweiterung (Neurohämalorgan) auf der Ventralseite des Rückenmarks. Da die anatomischen Beziehungen zwischen Urophyse und neurosekretorischen Zellen im Rückenmark den Beziehungen zwischen Neurohypophyse und hypothalamischen Neurosekretzellen vergleichbar sind, wird das Organ zuweilen auch als Schwanzhypophyse (Urohypo-

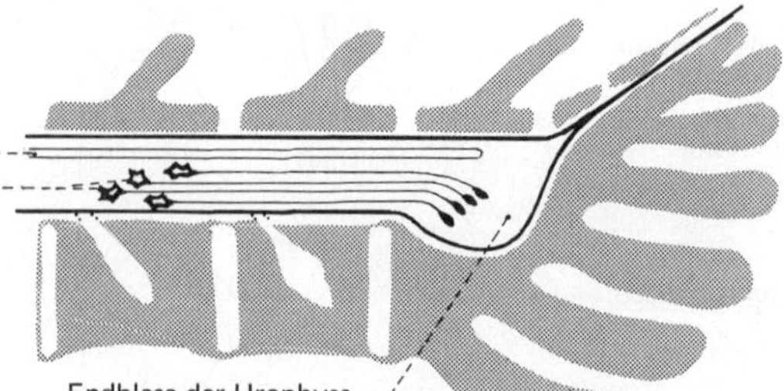

Abb. 15 Schematische Darstellung der Topographie der Urophyse (nach *Portmann*).

physe) bezeichnet. Die Funktionen dieses Organs sind noch nicht voll geklärt. Bei den Elasmobranchiern stehen Neurosekretzellen des Rückenmarks lediglich mit einem Gefäßnetz auf seiner Ventralseite in Verbindung. Es kommt nicht zur Ausbildung einer morphologisch distinkten Urophyse, unter der im strengen Wortsinn lediglich die Neurohämalkomponente des kaudalen neurosekretorischen Systems zu verstehen ist.

Schilddrüse

Die Schilddrüse (Thyreoidea) ist ein Derivat des Pharynxbodens und somit entodermaler Herkunft. Sie entsteht in der Medianen primär als unpaare Abschnürung, die – bei den meisten Wirbeltieren – unpaar bleibt oder aber paarig wird (Amphibien, Vögel). Bei der Mehrzahl der Teleostier ist die Schilddrüse eine diffuse Struktur aus zahlreichen Bläschen, die sich im Bereich der ventralen Aorta sowie der Kiemenarterien finden. Nur bei wenigen Knochenfischen (Papageifischen) bildet die Schilddrüse, ähnlich wie bei anderen Wirbeltieren, ein von einer Bindegewebskapsel umschlossenes kompaktes Organ.
Zum besseren Verständnis der an anderer Stelle zu erörternden spezifischen Funktionen der Schilddrüse sei hervorgehoben, daß sie bei den Cyclostomen erst nach der Metamorphose aus einer Anlage entsteht, die wir bei der Larve als Hypobranchialsack kennen, welcher der Hypobranchialrinne (dem Endostyl) der Tunicaten und des Lanzettfischchens *Branchiostoma* homolog ist.
Für die Schilddrüse aller Wirbeltiere ist es charakteristisch, daß sie sich aus zahlreichen bläschenförmigen Follikeln zusammensetzt (ungefähr 100000 bei einer normalen Ratte), deren Wandungen aus einem einschichtigen sekretorischen Epithel bestehen (s. Abb. 1b). Im Inneren der Follikel wird das von den Epithelzellen erzeugte Kolloid gespeichert, aus dem die für die Stoffwechselregulation wichtigen Schilddrüsenhormone freigesetzt werden.

Nebenschilddrüsen

Die Nebenschilddrüsen (Epithelkörperchen) verdanken ihren Namen ihrer mehr oder minder engen Nachbarschaft zur Schilddrüse. Entwicklungsgeschichtlich und funktionell betrachtet haben Schilddrüse und Nebenschilddrüse (Parathyreoidea) allerdings nichts miteinander zu tun. Die Nebenschilddrüsen entstehen als Auswüchse im Bereiche der für alle Wirbeltiere charakteristischen Kiemenspalten (Visceralspalten) des entodermalen Vorderdarms. Man kann daher die Nebenschilddrüsen gemeinsam mit Thymus und Ultimobranchialkörpern, die in der gleichen Region

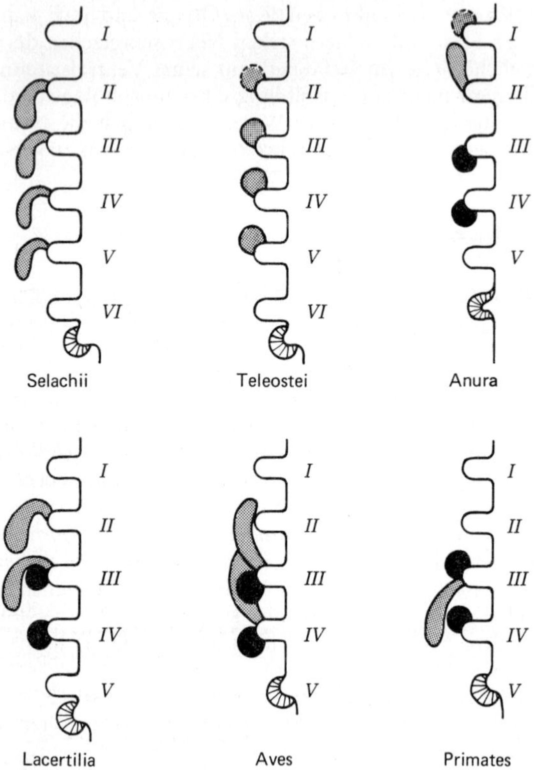

Abb. 16 Schema der Entwicklungsgeschichte von branchiogenen Drüsen bei verschiedenen Wirbeltieren. Punktiert: Thymus, schwarz: Epithelkörperchen, schraffiert: Ultimobranchialkörper. Anlagen, die sich frühzeitig zurückbilden, sind durch eine gestrichelte Umrißlinie gekennzeichnet. Die Numerierung der Schlundtaschen (oben = dorsal, unten = ventral) schließt das Spiraculum (I) ein.

ihren Ursprung haben, als branchiogene Drüsen zusammenfassen (Abb. 16).

An der Bildung der Nebenschilddrüsen beteiligt sich Gewebe aus den Kiemenspalten 2–4. Demzufolge sind bei manchen Wirbeltieren (einige Reptilien und Amphibien) bis zu drei Paar Nebenschilddrüsen vorhanden. Die meisten Tetrapoden besitzen im Adultzustand jedoch nur zwei Paare, die sich von den Kiemenspalten 3 und 4 ableiten. Bei manchen Amnioten entwickelt sich sogar nur ein Paar – je nach Art – aus Abkömmlingen der Visceralspalten 3 oder 4. Nebenschilddrüsen fehlen bei den Fi-

schen und den permanent neotenen Amphibien (mexikanischer Axolotl, *Necturus*).
Histologisch bestehen die Nebenschilddrüsen aus epithelialen Zellen (sog. Hauptzellen), zwischen denen zahlreiche kleine Blutgefäße verlaufen. Das Hormon der Nebenschilddrüsen (Parathyroidhormon) spielt eine wichtige Rolle im Calcium-Stoffwechsel.

Ultimobranchialkörper

An der Regulation des Calcium-Haushalts sind auch die Ultimobranchialkörper (-drüsen) beteiligt, die – wie ihr Name sagt – aus Material der letzten Visceraltasche hervorgehen (Abb. 16). In der Regel ist somit die 6. Kiemenspalte ihr embryonaler Bildungsort. Bei Haien können die Ultimobranchialkörper auch aus der 7. oder 8. Visceralspalte entstehen. Bei den meisten Säugern gewinnen die Ultimobranchialkörper Anschluß an die Schilddrüse, verschmelzen mit ihr und verschwinden dabei vielfach gänzlich als distinkte Strukturen. Zumindest in der Anlage lassen die Ultimobranchialkörper einen Aufbau aus Follikeln erkennen, die bei Fischen, Amphibien und Reptilien und zum Teil auch bei Vögeln bis ins Adultstadium persistieren (Watzka 1933).
Sowohl die morphologischen als auch die funktionellen Beziehungen zwischen Ultimobranchialkörpern, Schilddrüse und Nebenschilddrüsen (soweit vorhanden), stellen den vergleichenden Endokrinologen vor viele noch ungelöste Probleme. In den auf Grund histochemischer und ultrastruktureller Eigenschaften charakterisierbaren C-Zellen (Parafollikulärzellen der Säuger) sieht man die endokrinen Elemente der Ultimobranchialkörper und hält sie in allen Wirbeltierklassen für die Produzenten des Calcitonins (Pearse 1976). Die Verteilung der C-Zellen ist jedoch höchst unregelmäßig. Sie variiert in starkem Maße nicht nur von Klasse zu Klasse und von Art zu Art, sondern auch noch individuell, weil embryonales Ultimobranchialgewebe in unterschiedlichem Maße in benachbarte Organe (Schilddrüse, Nebenschilddrüsen) einwandern kann (s. Abb. 11). So überrascht es nicht, daß die einschlägige Literatur voller Kontroversen steckt (Hoyt u. Mitarb. 1973). Zwar leiten sich auch bei den Säugern die C-Zellen letzten Endes vom Ultimobranchialkörper her, aber genauere entwicklungsgeschichtliche Untersuchungen an Vögeln und bei der Maus haben ergeben, daß die C-Zellen aus der (ektodermalen) Neuralleiste in das Ultimobranchialgewebe einwandern. Sie können somit als modifizierte neuroendokrine Zellen angesehen werden.

Thymus

Beim Thymus, einem meist gelappten, relativ großen Organ in der Kehl- bzw. der Kiemenregion der Wirbeltiere, war es lange Zeit strittig, ob er in die Reihe der endokrinen Drüsen gehört. Heute geht die Mehrzahl der Meinungen dahin, ihm neben anderen Leistungen auch endokrine Funktionen zuzuerkennen, obwohl über sein mutmaßliches Hormon (Hormone?) noch viele Unklarheiten bestehen. Als branchiogenes Organ leitet sich der Thymus von epithelialen Verdickungen der dorsalen Teile der Visceralspalten her. Nur bei den Säugern entsteht die Thymusanlage ventral (s. Abb. 16). Bei den meisten niederen Wirbeltieren nehmen alle oder die Mehrzahl der embryonalen Pharynxtaschen an der Bildung von Thymusgewebe teil, während bei den höheren Wirbeltieren eine Beschränkung zu beobachten ist, indem ihr Thymusmaterial nur dem Bereich der Visceralspalten 3 und 4 oder sogar ausschließlich der 3. Spalte entstammt. Die Entwicklungsgeschichte dieses Organs, dessen paarige Anlagen in unterschiedlichem Maße miteinander verschmelzen, zeigt eine ungewöhnliche Variabilität selbst innerhalb der einzelnen Wirbeltierklassen. Histologisch besteht der Thymus aus netzartig angeordneten Epithelzellen (Reticularzellen) und Lymphzellen, die sich vom Mesenchym ableiten (Thymocyten).

Inselgewebe des Pankreas

Das Inselgewebe des Pankreas, dessen Hormone Insulin und Glukagon eine Schlüsselrolle im Kohlenhydrat-Stoffwechsel spielen, ist ebenfalls ein Derivat des entodermalen Darmkanals. Nur ausnahmsweise (bei man-

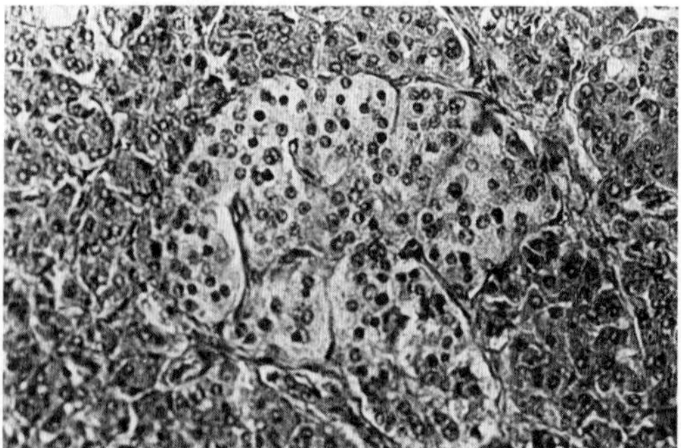

Abb. 17 Langerhanssche Insel aus der Bauchspeicheldrüse des Menschen.

chen Knochenfischen) ist dieses Gewebe als sog. „Rieseninsel" zu einem selbständigen Organ abgegliedert. Bei der Mehrzahl der Wirbeltiere ist das endokrine Gewebe inselartig (Langerhanssche Inseln) in das exokrine Pankreas eingebettet (Abb. 17). Beim Menschen machen ca. 2 Millionen Inseln von 20–300 μm Durchmesser etwa 1–2% der gesamten Bauchspeicheldrüse aus. Bei den meisten Teleostiern bildet das Pankreas kein kompaktes Organ, sondern verteilt sich in kleinen Strängen oder knotenartigen Verdickungen diffus in der gesamten Körperhöhle; die räumlichen Nachbarschaftsbeziehungen seiner exokrinen und endokrinen Komponenten sind je nach Art unterschiedlich.
Unabhängig von allen anatomischen Besonderheiten gilt jedoch für alle Wirbeltiere, daß das exokrine Pankreas seine Sekretionsprodukte über Ausführgänge in den Darmkanal abgibt, während die Hormone des endokrinen Inselgewebes ins Blut sezerniert werden.

Darmkanal

Auch die Gastrointestinalhormone, welche die sekretorische Aktivität einiger Darmabschnitte und seiner Anhangsorgane kontrollieren, stammen aus entodermalen Geweben. Sie werden von einzelnen Zellen oder Gewebsbereichen in der Schleimhaut des Magens und dem sich anschließenden Anfangsstück des Mitteldarms (Duodenum der Säuger) gebildet und auf dem Blutwege zu ihren Zielorganen transportiert.

Gonaden

Die mesodermalen Geschlechtsorgane sind unter funktionellem Gesichtspunkt ebenfalls als zusammengesetzte Drüsen zu verstehen. Außer den Geschlechtsprodukten liefern sie die Sexualhormone, die für den normalen Ablauf des Fortpflanzungsgeschehens von großer Bedeutung sind. Die männlichen Sexualhormone (Androgene) werden in erster Linie von den Zwischenzellen (interstitielle Zellen, Leydigsche Zellen) gebildet, die in der Regel als mehr oder minder große Zellhaufen zwischen den Samenkanälchen zu finden sind (s. Abb. 66). Für Teleostier, unter denen bei manchen Arten das Interstitium stark entwickelt ist, während es bei vielen anderen fehlt, ließen sich in der Wand der Samenläppchen besondere Zellen nachweisen, die zumindest funktionell den Leydigschen Zwischenzellen entsprechen („lobule boundary cells").
Die weiblichen Geschlechtshormone (Östrogene) entstehen in den Follikelhüllen. Bei Wirbeltieren, deren Follikelzellen sich nach der Ovulation zu einem Corpus luteum umbilden, erzeugt dieses das Progesteron.

Placenta

Bei weiblichen Säugern erfüllt in der Graviditätsperiode die Placenta neben ihren Aufgaben als Organ des Stoffaustauschs zwischen mütterlichem Organismus und Embryo auch endokrine Funktionen. Da sowohl die Uterusschleimhaut als auch die extraembryonalen Membranen des Keimes (aus Ektoderm, Entoderm und Mesoderm) beim Aufbau der Placenta sich innig miteinander verbinden, läßt sich eine Zuordnung der hormonproduzierenden Zellen zu einem spezifischen Keimblatt nicht sinnvoll durchführen.
Die Placenta bildet sowohl Eiweißhormone als auch Steroide (Östrogene, Progesteron). Relaxin, ein Eiweißhormon, das beim Geburtsvorgang eine Rolle spielt, läßt sich aus Placenten sowie aus Uterus- und Ovargewebe isolieren.

Adrenalorgane

Die Nebennieren, welche ihren Namen der meist recht engen Nachbarschaft zu den Exkretionsorganen verdanken, sind nur bei den Tetrapoden als distinkte Organe anzutreffen. Bei den Fischen verteilen sich die homologen Strukturen auf eine unterschiedlich große Zahl von Gewebsansammlungen entlang der Dorsalwand der Leibeshöhle (Abb. 18).
Unter funktionellen Gesichtspunkten ist die fest eingebürgerte Bezeichnung Nebenniere irreführend, da diese Organe keine exkretorischen Leistungen erfüllen, sondern reine Hormondrüsen sind. Es handelt sich bei ihnen um zusammengesetzte Drüsen, an deren Aufbau sich Ektoderm und Mesoderm beteiligen. In der Nebenniere der Säuger ist das zentral gelegene Mark (Medulla) ein Derivat der ektodermalen Neuralleiste, während das umgebende Rindengewebe (Cortex) aus der Coelomwand und unter ihr liegendem Mesodermgewebe in der Nähe der Genitalleiste hervorgeht (Abb. 19).
Der Cortex produziert eine ganze Reihe wichtiger Steroidhormone, die den Wasser- und Mineralhaushalt sowie den Kohlenhydratstoffwechsel regulieren. Die Medulla liefert Adrenalin und Noradrenalin. Beide Stoffe können mehrere Körperfunktionen stark beeinflussen.
Das Medullargewebe wird auch als chromaffines Gewebe bezeichnet, da die in ihm enthaltenen Hormone bei Behandlung mit Bichromat oxidiert werden, wobei über zyklische Zwischenprodukte (Adrenochrom und Noradrenochrom) durch deren weitere Oxidation und eine anschließende Kondensation ein melaninähnliches braunes Pigment entsteht. Diese chromaffine Reaktion der beiden ortho-Diphenole Adrenalin und Noradrenalin, die chemisch auch als sekundäres bzw. primäres Amin des Brenzkatechins (englisch: Catechol) verstanden werden können (Cate-

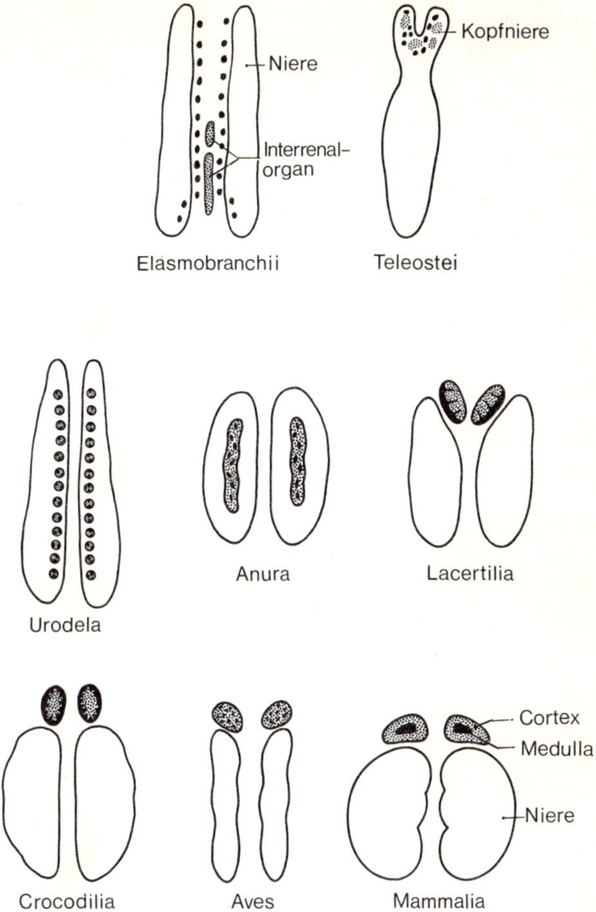

Abb. 18 Topographie des steroidogenen (punktiert) und aminogenen (schwarz) Adrenalgewebes bei Wirbeltieren (nach *Gorbman* u. *Bern*).

cholamine), ist ein wichtiges Hilfsmittel zur Lokalisierung von Geweben, die bei anderen Wirbeltieren dem Medullargewebe der Mammalier homolog sind. Dabei zeigt sich, daß der morphologische Begriff Medulla für die topographische Kennzeichnung solcher Gewebe bei Nicht-Säugern ungeeignet ist. Sogar bei einigen Säugern (z. B. Kloakentiere, Seelöwe, Schaf) liegt das chromaffine Gewebe nicht immer als einheitliche Masse

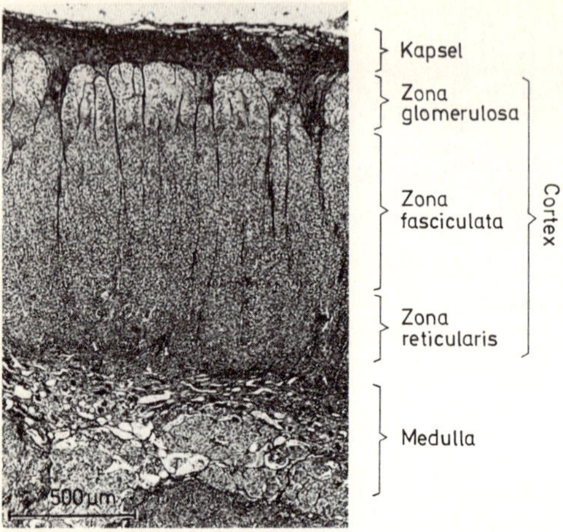

Abb. 19 Teil eines Querschnitts durch die Nebenniere eines Hundes (Originalpräparat Prof. *Heidenhain*).

im Inneren der Nebenniere, sondern vermischt sich, ähnlich wie bei Vögeln, Schildkröten und den meisten Amphibien, mit dem steroidbildenden Teil dieses Organs. Bei Krokodilen bildet das chromaffine Gewebe seinerseits sogar einen fast vollständigen Mantel an der Peripherie der Nebenniere, während es sich bei Eidechsen und einigen Schlangen an der dorsolateralen Seite konzentriert.

Bei Urodelen und Fischen sind keine paarigen Nebennieren vorhanden. Statt ihrer findet man bei Salamandern unregelmäßige Gewebsmassen mit einer Mischung aus chromaffinen und steroidogenen Elementen auf der Ventralseite der Niere oder sogar in deren Innerem. Bei den Teleostiern konzentrieren sich die beiden Komponenten, durchsetzt mit blutbildendem Lymphoidgewebe, mehr oder weniger unabhängig voneinander im vorderen Teil der Niere (Kopfniere).

Bei den Elasmobranchiern zeigen die der Nebenniere der Säuger homologen Gewebe ihre wohl größte Variabilität. Der mesodermale Anteil liegt, vollständig getrennt vom chromaffinen Gewebe, kompakt oder in mehreren Teilstücken an der Medialseite der Nieren (Interrenalgewebe bzw. -organ). Das chromaffine Gewebe zerfällt in segmental angeordnete Zellgruppen oder kleine Massen, die als Suprarenalorgane rechts und links von der Medianlinie zwischen den Nieren liegen und sich bis in den vorderen Körperbereich erstrecken können (Abb. 18).

Diese kurze Beschreibung macht deutlich, daß der Gebrauch verschiedener morphologischer Begriffe für homologe Strukturen mit weitgehend ähnlichen Funktionen in der vergleichenden Endokrinologie verwirrende

Schwierigkeiten schafft. Selbst die offenbar generell zutreffende Bezeichnung chromaffines Gewebe hilft nicht in diesem Dilemma; denn zum einen ist die Spezifität der histochemischen Farbreaktion nicht genügend groß, zum anderen scheint es fraglich, ob manche chromaffine Strukturen (z. B. Paraganglien der Säuger, einzelne Zellen im Wirbeltierherzen sowie in den Wänden des Verdauungskanals und einiger Blutgefäße, adrenerge Nervenzellen etc.) die Funktion eines Drüsengewebes haben, selbst wenn beide oder eines der Catecholamine in ihnen nachweisbar sind. TURNER (1966) machte den Vorschlag, sich einer funktionellen Terminologie zu bedienen: Da bei allen Wirbeltieren der mesodermale und ektodermale Anteil des Nebennierensystems spezifische Stoffgruppen synthetisieren, läßt sich diese Fähigkeit zur Unterscheidung zwischen steroidogenem und (catechol-)aminogenem Adrenalgewebe verwenden. Das Mengenverhältnis beider Adrenalkomponenten ist von Art zu Art stark verschieden. Während z. B. beim Haushuhn das Gewicht Medulla : Cortex 1 : 1 und beim Hund 1 : 5 beträgt, ist die Verhältniszahl beim Meerschweinchen 1 : 62,5.

Stanniussche Körperchen

Die 1839 von STANNIUS entdeckten und nach ihm benannten Körperchen sind von Bindegewebe umschlossene Gewebsinseln, die offenkundig nur bei Holostiern (*Lepidosteus*, *Amia*) und Teleostiern vorkommen. Sie liegen überwiegend im kaudalen Teil der Niere deren Ventralseite direkt auf,können aber auch ins Nierenparenchym eingebettet sein oder sind sogar hinter der Niere lokalisiert. Die Besonderheiten ihrer Topographie gaben den Anlaß, sie zeitweilig fälschlich als „hintere Interrenalorgane" zu bezeichnen. Embryologisch leiten sie sich von Ausstülpungen des Pronephrosganges ab. Die Zahl dieser Körperchen schwankt bei Teleostiern zwischen 1 und 6. Bei Holostiern sind die Gewebsinseln kleiner, aber zahlreicher (40–50 bei *Amia calva*). Das Fehlen von Ausführgängen, eine gute Vaskularisierung und Veränderungen an den epithelialen Zellen, die z. B. in Beziehung zu Fortpflanzungszyklen oder zu Unterschieden im osmotischen Milieu stehen können, stützen die Vermutung, daß es sich bei diesen Organen um endokrine Drüsen handeln könnte. Über ihre eventuelle(n) Funktion(en) besteht noch keine Klarheit.

Schilddrüse

Biochemie der Schilddrüsenhormone

Die Follikel der Schilddrüse sind bläschenartige Gebilde, die mit einer klaren, schleimähnlichen viskösen Flüssigkeit gefüllt sind, dem Kolloid (s. Abb. 1 b). Der Hauptbestandteil des Kolloids ist ein iodiertes Glykoprotein, das Thyreoglobulin. Es hat ein Molekulargewicht von ca. 670000. Die Bezeichnung Thyreoglobulin bezieht sich jedoch nicht auf eine einzige spezifische Molekülart, sondern umschreibt eine ganze Molekülfamilie, welche den Chemiker vor eine Menge ungelöster Fragen stellt. Die Aminosäuren, welche das Thyreoglobulin aufbauen, sind im wesentlichen bekannt, nicht jedoch deren Sequenz. Als Kohlenhydratkomponenten wurden vor allem Mannose, N-Acetylglucosamin und Galaktose, daneben auch Sialinsäure und Fukose gefunden. Über die Lokalisierung der Kohlenhydrateinheiten innerhalb des Moleküls weiß man bislang ebensowenig wie über ihre Rolle für die Struktur und die Funktionen des Thyreoglobulins. Die Variation in der Aminosäurezusammensetzung von Säuger-Thyreoglobulin ist relativ gering. Die Thyreoglobuline bei Vögeln und Amphibien unterscheiden sich etwas stärker von denen der Mammalier.

Das hervorstechende chemische Merkmal des Thyreoglobulins ist sein Gehalt an iodierten Aminosäuren. Aus iodierten Tyrosinresten entstehen im Thyreoglobulinmolekül Tri- und Tetraiodthyronin (T_3 und T_4), unter denen das L-3,5,3′,5′-Tetraiodthyronin (L-Thyroxin) und L-3,5,3′-Triiodthyronin als die beiden physiologisch wirksamen Schilddrüsenhormone anzusehen sind (Abb. 20). Das 3,5-Diiodtyrosin (DIT) und 3-Mo-

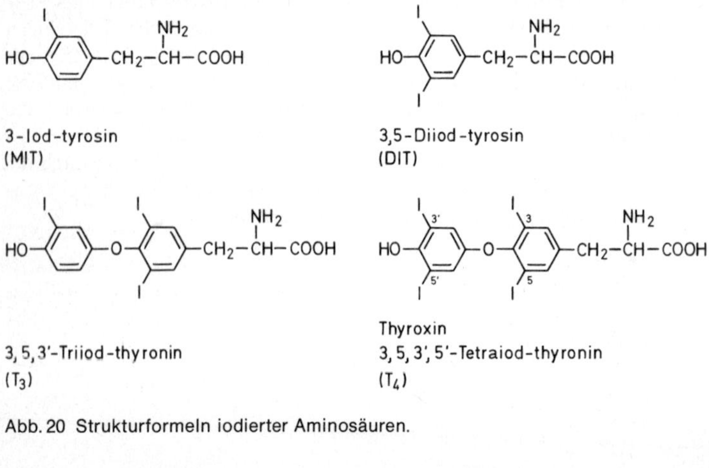

Abb. 20 Strukturformeln iodierter Aminosäuren.

noiodtyrosin (MIT), die zusammen etwa 50% der iodierten Aminosäuren ausmachen, spielen zwar für die Biosynthese der eben genannten Schilddrüsenhormone als Vorstufen eine wichtige Rolle, gelangen jedoch in der Regel nicht aus dem Follikel in den Blutkreislauf und sind biologisch inaktiv.

Die Biosynthese des Thyreoglobulins vollzieht sich in drei Hauptschritten: der Zusammenfügung der Polypeptidketten an den Ribosomen des endoplasmatischen Reticulums, der Anheftung der Kohlenhydratbestandteile im Bereiche des Golgi-Apparates und schließlich der Iodierung der Tyrosylreste innerhalb des Thyreoglobulinmoleküls und seiner damit verbundenen „Reifung". Die Iodierung geschieht wahrscheinlich überwiegend extrazellulär, d. h. im Lumen des Schilddrüsenfollikels an der Peripherie des Kolloids in unmittelbarer Nachbarschaft oder an der Oberfläche der Mikrovilli (Abb. 21). Der Iodierungsgrad variiert in Korrelation zum physiologischen Zustand der Schilddrüse. Das von ihr benötigte Iod wird gegen ein Konzentrationsgefälle in Ionenform aus dem Blut aufgenommen.

Experimente an Ratten in vivo haben gezeigt, daß bei Tieren, welche bei einer iodarmen Diät gehalten wurden, nach Injektion von ^{131}I innerhalb von 4–6 Stunden

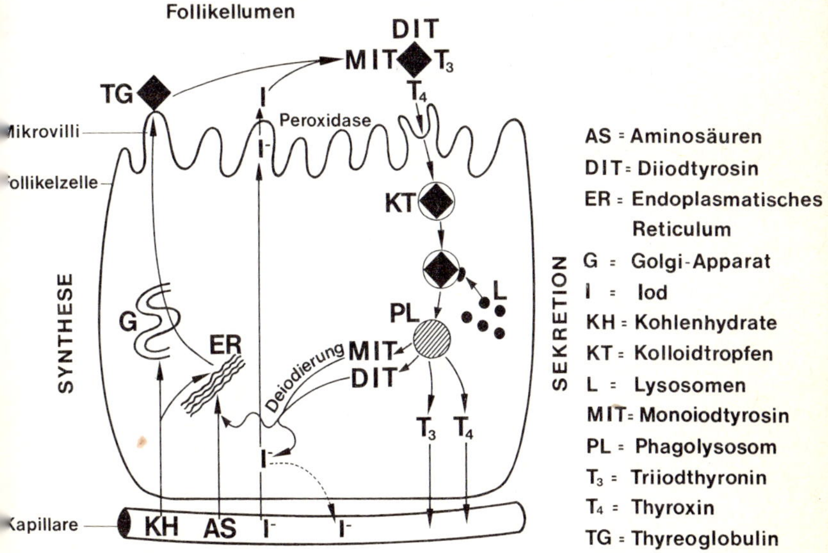

Abb. 21 Schema zur Biosynthese und Sekretion der Schilddrüsenhormone. Erläuterungen im Text.

die Aufnahme von mehr als 60% der injizierten Dosis in organisch gebundener Form in der Schilddrüse ihren Höhepunkt erreichte. Schon wenige Minuten nach intravenöser Injektion lassen sich 50% des Tracers in der Schilddrüse wiederfinden.
Die Iodid-Ionen müssen oxidiert werden, bevor sie das Substrat iodieren können. Es ist erwiesen, daß die Oxidation durch H_2O_2 erfolgt und Schilddrüsen-Peroxidase die Iodierung der Tyrosylreste im Protein katalysiert. Es gibt keine stichhaltigen Hinweise dafür, daß bei der durch Peroxidase katalysierten Iodierung die Bildung von molekularem Iod eine Zwischenstufe ist. Vielmehr scheinen Oxidation des I^- und Iodierung des Tyrosins im enzymatischen Prozeß unmittelbar miteinander verknüpft zu sein (TAUROG 1974).

Bei der Iodierung in der Thyreoglobulin-Matrix entstehen – je nach physiologischen oder Experimentalbedingungen – MIT, DIT, T_3 und T_4 in unterschiedlichen Mengen. Das MIT gilt als Vorstufe für DIT und DIT seinerseits als Ausgangssubstanz für die Biosynthese des Thyroxins (T_4). Thyroxin entsteht durch eine Kopplungsreaktion zwischen zwei DIT-Radikalen, wobei die iodierte Hydroxyphenylgruppe eines DIT-Moleküls sich mit der phenolischen Hydroxylgruppe eines zweiten Diiodtyrosins verbindet. Analog ergibt die Vereinigung von 1 MIT- und 1 DIT-Rest T_3. Der Mechanismus des Kopplungsprozesses ist noch nicht zweifelsfrei geklärt. Aber es ist wahrscheinlich, daß auch hierbei die Peroxidase eine Rolle spielt und der Vorgang intramolekular verläuft. Es versteht sich von selbst, daß der Anteil an T_4 und T_3 innerhalb des Thyreoglobulinmoleküls in Beziehung steht zum Iodierungsgrad des Proteins und von der Menge reaktionsfähiger DIT- und MIT-Reste abhängt. Obwohl das Mengenverhältnis T_4/T_3 variieren kann, überwiegt stets das Thyroxin. Die biologisch aktiven Schilddrüsenhormone L-Thyroxin und L-Triiodthyronin werden nach dem bisher Gesagten somit im follikulären Kolloid als Teile des Thyreoglobulinmoleküls gebildet und gespeichert.

Die Entstehung iodierter Aminosäuren, einschließlich T_4, findet in qualitativ identischer Weise in den Schilddrüsen aller Wirbeltiere statt.
MIT, DIT, T_3 und T_4 konnten auch in der Endostylregion von Protochordaten (Tunicaten und *Branchiostoma*) sowie in der Subpharyngealdrüse von *Ammocoetes*-Larven nachgewiesen werden, welche dem Endostyl der Protochordaten homolog ist. Iodierte Proteine – MIT und DIT – sind auch von zahlreichen Wirbellosen bekannt, aber ein sicherer Nachweis für die Biosynthese von T_4 bei Nicht-Chordaten fehlt.
Die Homologien zwischen Endostyl-Region niederer Chordaten und der Schilddrüse der Wirbeltiere sowie parallel hierzu die Fähigkeit aller dieser Gewebe zu vermehrter Iodakkumulation und Überführung dieses Elements in organische Bindung hat zahlreiche Autoren dazu veranlaßt, gerade in der Schilddrüse und ihren Hormonen ein besonders anschauliches Modell für die Evolution eines endokrinen Apparates bei den Wirbeltieren zu suchen (vgl. BARRINGTON 1968).

Thyroxin (T_4) und Triiodthyronin (T_3), die durch Peptidbindungen kovalent an das Thyreoglobulin geknüpft sind, müssen nach ihrer Biosynthese aus dem Muttermolekül freigesetzt werden.

Man nimmt heute an, daß Kolloid mit dem Thyreoglobulin durch Endocytose aus dem Lumen in die Follikelzelle aufgenommen wird und die Kolloidtröpfchen unter der Einwirkung von Lysosomen (in denen u. a. proteolytische Enzyme enthalten sind) abgebaut werden (s. Abb. 21). Dabei fallen u. a. freies MIT, DIT, T_3 und T_4 an. Während MIT und DIT innerhalb der Zelle auf enzymatischem Wege nahezu vollständig deiodiert werden, läuft dieser Prozeß an T_3 und T_4 nur in sehr viel geringerem Umfang ab. (Ein Teil des T_3 kann durch Deiodierung von T_4 entstehen.) T_4 und T_3 verlassen die Zelle und gelangen über Kapillaren in den allgemeinen Kreislauf, wo sie an spezifische Plasmaproteine (insbesondere Thyroxin bindendes Globulin = TBG) gebunden und so transportiert werden. Das endogen entstehende, d. h. durch Deiodierung der Iodaminosäuren freiwerdende Iod, ist dann gemeinsam mit den durch die Iodidpumpe aufgenommenen Ionen für die erneute Iodierung des Thyreoglobulin-Grundgerüsts und damit für die Synthese der Schilddrüsenhormone verfügbar (Greer u. Haibach 1974).
Die durchschnittliche Iodmenge in der Schilddrüse des Menschen beträgt ca. 8 mg ($\approx$ 0,05% des Drüsen-Feuchtgewichts). Ungefähr 100 μg Iod/Tag werden aus der Schilddrüse abgegeben. Da das Iod einen Anteil von 65% am Gewicht des Thyroxins hat, entspräche diese Menge einer täglichen Sekretionsrate von ca. 150 μg Schilddrüsenhormon. Die Zahlenangaben in der Literatur schwanken jedoch erheblich, so daß die hier genannten Ziffern nur einen ungefähren Anhaltspunkt geben. Für wachsende männliche Ratten wird eine tägliche Sekretionsrate von 3,5 μg DL-Thyroxin/100 g Körpergewicht genannt. (Die DL-Mischung besitzt im biologischen Test 59% der Aktivität der L-Form.)
Die Halbwertszeit des Thyroxins im Blut des Menschen beträgt ca. 6 Tage, die des Triiodthyronins ungefähr 1 Tag. Die Konzentration der Thyroxin bindenden Proteine und ihre Affinität zu den Schilddrüsenhormonen spielen eine entscheidende Rolle für die Regulation der Menge freien Hormons und beeinflussen auf diese Weise die Rate des Eindringens von physiologisch wirksamem Hormon in die Zellen.
Schilddrüsenhormon ist in nahezu allen Geweben zu finden. Über seinen Stoffwechsel und seinen Abbau bestehen noch viele Unklarheiten, wobei vor allem die Beziehungen zwischen T_3 und T_4 noch zu erhellen sind. Neuere Daten scheinen in zunehmendem Maße eine ältere Hypothese zu stützen, wonach das erst 1952 entdeckte Triiodthyronin das eigentlich biologisch aktive Schilddrüsenhormon sein soll und die dem Thyroxin zugeschriebene Aktivität sich unmittelbar von dessen Umwandlung (in der Peripherie) ableitet (Westgren u. Mitarb. 1977). In Testversuchen gibt es keine prinzipiellen qualitativen Unterschiede zwischen T_3 und T_4. Allerdings wirkt Triiodthyronin schneller und weniger lang anhaltend als Thyroxin. Im Text bezieht sich der Terminus Schilddrüsenhormon(e) auf beide Substanzen.

Physiologische Wirkungen der Schilddrüsenhormone

Die Schilddrüsenhormone haben kein spezifisches Zielorgan im Wirbeltierkörper, vielmehr zeigen sich ihre Effekte bei einer ganzen Anzahl von lebenswichtigen Funktionen. Schilddrüsenhormone beeinflussen den Stoffwechsel ebenso wie Wachstums-, Differenzierungs- und Entwicklungsprozesse. Zum Teil wirken die Schilddrüsenhormone auch auf andere endokrine Organe und greifen zusammen mit deren Sekretionsprodukten in verschiedene Funktionsabläufe ein.

Einfluß von Schilddrüsenhormonen auf die Wärmeproduktion

Die homoiothermen Wirbeltiere – Säuger und Vögel – besitzen die Fähigkeit, ihre Körpertemperatur weitgehend konstant zu halten unabhängig von Schwankungen der Außentemperatur, die gewöhnlich erheblich niedriger liegt. Wenn z. B. beim Menschen die Körpertemperatur 37° be-

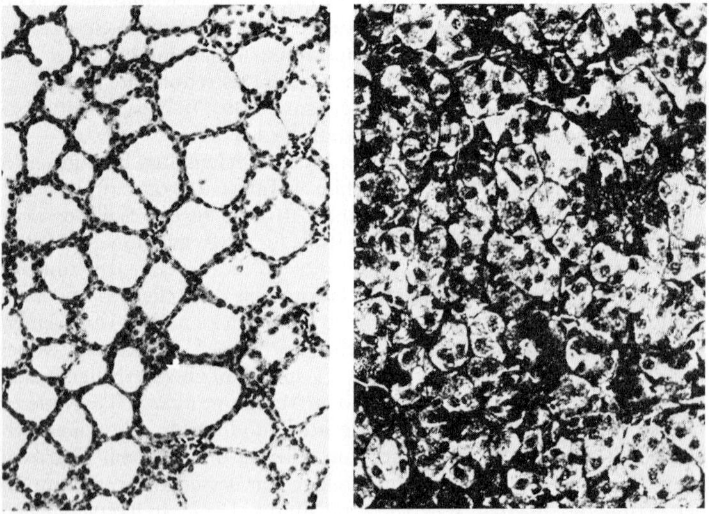

Abb. 22 Schnitt durch Schilddrüsen erwachsener Sperlingsweibchen (192 ×) (aus: M. *Watzka*: Z. mikr.-anat. Forschg. 36 [1934] 67).
a) Sommerschilddrüse (August). – Die Follikel sind mit Kolloid gefüllt, Follikelzellen inaktiv (flach).
b) Winterschilddrüse (Ende Dezember). – Follikelzellen und deren Kerne stark vergrößert, Follikellumina kaum vorhanden, hohe sekretorische Aktivität.

trägt, dann kann auf Dauer diese Optimaltemperatur für den Stoffumsatz in den Zellen nur dadurch aufrecht erhalten werden, daß die Stoffwechselrate mit wärmeliefernden Oxidationsprozessen genügend hoch ist. Aus unzähligen Versuchen und Beobachtungen ist bekannt, daß Schilddrüsenhormone bei der Wärmeregulation auf dem Wege der Wärmeproduktion (Calorigenese) eine Schlüsselrolle spielen. Werden Tiere einem Kältestreß ausgesetzt, so nimmt die Größe der Schilddrüse zu, die Follikelzellen werden aktiviert (die Epithelzellen nehmen zylinderförmige Gestalt an) und der Iodumsatz steigt. Umgekehrt wird in einem warmen Milieu die Aktivität der Schilddrüse vermindert (Abb. 22). Die Schilddrüsenhormone stimulieren den Grundumsatz, der beim Ruhestoffwechsel gemessen wird. (Sein genauer Wert ist relativ schwer zu bestimmen, da er von zahlreichen Faktoren wie z. B. Körpergröße (Körperoberfläche!), Alter, Geschlecht, ernährungsphysiologischen Bedingungen, etc. abhängig ist.) Der Grundumsatz des Menschen liegt ungefähr zwischen 5800 und 8400 kJ/Tag. Nach einer Thyreoidektomie fällt der Grundumsatz sehr schnell ab. Durch exogene Zufuhr von Schilddrüsenhormon kann er, sogar über den Normalwert hinaus, wieder angehoben werden. Zur Bestimmung des Grundumsatzes bedient man sich aus praktischen Gründen meist der Messung des Sauerstoffverbrauchs und errechnet hieraus die Wärmeproduktion. Der Grundumsatz schwankt um ±15% um den Mittelwert. Nach Thyreoidektomie fällt er beim Menschen allmählich ab und erreicht binnen 40–60 Tagen mit einem Defizit von 35% sein Minimum. Bei der

Tabelle 2 Sauerstoffverbrauch in verschiedenen Geweben der Ratte nach Thyreoidektomie oder Thyroxininjektion (aus: *S. B. Barker*: The Thyroid Gland, Vol. 1, hrsg. von R. Pitt-Rivers, W. R. Trotter. Butterworth, London 1964).

Gewebe	Prozentuale Veränderung nach	
	Thyreoid-ektomie	Thyroxin-behandlung
Leber	−20	+ 62
Zwerchfell	−31	+ 73
Niere	−15	+ 48
Speicheldrüse	−22	+ 34
Pankreas	−20	+ 51
Herz	−38	+132
Gehirn	− 2	+ 7
Milz	− 5	+ 3
Testis	+ 2	+ 13
Samenblase	− 3	0
Prostata	− 1	+ 4
Ovar	− 1	− 2
Uterus	0	− 3
Thymus	− 9	+ 8
Lymphknoten	− 2	+ 4
Glatte Muskulatur des Magens	+ 4	+ 36
Adenohypophyse	+49	− 36

Ratte stellt sich der Minimalwert schon nach 3 Wochen ein. Der langsame Abfall des Grundumsatzes hängt teilweise mit der relativ langen Halbwertszeit des Thyroxins zusammen, die bei Hypothyreoidismus sogar auf 9 Tage oder mehr ansteigen kann. Die calorigene Wirkung von Schilddrüsenhormon läßt sich nicht nur am intakten Organismus, sondern auch an isolierten Geweben in vitro ermitteln (Tab. 2). Stammen sie von einem Tier, das durch Hormoninjektion „hyperthyreoid" gemacht wurde, so ist der Sauerstoffverbrauch erhöht. Er ist niedrig, wenn das Untersuchungsmaterial einem thyreoidektomierten Tier entnommen wurde. Es fällt auf, daß in manchen Geweben (z. B. Gehirn, Geschlechtsorgane) Thyroxin keinen Effekt auf den Sauerstoffverbrauch hat und im Falle der Adenohypophyse sogar eine Wirkungsumkehr zu verzeichnen ist. Es ist wichtig darauf hinzuweisen, daß der Sauerstoffverbrauch bereits isolierter Gewebe durch nachträglichen Thyroxinzusatz nicht gesteigert werden kann. Ihr Metabolismus ist dann rein temperaturabhängig.

Neben den Schilddrüsenhormonen können auch von anderen Hormonen calorigene Wirkungen ausgehen (z. B. ACTH, Corticosteroide, Adrenalin).

Bei Poikilothermen scheint die Schilddrüse keinen oder bestenfalls nur einen geringen Einfluß auf den Sauerstoffverbrauch auszuüben. Die Resultate der sehr viel weniger systematisch durchgeführten Untersuchungen an diesen Tieren sind zum Teil widersprüchlich. Aus stammesgeschichtlichen Gründen ist es von besonderem Interesse, ob bei Reptilien Schilddrüsenhormone die oxidative Stoffwechselrate beeinflussen können. Es gibt eine Reihe von Hinweisen darauf, daß in dieser Tiergruppe die Temperatur ein wichtiger Faktor ist, der die Aktivität der Schilddrüse verändern kann. Wenn die Eidechse *Anolis carolinensis* bei 30 °C gehalten wird, dann führt Thyreoidektomie zu einer Verminderung des Sauerstoffverbrauchs und Thyroxin zu einer Erhöhung. Die gleichen Eingriffe zeigen keine meßbaren Konsequenzen, wenn die Umgebungstemperatur auf 20 °C eingestellt wird. Von vielen Wüsteneidechsen ist bekannt, daß sie eine Art Thermoregulation durch Verhaltensänderungen in Beziehung zur Sonneneinstrahlung bewerkstelligen. Da auch histologische Beobachtungen vorliegen, nach denen Temperaturerhöhung die Schilddrüsenaktivität zu steigern scheint, dürfte die Annahme gerechtfertigt sein, daß die Beteiligung der Schilddrüse an der Kontrolle des oxidativen Stoffwechsels bei Reptilien eine Vorstufe zur Homoiothermie bei Vögeln und Säugern ist.

Einfluß auf Wachstum und Entwicklung

Die Schilddrüsenhormone spielen im Zusammenwirken mit anderen Hormonen eine wichtige Rolle für den normalen Verlauf von Wachstums- und Entwicklungsprozessen bei Wirbeltieren. Wird die Schilddrüse bei jungen Tieren entfernt, dann wachsen sie nur langsam noch eine Zeitlang weiter und bleiben schließlich auf einem zwerghaften Stadium stehen. Verabreicht man dann aber Schilddrüsenhormon, so normalisieren sich Wachstums- und Reifungsprozesse wieder unter der Voraussetzung, daß die Hypophyse normal funktioniert (Wachstumshormon (STH)!) und noch keine irreversiblen Schädigungen eingetreten waren (s. Abb. 102). Beim juvenilen Organismus sind die Sekretionsprodukte der Schilddrüse ganz besonders wichtig für die Normalentwicklung und Reifung des Zentralnervensystems. Defekte am Zentralnervensystem können schnell irreparabel werden, während Verzögerungen in der Entwicklung des Skelettsystems durch exogene Hormonzufuhr vergleichsweise leicht behoben werden können (Abb. 23). Bei thyreoidektomierten Ratten genügt schon eine tägliche Gabe von nur 0,1 μg Thyroxin/100 g Kör-

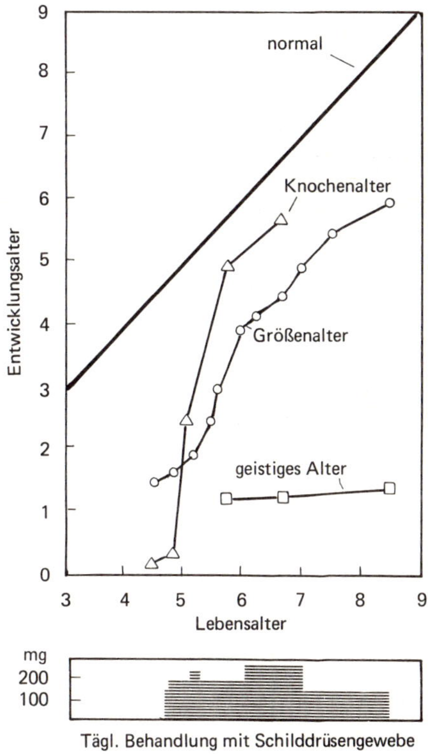

Abb. 23 Die Wirkungen einer Therapie mit getrocknetem Schilddrüsengewebe auf Wachstum und Entwicklung eines Kindes ohne funktionelles Schilddrüsengewebe (nach *Wilkins*).

pergewicht, um das Größenwachstum wieder zu normalisieren.
Beim Menschen ist das Krankheitsbild des Kretinismus seit langer Zeit bekannt. Er ist die unmittelbare Folge einer Schilddrüsenunterfunktion, die ihrerseits verschiedene Ursachen haben kann. Für den Defekt sind insbesondere Zwergwuchs und geistige Retardierung bis hin zur Idiotie charakteristisch. Der Gesichtsausdruck bleibt vor allem wegen einer mangelhaften Entwicklung der Nasoorbitalknochen infantil. Die Zunge ist vergrößert und steht oft vor. Die Haut ist dick, der Puls langsam, die Muskulatur schwach, und in der Regel sind Störungen der Darmfunktionen zu beobachten. Nur bei frühzeitiger Substitutionsbehandlung mit Schilddrüsenhormonen lassen sich schwere Defekte am Zentralnervensystem vermeiden.
Auf dem Niveau der Zellen drückt sich ein Hypothyreoidismus entweder in einer Herabsetzung der Mitoserate oder einer Verminderung der Zellgröße aus. Beide Effekte können sich auch kombinieren und in einzelnen Wachstumsphasen von unterschiedlich großer Bedeutung sein.
Als herausragendes Beispiel für die eminente Rolle der Schilddrüsenhormone bei Wachstums- und Differenzierungsprozessen unter den Wirbeltieren gilt seit langem die Steuerung der Metamorphose bei Amphibien durch die Schilddrüse. Unter den Anuren pflegt man bei der Umwandlung von der Larve zum Jungfrosch 3 Phasen zu unterscheiden: 1. In der Prämetamorphose- oder Wachstumsphase beobachtet man ein schnelles Wachstum der Tiere ohne größere Veränderungen von deren Morphologie. Während dieser Periode ist die Schilddrüsenaktivität am geringsten. 2. die Prometamorphose ist dadurch charakterisiert, daß in diesem Zeitabschnitt die Hinterextremitäten unverhältnismäßig stark zum übrigen Körper heranwachsen. In dieser Phase nimmt die Größe der Schilddrüse zu. Sie erscheint im histologischen Bild als aktiv und speichert offensichtlich große Mengen Hormon. 3. Die Klimax, der Höhepunkt der Metamorphose, wird erreicht, wenn die Hinterextremitäten nahezu die volle Größe erlangt haben und die Vorderextremitäten durch die Opercularmembran hervorbrechen, unter der sie während der Prometamorphose ihre Entwicklung begonnen hatten. In dieser relativ kurzen Phase, deren Dauer nach Species und Milieutemperatur variiert, vollziehen sich am Gesamtorganismus dramatische Veränderungen. Das Tier hört auf, Nahrung aufzunehmen. Der Mund (Entwicklung einer Zunge) und der Verdauungstrakt erfahren tiefgreifende Veränderungen (Übergang vom Pflanzenfresser zum Fleischfresser). Die Trommelfellmembranen und Augenlider erscheinen. Die Gestalt der Augenlinse verändert sich. Der Schwanz und die Kiemen werden resorbiert, das Gefäßsystem bildet sich um (Übergang vom Wasserleben zum Landleben mit Lungenatmung). Das Tier verliert bis zu 40% seines Körpergewichts als Wasser. In der Leber und anderen Geweben vollziehen sich drastische biochemische Veränderungen. Während die Larven Ammoniak ausscheiden (Ammoniotelie), erscheint bei den Adulten Harnstoff als Exkretionsprodukt (Ureote-

lie). In der Retina wird Porphyropsin durch das für das Sehen an der Luft besser geeignete Rhodopsin ersetzt. Am Anfang der Klimax erreicht die Schilddrüse ihre größte Aktivität (die Epithelzellen des Follikels sind hoch und bei manchen Arten ist eine Abnahme des Kolloids deutlich zu sehen). Zum Ende dieser Periode hin nimmt die Schilddrüsenaktivität ab (Abb. 24). Gleichzeitig verringert sich auch die Sensitivität der Gewebe gegenüber Schilddrüsenhormonen. Der normale Ablauf des Metamorphosegeschehens hängt somit von einem bestimmten Muster in der Produktion und Sekretion von Schilddrüsenhormonen ab sowie von Veränderungen in der Empfindlichkeit der von Schilddrüsenhormon beeinflußbaren Gewebe.

Bei *Rana pipiens* läßt sich an thyreoidektomierten Tieren zeigen, daß geringe Hormonkonzentrationen im Zuchtmedium ($2-20 \times 10^{-9}$ M) ausreichen, um die für die Prometamorphose typischen Prozesse in Gang zu

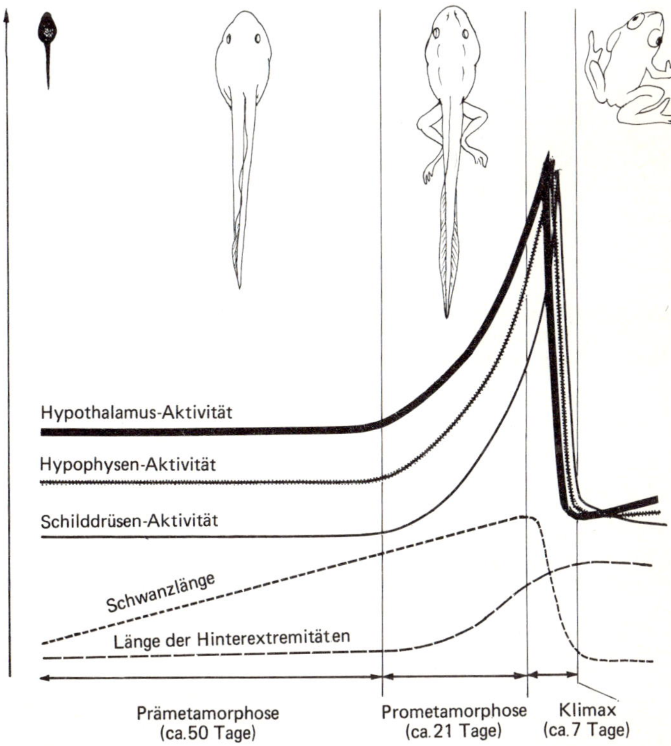

Abb. 24 Endokrine Vorgänge bei der Metamorphose der Anuren (nach *Etkin*).

setzen. Aber ein Vielfaches an Hormon ($200-500 \times 10^{-9}$ M) wird benötigt, um eine normale Klimax herbeizuführen.

Eine ganze Reihe der Effekte des Schilddrüsenhormons sind als rein lokale Wirkungen zu verstehen, die ohne jede Beteiligung anderer Drüsen oder die Mitwirkung sonstiger physiologischer Prozesse zustande kommen. Durch Implantation von Thyroxinkristallen an bestimmten Orten können dort Metamorphoseprozesse ausgelöst werden (z. B. Entwicklung der Nickhaut und der Augenlider), ohne daß es zu Veränderungen an anderen Stellen kommt.

Es ist eine noch strittige Frage, ob für den normalen Metamorphoseablauf das Prolactin als Antagonist zum Thyroxin möglicherweise von physiologischer Bedeutung ist (s. S. 248 f.).

Die eben gegebene Schilderung der von der Schilddrüse gesteuerten Metamorphose gilt in dieser generellen Form im allgemeinen nur für Anuren (unter besonderer Berücksichtigung von Untersuchungen an *Rana pipiens*).

Die zahlreichen Besonderheiten in der Biologie der Amphibien bieten bis heute auch dem Endokrinologen ein noch weit offenes Betätigungsfeld. Nur einige Beispiele seien noch ausdrücklich erwähnt:
Die kleine afrikanische Kröte *Nectophrynoides occidentalis* ist eine vivipare Art, bei der das aquatische Stadium gänzlich fehlt. Larvalcharaktere sind nur spurenhaft zu finden. Aber auch bei dieser Species zeigt sich die Abhängigkeit der Entwicklungsvorgänge vom Funktionieren der Schilddrüse. Die Drüse wächst bei den Jungen noch im Uterus und beginnt in den ersten Monaten der 9 Monate dauernden Trächtigkeitsperiode, Kolloid anzuhäufen.
Ungefähr im 8. Monat entwickeln sich mit großer Geschwindigkeit die Extremitäten, und die Schwanzanlage beginnt sich zurückzubilden. Diese Vorgänge gehen mit einer Abnahme des Kolloids in den Schilddrüsenfollikeln einher.
Der amerikanische Axolotl *Ambystoma tigrinum* ist eine in der Regel neotene Tierart, d. h. sie behält zeitlebens Larvalcharaktere (äußere Kiemen, Flossensaum in der hinteren Körperregion), pflanzt sich aber fort. Durch Behandlung mit Schilddrüsenhormon oder anderen iodhaltigen Stoffen (einschl. anorganischem Iod, das man unter die Haut oder in die Leibeshöhle bringt) läßt sich bei diesen Tieren eine Metamorphose (Verschwinden der Larvalmerkmale) induzieren.
Der mexikanische Axolotl *Ambystoma mexicanum* metamorphosiert in seinem natürlichen Biotop nie. Implantiert man jedoch Hypophysen von *A. tigrinum*, dann tritt *A. mexicanum* in die Metamorphose ein, während umgekehrt Hypophysen von *A. mexicanum* bei *A. tigrinum* keine Metamorphose auslösen. Dies deutet darauf hin, daß die Hypophyse von *A. mexicanum* funktionelle Defekte bei der Produktion des für die Schilddrüsenaktivität wichtigen TSH hat (s. S. 229 ff).
Bei den perennibranchiaten Salamandern (*Proteus anguineus, Necturus*), die ihr ganzes Leben lang Larvalcharaktere behalten (z. B. Kiemen, Schwanzflossen), vermögen selbst hohe Thyroxindosen oder andere iodhaltige Substanzen keine deutlichen Veränderungen in Richtung auf eine Metamorphose hin herbeizuführen. Demnach scheint bei diesen Tieren die Fähigkeit der Gewebe verloren gegangen zu sein, auf Schilddrüsenhormon in der üblichen Weise zu reagieren.

Auch von zahlreichen Fischarten sind uns mehr oder minder tiefgreifende Metamorphoseprozesse bekannt (z. B. Neunaugen, Aale, Lachse, Plattfische etc.). Obwohl bei diesen Transformationen in der Regel eine erhöhte Stoffwechselrate und verstärkte Schilddrüsenaktivität zu beobachten sind, spielt bei den Fischen Schilddrüsenhormon keine ähnlich ausschlaggebende und spezifische Rolle wie bei der Metamorphose der Amphibien. Insbesondere ist es bei Teleostiern schwierig, die Effekte der Schilddrüsentätigkeit eindeutig von Wirkungen der Sekretionsprodukte anderer endokriner Drüsen (z.B. steroidogenes Gewebe des Adrenalorgans) abzugrenzen.

Stoffwechselwirkungen

Die bisherigen Schilderungen der Effekte von Schilddrüsenhormonen haben bereits deutlich gemacht, daß es für die Sekretionsprodukte der Schilddrüse keine spezifischen Organe oder Organsysteme als Zielorte gibt. Die Hormone entfalten ihre Wirkungen eher diffus im gesamten Körper und nicht an speziellen Geweben oder bestimmten Zelltypen. Die Schilddrüsenhormone sind Stoffwechselhormone par excellence. Die calorigenen Effekte sind der Ausdruck für die Förderung von oxidativen Stoffwechselprozessen, aber auch die besondere Rolle der Schilddrüse für Wachstum und Differenzierung im juvenilen Organismus manifestiert sich letzten Endes über die Steuerung von Stoffwechselvorgängen.
Es ist daher nicht überraschend, daß Schilddrüsenhormon beim adulten Wirbeltier den Eiweiß-, Kohlenhydrat- und Fettstoffwechsel beeinflußt. Bei Schilddrüsenunterfunktion findet keine ausreichende Proteinsynthese statt. Physiologische Thyroxinmengen dagegen steigern die Proteinsynthese und fördern somit die Stickstoff-Retention, wobei das Thyroxin synergistisch mit anderen Hormonen wirkt. Dieser anabole Effekt im Proteinhaushalt ist allerdings nur innerhalb relativ enger normaler physiologischer Grenzen deutlich nachweisbar. Eine Überfunktion der Schilddrüse führt zu Proteinabbau und vermehrter Stickstoff-Ausscheidung.
Aus der Förderung der oxidativen Stoffwechselprozesse durch Thyroxin erklären sich – zumindest teilweise – auch die Einflüsse dieses Hormons auf den Kohlenhydrat- und Fettmetabolismus, indem die Schilddrüsenhormone den Katabolismus von Glukose und Fett begünstigen.
Schilddrüsenhormon beschleunigt die Absorptionsrate von Monosacchariden aus dem Verdauungstrakt. Die Kohlenstoffatome der Glukose werden oxidiert, und es wird – je nach dem Grad der Stimulation der Schilddrüse (bzw. auch in Abhängigkeit vom physiologischen Gesamtzustand im Körper) – die Synthese von Glykogen aus Glukose begünstigt. Hingegen wird – bei höherem Hormonangebot Glykogen in der Leber und in der gestreiften Muskulatur abgebaut. Die Wirkungen der Schilddrüsenhormone auf den Glykogenhaushalt kommen zu einem wesentlichen Teil indirekt über einen Synergismus bzw. Antagonismus zu anderen

Hormonen zustande. Schilddrüsenhormon kann die Wirkung von Insulin potenzieren und damit die Glukoseaufnahme und Glykogensynthese in den Geweben steigern. Thyroxin begünstigt andererseits aber auch den Abbau von Insulin in der Leber. In diesem Falle wird die Glykogenolyse überwiegen. Auch die von Catecholaminen und Glukagon abhängige Glykogenolyse hängt von der Schilddrüsenaktivität ab. Hyperthyreoidismus fördert den Glykogenabbau, bei Schilddrüsenunterfunktion sinkt er oder fehlt sogar.
Hypothyreoidismus bedingt im Fettstoffwechsel einen Anstieg des Cholesterinspiegels im Blut als charakteristisches Symptom. Verabreichung von Schilddrüsenhormon senkt ihn nach einer längeren Latenzperiode wieder. Es ist eine der besonderen Eigenarten der Schilddrüsenhormone, insbesondere des Thyroxins, daß ihre Wirkungen mit erheblicher Verzögerung, zum Teil erst nach Tagen, manifest werden.
Die Wirkungen der Schilddrüsenhormone im Fettstoffwechsel sind besonders komplex und über die beteiligten (enzymatischen) Mechanismen ist hier, ebenso wie bei den anderen Einflüssen jener Substanzen auf den Stoffwechsel, noch viel zu wenig bekannt. Obwohl Thyroxin die Cholesterinsynthese anregt, bringt es ein Absinken des Cholesteringehalts im Blut dadurch zustande, daß es die Fähigkeit der Abgabe von Cholesterin aus der Leber in die Gallenflüssigkeit stimuliert. Unter keinen Umständen kann die Verminderung des Cholesteringehalts im Blut einfach mit den calorigenen Wirkungen des Thyroxins erklärt werden. Denn Dinitrophenol, welches den Sauerstoffverbrauch der Gewebe erhöht, hat keinen Einfluß auf die Cholesterinmenge im Blut.
Schilddrüsenhormon aktiviert auch die Synthese und Oxidation von Fettsäuren. Die Mobilisierung freier Fettsäuren aus Fettgewebe, die unter dem Einfluß von Adrenalin zu beobachten ist, wird durch Schilddrüsenhormon erheblich verstärkt.

Beteiligung von Schilddrüsenhormonen an anderen physiologischen Prozessen

Bedenkt man, daß Schilddrüsenhormon relativ unspezifisch an vielen verschiedenartigen Geweben und Zellen in das Stoffwechselgeschehen eingreifen kann, so wird ohne weiteres verständlich, daß gezielte Detailuntersuchungen in zahlreichen Fällen zumindest eine Mitwirkung dieser Substanzen an Prozessen enthüllen, die wir bisher nicht besonders erwähnt haben.
Ein Einfluß auf Verdauungsvorgänge (z.B. durch Veränderung im Enzymgehalt des exokrinen Pankreas) ist ebenso wenig überraschend wie ein Eingreifen in den Wasser- und Elektrolythaushalt, das sich z.B. beim Menschen im Falle von Schilddrüsenunterfunktion (Hypothyreoidismus) in dem auffälligen Krankheitssymptom des Myxödems äußert. Hierbei sammeln sich erhebliche Wassermengen und Salze in den subkutanen

Zell-Zwischenräumen an, die zu sackartigen Aufschwellungen insbesondere in der Augenregion führen, aber auch in anderen Hautbezirken und in inneren Organen auftreten können. Diese Flüssigkeitsansammlungen enthalten osmotisch hochwirksame Mucoproteine.
Einflüsse auf das Kardiovaskularsystem manifestieren sich bei Hyperthyreoidismus im Symptomkomplex der Basedowschen Krankheit als beträchtliche Erhöhung der Schlagfrequenz des Herzens (Tachykardie) und in einem gesteigerten Schlagvolumen.
Vergleichend endokrinologisch stehen allerdings ganz andere Funktionen im Vordergrund des Interesses. Insbesondere wird immer wieder die Frage gestellt, inwieweit die Schilddrüsenhormone für das Fortpflanzungsgeschehen von maßgeblicher Bedeutung sind. Einem umfangreichen Beobachtungsmaterial aus allen Wirbeltiergruppen über Korrelationen zwischen Schilddrüsenaktivität und den Fortpflanzungszyklen steht für die zuverlässige Beurteilung einer besonderen Rolle der Schilddrüsenhormone an diesem Geschehen die Schwierigkeit im Wege, eindeutig zwischen spezifischen fortpflanzungsbiologischen Wirkungen und mehr generellen (stoffwechselphysiologischen) Effekten auf Wachstums- und Differenzierungsprozesse, das Zentralnervensystem (Beeinflussung des Verhaltens) und Adaptationsvorgänge an Milieuveränderungen zu unterscheiden. Es kommt hinzu, daß erhebliche Unterschiede von Art zu Art bekannt sind und sich zum Teil auch die Angaben verschiedener Autoren zum gleichen Thema einander widersprechen. Es ist kaum strittig, daß funktionelle Störungen der Schilddrüse auch die Fortpflanzungsfähigkeit beeinträchtigen, aber die hormonphysiologische Interpretation dieses Sachverhalts bleibt vorerst mehr oder weniger spekulativ. Dies gilt auch für die Knochenfische, über welche vergleichsweise besonders viele deskriptive Daten gesammelt wurden (vgl. HOAR 1973). Wechselwirkungen zwischen Schilddrüsenhormonen und den Sekretionsprodukten anderer endokriner Organe (insbesondere Hypophyse und Adrenalorgane) komplizieren zusätzlich die verschiedenen Deutungsversuche.
Zahlreiche Arbeiten wurden auch der Frage nach dem Einfluß der Schilddrüse auf die Häutungsvorgänge bei Amphibien und Reptilien sowie die Mauser der Vögel und den Wechsel im Haarkleid bei manchen Säugern gewidmet. Auch hier ergeben sich für die Aufdeckung von Kausalbeziehungen ähnliche Probleme wie sie eben für das Stichwort „Fortpflanzung" kurz geschildert wurden. Zur Verdeutlichung des wenig befriedigenden Erkenntnisstandes mag es genügen, auf Beobachtungen an Reptilien hinzuweisen. Von Vertretern der Gattung *Lacerta* wird berichtet, daß bei ihnen die Schilddrüse während der Häutungsperiode besonders aktiv ist. Thyreoidektomie führt zu einem Häutungsstopp, während umgekehrt die Implantation von Schilddrüsengewebe gleich mehrfache Häutungen herbeizuführen vermag. Umgekehrt soll bei *Anolis* eine Hemmung der Schilddrüse durch Thyreostatika (s. unten) keinen Einfluß auf die Häutung der Tiere haben. Bei Schlangen hingegen ist bekannt, daß

Thyroxin die Häutung hemmt und Thyreoidektomie eine vorzeitige Ecdysis auslöst (CHIU u. LYNN 1971).

Thyreostatika (Goitrogene)

Uns sind zahlreiche Substanzen bekannt, die die Produktion und Ausschüttung von Schilddrüsenhormon hemmend beeinflussen (Thyreostatika). Ihr gezielter Einsatz im Experiment hat sowohl zum besseren Verständnis der Biosyntheseprozesse in der Schilddrüse beigetragen als auch zur Erhellung der Schilddrüsenfunktionen. Da diese Stoffe leicht zur Kropfbildung führen, bezeichnet man sie auch als Goitrogene (engl. goiter = Kropf). Die Ausbildung eines Kropfes (pathologische Vergrößerung der Schilddrüse) kann ganz unterschiedliche Ursachen haben. Einer der wichtigsten Mechanismen der Kropfbildung besteht darin, daß im Körper aus verschiedenartigen Gründen ein Mangel an Schilddrüsenhormon entsteht und auf dem Wege eines Rückkopplungsmechanismus (direkt über die Hypophyse oder indirekt über den Hypothalamus [s. S. 221 ff.]) in vermehrtem Maße schilddrüsenstimulierendes Hormon (TSH) produziert wird, welches die Schilddrüse aktiviert und sie bei Einwirkung über längere Zeiträume schließlich vergrößert (gleichsam als vergeblicher Versuch des Körpers, den Mangel an Schilddrüsenhormon kompensatorisch zu beheben).

Kleine Mengen natürlicher Goitrogene kommen im Pflanzenreich vor (z. B. in Kohlsorten der Gattung *Brassica,* Samen von Cruciferen, etc.) und bilden – allerdings nur beim Zusammentreffen mehrerer ungünstiger Voraussetzungen – beim Menschen eine potentielle Gesundheitsgefahr. Chemisch gesehen handelt es sich hierbei um unterschiedliche Substanzen (z. B. Thiocyanate, Thiooxazolidone, Kobalt im Vitamin B_{12}). Nach ihrer Wirkungsweise lassen sich zwei Haupttypen von Thyreostatika unterscheiden. Die Iodisationshemmer beeinträchtigen die Biosynthese von Schilddrüsenhormon, indem sie die Oxidation der aus dem Blut aufgenommenen Iodide zu elementarem Iod sowie dessen Einbau in Tyrosin hemmen bzw. blockieren. Solche Substanzen werden als synthetische Produkte zum Teil für Therapiezwecke in der klinischen Praxis eingesetzt.

Am bekanntesten sind Derivate des Thioharnstoffs, welche die thyreostatisch wirksame Thionamidgruppe

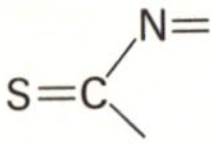

enthalten (Thiouracil, Propylthiouracil, Merkaptoimidazol = Methimazol, etc.). Verschiedene aromatische Substanzen (Amphenon B, Sulfonylharnstoffe) gehören gleichfalls in diese Kategorie. Amphibienlarven, bei denen man dem Wasser, in dem sie gehalten werden, beispielsweise Thioharnstoff zusetzt, treten nicht in die Metamorphose ein, und es entstehen „Riesenkaulquappen", wenn man eine geeignete Dosierung des Thyreostatikums wählt. Tägliche Fütterung von nur 0,1 mg Propylthiouracil/100 g Körpergewicht an Ratten führt zur Kropfbildung.

Als sogenannte „Iodi*n*ationshemmer" wirken verschiedene einwertige Anionen, wie z.B. Perchlorat, Thiocyanat und Nitrat. Sie hemmen kompetitiv den Iodtransport in die Schilddrüse und blockieren damit die Iodspeicherung. In sehr hohen Konzentrationen hemmen sie nicht nur die Iodpumpe, sondern unterbinden zusätzlich die organische Bindung des Iods in der Schilddrüse. Die Hemmwirkung der eben genannten Substanzen kann durch Verabreichung ausreichender Iodmengen vollständig kompensiert werden.

Wird Iod in unphysiologisch hohen Mengen verabreicht, so zeigt es einen paradoxen Effekt. Wenn beim Menschen die Iodkonzentration im Plasma 35 μg/100 ml überschreitet (der Normalwert liegt bei weniger als 0,5 μg/100 ml), dann wird die Oxidation des Iodids in den Follikelzellen gehemmt (durch vorübergehende Inaktivierung der Peroxidase?), und nur noch in sehr geringem Maße findet die organische Bindung des Iods statt. Die Bildung von T_3 und T_4 ist damit weitgehend blockiert, und obendrein wird auch die Freisetzung von bereits gebildetem T_4 gehemmt. Diese Wirkung des Iods tritt außerordentlich schnell ein und ist beim Menschen nach 24 Stunden schon so ausgeprägt, daß der Effekt einer Thyreoidektomie gleicht.

Für die Praxis der Schilddrüsenchirurgie ist es bedeutsam, daß durch Iodbehandlung die Hypertrophie und Hyperplasie (sowie die hiermit verbundene abnorm starke Vaskularisation) einer hyperthyreoten Schilddrüse zur Rückbildung gebracht werden kann. Im Unterschied zu den Wirkungen der Thioharnstoff-Derivate geht bei hoher Ioddosierung die thyreostatische Wirkung also nicht mit einem goitrogenen Effekt einher.

Kropfbildung beim Menschen kann vielerlei Ursachen haben und ist entsprechend auch physiologisch ganz unterschiedlich zu beurteilen. Verschiedene Gegenden in aller Welt sind bekannt dafür, daß in ihnen besonders häufig Kropfbildungen vorkommen (endemischer Kropf). Als häufigste Ursache ist hierfür Iodmangel in der Nahrung oder im Trinkwasser verantwortlich.

Nebenschilddrüsen

Im Jahre 1925 gewann man einen Extrakt aus den Nebenschilddrüsen von Rindern, mit dessen Hilfe es gelingt, bei Hunden, deren Nebenschilddrüsen operativ entfernt wurden, charakteristische Ausfallerscheinungen zu beheben, nämlich eine abnorme Erniedrigung des Calciumspiegels im Blute (Hypocalcämie) und das hiermit zusammenhängende Auftreten tetanischer Krämpfe. Die wirksame Substanz ist das Hormon der Nebenschilddrüsen (*P*ara*t*hyroid-*H*ormon = PTH). Ein Handelspräparat, das diesen Stoff in Extraktform enthielt, kam unter der Bezeichnung „Parathormon“ (Para-Thor-Mone, E. Lilly & Co.) erstmals auf den Markt. Es erscheint zweckmäßig, das chemisch reine Hormon sprachlich genauer „Parathyroidhormon“ zu nennen, obwohl auch in der neueren Literatur der Ausdruck Parathormon noch immer synonym verwendet wird. In jüngster Zeit wurde der Name Parathyrin vorgeschlagen.

	1 5 10 15
Rind	H_2N-Ala-Val-Ser-Glu-Ile-Gln-Phe-Met-His-Asn-Leu-Gly-Lys-His-Leu-
Schwein	H_2N-Ser-Val-Ser-Glu-Ile-Gln-Leu-Met-His-Asn-Leu-Gly-Lys-His-Leu-
	20 25 30
Rind	Ser-Ser-Met-Glu-Arg-Val-Glu-Trp-Leu-Arg-Lys-Lys-Leu-Gln-Asp-
Schwein	Ser-Ser-Leu-Glu-Arg-Val-Glu-Trp-Leu-Arg-Lys-Lys-Leu-Gln-Asp-
	35 40 45
Rind	Val-His-Asn-Phe-Val-Ala-Leu-Gly-Ala-Ser-Ile-Ala-Tyr-Arg-Asp-
Schwein	Val-His-Asn-Phe-Val-Ala-Leu-Gly-Ala-Ser-Ile-Val-His-Arg-Asp-
	50 55 60
Rind	Gly-Ser-Ser-Gln-Arg-Pro-Arg-Lys-Lys-Glu-Asp-Asn-Val-Leu-Val-
Schwein	Gly-Gly-Ser-Gln-Arg-Pro-Arg-Lys-Lys-Glu-Asp-Asn-Val-Leu-Val-
	65 70 75
Rind	Glu-Ser-His-Gln-Lys-Ser-Leu-Gly-Glu-Ala-Asp-Lys-Ala-Asp-Val-
Schwein	Glu-Ser-His-Gln-Lys-Ser-Leu-Gly-Glu-Ala-Asp-Lys-Ala-Ala-Val-
	80
Rind	Asp-Val-Leu-Ile-Lys-Ala-Lys-Pro-Gln-COOH
Schwein	Asp-Val-Leu-Ile-Lys-Ala-Lys-Pro-Gln-COOH

Abb. 25 Aminosäuresequenz des PTH vom Rind und Schwein.

Chemie des Parathyroidhormons

Die Reindarstellung des Hormons aus Nebenschilddrüsen von Rindern und Schweinen gelang in der zweiten Hälfte der 60er Jahre. Es handelt sich um ein Polypeptid aus 84 Aminosäure-Resten. Die Sequenz der Aminosäuren wurde 1970/71 aufgeklärt. Die Synthese des Peptids erfolgte wenig später. Nur an 7 Stellen sind die Aminosäuren des PTH von Rindern und Schweinen verschieden (Abb. 25) (Potts u. Mitarb. 1971). Die Biosynthese verläuft sehr wahrscheinlich – ähnlich wie im Falle des Insulins – über ein größeres Polypeptid als „Prohormon".

Die Forschungen über die Biosynthese des PTH in Verbindung mit ähnlichen Arbeiten über andere Proteohormone haben zu der gegenwärtig geltenden Annahme geführt, daß ganz allgemein Polypeptide und Proteine, welche von Zellen sezerniert werden, als proteolytische Modifikationsprodukte aus größeren Molekülen

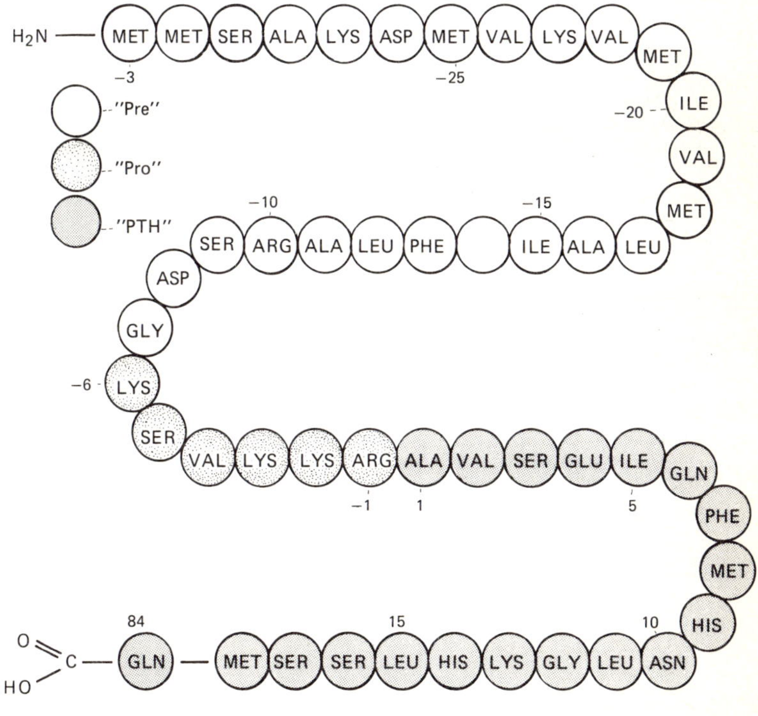

Abb. 26 Aminosäuresequenz des Prä(Pre)- und Prohormons vom PTH des Rindes (nach *Habener* u. Mitarb.).

hervorgehen und daß dabei zwei Klassen biosynthetischer Vorstufen entstehen: die Prähormone und die Prohormone (HABENER u. Mitarb. 1977).
Das Prä-Proparathyroidhormon (Pre-ProPTH) hat ein Molekulargewicht von ca. 190000 und ist ein Polypeptid aus mindestens 115 Aminosäuren. Die Aminosäuresequenz konnte für Pre-ProPTH des Rindes nahezu aufgeklärt werden (Abb. 26). Das Präpeptid besteht aus 25 Aminosäureresten, das Proparathyroidhormon (ProPTH) besitzt 6 Aminosäuren, die kovalent an das NH_2-Ende des terminalen Alanins des PTH gebunden sind.
Das Prä-ProPTH sieht man als Translationsprodukt von Parathyroid-mRNA und als biosynthetische Vorstufe für ProPTH (Zwischenprodukt) und PTH an. Die proteolytische Konversion des Prähormons zum ProPTH findet sehr wahrscheinlich noch im Bereich des Syntheseortes, dem rauhen endoplasmatischen Reticulum, statt. Das ProPTH besitzt nahezu keine biologische Aktivität im Vergleich zum PTH. Die biologische Funktion des Prohormons ist noch unklar. Es hat jedoch den Anschein, als ob die für das Prohormon spezifische Sequenz aus 6 weiteren Aminosäuren eine wichtige „Signal"-Rolle für den Transport des Polypeptids in der Zelle spielt.
Wenn die Substanz den Golgi-Apparat erreicht hat, wird sie durch eine Endopeptidase (?) in das aktive Hormon überführt und dieses in die sekretorischen Granula eingeschlossen.
Im Falle des PTH und seiner biosynthetischen Vorstufen mißt man dem Calcium wichtige Regulatorfunktionen zu. Seit längerem ist bekannt, daß die Sekretion (und das heißt letzten Endes: die Synthese) von PTH sich umgekehrt proportional zur Konzentration an extracellulären Ca-Ionen verändert. Möglicherweise stimuliert eine hohe extracelluläre Ca-Konzentration einen intracellulären Abbau des Hormons, während umgekehrt niedrige Ca-Konzentrationen diesen Vorgang hemmen. Dies bedeutet, daß eine Erniedrigung des Ca^{++}-Gehalts im extracellulären Bereich es gestattet, daß sich in der Zelle sekretionsfähiges PTH schnell anhäuft und umgekehrt bei hohen Ca^{++}-Mengen überschüssige Hormonvorräte abgebaut werden.
Es ist noch nicht bekannt, ob unter normalen physiologischen Bedingungen Prä-ProPTH oder ProPTH in den Kreislauf abgegeben werden. Hingegen wurde ein hochmolekulares Protein (Molekulargewicht 150000) als Sekretionsprodukt der Nebenschilddrüsen in der Peripherie nachgewiesen. Dieses „Parathyroid-Sekret-Protein" (PSP) ist mit Sicherheit keine biosynthetische Vorstufe des PTH, aber vielleicht ein den Neurophysinen (s. S. 280) analoges Transportprotein für dieses Hormon.
Analog zu den am Beispiel des PTH beschriebenen Prä- und Prohormonen hat man eine oder beide dieser biosynthetischen Vorstufen auch in anderen endokrinen Geweben gefunden. Hierzu gehören u. a. Prä-Proinsulin, Prä-STH, prä-placentares Lactogen und Präprolactin. Bei den drei zuletzt genannten Hormonen hat man allerdings – bis jetzt – noch keine entsprechenden Prohormone gefunden. (Die Unterscheidung zwischen Prä- und Pro-Hormon basiert auf cyto- und biochemischen Kriterien.) Die biologische Bedeutung der Hormonvorstufen bleibt für jeden Einzelfall zu untersuchen.

Die biologische Halbwertszeit des PTH beträgt weniger als 20 Minuten. Vermutlich fungieren vor allem Leber und Nieren als Abbauorte für das Hormon.

In verschiedenen Testverfahren (in vivo und in vitro) zeigte sich, daß nicht

Tabelle 3 Biologische Aktivität von nativem PTH und synthetischen Parathyroidpeptiden (nach *Marcus* u. *Aurbach* und *Parsons* u. Mitarb).

Polypeptid*	Aktivierung von Ratten – Adenylatcyclase in vitro		Hypercalcämie bei Küken in vitro	
	Potenz Einheiten/mg**	Potenz %/Mol	Potenz Einheiten/mg**	Potenz %/Mol
1–84	3000	100	2500	100
1–34	5400	77	7700	132
2–34	200	3	3800	64
3–34	<10	<0,3	<5	<0,2
1–26	<10	<0,3	<5	<0,2
1–27	200	2	<5	<0,2
1–28	440	5	<10	<0,3
1–31	740	10	4000	62
1–12 + 13–34	<10	<0,3	<5	<0,2

* Natives Rinder-PTH aus 84 Aminosäuren bzw. synthetische Peptide.
USP-Einheiten nach einem MRC-Standardpräparat (MRC = **Medical **R**esearch **C**ouncil am National Institute For Medical Research in Mill Hill, London).

das gesamte Hormonmolekül für seine biologischen Wirkungen benötigt wird. Versuche mit Hormonbruchstücken unterschiedlicher Größe ergaben, daß der aktive Kern des Moleküls in einem Teilstück aus jenem Bereich lokalisiert sein muß, an dessen Ende die Aminogruppe sitzt. Wenn man beispielsweise ein synthetisches Peptid aus den ersten 34 Aminosäuren von Rinder-PTH testet, dann ist dieses ungefähr gleich wirksam wie das native Hormon (Tab. 3). Entfernt man jedoch entweder Aminosäure-Rest 1 (Alanin) oder 28 (Leucin), so nimmt die biologische Aktivität drastisch ab. Eine weitere Untersuchung dieser Fragen ist von großer Bedeutung für die Charakterisierung der Rezeptoren am Wirkort des PTH.

Physiologie des PTH

Das Parathyroidhormon spielt neben Calcitonin (S. 66 ff) und Vitamin D eine zentrale Rolle bei der Regulation des Calcium-, Phosphat-, Citrat- und Magnesium-Stoffwechsels bei Tetrapoden. Der Knochen, in dem beim Menschen 99% des gesamten Calciums enthalten sind, und die Niere, die für die Rückresorption von Ionen von größterBedeutung ist, sind die Hauptangriffsorte für das Hormon.

Effekte einer operativen Entfernung der Nebenschilddrüsen

Die lebenswichtigen Funktionen der Nebenschilddrüsen für viele Tiere lassen sich am besten durch die Folgen einer Parathyr(e)oidektomie bei fleischfressenden Säugern beschreiben:

Wenn man einem Hund oder einer Katze die Nebenschilddrüsen herausschneidet, dann stellt sich binnen kurzem eine Anzahl von Störungen ein, deren Schwere im Laufe der Zeit zunimmt: schon nach einem oder zwei Tagen wird die Annahme von Nahrung verweigert, die Körpertemperatur sinkt, Wasser wird nur in geringen Mengen aufgenommen und dem geht ein Aufhören der Harnabscheidung parallel. Das operierte Tier erbricht sich, sondert übermäßig viel Speichel ab und es kommt zu Durchfall. Der Ca-Spiegel des Blutes, der normalerweise 10 mg/100 ml beträgt, sinkt auf 7–5 mg ab*.

Diese Hypocalcämie wird begleitet von einer verminderten Phosphatausscheidung, was gleichzeitig zur Erhöhung des Phosphats im Blute führt (Hyperphosphatämie). Nach 2–3 Tagen kommt es zu Muskelzuckungen und schließlich zu tetanischen Krämpfen, die vor allem im Kopfbereich und in der Rückenregion auftreten. Diese Tetanie führt verständlicherweise zu einem Ansteigen der Temperatur. Dadurch werden die Atmungszentren angeregt. Die Atemfrequenz steigt und die Atmung ist sehr tief. Dabei wird in übernormalem Maße CO_2 ausgeschieden, so daß schließlich das Blut stärker alkalisch wird. Am Ende tritt der Tod ein, und zwar meist durch Ersticken infolge von Krämpfen der Atemmuskeln. Wenn die Symptomkette noch nicht bis zur Tetanie fortgeschritten ist, kann diese künstlich herbeigeführt werden durch Erhöhung der Körpertemperatur, durch Drogen oder durch Erzwingen zusätzlicher körperlicher Leistungen. Injiziert man den parathyroidektomierten Hunden Ca ins Blut, dann schwinden die Symptome vorübergehend.

Auch bei Affen sind die Symptome einer Parathyreoidektomie ähnlich wie bei Hunden. Sie entwickeln sich jedoch etwas langsamer. Kaninchen gehen nach operativer Entfernung des gesamten Nebenschilddrüsengewebes zugrunde. Bei Ziegen kann man die Nebenschilddrüsen entfernen, ohne daß im Anschluß daran eine Tetanie auftritt. Immerhin wurde in einigen Fällen ein Muskelzittern registriert. Vielleicht läßt sich als grobe Faustregel behaupten, daß reine Fleischfresser, deren Nahrung gewöhnlich wenig Ca, aber viel Phosphor enthält, sehr viel anfälliger gegenüber dieser Operation sind als reine Pflanzenfresser.

---

*) Für Mengenangaben von Einzelbestandteilen im Blute wird vor allem in der medizinischen Literatur bis heute sehr oft der nicht korrekte Ausdruck „Milligrammprozent" (mg %) verwendet. In der neueren Literatur werden Mengenangaben in Mol bzw. Daten über Konzentrationen in Molaritäten angegeben. Wenn man aus bestimmten Gründen auf Gewichtseinheiten nicht verzichten will, so kann die Bezeichnung ppm (1 part per million = 1 Teil auf 1 Million Teile) verwendet werden; danach entspricht 1 mg auf 100 g 10 ppm. Der Ausdruck mg/100 ml Blut (Plasma) in diesem Buch kann nicht überall vermieden werden, da viele Daten in der Literatur in dieser Weise aufgeführt sind. (Details über die neuen SI-Einheiten bei LIPPERT [1978].)

Bei Ratten hat eine Parathyreoidektomie keine tödlichen Folgen, führt jedoch zu schweren pathologischen Erscheinungen. Die meisten operierten Tiere verfallen in tetanische Krämpfe, vor allem dann, wenn in der ihnen zugeführten Nahrung zu wenig Ca und reichlich Phosphor enthalten ist. Längerfristiges Fehlen von Parathyroid-Hormon bedingt eine Decalcifikation der Knochen und degenerative Veränderungen an den Zähnen. Beim heranwachsenden Organismus ist das normale Funktionieren der Nebenschilddrüsen für den Aufbau des Skeletts von besonderer Bedeutung, so daß Störungen in dieser Phase sich besonders gravierend auswirken.

Bei Vögeln ist der Calcium-Metabolismus von spezieller Bedeutung. Im Knochen gespeichertes Calcium wird zur Dotterbildung und zum Aufbau der Eischalen benötigt. Bei weiblichen Vögeln liegt, vor allem in der Legephase, der Ca-Spiegel des Blutes im Durchschnitt höher als bei den Männchen. Parathyreoidektomie bewirkt ein Absinken des Ca-Gehalts im Blut. Weiße Leghorn-Hühner sterben meist wenige Tage nach der Operation. In der Legephase zeigt die Nebenschilddrüse bei Vögeln deutliche Zeichen von Hyperaktivität, während es sonst im allgemeinen schwierig ist, aus dem cytologischen Bild der Zellen der Nebenschilddrüsen Schlüsse auf ihren Aktivitätszustand zu ziehen. An der Regulation des Ca-Spiegels im Blut von Vögeln ist weibliches Sexualhormon stark beteiligt (S. 180f.). Bei Geflügel vermögen Östrogene das Blutcalcium stärker zu heben als Parathyroid-Hormon von Rindern.

Unter den Reptilien hat eine Parathyreoidektomie bei Schildkröten kaum sichtbare Wirkungen (hinreichend großer Austausch der Mineralsalze auf physikochemischem Wege durch die große Oberfläche des Knochenpanzers?), während bei Eidechsen nach dem gleichen Eingriff tetanische Krämpfe auftreten. Bei Schlangen, bei denen – soweit bisher bekannt – im weiblichen Geschlecht die Menge des Calciums im Blute höher ist als bei Männchen, sind die Nebenschilddrüsen ebenfalls an der Aufrechterhaltung des normalen Calciumspiegels im Blut beteiligt.

Wie bei den anderen Wirbeltieren, welche Nebenschilddrüsen besitzen, so sinkt auch bei Amphibien der Ca-Gehalt des Blutes nach Ausfall dieser Organe. Tetanische Krämpfe kommen jedoch nur gelegentlich vor.

Die vollständige experimentelle Entfernung der Nebenschilddrüsen im Tierversuch ist nicht immer leicht zu erreichen, da bei vielen Arten akzessorisches Nebenschilddrüsengewebe vorhanden sein kann, das leicht zu übersehen ist, zumal schon die normalen Nebenschilddrüsen nur klein sind. (Alle Drüsen des Huhns wiegen zusammen nur 10 mg, beim Rind ca. 300 mg.)

Exogene Zuführung von Parathyroid-Hormon vermag vorübergehend die Folgen einer Drüsenexstirpation zu verhindern bzw. zu beheben, wobei eine deutliche Dosisabhängigkeit zu beobachten ist. Die Hormonwirkung macht sich am schnellsten auf dem Niveau der Niere bemerkbar, indem die Phosphatausscheidung erhöht und die Calciumabgabe über den

Urin vermindert wird. Bei Vögeln ist ein Anstieg des Ca-Spiegels im Blut bei Infusionen von Parathyroidhormon schon nach wenigen Minuten meßbar.
Bei Fischen, die keine Epithelkörperchen besitzen, bleibt die Injektion von PTH selbst in hoher Dosierung ohne Einfluß auf den Ca-Spiegel im Blut.

Tetanie

Die Tetanie, das krankhafte Auftreten spontaner Muskelkontraktionen als Folge von Calciummangel im Blut, ist eine der auffälligsten Wirkungen des Hypoparathyreoidismus (PTH-Mangel). Der Begriff ist streng zu unterscheiden vom Tetanus, worunter man in der Muskelphysiologie die Summation von Einzelzuckungen zu einer Dauerkontraktion des Muskels nach entsprechender Reizung versteht.
Bei der Tetanie steht die zentrale Rolle einer zu geringen Calciummenge im Blut außerhalb jeden Zweifels, obwohl sich eine genaue Schwelle, bei welcher Tetanie unweigerlich zum Ausbruch kommt, nicht angeben läßt. Die gesamte Ätiologie der Tetanie, welche klinisch in verschiedensten Formen bekannt ist, ist noch nicht hinreichend geklärt. In leichter Form äußert sie sich in unwillkürlichen Muskelzuckungen einzelner Fasern oder Faserbündel. Beim Menschen beginnen ihre ersten Anzeichen mit Kribbeln im Bereich der Mundpartie und der distalen Enden der Extremitäten. Selbst bei totalem Ausfall der Nebenschilddrüsen beim Menschen kommt es aber nicht notwendig zu akuten tetanischen Erscheinungen, obwohl sich im Laufe der Zeit ein chronischer Krankheitszustand entwickelt, der lebensbedrohende Ausmaße annehmen kann und bei physiologischen Belastungen neben bestehenden schweren Störungen im Mineralhaushalt auch mehr oder minder schwere tetanische Krämpfe eintreten.
Bei der Tetanie wird das neuromuskuläre System hypersensitiv. Diese Hypersensitivität ist bedingt durch eine kritische Erniedrigung des Ca-Gehalts im Blut, weshalb die Injektion von Ca-Salzen eine schnell wirkende Erleichterung herbeiführt. Dabei kommt es weniger auf den Gesamt-Calcium-Gehalt an, sondern auf die Menge verfügbarer Calciumionen. (Ein Teil des Calciums im Blute ist komplexartig an Bicarbonat, Phosphat und Citrat gebunden, ein anderer an Eiweiß.)
Die fundamentale Rolle des Calciums für die Funktionen der Nerven ist daran erkennbar, daß ein Absinken der Calciumionen in der Flüssigkeit, welche die Axone umspült, den elektrischen Widerstand der Axonmembran herabsetzt und die Membranpermeabilität für Natrium erhöht. Zu niedriger Calciumgehalt in der extracellulären Flüssigkeit senkt das Ruhe-Membranpotential von Nerven- und Muskelzellen und erhöht damit deren Reizbarkeit, was soweit gehen kann, daß es in einzelnen Regionen der betroffenen Strukturen zu spontanen Impuls-Entladungen kommt. Auch für die Erregungsübertragung in Synapsenbereichen

(Nerv-Nerv, Nerv-Muskel) ist neben anderen Faktoren ein normaler Calciumspiegel von größter Bedeutung. Die hochkomplexen Prozesse, in denen noch viele Details weiterer Erforschung bedürfen, lassen sich aber doch zumindest soweit umschreiben, daß die Entwicklung der Tetanie mit spontanen Nervenerregungen und einer erhöhten Sensitivität der Synapsen sowie der motorischen Endplatten am Muskel zusammenhängt, indem es als Reaktion auf die normale tonische Aktivität der Muskulatur im Reflexbogen zu zusätzlichen wiederholten Kontraktionen kommt.

Wirkungsmechanismus des PTH

Unter den vielfältigen Aufgaben der Calciumionen im Stoffhaushalt des Organismus sind für das Verständnis der PTH-Effekte einige besonders wichtige Funktionen noch einmal hervorzuheben: 1. Das Calcium hat eine Schlüsselrolle bei der Regulation der Membranpermeabilität und damit auch für den Ablauf der Erregungen im neuromuskulären System. Bei der Muskelkontraktion strömen Calciumionen in großer Menge in die Muskelfasern ein und wirken direkt kontraktionsauslösend. Jede Muskelkontraktion wird von einer ATP-Spaltung begleitet. Calcium (aber auch Magnesium) aktivieren das hierfür benötigte Enzym ATPase. 2. Calcium ist maßgeblich am Aufbau von Knochen und Zähnen beteiligt.

Allein schon durch Calciumzufuhr mit der Nahrung und Ausscheidung mit den Fäzes (und zum kleineren Teil im Urin) wird ein recht lebhafter Calciumumsatz im tierischen und menschlichen Organismus angezeigt. Dennoch hält sich der Calciumspiegel im Blut normalerweise innerhalb enger Grenzen weitgehend konstant. In dem Regelmechanismus, der dies bewirkt, und an dem eine Vielzahl unterschiedlicher Faktoren beteiligt ist, über deren Zusammenwirken noch viele Unklarheiten bestehen, kommt aber sicher dem PTH eine besonders hohe Bedeutung zu. Dasselbe Hormon greift gleichzeitig in den Phosphatstoffwechsel ein, so daß Calcium- und Phosphor-Metabolismus zum Teil eng miteinander verknüpft sind. Dies erklärt sich leicht aus der Tatsache, daß die mineralische Komponente des Hauptangriffsortes für das Parathyroidhormon, der Knochen, aus Calcium-Phosphat-Verbindungen besteht. Allerdings sind weder die genaue chemische Zusammensetzung noch die strukturelle Anordnung der Calcium-Phosphat-Konstituenten im festen Knochenmaterial zuverlässig bekannt. Hydroxyapatit gilt neben sog. amorphem Calciumphosphat als ein wichtiger Bestandteil.

Obwohl die Calciumphosphate schwer löslich sind, sind sie an den Stoffwechselvorgängen beteiligt und stehen mit den im Blut zirkulierenden Calcium- und Phosphationen in einem ständigen Austausch. Dies läßt sich einfach demonstrieren, indem man experimentell radioaktiv markiertes Calcium (^{45}Ca) und radioaktiven Phosphor (^{32}P) verabreicht und deren Weg im Körper verfolgt. Dabei zeigt sich allerdings, daß die Erneuerungsrate der am Skelettaufbau beteiligten Substanzen an verschiedenen Stellen des Knochens sowie bei den einzelnen Knochen unterschiedlich hoch ist.

Einer der wichtigsten Effekte des PTH besteht darin, daß es durch Aktivierung (und vermutlich auch Vermehrung) der Osteoklasten („Knochenbrecher") im Knochengewebe die Resorption von Knochenmaterial fördert. Die Demineralisierung des Knochens bedingt eine Erhöhung des Calciumspiegels im Blut. Gleichzeitig wird jedoch auch Phosphat mobilisiert.

Nun enthält aber die extracelluläre Flüssigkeit schon unter physiologischen Normalbedingungen ionisiertes Calcium und Phosphat gewöhnlich in so hoher Konzentration, daß ein Konzentrationsgefälle zum Knochen hin besteht. Dieser Gradient ist der Phosphatkonzentration in der extracellulären Flüssigkeit proportional.

Da unter solchen Bedingungen die kontinuierliche Rückflußrate von Ca^{++} zum Knochen größer wäre als die Absorptionsrate durch den Darm, käme es zu einer allmählichen Senkung des Ca-Gehalts in Blut und extracellulärer Flüssigkeit, wenn nicht das PTH neben der Freisetzung von Calcium aus dem Knochen zugleich die Phosphatexkretion steigern würde, indem es die Phosphat-Reabsorption im proximalen Teil der Nierentubuli hemmt. Umgekehrt fördert das PTH die Reabsorption von Ca^{++} in den Nierentubuli, so daß im Endeffekt durch dieses Hormon der für zahlreiche Funktionen (u. a. Stoffwechselprozesse, neuronale Erregbarkeit, Muskelkontraktionen) so wichtige Ca-Normalspiegel innerhalb enger Grenzen konstant bleibt (Abb. 27).

Die Wirkungen des PTH auf den Knochen und die Niere sind nicht voneinander abhängig, was sich unter anderem darin zeigt, daß die erhöhte Phosphaturie nach PTH-Injektion unter Umständen schon nach wenigen Minuten beobachtet werden kann, während die hormonabhängigen Veränderungen am Knochen einen wesentlich längeren Zeitraum in Anspruch nehmen. Erwähnenswert ist auch die Tatsache, daß Actinomycin D, ein Hemmer der durch DNA* gesteuerten RNA-Synthese die Wirkung von PTH (und Vitamin D) auf Knochen zu blockieren vermag, aber keinen Einfluß auf die renalen Wirkungen des PTH hat. Die Wirkungen des PTH (und Vitamin D) auf die Knochenzellen erfordern offenkundig die Synthese von Proteinen (Enzymen?).

Die Beziehungen zwischen dem Calciumgehalt des Blutes und der Hormonausschüttung durch die Nebenschilddrüsen sind als einfacher negativer Rückkopplungs-Mechanismus zu interpretieren, d. h. eine Verringerung von Calciumionen im Blute stimuliert die PTH-Sekretion, während

---

*) In diesem Buch werden ausschließlich die Abkürzungen DNA bzw. RNA (engl.: Acid = Säure) verwendet. In der deutschsprachigen Literatur werden aber auch häufig die Abkürzungen DNS bzw. RNS (S = Säure) gebraucht.

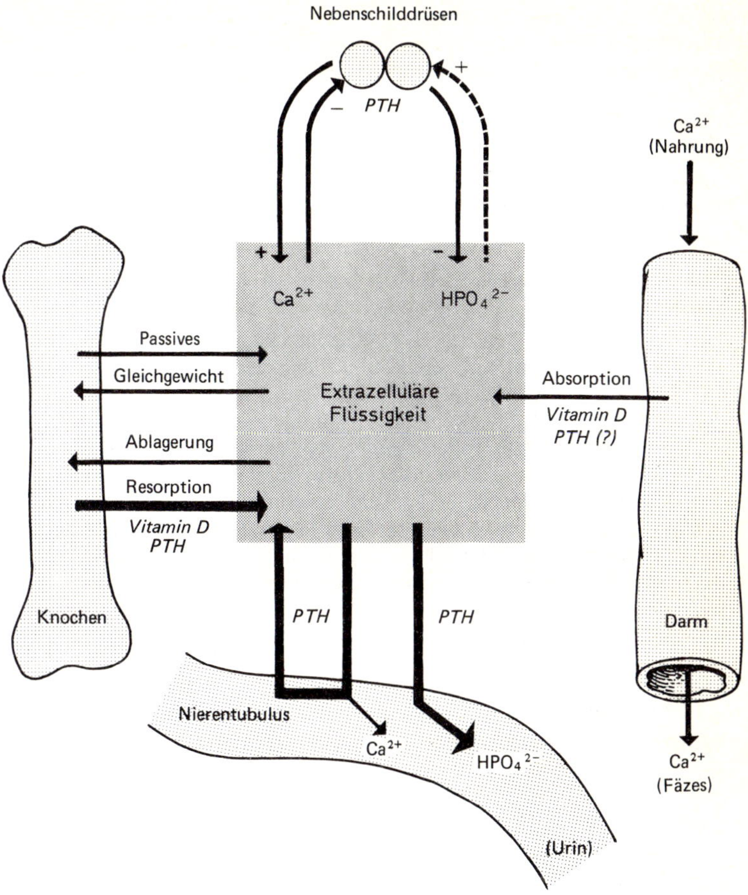

Abb. 27 Schematische Darstellung der Wirkungen des Parathyroidhormons (PTH) auf den Calcium- und Phosphatstoffwechsel.

umgekehrt ein Anstieg des Serumcalciums die Aktivität der Nebenschilddrüsen hemmt. Eine Anregung der PTH-Abgabe durch vermehrtes Phosphat erfolgt nur indirekt über eine Senkung der Ca^{++}-Konzentration. Unsere Darstellung der Wirkungsmechanismen des PTH läßt Einzelheiten auf dem zellulären Niveau des Knochens außer Betracht, zumal viele Details dieser Prozesse noch nicht zweifelsfrei geklärt sind. Eines der wichtigsten Probleme, das hierbei Beachtung verdient, ist die Frage, wie die normalerweise schwer löslichen Calcium-Phosphat-Verbindungen im festen Knochen so mobilisiert werden können, daß ihre Bestandteile in die extrazelluläre Flüssigkeit gelangen, wenn diese bereits mit Calcium und

Phosphat übersättigt ist. Neben anderen Faktoren ist offenbar ein Einfluß des PTH auf den Citratstoffwechsel bedeutsam, indem durch Ionen-Austauschvorgänge an den Mineralsalzen deren Löslichkeit lokal vergrößert werden kann. Außer Carbonat- und Magnesium-Ionen haben gerade Citrationen eine „solubilisierende" Wirkung, und es konnte nachgewiesen werden, daß PTH die Citronensäureproduktion steigert. Am Ionenaustausch in den lebenden Knochenzellen sind Ionenpumpen aktiv beteiligt, d.h. die Ionenbewegungen lassen sich nicht allein durch bloße Diffusionsvorgänge erklären.

Calciumresorption durch den Darm und die Rolle des Vitamins D

Trotz des großen Calciumvorrats im Knochen kann es zu schweren Mangelerscheinungen kommen, wenn die Calciumzufuhr mit der Nahrung ungenügend ist oder aus irgendwelchen Gründen das mit der Nahrung angebotene Calcium nicht in den Körper aufgenommen wird. Die Rachitis, bei der es zu mehr oder minder schweren Skelettdeformationen kommt, ist die bekannteste Krankheitsform unter den Störungen des Calciumstoffwechsels. Eine ihrer Ursachen kann in einer ungenügenden Calciumresorption im Bereich der oberen Abschnitte des Dünndarms bestehen. Es ist noch nicht endgültig geklärt, ob das PTH auf die Absorptionstätigkeit des Darms einen unmittelbaren Einfluß hat, obwohl dies immerhin wahrscheinlich ist. Strittig ist, ob PTH die Absorptionsrate erhöht, während kaum Zweifel bestehen, daß eine Parathyroidektomie die Absorption von Calcium aus dem Darm senkt.

Vitamin D fördert die Calciumabsorption aus dem Darm, indem es die Synthese eines calciumbindenden Proteins in der Darmschleimhaut reguliert. Das Vitamin D hat also hypercalcämische Wirkungen und unterstützt auf diesem Wege die Ablagerung von Calciumsalzen im Knochen (antirachitischer Faktor). Dies gilt zumindest für Tetrapoden, während die Rolle dieses Vitamins bei Fischen noch umstritten ist. Durch eine von ihm verursachte Hypercalcämie kann Vitamin D die Aktivität der Nebenschilddrüsen senken. Eine Hyperphosphatämie ist dann die Folge. Andererseits vermag Vitamin D aber auch – ähnlich wie PTH – Calcium durch Knochenresorption zu mobilisieren. Der scheinbare Widerspruch in der Rolle des Vitamin D löst sich dadurch auf, daß bei rachitischen Erscheinungen das organische Grundmaterial des Knochens, das nur unzureichend calcifiziert ist, die durch Vitamin D verfügbar gemachten Calcium- und Phosphationen in besonders hohem Maße aufnimmt, während die Resorption an solchen Stellen stattfindet, wo das Knochengrundgerüst voll mineralisiert ist.

Das ausreichende Vorhandensein von Vitamin D ist für mehrere Effekte des Parathyroidhormons eine wichtige Voraussetzung. Ähnlich wie PTH, so erhöht auch Vitamin D den Citratgehalt im Blut, im Knochen und in einigen anderen Geweben. PTH und Vitamin D sorgen gemeinsam dafür,

daß Calcium aus fertig ausgebildetem Knochengewebe in ausreichendem Maße zur Verfügung gestellt wird, um die Mineralisierung an Orten neuen Knochenwachstums zu ermöglichen.
Mit Vitamin D ist das Vitamin D_3 (= Cholecalciferol) gemeint. Wahrscheinlich dient es aber nur als Vorstufe zur Produktion der physiologisch aktiven Substanz, dem 1α,25-Dihydroxycholecalciferol. Es entsteht nach doppelter Hydroxylierung des Vitamin D_3. Die letzte Hydroxylierungsstufe vollzieht sich – von PTH gefördert – ausschließlich in der Niere, d. h. man könnte die physiologisch aktive Form des Vitamin D als Steroidhormon aus der Niere betrachten (MacIntyre 1978).

Testverfahren für PTH

Die bisherigen Erörterungen machen es verständlich, daß man sich zur quantitativen Bestimmung der biologischen Wirksamkeit des PTH ganz unterschiedlicher Parameter bedienen kann. Radioimmuntests spielen eine ständig wachsende Rolle, haben jedoch zur Voraussetzung, daß der Hormonextrakt in weitgehend gereinigter Form vorhanden sein muß, um spezifisch wirksame Antikörper herstellen zu können. Ein anderes Verfahren unter Einsatz von Radioaktivitätsmessungen besteht darin, daß man die Menge von ^{45}Ca bestimmt, welches aus Knochen fetaler Ratten, der zuvor mit diesem Isotop markiert war, unter Einfluß eines PTH-haltigen Präparats freigesetzt wird.
Noch immer gebräuchlich ist eine sehr viel ältere Testmethode, die die Wirksamkeit eines Hormonextrakts oder auch des reinen Präparats nach der Fähigkeit beurteilt, den Calciumspiegel im Serum von Hunden anzuheben. Als sogenannte USP (United States Pharmakopöe)-Einheit wird $^{1}/_{100}$ jener Substanzmenge definiert, die den Calciumspiegel im Serum von Hunden innerhalb 18 Stunden nach subkutaner Injektion um durchschnittlich 1 mg/100 ml erhöht. Zur genaueren Reproduzierbarkeit der Meßwerte wird dabei zusätzlich gefordert, daß zur Bestimmung des Einheitenwertes mindestens 10 Hunde zwischen 8 und 16 kg für das Experiment heranzuziehen sind. Dem natürlichen Polypeptid wird in diesem Test eine Aktivität von ca. 1600 USP-Einheiten/mg zugeschrieben. Geringere Werte, die nach Gaben des synthetischen Präparats gefunden werden (400–600 USP/mg) sind möglicherweise auf Grund von dessen chemischer Vorbehandlung beim Herstellungsverfahren zu erklären.

Die in Tab. 3 (S. 57) angegebenen Zahlenwerte entstammen 2 moderneren Testverfahren, welche offensichtlich empfindlicher sind. Im Adenylatcyclase-Test, bei dem man in vitro die Aktivierung der Adenylatcyclase (s. S. 315) in Nierenrindengewebe von Ratten mißt, liegt die Empfindlichkeitsschwelle bei 0,14 USP-Einheiten PTH. Da 1 USP-Einheit ca. 0,4 μg Rinder-PTH äquivalent ist, reicht die Empfindlichkeit hier bis in den Nanogramm-Bereich. Die biologische Potenz, ausgedrückt in Einheiten/mg, liegt also höher als bei der Bestimmung einer PTH-induzierten Hypercalcämie bei Hunden. Es ist damit zu rechnen, daß die Einheitendefinition für das PTH in absehbarer Zukunft neu gefaßt werden wird.

Ultimobranchialdrüsen

Die Bedeutung der Nebenschilddrüsen für die Aufrechterhaltung eines normalen Calciumspiegels im Blut ist seit der Jahrhundertwende bekannt. Darum ist es ein wenig verwunderlich, daß das Aufspüren eines Antagonisten zum Parathyroidhormon, nämlich des Calcitonins, erst Anfang des letzten Jahrzehnts begann. Denn die auffällige Konstanz des Calciumgehalts im Blut bei Wirbeltieren läßt sich durch die Funktionen des PTH allein nur schwer erklären, zumal in der Regel eine relativ lange Zeit vergeht, ehe sich die Effekte des Parathyroidhormons auf die Menge des Calciums im Serum bemerkbar machen (COPP 1970). Ohne ein System von Gegenregulationen müßte es stärkere Oscillationen im Blutcalcium geben als sie tatsächlich beobachtet werden.

Chemie des Calcitonins

Das Calcitonin wurde erstmals 1962 von COPP und seinen Mitarbeitern nachgewiesen und benannt. Der Produktionsort wurde von diesen Autoren in den Nebenschilddrüsen vermutet. Andere Forscher isolierten eine Substanz mit ähnlichen Eigenschaften nur ein Jahr später aus Schilddrüsen von Ratten und bezeichneten sie deshalb als „Thyrocalcitonin“. Die anfängliche Verwirrung löste sich schließlich auf, als man herausfand, daß das (Thyro-)Calcitonin bei Säugern in besonderen Zellen der Schilddrüse, den parafollikulären „C“-Zellen gebildet wird und diese eine andere embryologische Herkunft haben als die Follikelzellen der Schilddrüse. Das hypocalcämisch wirksame Hormon aller Wirbeltiere ist das Calcitonin (= CT). Es wird in Zellen gebildet, die sich vom Ultimobranchialkörper herleiten (s. S. 31).
Das Calcitonin ist ein kleines Polypeptid-Molekül aus 32 Aminosäuren. Die Aminosäuresequenz wurde 1967 für das Calcitonin von Schweinen aufgeklärt, ein Jahr später gelang die Synthese. Seither wurde das Calcitonin von weiteren Arten bekannt (Mensch, Rind, Schaf, Lachs, Aal). Drei der Hormone (vom Menschen, vom Schwein und vom Lachs) konnten synthetisiert werden. Alle diese Calcitonine haben die gleiche Zahl von Aminosäuren und jede Kette enthält eine Disulfidbrücke zwischen den Aminosäuren 1 und 7 (Abb. 28).

	1 5 10 15
Schwein	H-Cys-Ser-Asn-Leu-Ser-Thr-Cys-Val-Leu-Ser-Ala-Tyr-Trp-Arg-Asn-
Lachs	H-Cys-Ser-Asn-Leu-Ser-Thr-Cys-Val-Leu-Gly-Lys-Leu-Ser-Gln-Glu-

	20 25
Schwein	Leu-Asn-Asn-Phe-His-Arg-Phe-Ser-Gly-Met-Gly-Phe-Gly-Pro-Glu-
Lachs	Leu-His-Lys-Leu-Gln-Thr-Tyr-Pro-Arg-Thr-Asn-Thr-Gly-Ser-Gly-

Schwein	Thr-Pro-NH_2
Lachs	Thr-Pro-NH_2

Abb. 28 Aminosäuresequenz des Calcitonins vom Schwein und des Calcitonin I vom Lachs.

In der Aminosäure-Sequenz bestehen zwischen den Hormonen verschiedener Arten beträchtliche Unterschiede. Vom Lachs (*Oncorhynchus nerka*) wurden sogar 3 verschiedene „Isohormone“ bekannt. Das Calcitonin des Menschen unterscheidet sich von dem des Schweins in 18, das des Lachses in 16 Aminosäureresten. Nur 9 Sequenzstellen sind bei allen 8 Calcitoninen von 6 verschiedenen Arten konstant, und von ihnen liegen 7 am Molekülende mit der Aminogruppe im Bereich der Schleife der Disulfidbrücke (POTTS u. AURBACH 1976).
Im Unterschied zum Parathyroidhormon und anderen hormonalen Polypeptiden wird das Gesamtmolekül für die volle Entfaltung seiner biologischen Wirksamkeit benötigt. Das Calcitonin enthält also keinen besonderen „aktiven Kern“. Eine chemische Erklärung für die Tatsache, daß Fisch-Calcitonine in vivo um ein Vielfaches wirksamer sind als die entsprechenden Hormone von Säugern, gibt es vorerst nicht.

Physiologische Wirkungen des Calcitonins

Die auffälligste Wirkung des Calcitonins bei Säugern besteht in einer Senkung des Calciumspiegels im Blut. Dieser hypocalcämische Effekt wird vielfach von einer Hypophosphatämie begleitet. Verändert man auf experimentellem Wege den Calciumspiegel des Blutes, indem man dem Versuchstier Calcium injiziert und auf diese Weise die Calciumkonzentration im Blut erhöht, so erreicht sie innerhalb weniger Stunden wieder ihren Normalwert. Senkt man umgekehrt den Calciumgehalt durch Injektion eines calciumbindenden Komplexbildners, dann wird auch in diesem Falle die normale Calciumkonzentration vom Organismus in ähnlich kurzer Zeit wieder hergestellt. Entfernt man jedoch den Versuchsobjekten zuvor Schilddrüse und Nebenschilddrüsen und führt danach die eben geschilderten Experimente durch, dann bleibt der Calciumspiegel länger als einen Tag lang erhöht bzw. erniedrigt (Abb. 29).

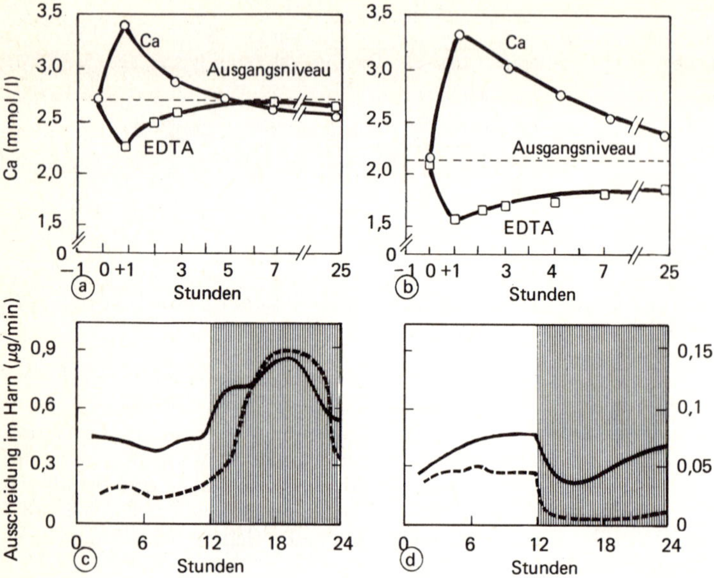

Abb. 29 Experimentelle Veränderungen des Calciumspiegels im Blut und der Ausscheidung von Hydroxyprolin und Calcium. Erläuterungen im Text (nach *Sanderson* u. Mitarb. und *Rasmussen* u. *Pechet*).
a) und b) Regulation des Calciumspiegels im Blut nach künstlich induzierter Hypercalcämie (durch exogene Calciumzufuhr) bzw. Hypocalcämie (durch Infusion von EDTA) bei Hunden. a) Versuch an intakten Tieren, b) Versuch an Tieren ohne Schild- und Nebenschilddrüsen.
c) und d) Ausscheidung von Hydroxyprolin (–) und Calcium (– – –) unter dem Einfluß von PTH und CT bei Ratten ohne Schild- und Nebenschilddrüsen. Zeitraum der konstanten Hormoninfusion schraffiert. c) Infusion von PTH, d) Infusion von PTH + CT.

In diesem Versuch läßt sich der zu geringe Calciumgehalt durch den Ausfall von Parathyroidhormon nach Exstirpation der Nebenschilddrüsen erklären. Die Unfähigkeit des Organismus, den künstlich erhöhten Calciumspiegel in einer angemessenen Frist wieder auf den Normalwert zurückzubringen, ist durch das Fehlen von Calcitonin aus der Schilddrüse bedingt.
In Experimentserien mit Hilfe von Radioimmunotests ließ sich zeigen, daß bei Infusion der Versuchstiere mit Calciumlösungen bekannter Konzentration die Calcitoninsekretion proportional zur Erhöhung des Calciumspiegels im Blute ansteigt und umgekehrt die Abgabe von Parathyroidhormon absinkt. Demnach regulieren Calcitonin und PTH den Calciumspiegel des Blutes in einem doppelten Rückkoppelungs-Mechanismus gemeinsam: PTH wirkt einem Absinken des Calciums im Blute ent-

gegen, Calcitonin (CT) verhindert eine Erhöhung des Calciumgehalts über die benötigte Norm hinaus.

Experimente mit Calcitoninpräparaten legen die Vermutung nahe, daß Calcitonin die Abgabe von Calcium aus dem Knochen herabsetzt, indem es die Resorption von Knochenmaterial hemmt. Bei der Resorption von Knochensubstanz wird Hydroxyprolin freigesetzt, eine für das Kollagen des Knochens charakteristische Aminosäure. Wenn man Ratten Schilddrüse und Nebenschilddrüsen entfernt und anschließend Parathyroidhormon injiziert, dann scheiden die Tiere in ihrem Urin große Mengen von Calcium und Hydroxyprolin aus. Dieser Vorgang sowie histologisch nachweisbare Abbauprozesse im Knochen weisen auf die Resorption von Knochenmaterial hin.

Wenn aber in einem analogen Experiment zusätzlich Calcitonin injiziert wird, dann sinkt die Ausscheidung von Calcium und Hydroxyprolin ab und das histologische Bild des Knochens bietet keine Anzeichen für Resorptionsvorgänge.

Trotz dieser und anderer Befunde, die sämtlich die hypocalcämischen bzw. antihypercalcämischen Wirkungen des Calcitonins bei Säugern zeigen, ist vorerst die physiologische Rolle des Hormons noch nicht befriedigend geklärt. Es ist nämlich auffällig, daß bei Ratten und anderen Versuchstieren die Entfernung der Schilddrüse allein die Menge des Calciums im Blute nicht verändert, obwohl andererseits das Calcitonin einer experimentellen Hypercalcämie deutlich entgegenwirkt. Es erscheint darum gegenwärtig noch fraglich, ob die homoiostatische Kontrolle des Blutcalciums bei normalen Tieren obligatorisch auch vom Calcitonin abhängig ist. Es muß hierbei allerdings erwähnt werden, daß bei Säugern Calcitonin auch aus Nebenschilddrüsen und Thymus extrahiert werden konnte, so daß durch eine Thyreoidektomie nicht notwendig das gesamte calcitoninproduzierende Gewebe eliminiert wird.

Nach Auffassung einiger Autoren (Talmage u. Meyer 1976) liegt – zumindest bei Säugern – die Beteiligung des Calcitonins an der Regulation der Ca-Homoiostase primär in seiner hypophosphatämischen Wirkung, die vom hypocalcämischen Effekt unabhängig sein soll. Es wird postuliert, daß aus dem Blut abtransportiertes Phosphat in der Knochenflüssigkeit Calcium komplexartig bindet und so dessen Ausstrom reduziert. Nach MacIntyre (1978) soll das Calcitonin vor allem in besonderen physiologischen Bedarfsfällen an der Calcium-Homoiostase beteiligt sein, indem es das Skelett gegen die osteoklastischen Effekte des Vitamin D „schützt" und dessen Aktivität auf den Darm „lenkt", wo es die Absorption von Calcium und Phosphat fördert. Interessanterweise sind während der Wachstumsphase, bei Schwangerschaften und in Laktationsperioden sowohl die Menge der physiologisch aktiven Form des Vitamin D (vgl. S. 64f.) als auch der Calcitoninspiegel im Blut erhöht.

Da Calcitonin in der Wirbeltierreihe schon bei Elasmobranchiern zu finden ist, ohne daß es bei diesen Einfluß auf den Ca-Metabolismus zu haben scheint, und weil es nicht nur bei Fischen, sondern auch bei Säugern (einschließlich Mensch) den Transport von Natrium, anderen Ionen und Wasser beeinflußt, ist grundsätzlich an die Möglichkeit zu denken, daß sich seine physiologische Rolle nicht in der Teilnahme an der Regulation des Ca-Haushalts erschöpft (Munson 1976).

Vergleichende Physiologie des Calcitonins

Testversuche an Ratten haben gezeigt, daß die Ultimobranchialkörper aller Wirbeltierklassen physiologisch wirksames Calcitonin enthalten. Allerdings scheinen Extrakte aus den Ultimobranchialorganen von Amphibien und Reptilien (soweit diese bisher untersucht wurden) weniger aktives Material zu enthalten als zum Beispiel die homologen Strukturen von Fischen. Sowohl natürliches als auch synthetisches Lachscalcitonin haben im Testversuch an Säugern länger andauernde hypocalcämische Wirkungen (6 Stunden und mehr) (Abb. 30), was vielleicht zum Teil auf eine langsamere Inaktivierung des Fischhormons zurückzuführen ist. Während bei der Ratte Schweine-Calcitonin vor allem in der Leber abgebaut wird, ist für Calcitonin vom Menschen und vom Fisch bei diesem Tier die Niere der wichtigste Abbauort. Die größere biologische Potenz von Fisch-Calcitonin ist möglicherweise nicht nur durch einen erhöhten Schutz gegen schnellen Abbau im Stoffwechsel zu erklären, sondern auch durch eine größere Affinität der Moleküle zu Rezeptoren in den Zielorganen (Knochen etc.).

Die bisherigen Befunde an Nichtsäugern (mit Ausnahme der Fische) deuten darauf hin, daß dem Calcitonin möglicherweise eine besonders wichtige Rolle beim Wachstum, d. h. beim Aufbau des Skeletts, zukommt. Von einer Reihe von Amphibien, Reptilien und Vögeln liegen Angaben vor, wonach die Ultimobranchialkörper bei Larven bzw. bei Jungtieren stärker entwickelt sind als bei Adulten.

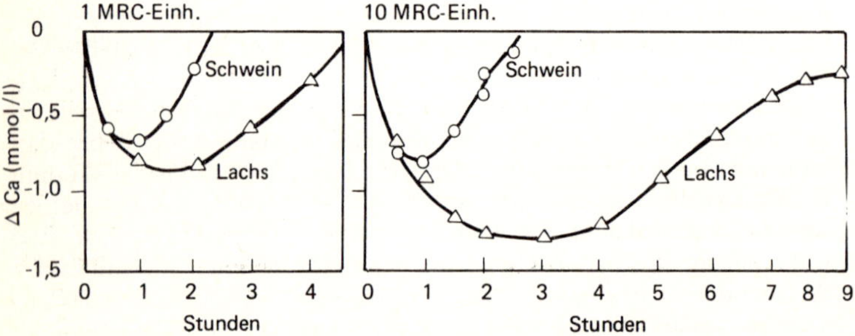

Abb. 30 Vergleich der Reaktion junger Kaninchen auf äquivalente Dosen von Schweine- und Lachscalcitonin (nach *Copp*).

Experimentelle Daten über spezifische Effekte des Calcitonins, die denen bei Säugern vergleichbar sind, gibt es bislang allerdings nur von Amphibien und Vögeln. Bei Reptilien wurden hypocalcämische Effekte des Hormons bisher nicht beobachtet. Die Arbeiten an dieser Tierklasse sind jedoch so wenig zahlreich, daß sie zu generellen Aussagen nicht berechtigen. Es sei nur erwähnt, daß junge Schildkröten, die 4 Monate lang mit calciumarmer Nahrung versorgt wurden, im Wachstum deutlich zurückblieben. Durch regelmäßige Calcitoninbehandlung solcher Versuchstiere ließ sich die Wachstumsrate bis in die Nähe des Normbereichs verbessern. Wenn man frisch geschlüpften Schildkröten Parathyroidhormon injiziert, dann führt dies zu einer histologisch nachweisbaren Chondrolyse, die sich mit einer PTH-induzierten Osteolyse vergleichen läßt. Gleichzeitige Gaben von Calcitonin hemmen jedoch – ähnlich wie bei Vögeln und Säugern – die von PTH verursachten lytischen Prozesse am Skelett (Copp 1976).

Bei Vögeln und Amphibien ließen sich deutliche Beziehungen zwischen dem Funktionszustand der Ultimobranchialkörper und dem Calcium-Metabolismus der Tiere nachweisen. Bei beiden Gruppen wurde beobachtet, daß nach einer experimentellen Hypercalcämie nicht nur die hormonproduzierenden Zellen stark aktiviert werden, sondern darüber hinaus eine beträchtliche Zunahme der Zahl sekretorischer Zellen zu verzeichnen ist. Der Organismus wirkt somit sowohl durch eine Hypertrophie als auch durch eine Hyperplasie des endokrinen Gewebes der abnormen Calciumbelastung entgegen. Umgekehrt wurde an Küken nachgewiesen, daß nach Verfütterung calciumarmer Nahrung die Ultimobranchialdrüsen zu atrophieren beginnen. Solchen Veränderungen gehen histologisch erkennbare Unterschiede im Aktivitätszustand der Knochenzellen parallel. Bei calciumarmer Nahrung hypertrophieren die Osteocyten der Tibia von Küken unter dem Einfluß der hyperaktiv gewordenen Nebenschilddrüsen. Andererseits führt eine tägliche Injektion von Calcitonin in männlichen Küken zu einer Reduktion des Abbaus von Knochensubstanz (Osteolyse) und bewirkt auf diese Weise die Entstehung dichterer Knochen.

Der Calciumumsatz bei Vögeln mit ihrem im Vergleich zu Säugern relativ geringeren Körpergewicht ist sehr viel lebhafter als bei den Mammaliern. Dies gilt insbesondere für weibliche Tiere in der Legephase. Obwohl in den meisten Versuchen Calcitonin bei Vögeln deutliche hypocalcämische Effekte zeigt, ist es im Augenblick noch strittig, ob dieses Hormon eine essentielle Rolle für das Knochenwachstum oder den normalen Calcium-Metabolismus bei der Eiablage spielt (Copp 1972), zumal das Rückkopplungssystem Ca^{++}-PTH bei Vögeln schneller arbeitet als bei Säugern. Operative Entfernung der Ultimobranchialdrüsen bei frisch geschlüpften Küken hat zwar zur Folge, daß diese Tiere später bei Verabreichung von PTH die hierdurch bedingte Hypercalcämie etwas weniger gut zurückregulieren, aber sie können bei normaler Ernährung über Monate hinweg zur Eiablage gebracht werden, wenn auch die Eier etwas kleiner sind und deren Schale dünner ist als bei Kontrolltieren.

Aus den Ultimobranchialdrüsen von Hühnern wurde in jüngerer Zeit ein hypocalcämisch aktives Polypeptid isoliert, dessen Potenz (4500 MRC-Einheiten/mg) dem Calcitonin von Lachsen ähnlich ist. Es hat bei Kaninchen eine längere Wirkungsdauer als Säuger-CT und ist – wie Fischcalcitonin – sehr stabil.

Für die vergleichende Untersuchung der hormonalen Steuerung des Calciumstoffwechsels bei Wirbeltieren sind die Amphibien von besonderem Interesse, da bei ihnen das Skelett weniger stark verknöchert ist als bei den meisten anderen Wirbeltieren. Interessanterweise verfügen die Anuren über ein besonderes Calciumreservoir in Gestalt der Kalksäckchen, die neben der Wirbelsäule gelegen sind und in denen Calciumcarbonat als Aragonit gespeichert wird. Diese Kalksäckchen entwickeln sich während der Larvalphase und geben bei der Metamorphose das gespeicherte Calcium für die Verknöcherung des Knorpelskeletts ab. Larven, die in einem calciumarmen Milieu gehalten werden, speichern weniger Calcium in diesen Organen und zeigen nach der Metamorphose eine geringere Calciumablagerung im Knochen. Die Rolle der Ultimobranchialdrüsen für die Mobilisierung des Calciums bei der Metamorphose zeigt sich darin, daß Larven, denen die Ultimobranchialorgane in diesem Stadium entfernt werden, mehr Calcium in den Kalksäckchen speichern als Kontrolltiere. Auf der anderen Seite ist jedoch die Verknöcherung des Skeletts ähnlich gering wie bei intakten Tieren, die in einem calciumarmen Milieu gehalten werden.

Auch bei adulten Anuren dienen die Kalksäckchen als wichtige Calciumspeicher. Nach Ablation der Ultimobranchialdrüsen verlieren die Kalksäckchen innerhalb weniger Wochen ihr Calcium, und schließlich kommt es zu einer Hypocalcämie sowie zu einer Demineralisierung der Skelettelemente. Dieses erklärt sich daraus, daß nach einer solchen Operation das Hormon ausfällt, welches der Tätigkeit der Nebenschilddrüsen entgegenwirkt. Wenn man gleichzeitig die Nebenschilddrüsen und die Ultimobranchialorgane entfernt, dann bleibt der Calciumverlust aus.

Ein weiterer Wirkort für das Calcitonin bei Amphibien ist der Darm. Tiere ohne Ultimobranchialdrüsen, welche auf eine calciumreiche Diät gesetzt werden und die sich in einem Milieu mit hohem Calciumgehalt befinden, zeigen einen stark erhöhten Calciumgehalt im Serum, was auf eine vermehrte Calciumabsorption bei Fehlen des Calcitonins hindeutet. Der Hypercalcämie geht eine verstärkte Calciumausscheidung (Hypercalciurie) parallel; vermutlich ist die Niere ein weiterer Angriffspunkt des Calcitonins im Calciumstoffwechsel der Amphibien. Bei normalen Individuen des Ochsenfrosches (*Rana catesbeiana*) steigt der Ca-Spiegel im Plasma und hypertrophieren die Ultimobranchialkörper, wenn man normale Tiere in einem Ca-reichen Milieu hält (0,8% $CaCl_2$) und ihnen wöchentlich hohe Dosen Vitamin D_2 injiziert.

Calcitonin und Stanniussche Körperchen bei Fischen

Sehr verwirrend und kaum verständlich sind die bisher vorliegenden Befunde über die eventuelle Rolle des Calcitonins bei Fischen. Ultimobranchialdrüsen fehlen den Cyclostomen, sind jedoch bei allen Gnathostomen vorhanden. Sowohl bei Elasmobranchiern als auch bei Knochenfischen wurden aus den Ultimobranchialkörpern Extrakte gewonnen, die bei Säugetieren eine hohe hypocalcämische Wirkung zeigten. Merkwürdigerweise ließen sich jedoch bisher weder bei Elasmobranchiern noch bei der Mehrzahl der Teleostier deutliche Einflüsse des Calcitonins auf den Calciumspiegel im Blute nachweisen. Lediglich bei Aalen (*Anguilla*), welche an Süßwasser adaptiert waren, ergab sich eine deutliche Hypocalcämie und – parallel hierzu – ein Anstieg der Phosphatkonzentration im Plasma, wenn sie mit Calcitonin von Säugern oder von Fischen behandelt wurden (Abb. 31). Eine entsprechende Behandlung bei an Seewasser adaptierten Individuen bleibt wirkungslos. Entfernung der Ultimobranchialdrüsen hat bei Aalen aus dem Süßwasser eine deutliche Hypercalcämie zur Folge. Bei dem viel untersuchten Zahnkarpfen *Fundulus heteroclitus* hat die gleiche Behandlung keinen solchen Effekt. Merkwürdigerweise haben die Ultimobranchialkörper von *Fundulus* im Süßwasser eine stärkere Aktivität als in (Ca-reichem!) Meerwasser.
Die Vermutung, daß die unterschiedliche Reaktion der Knochenfische mit Differenzen in ihrem Knochenbau zusammenhängen könnte (acellu-

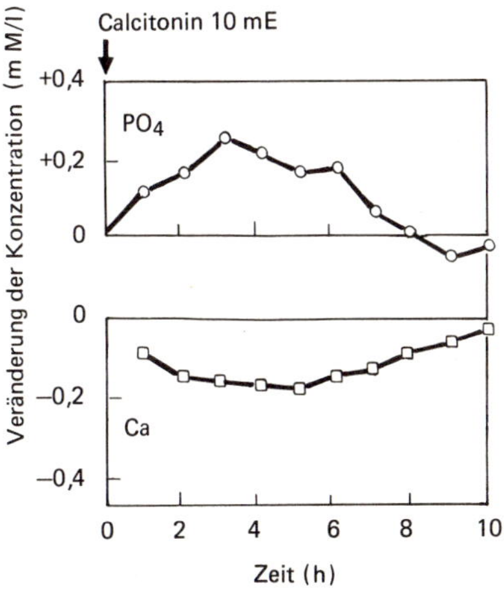

Abb. 31 Einfluß von Calcitonin des Schweins auf Phosphat- und Calciumgehalt im Plasma des an Süßwasser adaptierten europäischen Aals (nach *Chan* u. Mitarb.).

lärer Knochen bei den meisten marinen Arten), ließ sich nicht bestätigen. Hält man junge Regenbogenforellen (*Salmo gairdnerii*) von 20–30 g Körpergewicht 3 Wochen lang in Ca-reichem (8 mg/100 ml) oder Ca-freiem Wasser, dann sinkt bei den zuletzt genannten Versuchstieren die Ca-Konzentration im Plasma, und nahezu 50% der Tiere gehen schließlich zugrunde. Injiziert man den Fischen jedoch alle 2 Tage Schweine-Calcitonin (50 ng/Inj.), dann bleiben die genannten Folgen aus.
Die Deutung der zum Teil sehr widersprüchlichen Beobachtungen an Fischen wird noch dadurch erschwert, daß ein weiteres Organ, die Stanniusschen Körperchen, mit der Regulation des Calciumstoffwechsels in Zusammenhang gebracht werden müssen. Die Stanniusschen Körperchen sind morphologisch als Derivate der Nierenkanälchen zu deuten. Die Funktion dieser Strukturen ist jedoch noch sehr stark umstritten (s. S. 132 f.).
Vom japanischen Aal, *Anguilla japonica*, wird berichtet, daß bei Hungertieren Ultimobranchialektomie zu einer Atrophie der Stanniusschen Körperchen führt und daß umgekehrt eine Entfernung der Stanniusschen Körperchen die Ultimobranchialorgane stimuliert (Chan 1972).
Die auffälligste Folge einer Stanniektomie besteht in einer Erhöhung des Gesamtcalciums im Blute (Anstieg bis maximal 300% über die Norm). Allerdings kehren die Ca-Werte nach 4–6 Wochen auf den Ausgangszustand zurück. Unterschiede zwischen Aalen, die an Süß- bzw. Meerwasser adaptiert waren, bestehen hierbei nicht. Vermutlich fördern die Stanniusschen Körperchen die Ausscheidung von Calcium durch die Nierenkanälchen. Bei Stanniektomie überwiegt die Aufnahme von Ca-Ionen aus dem Milieu deren Ausscheidung, so daß die Endbilanz in einer Erhöhung des Calciums im Blute und mehreren Organen besteht (Fontaine u. Mitarb. 1972). Für die Rückkehr zu Normalwerten einige Wochen nach der Operation spielt vermutlich das Calcitonin der Ultimobranchialdrüsen eine Rolle.
Die Tatsache, daß Calcitonin in großer Menge bei Fischen vorkommt (sogar bei Elasmobranchiern mit einem ausschließlich knorpeligen Skelett), sowie die Beobachtung, daß Calcitonin bei Fischen in der Niere den Transport zahlreicher Ionen (neben Calcium und Phosphat auch Natrium, Kalium etc.) stark beeinflußt, stützen die Annahme, daß das Calcitonin bei Fischen primär als Regulator für Ionen-Transport-Mechanismen von Bedeutung ist, an denen auch die Kiemen beteiligt sind.

Testverfahren für Calcitonin

Trotz seines geringen Molekulargewichts hat Calcitonin schwach antigene Eigenschaften, so daß spezifisch wirkende Antikörper hergestellt werden können, mit deren Hilfe sich das Calcitonin auf immunologischem Wege quantitativ bestimmen läßt.
Daneben wird – insbesondere für einen Vergleich zwischen calcitoninhal-

tigen Präparaten unterschiedlicher Herkunft – ihr hypocalcämischer Effekt für Messungen herangezogen, indem man beispielsweise den Abfall im Serumcalcium der Versuchstiere (Ratten, Küken etc.) 50–60 Minuten nach exogener Zuführung des Hormons bestimmt. Bei Experimenten dieser Art stellte sich heraus, daß Calcitonin von Lachsen in einer Dosierung von nur 0,25 ng (3,5ng/kg) bei jungen Ratten den Calciumgehalt des Plasmas um 10% senken kann und damit 30–50mal wirksamer ist als Calcitonin von Schweinen. Für den Menschen liegen sogar Daten über eine 200mal größere Wirkung von Lachs-Calcitonin im Vergleich zu Schweine-Calcitonin vor. Als Bezugssubstanz wird vollsynthetisches Hormon eingesetzt oder aber ein nach einem Standardverfahren des Medical Research Council (MRC) in Mill Hill (England) hergestelltes Präparat. Im biologischen Testversuch kann sodann die Calcitoninwirkung unter gleichfalls standardisierten Versuchsbedingungen in MRC-Einheiten/mg ausgedrückt werden. 1 mg reines CT von Schweinen entspricht ca. 200 MRC-Einheiten. Für Fisch-Calcitonine liegt die Potenz bei 2500–3500 E/mg.

Endokrines Pankreas

Die beiden charakteristischen Hormone, die vom endokrinen Teil des Pankreas (Inselgewebe) gebildet werden – Insulin und Glukagon –, sind Polypeptide.

Biochemie und Vorkommen des Insulins

Über die Entdeckungsgeschichte dieses Hormons wurde an anderer Stelle bereits berichtet (s. S. 14). Es besteht aus 2 Aminosäureketten (A und B), die über 2 Disulfidbrücken miteinander verbunden sind. Die A-Kette enthält in sich noch eine dritte Disulfidbrücke (Abb. 32).

Von allen Eiweißhormonen ist die artspezifische Variabilität des Insulins am besten bekannt. Unter den Säugern besteht offensichtlich eine weitgehende Ähnlichkeit in der Aminosäuresequenz. In der A-Kette mit 21 Aminosäuren sind die Insuline beim Menschen, Spermwal, Hund, Schwein und Kaninchen sogar identisch. In der B-Kette stimmen die Sequenzen beim Schwein, Pferd, Rind, Hund, Schaf, der Ziege sowie beim Sperm- und Seiwal überein. Das Insulin des Menschen differiert nur an 1 Ort (30). Im Gesamtmolekül unterscheiden sich Insulin vom Schwein und vom Menschen nur in 1 Aminosäure (anstelle des Threonins als Nummer 30 der B-Kette beim Menschen findet sich beim Schwein Alanin).

Merkwürdigerweise ist das Insulin des Meerschweinchens recht verschieden von den bekannten Insulinen der übrigen Säuger. Wählen wir die bekannte Aminosäure-Sequenz des Insulins vom Rind als Bezugssubstanz, so unterscheidet sich in der A-Kette das Insulin des Menschen an 2 Orten (8 und 10), das des Meerschweinchens an 8 Orten (4, 8, 10, 12–14, 18) vom Rinderinsulin (Humbel u. Mitarb. 1972).

Die Insuline der Vögel scheinen denen der Säuger ziemlich ähnlich zu sein. Hingegen sind die Fisch-Insuline zwar untereinander ähnlich, von allen Säuger-Insulinen jedoch stark unterschieden. Insulin vom Kabeljau und der Ratte differieren in 16 Positionen.

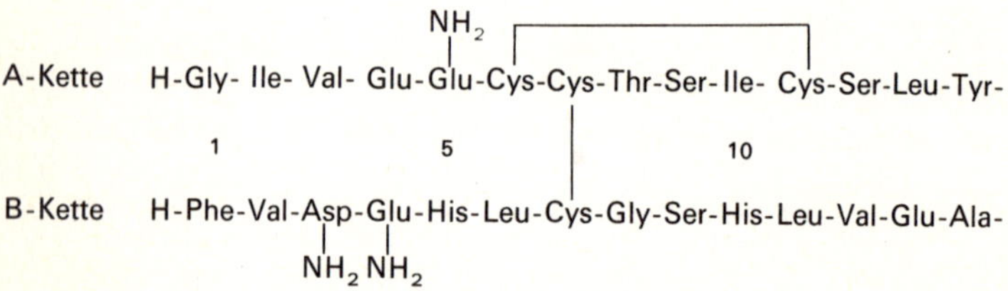

Abb. 32 Aminosäuresequenz des Insulins vom Menschen.

Es zeichnet sich keine Möglichkeit ab, einen Stammbaum für die chemischen Abwandlungen im Insulinmolekül zu konstruieren. In den bisher 23 voll aufgeklärten Insulinen haben sich 25 von insgesamt 51 Positionen als nicht veränderlich erwiesen.
Bei mehreren Wirbeltierarten wurde das Vorkommen von 2 verschiedenen Insulinen beobachtet. Selbst bei einer Reihe von Wirbellosen (Mollusken, Crustaceen, Echinodermen und Tunicaten) wurde im Gastrointestinalgewebe Insulin bzw. ein größeres Molekül, das Insulin enthält (Proinsulin?), gefunden. Über seine eventuelle biologische Funktion bei diesen Tieren ist jedoch nichts bekannt.
Hinsichtlich der biologischen Aktivität ähneln sich die getesteten Wirbeltier-Insuline im großen und ganzen, wenn auch der spezifische hypoglykämische Effekt von Säuger-Insulin an Fischen umstritten ist, weil normalerweise hohe Dosen erforderlich sind und die Resultate in Abhängigkeit von den Versuchsbedingungen stark variieren. Eine der Techniken zur Messung der biologischen Aktivität von Insulin besteht darin, bei intakten Mäusen hypoglykämische Krämpfe auszulösen. In diesem Mäuse-Konvulsions-Test wird als „Maus-Einheit“ jene Insulinmenge definiert, die benötigt wird, um bei der Hälfte der mit dem Testpräparat behandelten Tiere hypoglykämische Krämpfe herbeizuführen. Unter den Säugern ist das Meerschweinchen eine Ausnahme, da sein Insulin im Mäuse-Konvulsions-Test 3–4mal weniger wirksam ist. Am Meerschweinchen selbst zeigt dieses Insulin allerdings kaum geringere Effekte. Andererseits wird nach den Resultaten im Mäuse-Konvulsions-Test dem Insulin vom Kabeljau eine Aktivität von 21 IE/mg zugeschrieben, während Rinderinsulin eine Aktivität von 25 IE/mg hat. D. h. bei Säugern haben in der Regel alle Wirbeltierinsuline ungefähr die gleiche biologische Aktivität.
In neuerer Zeit fand man heraus, daß das physiologisch wirksame Insulin aus einer Vorstufe, dem Proinsulin (Abb. 33), gebildet wird. Dieses Proinsulin besteht bei allen bisher untersuchten Arten aus 81–86 Aminosäureresten. Seine biologische Aktivität liegt zwischen 2–20% des Insulins. Mit Hilfe von Tracer-Experimenten wurde nachgewiesen, daß markierte Aminosäuren schon innerhalb von 1–2 Minuten in das Proinsulin-Mole-

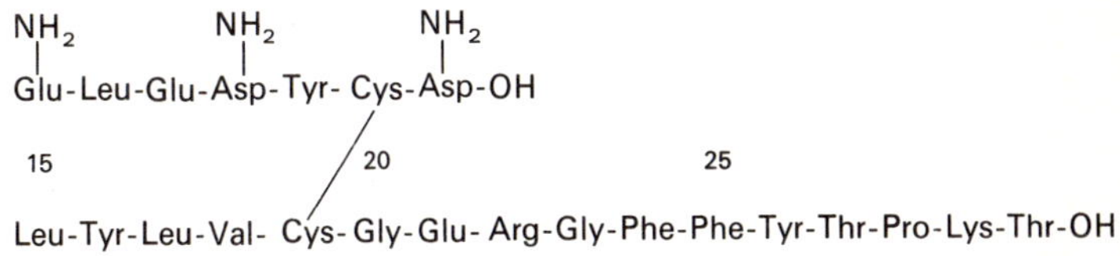

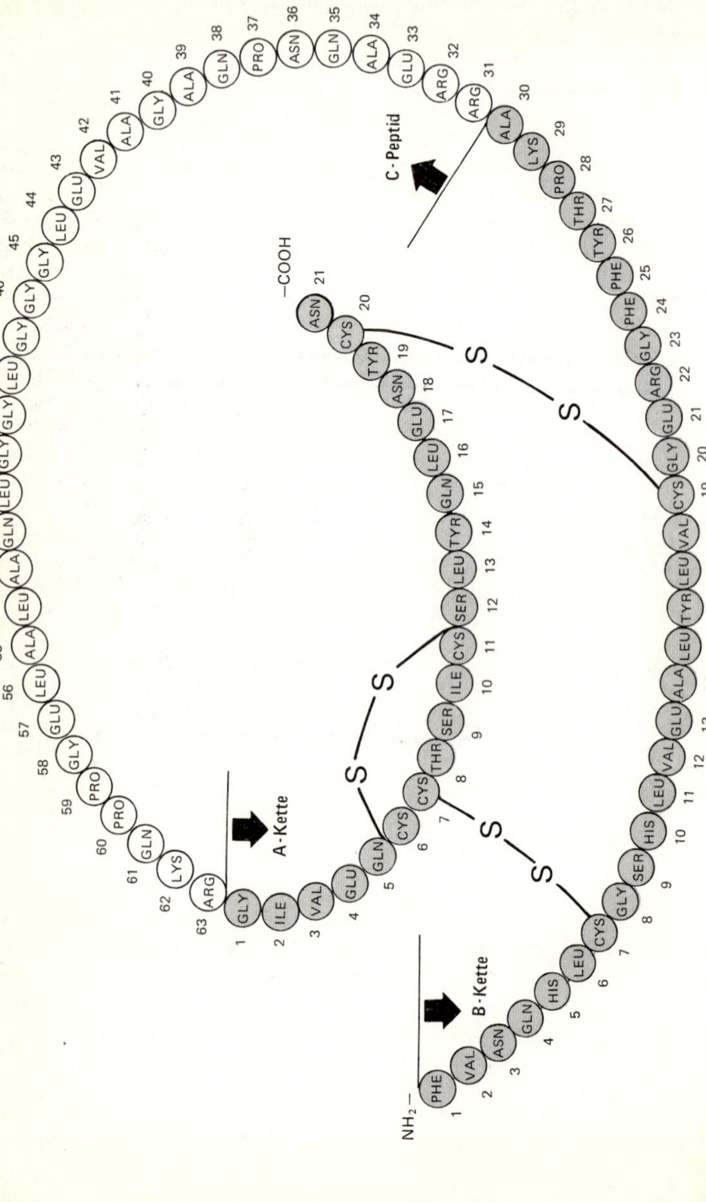

Abb. 33 Primärstruktur des Proinsulins vom Schwein (aus: *W. N. Shaw, R. E. Chance:* Diabetes 17 [1968] 735–745).

kül eingebaut werden, und nach 10–15 Minuten lassen sich geringe Mengen von Insulin finden, welches die markierte Aminosäure enthält. Es besteht kein Zweifel, daß die Bildung von Insulin aus Proinsulin innerhalb der sogenannten β-Zellen (auch B-Zellen genannt) stattfindet. Die Biosynthese des Proinsulins erfolgt in den Ribosomen des rauhen endoplasmatischen Reticulums. Proteolytische Fermente bewirken im Bereich des Golgiapparates die Transformation zum Insulin, welches durch Emeiocytose (griech.: emeo = ausbrechen, ausspeien) aus der Zelle abgegeben wird. Die Emeiocytose, eine Form der Exocytose, besteht in einer Ausstoßung ganzer Granula mitsamt Teilen der Zellmembran. Bei der Umwandlung des Proinsulins wird neben dem Insulin mit seinen beiden Ketten in äquivalenten Mengen das sogenannte C-Peptid abgespalten, über dessen eventuelle physiologische Rolle bislang nichts bekannt ist. Wahrscheinlich ist es nur ein Abfallprodukt der Insulinbiosynthese. Das C-Peptid verläßt gleichfalls durch Emeiocytose die Zelle. Die biochemische Bedeutung der Proinsulin-Synthese besteht in einer Erleichterung der korrekten Paarung der Cystein-Reste, die zur Bildung der wichtigen Disulfidbrücken notwendig sind, wobei sich die Proinsulin-Polypeptidkette faltet. Klinisch wird beim Menschen das C-Peptid dadurch interessant, daß seine Bestimmung im Plasma von eventuellen Insulinantikörpern nicht gestört wird und man mit seiner Hilfe auch zuverlässig zwischen exogen zugeführtem Insulin und pankreatischer Sekretion unterscheiden kann.

Über eine noch frühere Stufe in der Biosynthese des Insulins, das Prä-Proinsulin, ist erst wenig bekannt (s. S. 56).

Das Inselgewebe des Pankreas ist vielfach reich an Zn; auch andere Metalle (Co, Ni, Fe, Cu, Cd) kommen vor. Im Inselgewebe von Teleostiern wurden bis 9,5 mg Zn und 1,4 mg Co/100g Inselgewebe (Feuchtgewicht) gefunden. Bei den Bemühungen, Insulin für medizinische Zwecke aus tierischen Geweben zu extrahieren und in stabiler Form zu kristallisieren, stellte sich heraus, daß Zn, je nach Kristallisationsbedingungen, in unterschiedlichen Mengenverhältnissen in die Kristallbildung einbezogen wird (z. B. 2 Zn-Atome auf 6 Insulin-Moleküle).
Lange Zeit glaubte man, daß die Anwesenheit von Zn für die Kristallbildung unbedingt erforderlich sei. Es ist jedoch gelungen, auch zinkfreie Kristalle zu erhalten. Allerdings wird bei den meisten Organismen, bei denen Zn im endokrinen Pankreasgewebe vorkommt, das Hormon in den β-Zellen in Form von Zn-Insulin-Hexameren gespeichert.
Die Inaktivierung des Insulins erfolgt in erster Linie in der Leber, findet aber auch an anderen Orten (Muskel- und Fettgewebe) statt.
Obwohl – wie erwähnt – die Synthese des Insulins gelungen ist, scheidet wegen der experimentellen Schwierigkeiten des Verfahrens, der geringen Ausbeute und der hierdurch bedingten hohen Kosten die Verwendung von synthetischem Insulin für therapeutische Zwecke vorerst aus. Man

bedient sich deshalb hochgereinigter Insulinextrakte aus dem Pankreasgewebe von Schlachttieren.

Untersuchungen über die Cytologie insulinproduzierender Zellen sind verhältnismäßig zahlreich und dementsprechend gibt es in der Spezialliteratur einen unerfreulichen terminologischen Wirrwarr. An Hand von nicht immer zweifelsfreien Kriterien wurden häufig Untertypen von Zellen beschrieben und auch benannt, ohne daß sich schon beurteilen läßt, bis zu welchem Grade die Angaben verschiedener Autoren miteinander vergleichbar sind.
Endokrines Pankreasgewebe ist bereits bei den Cyclostomen vorhanden. Seine Funktionen sind strittig, obwohl β-Zellen bei Neunaugen vorkommen. Bei Elasmobranchiern und Teleostiern sind β-Zellen mehrfach beschrieben worden.
Nach Untersuchungen mit Hilfe von Bioassays enthält Inselgewebe von Teleostiern pro Gewichtseinheit Feuchtgewebe besonders viel Insulin. Unter den Sauropsiden fällt auf, daß vor allem bei den Vögeln große Artunterschiede hinsichtlich des relativen Anteils der beiden Zelltypen bestehen, welche die Pankreashormone produzieren.

Biochemie und Vorkommen des Glukagons

Als hyperglykämischer Faktor (HGF) in Pankreasextrakten erhielt das Glukagon seinen Namen im Jahre 1924. In kristalliner Form wurde es durch die Arbeitsgruppe von STAUB (STAUB u. Mitarb. 1953, 1955) aus Pankreasgewebe von Schweinen gewonnen. Das Hormon kommt bei Säugetieren nur in geringen Mengen im endokrinen Pankreas vor ($<10\,\mu g/g$ Gewebe).
Die Aminosäuresequenz der aus 29 Gliedern bestehenden Polypeptidkette (Abb. 34) erwies sich für alle bisher untersuchten Säugerarten (mit Ausnahme des Meerschweinchens) als gleich (BROMER u. Mitarb. 1957). Die Totalsynthese wurde 1967 durch WÜNSCH bewerkstelligt.
Die Aminosäuresequenzen von Vogel- und Fisch-Glukagon sind teilweise nur geringfügig verschieden (SUNDBY 1976). So ersetzt beispielsweise bei Hühnern und Truthühnern lediglich Serin in Position 28 das Asparagin. Die sogenannten α-(= A-)Zellen des Inselgewebes gelten als Produktionsort für das Hormon. Schlüssige Hinweise auf das Vorkommen von Glukagon liegen auch für die übrigen Wirbeltierklassen vor.

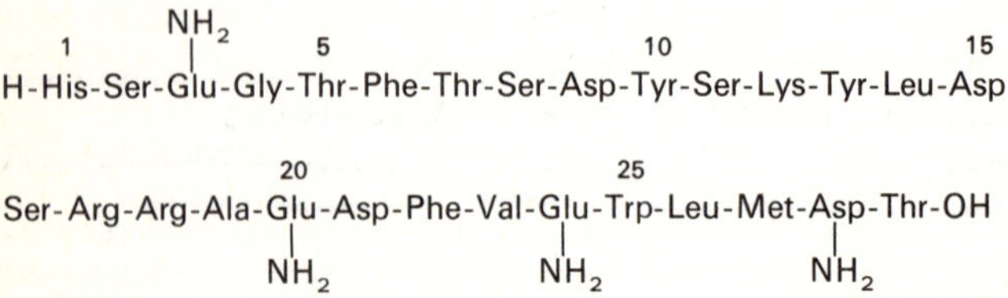

Abb. 34 Aminosäuresequenz des Glukagons.

Der positive Ausfall von Immuntests bei einigen Wirbellosen deutet darauf hin, daß Glukagon ein stammesgeschichtlich altes Peptidmolekül ist. Vögel und Eidechsen haben besonders viele A-Zellen im endokrinen Pankreas. Da das Glukagon antagonistische Wirkungen zum Insulin zeigt, wird es somit verständlich, daß die Sauropsiden die Zuführung höherer Insulindosen besser ertragen können als Säuger oder Amphibien. Bei Vögeln kann die Glukagonmenge im endokrinen Pankreas (pro Gewichtseinheit) 8–10mal höher sein als bei Säugern.
Die Abgabe des Hormons aus der Zelle erfolgt – wie beim Insulin – durch Exocytose (Emeiocytose).

Physiologische Wirkungen des Insulins und Glukagons

Insulin und Glukagon üben einen erheblichen Einfluß auf den Verlauf der Stoffwechselprozesse aus. Insbesondere im Kohlenhydrathaushalt spielen sie eine wichtige Rolle. Da Kohlenhydrat-, Eiweiß- und Fettstoffwechsel in mannigfacher Weise miteinander verknüpft sind, versteht es sich von selbst, daß auch der Metabolismus der Proteine und Lipoide den steuernden Einflüssen dieser Hormone unterliegt. Am Beispiel der auch dem Laien bekannten Zuckerkrankheit, der häufigsten Stoffwechselerkrankung des Menschen, lassen sich die zum Teil drastischen Wirkungen des Insulins und damit auch seine lebensnotwendige Bedeutung anschaulich demonstrieren.

Zuckerkrankheit (Diabetes mellitus)

Als Diabetes mellitus (Zuckerharnruhr) wird von den Medizinern eine Krankheit beschrieben, bei der die physiologischen Wirkungen des Insulins ausfallen oder mehr oder weniger stark gestört sind. Die Ursachenkette (Ätiologie) der Krankheit ist – klinisch gesehen – recht unterschiedlich. In jedem Falle aber wird das Krankheitsbild dadurch bestimmt, daß die im gesunden Organismus vom Insulin gesteuerten Stoffwechselprozesse beim Kranken nicht mehr normal ablaufen können. Einer der häufigsten Gründe hierfür besteht in einem Versagen der Insulinproduktion oder einer nur ungenügend hohen Ausschüttung dieses Hormons.
Bei einem voll entwickelten Diabetes werden beim Menschen (ebenso wie bei dem für Experimentaluntersuchungen häufig verwendeten Hund) die folgenden Krankheitserscheinungen beobachtet: Die Fähigkeit zum Aufbau und zur Speicherung von Kohlenhydraten als Glykogen (Glykogenese) ist stark vermindert, ebenso das Vermögen der Zellen (mit Ausnahme des Gehirns), Glukose als einen der wichtigsten Energieträger in ihren Stoffwechsel einzubeziehen. Gleichzeitig jedoch laufen die Glykogeno-

lyse sowie die Glukoneogenese (Bildung von Glukose aus Aminosäuren) in normalem oder sogar erhöhtem Maße ab, so daß als Endeffekt der normale Blutzuckerspiegel (beim Menschen ca. 100 (80–120) mg Glukose/100 ml Blut) ansteigt (Hyperglykämie).

Während im gesunden Organismus, selbst im Anschluß an eine kohlenhydratreiche Mahlzeit, der eben genannte Mittelwert des Blutzuckerspiegels sich nur kurzfristig leicht erhöht (bis auf etwa 140–150 mg/100 ml), liegen beim Zuckerkranken jene Werte höher. Übersteigt beim Menschen der Glukosegehalt des Blutes 180–200 mg/100 ml, so wird nicht mehr die gesamte im Blutplasma gelöste Glukose in den proximalen Abschnitten der Nierentubuli rückresorbiert. Die sogenannte Nierenschwelle wird damit überschritten und Glukose tritt in den Urin über (Glykosurie). Hyperglykämie und Glykosurie sind bei einem voll ausgebildeten Diabetes auch während Hungerperioden zu beobachten. Die verminderte Fähigkeit des Zuckerkranken, das Glukoseangebot im Blute zu nutzen, führt zu einem Kohlenhydrat-„Hunger", der, vermutlich über hypothalamische Zentren, das Bedürfnis nach weiterer Nahrungsaufnahme steigert. Der Ausfall von Glukose als Energielieferant bedingt eine vermehrte Nahrungsaufnahme (Polyphagie) trotz der Tatsache, daß das Blut des Kranken mehr Glukose enthält als beim Gesunden.

Die in den Nierenkanälchen nicht reabsorbierte Glukose ist osmotisch aktiv und verursacht eine osmotische Diurese; der zuckerkranke Organismus produziert in erhöhtem Maße Harn (Polyurie). Auf diese Weise geht Wasser verloren. Die Dehydrierung der Gewebe weckt Durstgefühle und muß durch erhöhte Wasseraufnahme (Polydipsie) kompensiert werden. Die primär durch den Glukoseüberschuß verursachte osmotische Diurese ist zugleich der Grund für einen abnormen Verlust an Na^+, K^+ und Cl^-. Unter Umständen kann der Wasserverlust so weit fortschreiten, daß das Flüssigkeitsvolumen im Gefäßsystem absinkt, so daß es eventuell sogar zu einem Schock infolge zu niedrigen Blutdrucks kommt.

Trotz der bereits erwähnten Steigerung der Nahrungsaufnahme beim Kranken ist häufig ein Gewichtsverlust zu beobachten. Dieser geht unmittelbar auf die mangelhafte Fähigkeit zurück, das Glukoseangebot (für die Energiegewinnung und die Glykogenese) auszunützen. In dieser Notsituation werden die stofflichen Reserven des Körpers mobilisiert: die Glykogenolyserate beschleunigt sich und es setzen proteolytische Prozesse, vor allem in der Muskulatur ein (Schwäche-Symptome!), um Eiweiß als Substrat für die Glukoneogenese bereitzustellen. Die vermehrte Bildung von Glukose kann jedoch die verminderte Fähigkeit der Peripherie, Glukose aus dem Blut aufzunehmen, nur zum Teil kompensieren. Gleichzeitig wird die Proteinsynthese gehemmt. Mit einer vermehrten N-Ausscheidung im Harn wird die Stickstoffbilanz negativ.

Die Störungen im Fettmetabolismus bedingen schwerwiegende Komplikationen im Krankheitsbild.

Neben einer Hemmung der Fettsäuresynthese ist die zunehmende Mobilisierung der Fette besonders folgenreich. Sie macht sich unmittelbar in einem Anstieg des Gehalts an freien Fettsäuren und Cholesterin im Blut bemerkbar (Hyperlipämie). In Extremfällen wurden bis zu 0,2 g Fett/ml Blut gefunden. Korreliert mit dem erhöhten Angebot an freien Fettsäuren kommt es zu einer verstärkten Fettsäure-Oxidation in der Leber und damit zu einer Anhäufung von Acetyl-Coenzym A (CoA), der aktivierten Essigsäure. Denn nach Veresterung der Fettsäuren mit CoA werden in einem mehrstufigen enzymatischen Prozeß Schritt für Schritt C_2-Fragmente als Acetyl CoA abgespalten. Während im Normalfall Acetyl CoA in den Citronensäurezyklus eingeschleust wird, gewinnt unter den pathologischen Bedingungen des Diabetes mellitus bei homoiothermen Wirbeltieren ein anderer Abbauweg an Bedeutung, der über die Bildung von Acetessigsäure verläuft. Die freie Säure kann spontan zu Aceton decarboxylieren oder zu β-Hydroxybutyrat reduziert werden.

Die übermäßig starke Anhäufung von Ketonkörpern im Blut führt wegen der Säure-Eigenschaften dieser Stoffe zu einer Senkung des pH-Wertes des Blutes (metabolische Acidose). Hierdurch wird von den Puffersystemen des Blutes vor allem die Kohlensäure-Hydrogencarbonat-Komponente in Mitleidenschaft gezogen. Die Alkalireserve des Blutes sinkt. Die Acidose stimuliert das Atemzentrum: die Atmung wird tiefer und die Ventilationsrate steigt. Somit wird durch die vermehrte CO_2-Abgabe auf respiratorischem Wege – partiell – die metabolische Acidose kompensiert. Aber abgesehen davon, daß durch die Hyperventilation auch die Wasserabgabe über die Lungen steigt und die in anderem Zusammenhang schon erwähnte Dehydrierung verschlimmert, kann bei anhaltender Stoffwechselstörung die pH-Homoiostase nicht mehr aufrecht erhalten werden. Da die Zellfermente auf ein bestimmtes pH-Optimum eingestellt sind, entgleist der gesamte Stoffwechsel. Die hohe Ketogeneserate mit der metabolischen Acidose als unmittelbarer Folge führt schließlich zum diabetischen Coma und am Ende zum Tode, wobei auch spezifische Giftwirkungen der Acetessigsäure und des Acetons auf das Zentralnervensystem mit im Spiele sind.

Fassen wir noch einmal kurz zusammen: Bei Insulinmangel ist die Fähigkeit peripherer Gewebe, Glukose als Energiespender zu nutzen, vor allem in der Muskulatur und in der Leber stark herabgesetzt. Auch die Biosyntheserate von Fettsäuren aus Glukose und Acetat und der Aufbau von Körperproteinen werden vermindert. Die mangelhafte Glukoseverwertung führt in Verbindung mit einer verstärkten Glukoneogenese aus Aminosäuren zu einer übermäßigen Glukoseanhäufung. Denn bei Insulinmangel findet eine vermehrte Biosynthese der an der Glukoneogenese beteiligten Enzyme statt (z. B. Pyruvat-Carboxylase, Fructose 1,6-diphosphatase usw.). Als Fehlkompensation für den in der Peripherie fortbestehenden Glukosebedarf kommt bei der Mobilisierung der Körperreserven eine erhöhte Lipolyserate mit vermehrter Produktion von aktivierter Essigsäure hinzu. Es gilt als gesichert, daß unter diesen Umstän-

den Acetyl CoA nach der Summengleichung Acetyl CoA + Acetyl CoA → Acetacetyl CoA + CoA zu Acetessigsäure kondensiert wird und von dort aus der Stoffwechselweg zur Bildung von Ketonkörpern und (in geringerem Maße) auch zur Entstehung von Cholesterin führt (Abb. 35). Die Kausalbeziehungen zwischen der Einschleusung von Acetyl CoA in den einen oder anderen Stoffwechselweg je nach physiologischen Bedingungen sind noch nicht geklärt (FRITZ u. LEE 1972). Sicher aber ist es nicht notwendig, für die verhängnisvolle Ketose bei Insulinmangel eine Verminderung der üblichen Oxidationsrate von Acetyl CoA über Citrat im Krebszyklus (Tricarbonsäurezyklus) zu postulieren.
Da die Ketonkörper (Acetessigsäure, β-Hydroxybuttersäure, Aceton) in der Leber kaum aktiviert werden (obwohl die Leber selbst im intakten Tier den vollen Enzymapparat für eine hohe Ketogeneserate besitzt), werden sie ins Blut ausgeschwemmt (Ketose!). Von dort erreichen sie die extrahepatischen Gewebe und treten in den Harn über, soweit sie nicht zu einem kleineren Teil in der Peripherie als Substrat zur Energiegewinnung genutzt werden. Denn im Unterschied zur Leber sind andere Gewebe (z. B. Muskulatur und das Nervensystem) in der Lage, Acetacetat zu aktivieren. Es ist biologisch sinnvoll, wenn in Hungerperioden die Glukoneogeneserate reduziert wird und Ketone als Ersatzbrennstoff für Glukose dienen können.
In der Leber von Amphibien ließen sich bisher keine Hinweise auf die Bildung von Acetessigsäure finden. Jedoch ist von pankreatektomierten Al-

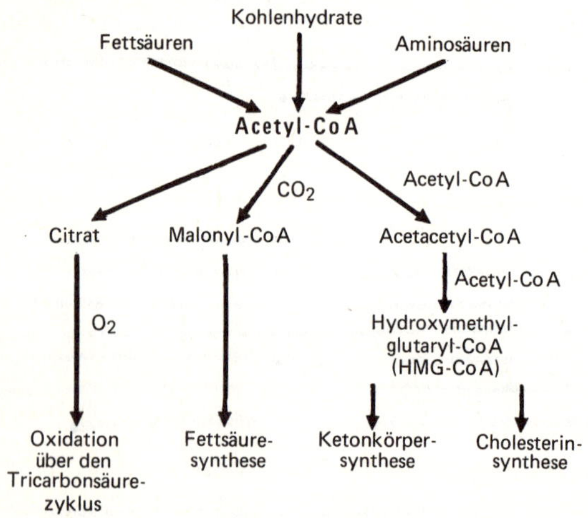

Abb. 35 Biochemische Zusammenhänge zwischen Kohlenhydrat-, Fett- und Proteinmetabolismus. Erläuterungen im Text.

ligatoren bekannt, daß sie eine Ketose entwickeln und 2–4 Monate nach der Operation sterben. Die Zahl der einschlägigen Arbeiten an Poikilothermen ist aber noch zu gering, um allgemeine Aussagen über die Biochemie der Stoffwechseländerungen bei Insulinmangel zu treffen.

Vergleichende Physiologie des Insulins

Aus der eingehenden Schilderung des Diabetes mellitus (welcher durch Ausfall oder Minderung der Insulinproduktion zustande kommt bzw. durch Defekte in der Entfaltung seiner spezifischen Wirkungen) lassen sich die normalen Funktionen des Hormons unmittelbar ableiten.
Das Insulin greift in zahlreiche Stoffwechselprozesse ein. Es fördert die Aufnahme und Verwertung der Glukose in den Zellen und vermindert den Abbau der Glykogenvorräte in der Leber und in der Muskulatur. Das Hormon entfaltet auf diese Weise hypoglykämische Wirkungen (Abb. 36). Da die Glukose die wichtigste Vorstufe für den Aufbau von Körperfetten ist, fördert Insulin die Lipogenese bei gleichzeitiger Hemmung der Lipolyse. Insulin begünstigt auch die Aufnahme von Aminosäuren in die Zellen und damit den Aufbau von Proteinen (Proteogenese); es bewirkt eine positive Stickstoffbilanz.
Totale Entfernung des Pankreas führt mit dem Verlust des gesamten In-

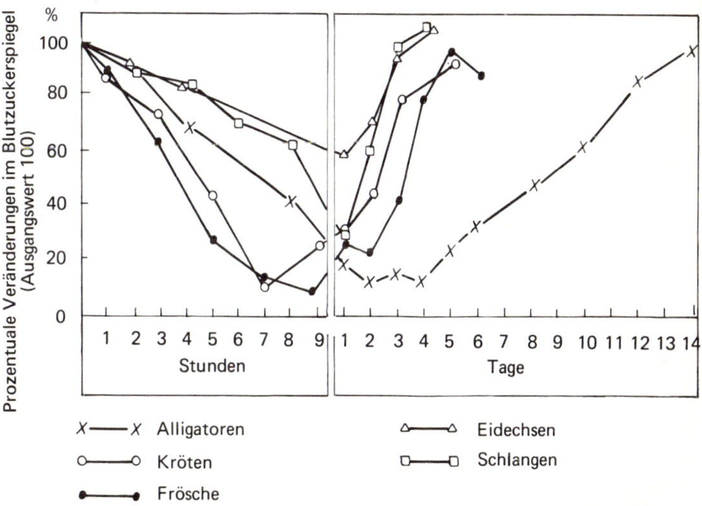

Abb. 36 Wirkung von Insulin (1 E/100 g Körpergewicht) auf den Blutzuckerspiegel (nach *Penhos* u. *Ramey*).

selapparates zur sofortigen Entwicklung eines Diabetes mit allen seinen Folgen, sofern nicht mit Hilfe einer exogenen Insulinzufuhr eine Substitutionstherapie durchgeführt wird.

Merkwürdigerweise findet man aber im Blutplasma bei Säugern ein Protein, das sich biologisch ähnlich wie Insulin verhält (ILA = insulin-like-activity), jedoch durch Insulin-Antikörper nicht unterdrückt werden kann (nonsuppressible ILA = NSILA). Da nach totaler Pankreatektomie alles radioimmunologisch meßbare Insulin aus dem Blut verschwindet (es macht beim Menschen nur ca. 7% der „Gesamt-Insulin-Aktivität" aus!), vermutet man, daß die nicht-supprimierbare Aktivität auf eine Substanz zurückzuführen ist, die außerhalb des Pankreas entsteht (VAN WYK u. Mitarb. 1974). NSILA scheint nicht an der Kontrolle des Blutzuckerspiegels beteiligt zu sein, da seine Konzentration nicht durch akute Veränderungen des Blutzuckergehalts beeinflußt wird.
Die NSILA besteht aus mindestens zwei Komponenten mit stark unterschiedlichem Molekulargewicht. Die eine (NSILA-S), mit einem Molekulargewicht von ca. 7500, ist vermutlich mit einem der Somatomedinmoleküle identisch (s. S. 258).

Ein Diabetes mellitus kann auch auf chemischem Wege durch Injektion von Alloxan künstlich erzeugt werden. In diesem für die Experimentalforschung wichtigen Verfahren wirkt das Harnsäurederivat stark giftig auf die β-Zellen des Inselapparates und zerstört sie selektiv. Es versteht sich von selbst, daß im diabetischen Syndrom nach Pankreatektomie bzw. Alloxanvergiftung eine Reihe von Unterschieden zu beobachten sind (sofern die anatomischen Gegebenheiten die Anwendung beider Eingriffe bei der gleichen Art gestatten).
Mit der Exstirpation der gesamten Bauchspeicheldrüse entfällt – neben der Produktion von enzymreichen Verdauungssäften durch das exokrine Pankreas – auch die Bereitstellung von Glukagon, wohingegen diese Funktionen nach Alloxanbehandlung erhalten bleiben.
Pankreatektomie ist bei zahlreichen Wirbeltieren durchgeführt worden. Hinsichtlich der Folgen dieses Eingriffes gibt es erhebliche artspezifische Unterschiede. Der vielfach zu beobachtende Anstieg des Blutzuckerspiegels (u. U. bis auf nahezu das Zehnfache des Normalwertes bei einzelnen Tierarten) als erstem Symptom nach Ausschaltung der Insulinquelle ist in manchen Fällen nur vorübergehend oder flacht sich im Laufe der Zeit deutlich ab. Bei den meisten Säugern, insbesondere bei Fleischfressern, entwickeln sich nach Pankreatektomie schwere Diabetessymptome und führen den Tod der Versuchstiere herbei (beim Hund innerhalb von 1–2 Wochen), falls keine Insulinbehandlung vorgenommen wird.
Obwohl bei Fischen die hypoglykämischen Wirkungen verschiedener Wirbeltier-Insuline klar erwiesen sind und in Japan an einer dortigen Karpfenrasse das spontane Vorkommen diabetesähnlicher Symptome beobachtet wurde, liefern diese Befunde und eine Reihe anderer Beobachtungen vorerst noch kein klares Bild über die physiologische Rolle des Insulins bei den Vertretern dieser Wirbeltierklasse.
An Amphibien sind nach Pankreatektomie bei mehreren Arten Sym-

ptome registriert worden, die denen von gleichbehandelten Säugern ähneln. Bei *Bufo arenarum*, welche die Operation im Durchschnitt nur etwa 1 Woche überleben, entwickelt sich sowohl eine ausgeprägte Hyperglykämie als auch eine deutliche Ketose. Vergleichbare Daten liegen auch über *Rana catesbeiana* vor.

Radikale Entfernung des Pankreas wurde bei Reptilien an Vertretern aller Unterklassen vorgenommen. Auch wenn in manchen Fällen (z. B. bei Eidechsen und Schlangen) während der ersten Tage eine transitorische Hypoglykämie beobachtet werden kann (vermutlich durch ein mengenmäßiges Überwiegen der Glukagon produzierenden α-Zellen relativ zu den β-Zellen), entwickelt sich im Laufe der Zeit stets die typische Hyperglykämie. Die Menge der Ketonkörper nimmt von Anfang an zu und erreicht bei *Alligator mississippiensis* nach 15 Wochen mit 134 mg/100 ml Blut die höchsten Werte, die uns bekannt sind. Je nach Art sterben die operierten Tiere früher oder später an den Folgen des Eingriffes.

Bei Amphibien und Reptilien sind in zahlreichen Versuchen an vielen Arten die hypoglykämischen Wirkungen von Säugerinsulin mit entsprechenden Folgeerscheinungen (Erregungszustände, Störungen der Bewegungskoordination, tetanische Krämpfe, häufig auch Exitus) beobachtet worden. Allerdings gibt es in den Einzelheiten der Reaktionen beträchtliche Artunterschiede. Es scheint erwiesen, daß die Poikilothermen weniger empfindlich auf Insulin ansprechen als Säuger, also höhere Dosen benötigt werden, um ähnlich starke Wirkungen zu erzielen, wie sie uns von vielen Mammaliern bekannt sind.

Eine offenkundige Sonderstellung nehmen die Vögel ein, was allein schon darin zum Ausdruck kommt, daß bei ihnen – jedenfalls im Vergleich zu Säugern – mit 90 – 120 mg Glukose/100 ml Blut – eine Art „permanenter Hyperglykämie“ (225 – 300 mg/100 ml) die Norm zu sein scheint. Vögel erweisen sich gegenüber verschiedenen experimentellen Techniken zur Erzeugung eines Diabetes (Pankreatektomie, Alloxanvergiftung der β-Zellen, etc.) als außergewöhnlich resistent. Während sich bei der Gans und der Ente nach totaler Pankreatektomie eine schwere Hypoglykämie entwickelt, die bis zu Krämpfen und schließlich zum Tode führt, kommt es bei anderen Arten nur zu einer vorübergehenden Hyperglykämie. Es darf allerdings nicht übersehen werden, daß sich die Mehrzahl der Untersuchungen an Vögeln auf das Huhn beschränkt. Dennoch scheint fürs erste die Feststellung gerechtfertigt zu sein, daß die Bauchspeicheldrüse der Vögel relativ weniger Insulin enthält (nur 2 – 3 mg/100 g Feuchtgewebe gegenüber 10 – 12 mg/100 g bei Säugern) und Insulin bei den Vögeln im Kohlenhydratstoffwechsel eine eher untergeordnete Rolle spielt (HAZELWOOD 1973). Glukosebelastung (außer durch stark unphysiologisch hohe Dosen) bewirkt keine deutliche Zunahme der Insulinsekretion. Insulin von Hühnern besitzt nur etwa 20% der Wirksamkeit von gleichen Mengen Rinderinsulin in verschiedenen stoffwechselphysiologischen Tests, obwohl die Aminosäure-Sequenz des Moleküls sich nur in 6 Positionen vom Schweineinsulin unterscheidet. Überraschenderweise ist kristallines Insulin von Truthühnern in verschiedenen Tests an Ratten und Mäusen stärker wirksam als Rinderinsulin. Trotz der oftmals hohen Fettreserven bei Vögeln hat Insulin bei diesen Tieren kaum lipogene bzw. antilipolytische Funktionen. Untersuchungen über den Einfluß von Insulin auf den Proteinmetabolismus bei Vögeln sind bislang zu spärlich, um allgemeinere Aussagen hierüber treffen zu können.

Kontrolle der Insulinsekretion

Die meisten Kenntnisse über die Steuerung der Insulinsekretion beziehen sich auf Säugetiere. Unter physiologischen Bedingungen fungiert Glukose als wirksames Stimulans. In Perfusionsexperimenten am Pankreas der Ratte ließ sich schon 30 Sekunden nach der Passage des glukosehaltigen Perfusionsmediums die Abgabe von Insulin nachweisen.

Ähnliche Wirkungen lassen sich auch nach Perfusion mit Tolbutamid, einem der meist verwendeten hypoglykämisch wirksamen Sulfonamide, erzielen, da die pharmakologischen Effekte dieser Stoffgruppe, zumindest zum Teil, auf einer Stimulation der β-Zellen beruhen. In der klinisch-therapeutischen Praxis spielen bestimmte Sulfonamidderivate als orale Antidiabetika bei solchen Formen der Zuckerkrankheit eine Rolle, wo die Fähigkeit zur Insulinproduktion nicht total verlorengegangen ist. Der Wirkungsmechanismus dieser synthetischen hypoglykämischen Faktoren ist allerdings noch nicht voll aufgeklärt.

Bei länger dauernder Perfusion mit Glukose erweist sich die Reaktion als biphasisch (Abb. 37). Dies ist vielleicht dadurch zu erklären, daß wegen einer unterschiedlichen Verteilung des Insulins auf zwei verschiedene Kompartimente in der Zelle anfänglich nur ein kleiner Teil des Hormons aus dem Pankreas (etwa 2%) für eine schnelle Abgabe zur Verfügung steht und der Rest nur langsam ins Blut entlassen wird.

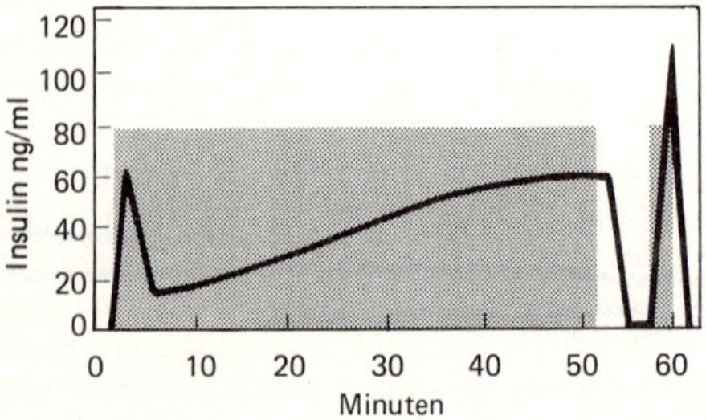

Abb. 37 Die Wirkung einer Glukoseinfusion auf die Insulinsekretion bei der Ratte. Der Zeitraum, in dem 300 mg Glukose pro 100 ml gegeben wurden, ist grau schattiert (nach *Grodsky* u. Mitarb.).

Die funktionelle Verknüpfung zwischen Insulinsekretion und Insulinbiosynthese ist noch nicht befriedigend geklärt. Es ist jedoch erwiesen, daß Glukose, Mannose und Fruktose die Biosynthese von Proinsulin anregen. In Inkubationsversuchen mit radioaktiv markiertem Leucin bei gleichzeitiger Glukosebelastung erreichte die Sekretion von neugebildetem (radioaktivem) Insulin $2^1/_2-3^1/_2$ Stunden nach Beginn der Markierung ihr Maximum. Es dürfte allerdings feststehen, daß die primäre Reaktion auf Hyperglykämie in einer Abgabe von gespeichertem Insulin besteht und nicht als Neubildung des Hormons zu interpretieren ist.
Die biologische Halbwertszeit des Insulins beträgt bei der Ratte ca. 3 Minuten, beim Hund, ähnlich wie beim Menschen, ungefähr 20 Minuten. Neben der Glukose wirken auch Proteine und Aminosäuren insulinotrop. Gastrointestinalhormone (insbesondere Enteroglukagon) stützen die stimulierende Wirkung von Glukose und Aminosäuren auf die Insulinsekretion. Für eine neurogene Kontrolle der Insulinsekretion (über das autonome Nervensystem) unter physiologischen Bedingungen gibt es Anhaltspunkte, aber noch keine sicheren Beweise. An Säugern wurde bei mehreren Arten nachgewiesen, daß Adrenalin – stärker als Noradrenalin – die Insulinsekretion hemmt. Dieses Faktum ist für Streßsituationen von besonderer Bedeutung, da unter solchen Bedingungen die peripheren Gewebe (Muskulatur und Gehirn) in besonders hohem Maße auf die Verfügbarkeit von Glukose und freien Fettsäuren angewiesen sind. Die Mobilisierung von Glukose aus den Glykogenvorräten der Leber und freier Fettsäuren aus dem Fettgewebe gehört zu den wichtigsten stoffwechselphysiologischen Effekten des Adrenalins (s. S. 141 ff.).
Bei Fischen sind die Kontrollmechanismen für Insulinsekretion noch fast ganz unbekannt, auch wenn vereinzelte Angaben über stimulierende Wirkungen von Glukose und Aminosäuren bei Knochenfischen gemacht wurden. Die Hypothese einer nervösen Kontrolle der Insulinsekretion bedarf gleichfalls weiterer Untersuchungen.
Bei Amphibien werden nach Glukosebelastung die Normalwerte des Glukosespiegels im Blut schneller wieder erreicht als bei Reptilien. Wegen einer offenbar trägeren Insulinsekretion benötigen sie 2–6 Tage für die Rückregulation.

Physiologische Wirkungen des Glukagons

Obwohl bei den niederen Wirbeltieren Untersuchungen über die Rolle des Glukagons derzeit noch sehr lückenhaft sind, hat man – vergleichbar den Befunden an Säugern – auch bei ihnen einen Anstieg des Blutzuckerspiegels (Hyperglykämie) festgestellt, wenn dieses Hormon verabreicht wurde. Die charakteristische Eigenart des Hormons, den Glukosegehalt im Blut zu erhöhen, ist Grundlage für mehrere biologische Testverfahren (z. B. direkte Messung der Hyperglykämie in vivo; in vitro: Erhöhung der Glykogenolyserate bzw. Steigerung der Phosphorylase-Aktivität in Lebergewebe, Stimulation der Glukoneogenese). Bei narkotisierten Katzen genügen z.B. schon 0,1 μg Glukagon/kg Körpergewicht, um den Glukosegehalt des Blutes meßbar zu erhöhen (Abb. 38). Außerdem entfaltet das Hormon starke lipolytische Wirkungen. So wird es verständlich, daß ein sinkender Blutglukosespiegel und das Abfallen der freien Fettsäuren im Blute die Sekretion von Glukagon stimulieren.

Die schon im vorausgehenden Kapitel erwähnte Hyperglykämie in Streßsituationen ist aber nicht nur auf die vermehrte Ausschüttung adrenaler Catecholamine zurückzuführen, sondern erklärt sich – neben einer Hemmung der Insulinsekretion unter solchen Bedingungen – aus einer akuten Steigerung der Glukagonabgabe. Sie wird wahrscheinlich von Noradrenalin aus sympathischen Nervenendigungen im Pankreas herbeigeführt. Der Streß bewirkt eine Art endogener Glukose-„Infusion“, indem der Übertritt von Glukose in Leber, Muskel- und Fettgewebe reduziert und die Versorgung des Nervensystems mit energieliefterndem Zukker maximiert wird. (Das menschliche Gehirn verbraucht ca. 6 g Glukose/Stunde.)

Bei Säugern ist ein klar definiertes Glukagon-Mangel-Syndrom bisher nicht bekannt; auch auf experimentellem Wege kann es nicht erzeugt

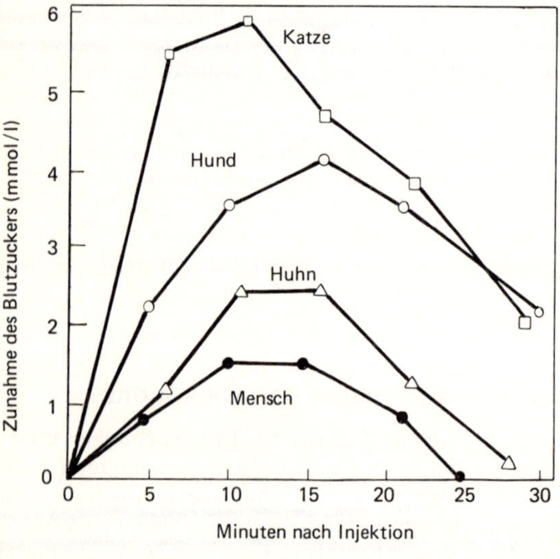

Abb. 38 Wirkung von Glukagon (0,05 mg intravenös in Anästhesie) auf die Blut-Glukose-Konzentration bei mehreren Tierarten und dem Menschen (nach *Loube* u. Mitarb.).

werden. Messungen über den Glukose-, Insulin- und Glukagongehalt im Blute des Menschen nach einer kohlenhydratreichen Mahlzeit deuten jedoch auf klare Wechselbeziehungen zwischen diesen Stoffkomponenten hin. Die Daten in Abb. 39 bekräftigen die aus anderen Versuchen erschlossene Feststellung, daß die Glukosekonzentration als (ein) Signal für Glukagonsekretion fungiert. Erhöhung der Glukosekonzentration hemmt die Abgabe von Glukagon. Dabei scheint es notwendig zu sein, daß Glukose in die hormonproduzierenden A-Zellen eindringt, und hierfür wird Insulin benötigt. Dies würde – wenigstens zum Teil – das scheinbar paradoxe Phänomen eines hohen Glukagongehalts im Blut von Diabetikern erklären.
Nach neueren Untersuchungen scheint es kaum noch bezweifelbar, daß für die lebensnotwendige Glukose-Homoiostase im Blut (Sicherung der Deckung des Energiebedarfs!) das Glukagon eine gleich wichtige Rolle spielt wie das Insulin (vgl. UNGER u. Mitarb. 1977). Variierende Mengen-Anteile in einer „Hormonmischung" aus Insulin und Glukagon tragen dafür Sorge, daß, je nach exogener Zufuhr von Kohlenhydraten über die Nahrungsaufnahme, entweder die vom Insulin gesteuerten anabolen Stoffwechselwege (Glykogenese, Lipogenese) eingeschlagen werden oder umgekehrt – bei mangelndem Nahrungsangebot oder vermehrtem Energiebedarf – die vom Glukagon begünstigten Prozesse (Glykogenolyse, Lipolyse, Glukoneogenese) überwiegen. Die Glukosehomoiostase, die beim

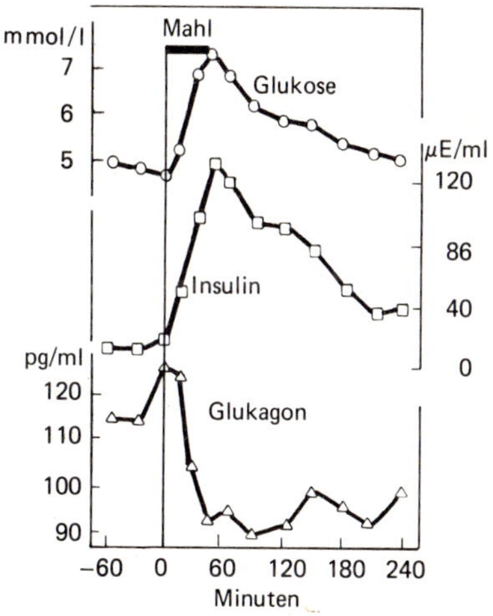

Abb. 39 Veränderungen der Glukose-, Insulin- und Glukagonmengen im Blut nach einer Kohlenhydratmahlzeit (nach *Unger* u. Mitarb.).

jungen Menschen (sofern er gesund ist) maximal zwischen 60 und 150 mg/100 ml Plasma schwankt, hat geradezu zur Voraussetzung, daß über den Extracellularraum ein Glukoseflux in der Weise erfolgt, daß über das Zusammenspiel zweier Antagonisten sich insgesamt eine Bilanz ergibt, bei der der Influx dem Efflux gleichkommt (Abb. 40). Diese Grundannahme impliziert notwendigerweise einen „Sensor" für die Schwankungen im Zuckergehalt des Blutes, über den die Steuerung der Glukoseregulation erfolgt. Aber weder dieser Sensor noch die Verknüpfung zwischen den Komponenten des Kontrollsystems sind uns jetzt schon bekannt. Es ist noch strittig, ob zum Verständnis der normalen physiologischen Abläufe die Annahme eines einfachen negativen Rückkopplungs-Mechanismus zwischen Insulin und Glukagon genügt. Wahrscheinlich ist das gleichzeitige Funktionieren des Rückkopplungssystems Glukose-Insulin von gleichgroßer Bedeutung (Sitbon u. Mialhe 1978). Da in den D-Zellen des Pankreas auch Somatostatin (s. S. 202 u. 305) gebildet wird (beim Menschen und bei der Ratte machen diese Zellen etwa 10% des Inselgewebes aus) und dieses Peptid die sekretorische Aktivität sowohl der A- als auch der B-Zellen hemmt, ist obendrein eine Beteiligung dieser Substanz an der Aufrechterhaltung der Glukose-Homoiostase wahrscheinlich (Unger u. Mitarb. 1978).

Bei Säugern läßt sich aus Gastrointestinalgewebe ein Material gewinnen, das hinsichtlich seiner immunoreaktiven Eigenschaften dem Glukagon aus Pankreasgewebe stark ähnelt. Dieses sogenannte Enteroglukagon hat vor allem nach oraler Glukosezufuhr stark insulinotrope Wirkungen.

Die Zellen in der Darmschleimhaut, welche man für die Produktion dieser Substanz verantwortlich macht, sind den Glukagonproduzenten im Pankreas vergleichbar.

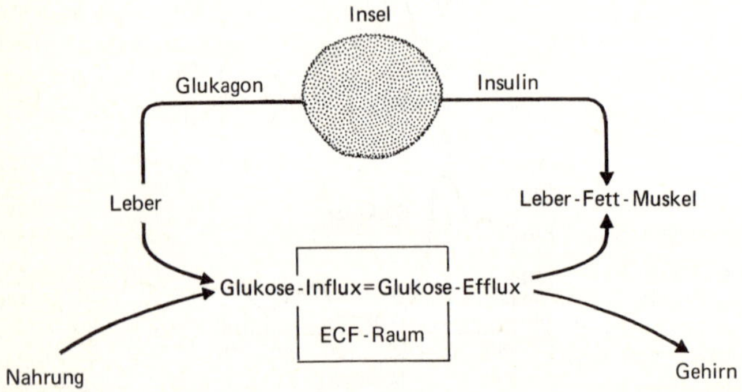

Abb. 40 Schematische Darstellung der Regulation der Glukosehomoiostase durch Glukagon und Insulin (nach *Unger* u. Mitarb.). ECF = extracellulärer Flüssigkeitsraum

Bei Vögeln hingegen begegnen wir einer anderen Situation. Verabfolgt man Hühnern das hypoglykämisch wirksame Guanidin-Derivat Synthalin A (Decamethylendiguanidin-dihydrochlorid), so kommt es zu einer Degranulation oder gar Zerstörung von A-Zellen, wodurch das in ihnen enthaltene Glukagon freigesetzt wird. Auf eine temporäre Hyperglykämie folgen schwere hypoglykämische Krämpfe und schließlich der Tod. Da bei Hühnern A- und B-Zellen im Pankreas ungleichmäßig verteilt sind, kann bei ihnen durch eine partielle Pankreatektomie, welche überwiegend das A-Zellen-haltige Gewebe entfernt, eine starke Hypoglykämie hervorgerufen werden. Als Folge einer Glukagon-Insuffizienz kann binnen 12–36 Stunden der Tod eintreten. Bei einigen näher untersuchten Teleostier-Arten, Urodelen und carnivoren Vogelarten, deren Pankreasinseln vorwiegend Insulin und nur wenig Glukagon produzieren, ist der Blutzuckerspiegel in Hungerphasen relativ niedrig und die Tiere werden nach Pankreatektomie diabetisch. Eidechsen, Enten und Hühner dagegen, welche beide Hormone reichlich produzieren, haben einen relativ hohen Blutzuckerspiegel in den Fastenperioden und ertragen wesentlich höhere Insulindosen als Amphibien und Säuger. Nach Pankreatektomie leiden jene Tiere jedoch an einem doppelten Hormonmangel und eine oft tödliche Hypoglykämie bei Nahrungsentzug dürfte auf Glukagonmangel zurückzuführen sein, während eine starke Hyperglykämie nach der Nahrungsaufnahme durch fehlendes Insulin bedingt ist.
Die ausgeprägten lipolytischen (= adipokinetischen) Effekte exogen zugeführten Glukagons sind bei Vögeln besonders eingehend studiert worden. Schon 0,1 ng Glukagon/ml Medium stimulieren bei isolierten Fettzellen des Huhns die Freisetzung von Glycerin und freien Fettsäuren. (Ähnliche Wirkungen können auch durch cAMP erzielt werden (s. S. 315 ff.) Bei Vögeln wirkt Insulin nicht antilipolytisch, sondern verstärkt eher synergistisch die eben erwähnten Effekte des Glukagons. Gerade bei Vögeln bleiben noch viele Fragen zum Verständnis der physiologischen Rolle des Glukagons offen. Es sei in diesem Zusammenhang nur daran erinnert, daß vor allem bei Zugvögeln die beträchtlichen saisonalen Schwankungen im Fettdepot und die ausgeprägte Hyperphagie vor Zugbeginn auf stoffwechselphysiologische Besonderheiten hinweisen.

Sonstige Pankreashormone

Außer den A- und B-Zellen des endokrinen Pankreas wurden noch andere Zelltypen beschrieben, die als Produzenten weiterer Pankreashormone in Betracht zu ziehen sind.
Bei Säugern wurde in den D-Zellen Somatostatin (s. S. 202) nachgewiesen – ein erst seit kurzem bekanntes Peptid mit einem außergewöhnlich breiten Wirkungsspektrum. Dieses Hormon (?) wird auch an anderen Orten

im Körper synthetisiert. Obendrein sollen bei einigen Mammaliern die D-Zellen als Produzenten für Gastrin (s. S. 202 ff.) fungieren.
Bei Vögeln gilt seit einigen Jahren die Aufmerksamkeit der Endokrinologen einem mutmaßlichen dritten Pankreashormon, das bei mindestens 8 Arten als Polypeptid aus 36 Aminosäureresten bestimmt wurde (APP = Avian Pancreatic Polypeptide). Seine eventuelle physiologische Rolle bleibt vorerst umstritten. Einerseits werden dieser Substanz direkte Stoffwechselwirkungen zugeschrieben (z. B. Förderung der Glykogenolyse in der Leber – durch Hemmung der Insulinsekretion?), andererseits soll sie als eine Art „Vogel-Gastrin" sekretagoge Effekte entfalten, indem sie schon in ganz geringen Mengen im Proventrikel die Acidität erhöht sowie die Pepsin-Konzentration steigert. Im Bereiche des Verdauungstrakts selbst konnte Gastrin bei Vögeln bislang nicht gefunden werden. Die Zuordnung der APP-Sekretion zu sogenannten „A_1" (= D)-Zellen im Pankreas der Vögel ist der Situation bei anderen Wirbeltieren vergleichbar, bei denen man in „A_1"-Zellen Gastrin-Produzenten sieht.
Auch vom Rind wurde ein Polypeptid mit 36 Aminosäureresten aus dem Pankreas isoliert (BPP = Bovine Pancreatic Polypeptide). Es stimmt mit dem APP vermutlich in 16 Aminosäure-Positionen überein. Seine Funktionen liegen aber noch weitgehend im Dunklen. Im Unterschied zur Wirkung von APP auf Testpräparate an Säugern hemmt BPP bei Hunden eine vorher induzierte Gastrinsekretion (s. HAZELWOOD 1973).

Steroidhormone

Die Hormone der Wirbeltiere, die chemisch als Steroide klassifiziert werden, entstehen in Geweben mesodermaler Herkunft: dem steroidogenen Adrenalgewebe (bei den Säugern als Nebennierenrinde (NNR) bekannt) und den Gonaden. Mesodermale Elemente sind in starkem Maße auch am Aufbau der Placenta beteiligt, die beim weiblichen Säuger neben Eiweißhormonen eine Reihe wichtiger Steroide produziert.
Da die physiologischen Wirkungen der Steroide außerordentlich mannigfaltig sind und scheinbar geringfügige Veränderungen am Molekül (z.B. Einführung einer einzigen Hydroxylgruppe oder Oxidation einer Hydroxyl- zur entsprechenden Oxo-(Keto-)Verbindung) mit tiefgreifenden Wandlungen in der Hormonwirkung korreliert sein können, erfordert das Verständnis der physiologischen Effekte von Steroidhormonen einige Grundkenntnisse über die Chemie der Steroide, zumal in jedem Wirbeltier enzymatisch gesteuerte Reaktionsprozesse fortwährend solche Umwandlungen der Hormonmoleküle bewirken.

Nomenklatur und Einteilung der Steroidhormone

Nach der systematisch-chemischen Nomenklatur leiten sich alle Steroidhormone von einem gesättigten, aus reinen Kohlenstoffringen bestehenden Kohlenwasserstoff ab, in welchem die vom Phenanthren bekannte Ringgruppierung vollständig hydriert und mit einem Cyclopentan verknüpft ist. Dieses Grundskelett, das Cyclopentanoperhydrophenanthren wird als Gonan (früher: Steran) bezeichnet. Die Kohlenstoffatome der 3 Cyclohexane (A, B, C) und des Cyclopentans (D) werden in der angegebenen Weise numeriert (Abb. 41).

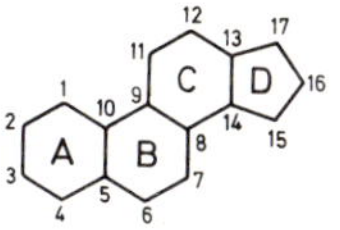

Abb. 41 Das gesättigte Ringsystem der Steroide (Cyclopentanoperhydrophenanthren) in der abgekürzten Schreibweise mit Bezeichnung der einzelnen Ringe.

Zwei Substituenten (R) am Cyclohexan können entweder auf derselben Seite der Ringebene stehen (cis-Stellung) oder auf verschiedenen Seiten („trans"). Diese Isomerie bleibt auch erhalten, wenn man die Substituenten durch weitere C-Atome miteinander verbindet, also auch beim Aufbau eines weiteren Rings, wie es im Gonan-Gerüst der Fall ist. Die Verknüpfung zweier hydroaromatischer Ringe kann also cis oder trans erfolgen. In fast allen natürlich vorkommenden Steroiden sind die Ringe B und C sowie C und D trans-verknüpft. Nur zwischen den Ringen A und B kann die Verknüpfung verschieden sein (Abb. 42). In zahlreichen Steroiden findet sich an den C-Atomen 10 und 13 eine anguläre Methyl-(CH_3-)Gruppe. (Sie wird in abgekürzter Schreibweise als gerader Strich markiert. Dem Kohlenstoffatom der Methylgruppe am Kohlenstoff 10 wurde die Nummer 19 und dem C-Atom der Methylgruppe am C_{13} die Nummer 18 gegeben.) Der entsprechende Grundkohlenwasserstoff wird als Androstan bezeichnet (Abb. 43). Sind die beiden Ringe A und B trans-verknüpft, dann handelt es sich um das 5α-Androstan (oft auch nur Androstan genannt). Das cis-verknüpfte Isomer, 5β-Androstan, wurde früher als Aetiocholan bezeichnet.

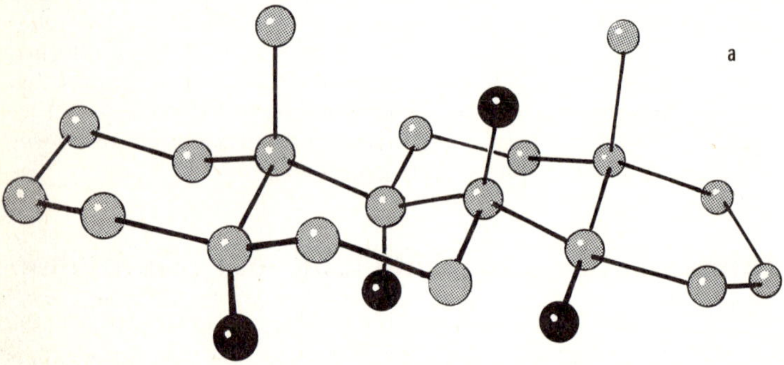

5α (A : B-trans)-Steroid

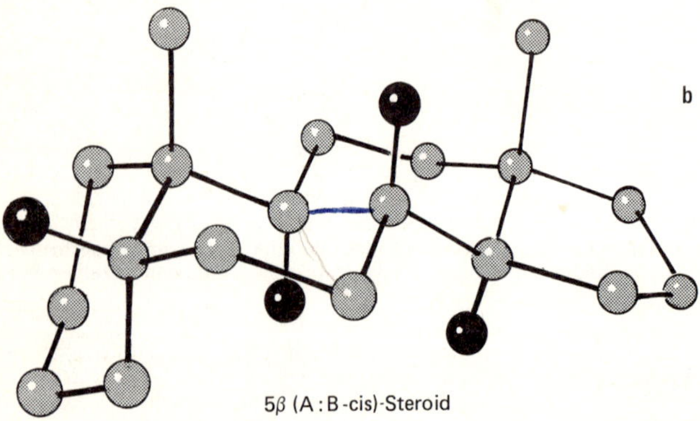

5β (A : B-cis)-Steroid

Abb. 42 Räumliche Modelle von Steroidmolekülen. Die Wasserstoffatome an den Ringverbindungen sind als schwarze Kugeln gezeichnet.

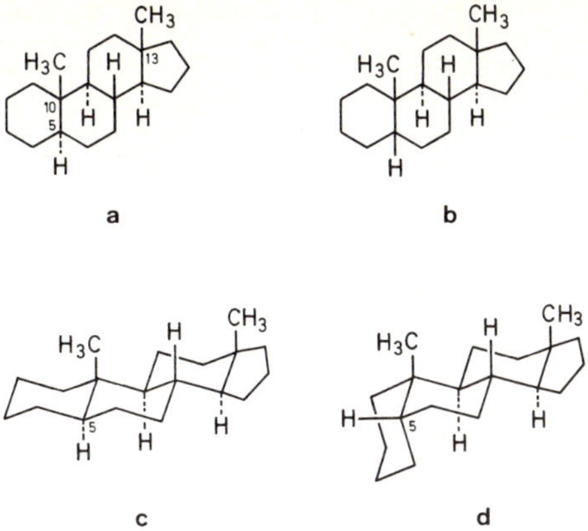

Abb. 43 Androstan, der Grundkohlenwasserstoff der C_{19}-Steroide.
a) 5α-Androstan,
b) 5β-Androstan,
c) und d) Konformationsformeln der Androstan-Isomeren.

Nach internationaler Übereinkunft bezieht man die räumliche Stellung der Wasserstoffatome (bzw. ihrer Substituenten, wie etwa Hydroxylgruppen und Seitenketten) an den Ringverknüpfungen auf die Methylgruppe am C-Atom 10, welche aus dem flach liegenden Ringsystem nach oben herausragt. Steht beispielsweise eine OH-Gruppe in cis-Stellung zu dieser Methylgruppe, dann spricht man von β-Stellung, die somit ebenfalls nach oben aus dem als eben gedachten Ringsystem herausragt. In den Formeln wird diese Stellung durch einen ausgezogenen oder keilförmig verbreiterten Valenzstrich gekennzeichnet. Trans-Stellung eines Substituenten zur Methylgruppe heißt α-Stellung. Für ihre Darstellung in der Formel wird die Valenzmarkierung punktiert oder gestrichelt. Im Androstan mit seinen trans-verknüpften Ringen A und B befindet sich der Wasserstoff am C-Atom 5 in trans-Stellung (5α-Androstan). Abb. 43 c, d zeigt die Formeln in perspektivischer Darstellung der Stereochemie in der Projektion auf die Papierebene.
Für die exakte Benennung eines Steroidhormons ist die Kenntnis der räumlichen Stellung der OH-Gruppen sowie – gegebenenfalls – des H-Atoms am C-Atom 5 unerläßlich, da verschiedene Isomere natürlicherweise nebeneinander vorkommen. Die Position eines jeden Substituenten muß durch die Nummer des Kohlenstoffatoms, dem er ansitzt, gekennzeichnet werden und die Konfiguration – sofern sie bekannt ist – durch die Buchstaben α bzw. β. Ist die Konfiguration noch nicht bestimmt, benutzt man den Buchstaben ξ (xi), den man im Formelbild durch eine Wellenlinie (~~) markiert.
Da nur eine begrenzte Zahl aller bisher bekannten Steroide mit Trivialnamen (z. B. Progesteron, Testosteron, Östradiol) belegt wurde, bedarf es fester Regeln für eine chemisch eindeutige Benennung. Die wichtigsten nomenklatorischen Vereinbarungen sind in Tab. 4 zusammengefaßt.

Die Steroidhormone lassen sich chemisch in 3 große Gruppen einteilen: die C_{21}-Steroide mit 21 Kohlenstoffatomen im Molekül (zu ihnen gehö-

Tabelle 4 Übersicht über einige Nomenklaturregeln der Steroidchemie

Präfix bzw. Suffix	Bedeutung	Beispiel
Hydroxy-	-OH (Hydroxylgruppe)	
-ol	Hydroxylgruppe	
Oxo-(Keto-)	CO (Carbonylgruppe)	
-on	Carbonylgruppe	
α-*	Substituent *unter* der Ebene des Ringsystems	
β-*	Substituent *über* der Ringebene	
ξ-	Stellung des Substituenten zur Ringebene unbekannt	
Δ-	C = C (olefinische Doppelbindung); z. B. Δ^4: Doppelbindung zwischen C-4 und C-5. (Auf das Kennzeichen Δ wird in der neueren Literatur zunehmend verzichtet, und nur noch die niedrigere Nummer der beiden C-Atome, zwischen denen die Doppelbindung besteht wird angegeben.)	
di-, tri-, tetra-, usw.	2,3,4, usw. (z. B. Zahl der Doppelbindungen, Hydroxyl-, Carbonylgruppen, usw.)	
-en	ungesättigtes Molekül mit einer oder mehreren Doppelbindungen	
-an	gesättigte Kette oder Ringsystem	
allo-	ältere Bezeichnung für 5α-Konfiguration (Ringe A und B trans-verknüpft)	
epi-	Isomer zu einer Verbindung; besonders häufig mit Bezug auf stereochemische Verhältnisse am C-3 gebraucht	Epiandrosteron (3β-Hydroxyverbindung)
dehydro-	Verlust von 2 H von benachbarten C-Atomen unter Bildung einer Doppelbindung	Dehydroepiandrosteron
de(s)oxy-	Ersatz einer Hydroxylgruppe durch Wasserstoff, d. h. Verlust eines O-Atoms	11-De(s)oxycorticosteron
hydro- (Dihydro-)	Zufügen von 2 H unter Aufhebung einer Doppelbildung	Hydrocortison (Cortisol)
nor-	Elimination einer Methylgruppe	19-Nortestosteron

* Bei den C_{21}-Steroiden mit einer Seitenkette am C-Atom 17 wird in der gebräuchlichen Formelprojektion der Substituent rechts vom C-20 als „α" und der links davon stehende als „β" bezeichnet.

ren vor allem das Progesteron und die sogenannten Corticosteroide), die C_{19}-Steroide (Androgene = männliche Sexualhormone) und die C_{18}-Steroide (Östrogene = weibliche Sexualhormone).

Die chemische Bezeichnung für die C_{19}-Steroide leitet sich von dem bereits genannten Androstan ab. Eines der wichtigsten männlichen Sexualhormone, das Testosteron (Abb. 44), zeichnet sich dadurch aus, daß in seinem Molekül (wie bei vielen anderen Vertretern der C_{21}- und C_{19}-Steroide auch) der A-Ring nicht vollständig gesättigt ist und eine Doppelbindung zwischen den Kohlenstoffatomen 4 und 5 aufweist. Die unvollstän-

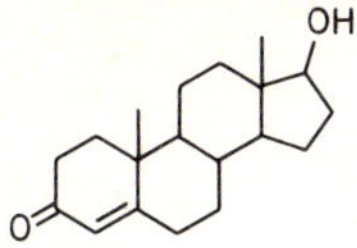

Abb. 44 Strukturformel des Testosterons.

dige Sättigung wird in der systematischen Benennung durch die Nachsilbe -en (anstelle von -an für den gesättigten Kohlenwasserstoff) zum Ausdruck gebracht. Das Testosteron gehört also zu den Androstenen, genauer: es ist ein Δ^4-Androsten (oder abgekürzt: ein 4-Androsten). Außerdem befindet sich am Kohlenstoffatom 3 ein Sauerstoffatom (Carbonylgruppe). Zur Benennung der Oxo-Gruppe (Keto-Gruppe) wird das Suffix -on verwendet. Da außerdem am C-Atom 17 eine Hydroxylgruppe in β-Stellung steht (OH-Gruppen werden mit dem Suffix -ol bezeichnet), ist der korrekte chemische Name für Testosteron: 4-Androsten-17β-ol-3-on (oder: 17β-Hydroxy-4-Androsten-3-on). In analoger Weise werden die systematischen Namen für die übrigen Steroidhormone und ihre Metaboliten gebildet.

Neben den Erläuterungen der Tab. 4 müssen wir für die C_{21}-Steroide noch wissen, daß bei ihnen am Kohlenstoffatom 17β-ständig eine Seitenkette von 2 C-Atomen angehängt ist und der gesättigte Grundkohlenwasserstoff chemisch-systematisch als Pregnan (5β-Pregnan) bezeichnet wird. Für das 5α-Pregnan wurde früher auch der Name allo-Pregnan gebraucht (Abb. 45).

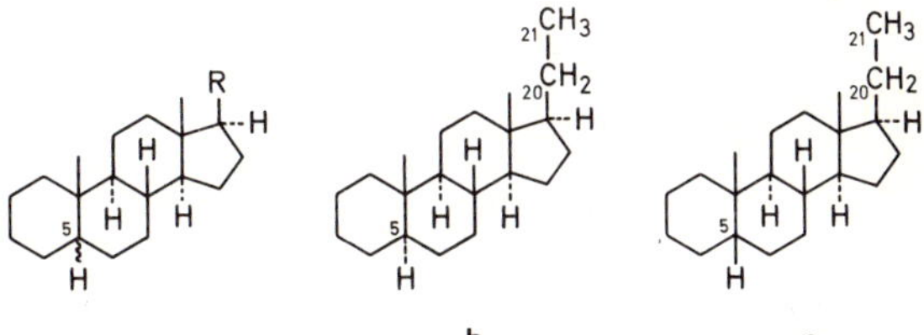

Abb. 45 Grundkohlenwasserstoffe der C_{19}- und C_{21}-Steroide:
a) Generalisierte Formel; bei den Androstanen R = H, bei den Pregnanen R = C_2H_5,
b) 5α-Pregnan,
c) 5β-Pregnan.

Die C_{18}-Steroide zeichnen sich durch den Besitz eines aromatischen A-Ringes aus. Da hierdurch am C-Atom 10 nur noch eine Valenz, nämlich die zum Kohlenstoff-Atom 9 im Ring B verfügbar ist, fehlt ihnen die den übrigen Steroiden eigene Methylgruppe am Kohlenstoff-Atom 10 (Abb. 46). Bei den natürlich vorkommenden C_{18}-Steroiden befindet sich am Kohlenstoff-Atom 3 eine phenolische OH-Gruppe. Die C_{18}-Steroide sind

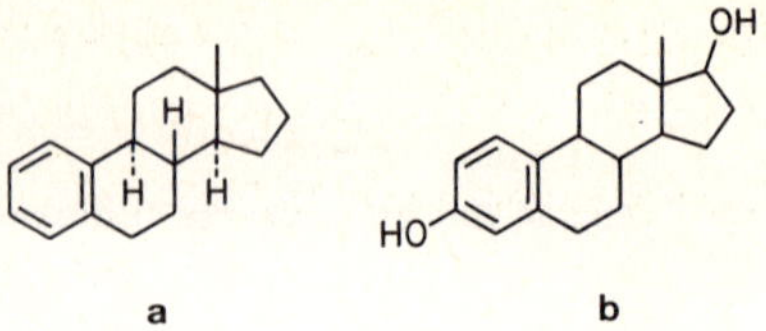

Abb. 46 C_{18}-Steroide:
a) aromatisierter Grundkohlenwasserstoff (1, 3, 5 (10)-Östratrien),
b) Östradiol 17β – ein wichtiges weibliches Sexualhormon.

die einzigen aromatischen Verbindungen, die vom Wirbeltierkörper selbst synthetisiert werden. (Der gesättigte Grundkohlenwasserstoff der C_{18}-Steroide wird als Östran (englisch: Estrane) bezeichnet).
Die Tab. 5 gibt für einige der wichtigsten Steroidhormone mit Trivialnamen die chemisch-systematische Benennung gemäß den IUPAC/IUB-Regeln.*

Tabelle 5 Trivial- und systematische Namen einiger wichtiger Steroide

C_{18}-Steroide:	
Östradiol (-17β)	1,3,5(10)-Östratrien-3-,17β-diol
Östron	1,3,5(10)-Östratrien-3-ol-17-on
C_{19}-Steroide:	
Androstendion	4-Androsten-3,17-dion
Androsteron	5α-Androstan-3α-ol-17-on
Aetiocholanolon	5β-Androstan-3α-ol-17-on
Dehydroepiandrosteron (DHA, DHEA)	5β-Androsten-3β-ol-17-on
Testosteron	4-Androsten-17β-ol-3-on
C_{21}-Steroide:	
Aldosteron	4-Pregnen-11β, 21-diol-3,18,20-trion
Corticosteron	4-Pregnen-11β, 21-diol-3,20-dion
Cortisol	4-Pregnen-11β, 17α, 21-triol-3,20-dion
Cortison	4-Pregnen-17α, 21-diol-3,11,20-trion
Desoxycorticosteron	4-Pregnen-21-ol-3,20-dion
Pregnenolon	5-Pregnen-3β-ol-20-on
Progesteron	4-Pregnen-3,20-dion
C_{27}-Steroid:	
Cholesterin (engl.: cholesterol)	5-Cholesten-3β-ol

* *I*nternational *U*nion of *P*ure and *A*pplied *C*hemistry
IUB: *I*nternational *U*nion of *B*iochemistry (vgl. Biochim. Biophys. Acta 164 (1968) 453–486).

Vorkommen und Bildung von Steroidhormonen und verwandten Verbindungen

Steroide der 3 Hauptgruppen lassen sich nicht nur aus den eingangs genannten endokrinen Drüsen isolieren, sondern auch aus peripheren Geweben, sowie vor allem aus Urin, mit dem sie in großen Mengen ausgeschieden werden. Mehr als 200 Steroide konnten aus Urin gewonnen und chemisch bestimmt werden. Bei der weitaus größten Zahl von Steroiden, die hierher gehören, handelt es sich allerdings nicht um physiologisch aktive Hormone, sondern um deren Umwandlungs- und Abbauprodukte. Ob einem bestimmten Steroid Hormoncharakter zukommt oder nicht, darüber können nur sorgfältige Experimentaluntersuchungen Klarheit verschaffen.

Gegenwärtig besteht kein Anlaß, daran zu zweifeln, daß die Fähigkeit zur Steroidogenese, d. h. zur Biosynthese von Steroidhormonen, bei den Wirbeltieren nur den erwähnten Drüsengeweben zukommt. Obwohl jede dieser steroidproduzierenden Drüsen in erster Linie nur ein oder einige wenige Hormone mit spezifischen und für dieses Organ charakteristischen Funktionen erzeugt, können die gleichen Hormone unter Umständen auch durch die anderen steroidogenen Drüsen gebildet werden. Die Erklärung für diesen Tatbestand liegt darin, daß in allen diesen Drüsengeweben die für den Auf- und Umbau der Steroidhormone wichtigen Enzyme (insbesondere Dehydrogenasen, Reduktasen, Hydroxylasen, Isomerasen) vorhanden sind. Nur eine relative Dominanz charakteristischer Enzymsysteme bedingt es, daß in der Regel bestimmte Gewebe für sie typische Steroide bestimmter chemischer Struktur mit charakteristischen biologischen Eigenschaften bilden. Die Unterschiede zwischen den verschiedenen steroidogenen Drüsen hinsichtlich ihrer Biosynthesefähigkeiten sind eher quantitativer als qualitativer Natur. Qualitative Differenzen können z. B. bloß vorgetäuscht werden, indem etwa einzelne verfügbare Enzym-Systeme gleichsam „abgeschaltet" sind. Insbesondere beim Auftreten bestimmter Krankheitserscheinungen wird es offenkundig, daß solche Enzyme aktiv werden können und dann zur Bildung von nicht organtypischen Steroiden beitragen. Zum Beispiel werden bei bestimmten Hodentumoren des Mannes bevorzugt Östrogene gebildet oder bei Tumoren des Adrenalgewebes können in abnorm hohen Mengen männliche Sexualhormone entstehen, ohne daß die für das steroidogene Adrenalgewebe charakteristische Sekretion von C_{21}-Steroiden in gleichem Maße ansteigt.

Das Vorkommen von Enzymen, welche Steroidmoleküle verändern und somit eine bestimmte Substanz in ein anderes physiologisch wirksames Steroid umwandeln können, beschränkt sich allerdings nicht nur auf die genannten biosynthetisch aktiven Gewebe (Gonaden, Placenta, Adrenalgewebe). Auch an anderen Stellen des Wirbeltierkörpers (z. B. im Hypothalamus) gibt es solche Enzyme, und es mehren sich die Indizien, daß sie eine wichtige physiologische Rolle spielen können (z. B. Aromatisierung von Testosteron zu Östradiol im Gehirn – s. S. 187).

Eine für den Biologen interessante Tatsache ist für den Steroidbiochemiker von hoher praktischer Bedeutung: Einige Bakterien, Hefen, Pilze und Protozoen besitzen Enzymsysteme, mit deren Hilfe sie Steroidmoleküle verändern können. Während es im Laboratorium beträchtliche Schwierigkeiten bereitet, bei der synthetischen Herstellung von Steroiden Sauerstoff an einzelne C-Atome zu binden, können Pilze (z. B. *Rhizopus-*, *Aspergillus-* und *Streptomyces-*Arten) bei verschiedenen Steroiden (z. B. Progesteron, 11-Desoxycortisol, Testosteron, etc.) eine 11-Hydroxylgruppe in den Steroidkern einführen, wobei allerdings die Bildung der 11α-Gruppe weitaus häufiger vorzukommen scheint als die 11β-Hydroxylierung (z. B. durch Pilze der Gattung *Curvularia*, eine bestimmte Mutante des Bakteriums *Pseudomonas*, etc.). Bei Wirbeltieren kommen in der Regel nur 11β-Isomere vor. Auch an anderen Stellen des Moleküls werden Hydroxylierungen sowie Enzymreaktionen, die zum Teil in der Biochemie der Steroide bei Wirbeltieren gänzlich unbekannt sind, von Mikroorganismen zuwege gebracht, die aus diesem Grunde für Synthesezwecke in reinen und „ertragreichen" Rassen gezüchtet werden. Insbesondere der Bedarf an den klinisch wichtigen C_{21}-Steroiden, in denen Sauerstoff an das C-Atom 11 gebunden ist, hat den Forschungen an Mikroorganismen starke Impulse gegeben. Die meist hohe Stereospezifität der Reaktionen von Mikroorganismen auf Steroidmoleküle macht diese Lebewesen ganz allgemein zur Lösung von praktischen und theoretischen Problemen in der Chemie der Steroide interessant (Wettstein 1955; Visher u. Mitarb. 1956).

Biosynthese und Abbau der Steroidhormone

In einem generalisierenden Schema (Abb. 47) lassen sich die Hauptwege der Biosynthese von Steroidhormonen zusammenfassen. Es läßt Zwischenprodukte und eine große Anzahl von verschiedenen Einzel- und Nebenwegen unberücksichtigt.

Die Biosynthese verläuft im allgemeinen von Acetat ausgehend über das C_{27}-Steroid Cholesterin. Von diesem wird durch eine Lyase die Seitenkette abgespalten und es entsteht als wichtige Vorstufe das Δ^5-C_{21}-Steroid Pregnenolon, das im Steroidmetabolismus eine Schlüsselstellung einnimmt. Durch Einwirkung einer 3β-ol-Dehydrogenase und einer Δ^5-Δ^4-Isomerase bildet sich das Progesteron mit der für die Mehrzahl der biologisch aktiven C_{21}- und C_{19}-Steroide charakteristischen konjugierten Δ^4-Doppelbildung. 17α-Hydroxylase überführt Pregnenolon in 17α-Hydroxypregnenolon und Progesteron in 17α-Hydroxyprogesteron. Beide fungieren als Muttersubstanzen für die große Mehrzahl aller Steroidhormone. Sinngemäß wird häufig vom Δ^4- bzw. Δ^5-Biosyntheseweg gesprochen, auf dem ein Steroidhormon entsteht.

Vom Progesteron bzw. 17α-Hydroxy-Progesteron ausgehend katalysieren 11β- und 21-Hydroxylasen die Bildung der wichtigsten Corticosteroide. Aldosteron entsteht über eine Hydroxylierung am C-Atom 18. Bei

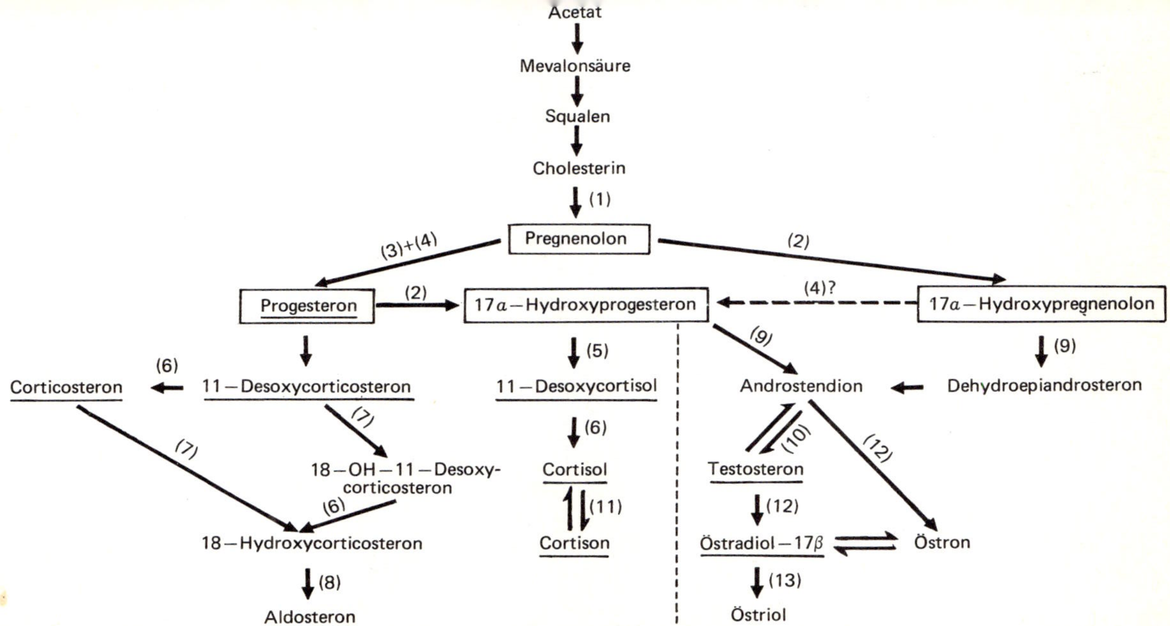

Abb. 47 Hauptbiosynthesewege für Steroidhormone bei Wirbeltieren. Untere Bildhälfte: links: Corticosteroide, rechts: Sexualhormone. Physiologisch wichtige Hormone unterstrichen. Beteiligte Enzyme: (1) C-20, 22-Lyase, (2) 17α-Hydroxylase, (3) 3β-Hydroxy-Δ^5-Steroid-Dehydrogenase, (4) Δ^4-Δ^5-Isomerase, (5) 21-Hydroxylase, (6) 11β-Hydroxylase, (7) 18-Hydroxylase, (8) Steroid-18-Oxidase, (9) C-17, 20-Lyase, (10) 17β-Hydroxysteroid-Dehydrogenase, (11) 11β-Hydroxysteroid-Dehydrogenase, (12) aromatisierendes System, (13) 16α-Hydroxylase.

der Biosynthese der C_{19}- und C_{18}-Steroide wird zunächst vom 17α-Hydroxypregnenolon bzw. 17α-Hydroxyprogesteron durch eine Lyase die Zweierkette am C-Atom 17 abgespalten, so daß das Androgen 4-Androstendion entweder direkt aus 17α-Hydroxyprogesteron oder (unter der Einwirkung von Δ^5-Δ^4-Isomerase und einer 3β-ol-Dehydrogenase) aus Dehydroepiandrosteron synthetisiert wird.
Für die Genese der Östrogene (C_{18}-Steroide) dienen C_{19}-Steroide (in erster Linie Testosteron und 4-Androstendion) als Vorstufe. Sie werden im A-Ring aromatisiert bei gleichzeitiger Umwandlung der Carbonylgruppe am C-Atom 3 in die für alle Östrogene charakteristische phenolische Hydroxylgruppe. Die Aromatisierung erfolgt über mehrere Zwischenstufen. Mischfunktionelle Oxygenasen (19-Hydroxylase und 19-Oxidase) und C-10, 19-Lyase wirken zusammen als aromatisierendes System (Braselton u. Mitarb. 1974).
Steroidhormone haben im allgemeinen eine recht kurze Halbwertszeit. Beim Menschen werden beispielsweise für Testosteron ca. 11 Minuten und für Progesteron etwa 12 Minuten angegeben. Dies bedeutet, daß die Steroidhormone schnell inaktiviert und – vorwiegend über den Urin – aus dem Körper eliminiert werden. In den hierbei ablaufenden Prozessen werden die Moleküle jedoch nicht in kleine Bruchstücke zerlegt, sondern teils durch Oxidationen (insbesondere am C-Atom 17), vor allem aber durch Reduktionen verwandelt. Das charakteristische Steroidgrundgerüst, welches diesen Substanzen Eigenschaften verleiht, aufgrund derer man sie der großen Stoffklasse der Lipide zuordnet, bleibt erhalten. Die hiermit verknüpfte geringe Wasserlöslichkeit, die eine Ausscheidung über die Niere in den Harn erschweren würde, wird behoben durch Kupplung mit Glucuronsäure (unter Bildung von Glucuroniden) oder mit Schwefelsäure (Entstehung von Sulfaten) (Abb. 48).
Aus diesen sogenannten konjugierten Steroiden, die bei weitem die Hauptmenge der ausgeschiedenen Steroide ausmachen, lassen sich die

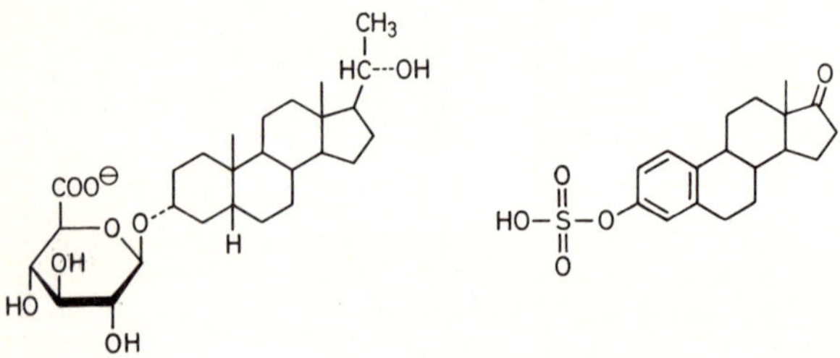

a b

Abb. 48 Beispiele für Steroidester.
a) Pregnandiol-Glucuronid,
b) Östronsulfat.

freien Steroide durch Säure- oder enzymatische Hydrolyse leicht gewinnen.

Von einigen Steroiden wird ein kleiner Teil in konjugierter Form ohne Veränderungen am biologisch aktiven Molekül in den Urin abgegeben (z. B. Testosteron, Cortison, Aldosteron).

Die Konjugate sind jedoch nicht nur Exkretionsprodukte, sondern können auch im Intermediärstoffwechsel der Steroide eine wichtige Rolle spielen. Dies gilt insbesondere für die Sulfate (s. S. 198 f.).

Der Hauptort für die katabolischen Umwandlungen an den Steroidmolekülen ist die Leber. Mit Ausnahme der C_{18}-Steroide, bei denen der phenolische A-Ring erhalten bleibt, werden die ungesättigten Steroide in der Regel in gesättigte Verbindungen übergeführt.

Die Östrogene erscheinen im Urin als C_3-Sulfate oder als Glucuronide. Bei der Glucuronidbildung kann sich im Unterschied zur Sulfatgruppe die Glucuronsäure mit jeder freien Hydroxylgruppe der Östrogene verbinden.

Die C_{19}-Steroide im Urin sind Konjugate der Glucuron- oder Schwefelsäure, wobei die 3β-Hydroxysteroide ausschließlich Sulfate, die 3α-Hydroxysteroide überwiegend Glucuronide bilden. Hinsichtlich der sterischen Konfiguration der Hydroxylgruppe nach Reduktion der 3-Oxo-Gruppe werden vielfach auffällige art- und geschlechtsspezifische Differenzen beobachtet. Neben einigen mehr ungewöhnlichen Metaboliten repräsentieren vor allem 17-Ketosteroide (5α- und 5β-Androstanolone) und die verschiedenen Androstandiol-Isomere die Hauptmasse der Stoffwechselendprodukte.

Die charakteristischen Reaktionen, die in der Biosynthese zur Bildung von 17-Ketosteroiden (C_{19}-Steroiden) führen, spielen zum Teil auch für den Abbau und die Ausscheidung von C_{21}-Steroiden eine Rolle. Dabei erfaßt die klinisch-diagnostisch bedeutsame Ermittlung der Menge an 17-Ketosteroiden im menschlichen Harn (z. B. durch colorimetrische Bestimmung in einer Farbreaktion mit Dinitrobenzol – Zimmermann-Reaktion) sowohl Stoffwechselendprodukte der C_{19}- als auch der C_{21}-Steroide. Bei der gesunden Frau werden pro Tag ca. 10 mg urinäre C_{19}-Steroide als 17-Ketosteroide abgegeben, beim Mann beträgt der entsprechende Wert etwa 15 mg/Tag. Daraus ist zu schließen, daß beim Mann ungefähr $^2/_3$ der 17-Ketosteroide dem steroidogenen Adrenalgewebe entstammen. Tatsächlich kann ein totaler Ausfall des Cortex der Nebenniere beim Menschen die Ausscheidung von 17-Ketosteroiden bei der Frau auf 0, beim Mann auf weniger als 5 mg/Tag abfallen lassen.

Außer den (konjugierten) 17-Ketosteroiden findet man im Harn auch konjugierte C_{21}-Steroide als Stoffwechselendprodukte. Typische Abbauprodukte des Progesterons sind neben 5β- und 5α-Pregnan-3,20-dion vor allem Pregnanolon- und Pregnandiol-Isomere. 17α-Hydroxyprogesteron wird vorwiegend zum 5β-Pregnan-3α, 17α, 20α-triol abgebaut. Bei bestimmten Enzymdefekten der Nebennieren ist die Menge dieses Steroids im Urin besonders groß. C_{21}-Steroide mit einer funktionellen Gruppe am C-Atom 11 liefern eine ganze Serie von entsprechenden Pregnan-Derivaten, die teilweise oder vollständig reduziert sind. Sie werden überwiegend als Glucuronide ausgeschieden.

Von der Leber aus können Steroidmetaboliten über die Gallenflüssigkeit auch in den Darmtrakt gelangen und mit den Fäzes ausgeschieden werden. Wir wissen wenig darüber, warum bei manchen Tieren (z. B. bei der Kuh und bei der Ratte) ein erheblicher Teil der Steroide in wesentlich stärkerem Maße als bei anderen Arten auf diesem Wege den Körper verläßt.

Unsere Kenntnisse über den Abbau der Steroide stützen sich in erster Linie auf Untersuchungen am Menschen und eine relativ kleine Anzahl verschiedener Säugetiere. Trotz der Aufdeckung einiger regelhafter Beziehungen zwischen der Biosynthese einzelner Steroidhormone (bzw. Steroidgruppen) und deren Stoffwechselendprodukten, mit Hilfe von Experimenten in vivo und in vitro unter Einsatz von radioaktiv markierten Substanzen, ist es nicht möglich, von einzelnen Metaboliten her den speziellen Abbauweg im Detail zu rekonstruieren. Allein die Vielzahl von sterischen Umwandlungsmöglichkeiten (α- und β-Stellung von Hydroxylgruppen, cis/trans-Verknüpfung von A- und B-Ring) setzt solchen Bemühungen nahezu unüberwindliche Schwierigkeiten entgegen (DORFMAN u. UNGAR 1965; TRÄGER 1977).

Steroidogenes Adrenalgewebe

Hormone des steroidogenen Adrenalgewebes

Aus dem Rindengewebe der Säugetiere sind bis heute mehr als 50 verschiedene Steroide isoliert worden. Aber nur wenige von ihnen (in erster Linie Corticosteron, 11-Desoxycorticosteron = DOC, Cortison, Costisol und Aldosteron) werden als physiologisch aktive Hormone angesehen (Abb. 49). Für diese ist der Besitz einer α, β-ungesättigten Carbonyl-Gruppe am C-Atom 3 (Δ^4-3-Ketone) und die Seitenkette aus 2 Kohlenstoffatomen am C-Atom 17 (mit einer Oxo-Gruppe am C-20 und einer Hydroxylgruppe am C-21) charakteristisch.
Ihrer physiologischen Wirkung nach unterscheidet man zwischen Gluco-

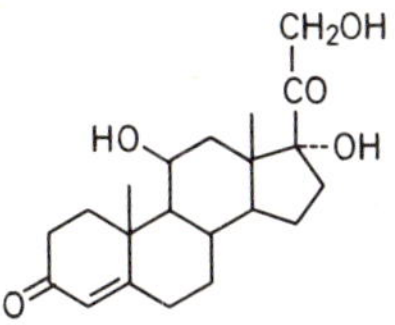

Cortisol

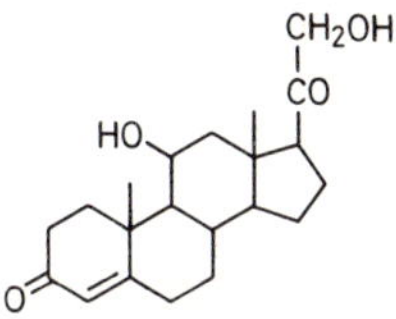

Corticosteron

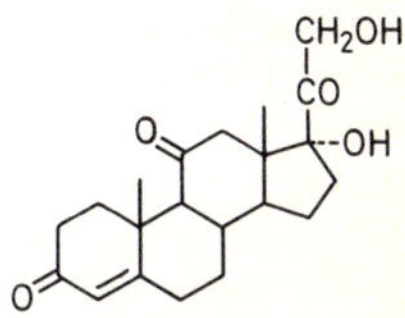

Cortison

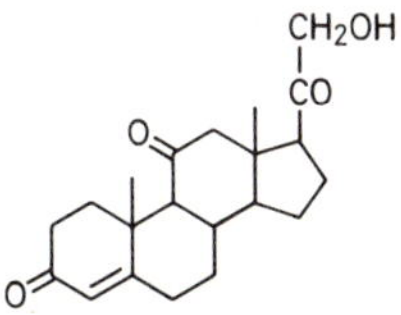

11-Dehydrocorticosteron

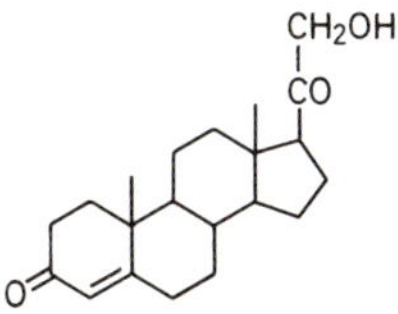

11-Desoxycorticosteron

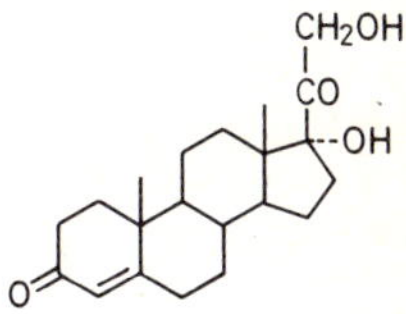

11-Desoxy-17α-hydroxy-corticosteron (Cortexolon)

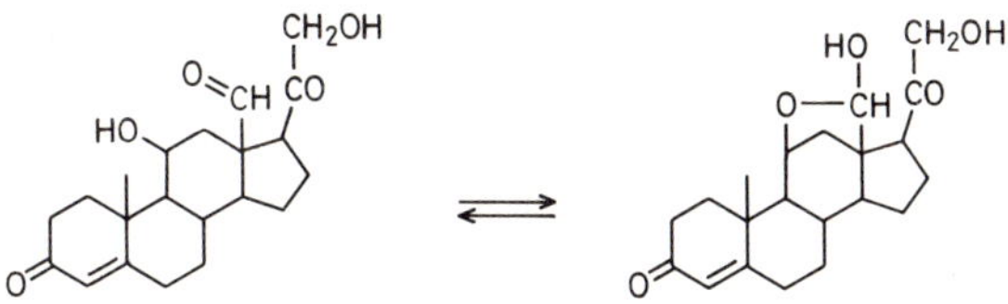

Aldosteron

Abb. 49 Strukturformeln einiger wichtiger Corticosteroide. Für das Aldosteron sind die Formeln als Aldehyd (links) und Halbacetal (rechts) angegeben.

corticoiden, welche einen besonders starken Einfluß auf den Kohlenhydratstoffwechsel haben und Mineralocorticoiden, die in erster Linie regulatorische Funktionen im Elektrolythaushalt erfüllen. Die Glucocorticoide tragen am C-Atom 11 eine Oxo- oder eine Hydroxylgruppe (Cortisol, Corticosteron und Cortison).
Die Mineralocorticoide (11-Desoxycorticosteron, 11-Desoxycortisol) sind somit 11-De(s)oxycorticoide. Das Aldosteron fällt aus diesem Schema heraus. Es besitzt Sauerstoff am C-Atom 11, hat jedoch von allen C-21-Steroiden die stärksten Effekte auf den Elektrolytmetabolismus. Von den übrigen Corticosteroiden unterscheidet es sich dadurch, daß es statt der Methylgruppe am C-Atom 18 eine Aldehydgruppe trägt. Sie schließt leicht einen Halbacetalring mit der Hydroxylgruppe am C-11. Alle physiologisch aktiven Corticosteroide beeinflussen sowohl den Elektrolyt- als auch den Kohlenhydratstoffwechsel. Ihre Klassifizierung in Mineralo- und Glucocorticoide bezieht sich daher nur auf die Tatsache, daß die eine oder andere Wirkung jeweils überwiegt.
Für den Kliniker sind eine Reihe synthetischer Corticosteroide von besonderem Interesse, da durch Modifikationen am Molekül (z.B. Einführung eines Halogens und/oder einer zusätzlichen Methylgruppe) neben den schon erwähnten physiologischen Effekten die insbesondere von den Glucocorticoiden bekannten entzündungshemmenden Wirkungen erheblich verstärkt werden können (Abb. 50).
Unser Wissen über Corticosteroide bei den Nichtsäugern ist vergleichsweise gering. Es ist deshalb nicht auszuschließen, daß mit der Fortentwicklung der vergleichenden Endokrinologie sich Erkenntnisse einstellen, die uns zwingen könnten, das Kapitel Corticosteroide ganz neu zu konzipieren. Nach dem augenblicklichen Stand der Dinge hat es jedoch den Anschein, als ob wir bei Fischen, Amphibien, Reptilien und Vögeln im großen und ganzen nicht nur die gleichen Corticosteroide finden, die uns aus Untersuchungen an Säugern bekannt sind, sondern auch Details der Biosynthesewege zeigen Parallelen zu dem, was wir von den Mammaliern wissen (SANDOR 1972). Bislang bieten uns bloß die Elasmobranchier

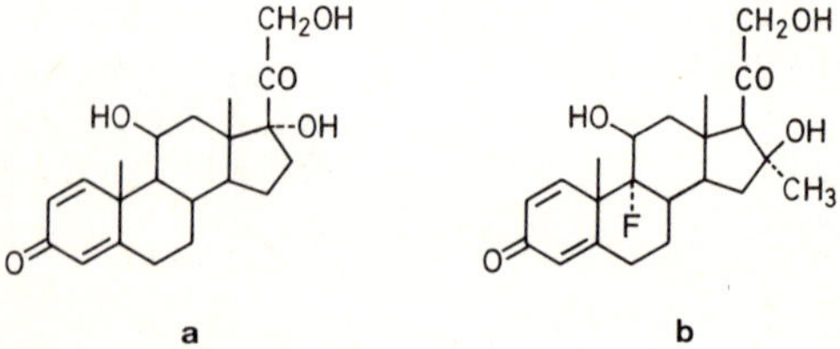

Abb. 50 Beispiele für klinisch wichtige Corticoidanaloga.
a) Prednisolon,
b) Dexamethason.

eine für eine bestimmte Wirbeltiergruppe eigentümliche Besonderheit: nur bei ihnen wurde ein C-21-Steroid gefunden, das nirgendwo sonst in der Wirbeltierreihe vorkommt, das 1α-Hydroxycorticosteron (Abb. 51). Über seine physiologischen Wirkungen ist allerdings kaum etwas bekannt (IDLER u. TRUSCOTT 1972).

Die Corticosteroide sind stammesgeschichtlich alte Hormone. Cortisol und Corticosteron wurden auch bei Cyclostomen gefunden. Stammesgeschichtliche Unterschiede sind eher in den Funktionen als in der Biochemie jener Stoffgruppe zu suchen.

Neben den C-21-Steroiden vermag die Nebennierenrinde der Säuger auch Androgene (z.B. 4-Androsten-3,17-dion, 11β-Hydroxy-4-Androstendion, Dehydroepiandrosteron) und Östrogene zu synthetisieren. Da die Synthesewege denen entsprechen, die wir für die Bildung der C_{19}- und C_{18}-Steroide in den Geschlechtsorganen kurz beschrieben haben (s. S. 102 ff.) und in der hierfür nötigen Enzymausstattung keine oder nur relativ geringe Unterschiede zwischen den verschiedenen Wirbeltierklassen bestehen, ist auch bei den Nichtsäugern das Vorkommen von C_{19} und C_{18}-Steroiden im steroidogenen Adrenalgewebe zu erwarten. Bisher sind die hierüber vorliegenden Befunde jedoch vergleichsweise spärlich. Nicht einmal für die Säugetiere besteht Klarheit über die eventuelle physiologische Rolle der Androgene und Östrogene aus der Nebennierenrinde. Möglicherweise spielen adrenale Androgene im weiblichen Geschlecht als anabole Stoffe für den Proteinmetabolismus eine Rolle. Vielleicht haben sie auch für die Körperbehaarung bei Frauen und die Erhaltung der Libido eine gewisse Bedeutung.

Im gesunden Organismus reichen die vom Rindengewebe produzierten Androgene nicht aus, um die männlichen sekundären Geschlechtsmerkmale bei Mensch und Tier zu erhalten. Bei bestimmten Erkrankungen der Nebenniere erklären sich allerdings eine ganze Reihe von Krankheitssymptomen durch eine übernormale Androgenproduktion in beiden Geschlechtern.

Die Nebennieren eines gesunden Menschen sezernieren pro Tag ca. 20–30 mg Cortisol, 2–4 mg Corticosteron und 20–200 μg Aldosteron. Im Blut werden die Corticosteroide (wie andere Steroidhormone auch) an Serumproteine gebunden, insbesondere an das corticosteroidbindende Globulin (CBG = Transcortin), aber auch an Albumin. Im peripheren Blut beträgt die Konzentration pro 100 ml Plasma 10–20 μg für Cortisol, 2–4 μg für Corticosteron und 0,005–0,015 μg für Aldosteron. Die

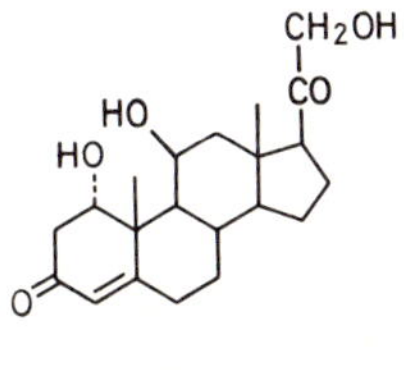

Abb. 51 1α-Hydroxycorticosteron.

Mengenangaben über einzelne Corticosteroide bei verschiedenen Vertretern der Wirbeltierklassen schwanken stark und sind meist noch zu wenig gesichert.

Physiologie der steroidproduzierenden Adrenalkomponente

Nahezu in jedem Kapitel dieses Buches finden sich Hinweise auf die eminente Bedeutung von Drüsenexstirpationen zur Erforschung der Rolle ihrer Sekretionsprodukte für den ungestörten Ablauf oder die Regulation physiologischer Prozesse. Die operative Ausschaltung einer Hormonquelle bedingt mehr oder minder schwerwiegende Störungen beim Versuchstier und kann in vielen Fällen über kurz oder lang auch zu seinem Tode führen. Aber in der Reihe der endokrinen Organe nehmen die kompakten Nebennieren der Tetrapoden eine herausragende Stellung ein, da die totale Entfernung dieser kleinen Drüsen innerhalb einer meist nur kurzen Frist so viele Dysfunktionen in allen Organsystemen nach sich zieht, daß die Versuchsobjekte zugrundegehen, wenn keine geeigneten Gegenmaßnahmen getroffen werden. Säuger sterben in der Regel binnen 1–2 Wochen nach der Operation, Vögel überleben günstigenfalls nur wenige Tage.

Heutzutage mutet es seltsam an, daß im Anschluß an eine von ADDISON (1855) eingehend beschriebene und später nach ihm benannte Erkrankung der Nebennieren mit allen ihren fatalen Symptomen (Morbus Addison = Addisonsche Krankheit) bis ins erste Viertel dieses Jahrhunderts noch lebhafte Kontroversen darüber ausgetragen wurden, ob die Nebennieren absolut lebensnotwendig seien oder nicht. Der Streit komplizierte sich dadurch, weil inzwischen hinlänglich bekannt war, daß in den Nebennieren der Tetrapoden zwei entwicklungsgeschichtlich sowie histologisch und funktionell verschiedene Komponenten miteinander vereint sind. Schließlich wurde aber generell die Auffassung akzeptiert, daß allein das steroidogene Adrenalgewebe (Cortex der Säuger) von vitaler Bedeutung ist. Denn es ließ sich experimentell beweisen, daß z. B. Hunde, bei denen die selektive Entfernung des chromaffinen Medullargewebes gelang, die Operation an den Nebennieren ohne Komplikationen überlebten, wenn der Cortex unversehrt blieb.* Heute, wo uns reine Corticoster-

* Dem interessierten Leser sei nachdrücklich der vorzügliche Beitrag von R. GAUNT „History of the adrenal cortex“ empfohlen (in: Handbook of Physiology, Sect. 7 Endocrinology, Vol. VI, Adrenal Gland, Amer. Physiol. Soc., Washington DC, 1975, S. 1–12). Der kurze Aufsatz demonstriert exemplarisch ein Stück der gerade in der Endokrinologie besonders spannungsreichen Wissenschaftsgeschichte mit ihrer Mischung aus Zufälligkeiten, konstruktiver Methodenkritik und geistreichem Experimentieren.

oide zur Verfügung stehen, läßt sich ohne besondere Mühe beweisen, daß Versuchstiere eine totale Adrenalektomie ohne Schwierigkeiten überleben, wenn man ihnen exogen Corticosteroide in geeigneter Dosierung zuführt, ohne daß es notwendig ist, auch Adrenalin als Medullarhormon zu bieten.

Wenn man schematisch vereinfacht, so lassen sich die letalen Folgen bei Ausfall des steroidogenen Adrenalgewebes in der Hauptsache auf Störungen im Kohlenhydrat- bzw. Intermediärstoffwechsel einerseits und Defekten im Elektrolyt- und Wasserhaushalt andererseits zurückführen. Mit dieser Tatsache hängt die Unterscheidung zwischen Gluco- und Mineralocorticoiden zusammen (s.S. 108). Es sei allerdings ausdrücklich darauf hingewiesen, daß diese Differenzierung weder im Wortsinn noch bezüglich der funktionellen Zuordnung zu eng gefaßt werden darf.

Bei den Säugern, deren steroidogenes Gewebe als kompakte Nebennierenrinde ausgebildet ist, zeigt das histologische Schnittbild eine Zonierung in Gestalt dreier konzentrischer Schichten, die in der Reihenfolge von außen nach innen als Zona glomerulosa, Z. fasciculata und Z. reticularis unterschieden werden (s. Abb. 19 u. 1a). Die Abgrenzung zwischen ihnen ist jedoch – je nach Art – unterschiedlich scharf. Die Zellen der drei Zonen sind cytologisch (sowohl licht- als auch elektronenmikroskopisch), histochemisch und hinsichtlich ihrer Enzymausstattung für die Steroidbiosynthese voneinander unterscheidbar. Die hiermit zusammenhängenden Differenzen in ihren Funktionen sind vor allem für die Zona glomerulosa einerseits und die beiden inneren Schichten (Zona fasciculata und reticularis) andererseits durch vielerlei Experimente klargestellt worden (Long 1975).

Die Zona glomerulosa liefert Aldosteron, und sowohl Produktions- als auch Sekretionsrate dieses hochwirksamen Mineralocorticoids sind weitgehend unabhängig von Einflüssen durch das hypophysäre ACTH. Die beiden inneren Zonen versorgen den Körper mit einer Anzahl anderer Steroide, darunter Glucocorticoide wie Cortisol und Corticosteron und Androgene. Auch Östrogene, über deren adrenale Herkunft erst wenig bekannt ist, werden hier möglicherweise synthetisiert. Hypophysektomie führt wegen Ausfalls von ACTH zu einer Atrophie der Fasciculata- und Reticularis-Zellen. Veränderungen in umgekehrter Richtung (Zunahme der Volumina von Kernen und Nucleoli, Vermehrung der Mitochondrien, etc.) treten ein, wenn man ACTH von außen zuführt. Während Aldosteron ausschließlich in der Zone glomerulosa gebildet wird, kann Corticosteron in allen drei steroidogenen Schichten synthetisiert werden. Es wird zwar vermutet, daß die Androgene des steroidogenen Adrenalgewebes in der Zona reticularis entstehen, aber diese Annahme ist derzeit noch nicht hinreichend gesichert.

Für Nichtsäuger ist das Problem einer speziellen Zelldifferenzierung für die ausschließliche oder überwiegende Bildung einzelner Corticosteroide – zumindest vorerst – kaum sinnvoll zu beantworten. Bei den relativ gut

untersuchten Vögeln (vgl. HOLMES u. PHILLIPS 1976) gibt es zwar keine distinkte Zonierung in der Nebenniere, die der der Säuger vergleichbar wäre (s. S. 111), aber einige Arten lassen ein gewisses Maß von Regelmäßigkeit in der Anordnung der steroidogenen Komponente erkennen. Mit einigen Vorbehalten darf man in dem bei ihnen als Subcapsularzone bezeichneten Bezirk das Analogon zur Zona glomerulosa der Säuger sehen (Aldosteron-Produktion!), während die „innere Zone" Glucocorticoide sezerniert (vor allem Corticosteron).
Die unmittelbare Ursache für das Sterben eines Tieres nach Adrenalektomie kann unterschiedlich sein. Am häufigsten tritt der Tod wegen eines allgemeinen Zusammenbruchs des Kreislaufs ein, der mit einer Verdikkung des Blutes (Hämokonzentration) und Nierenversagen einhergeht. Bei einigen Laboratoriumstieren führt eine ausgeprägte Hypoglykämie den Tod herbei. Als vorausgehende Krankheitssymptome werden Appetitverlust, Erbrechen, Durchfall, allgemeine Schwäche, sinkender Blutdruck und Abfall des Blutzuckerspiegels beobachtet. Bei jungen Tieren hört das Wachstum auf, bei ausgewachsenen Individuen kommt es zu Gewichtsverlusten. Die operierten Tiere sind außerordentlich empfindlich gegen physische und psychische Belastungen jeglicher Art (Streß); diese können unmittelbar die Krise auslösen, welche mit dem Tode endet. Dieser sehr summarisch beschriebene Symptomkomplex läßt sich am besten verständlich machen, indem wir die wichtigsten Effekte der Corticosteroide auf einige Körperfunktionen betrachten.

Glucocorticoide

Diese Hormone beteiligen sich – insbesondere während Fastenperioden – an der Aufrechterhaltung des Blutzuckerspiegels durch Förderung der Gluconeogenese. Dabei werden Gewebsproteine (vor allem aus der Muskulatur) in ihre Aminosäurebestandteile zerlegt, die über das Blut zur Leber, aber auch zu anderen Stellen des Körpers transportiert und dort zu Glukose umgewandelt werden. Glucocorticoide fördern also den Proteinkatabolismus in Muskeln und anderen extrahepatischen Geweben. Als unmittelbare Folge steigt der Aminosäuregehalt im Blute an. In der Leber wird die Aktivität von Amino-Transferasen (Transaminasen) und all jenen Enzymen gesteigert, welche die Synthese von Glukose 6-phosphat begünstigen. Umgekehrt werden glykolytisch wirksame Enzyme gehemmt.
Die physiologisch wichtigsten Glucocorticoide sind Cortisol und Corticosteron (s. Abb. 49). Das Mengenverhältnis beider Hormone variiert von Species zu Species, ohne jedoch artspezifisch exakt festlegbar zu sein, da es selbst bei einzelnen Individuen relativ stark schwanken kann. Bei den meisten Säugern überwiegt das Cortisol. Kaninchen, Ratten und Mäuse jedoch sezernieren nur wenig oder überhaupt kein Cortisol. Das Fehlen dieses Hormons bei Ratten scheint genetisch determiniert zu sein,

indem diese Tiere nicht über die zur Bildung von Cortisol notwendige 17α-Hydroxylase verfügen. Dennoch erweist sich Cortisol (= 17α-Hydroxycorticosteron) in dem klassischen Bioassay für Glucocorticoide (Förderung der Bildung von Leberglykogen bei hungernden adrenalektomierten Ratten) auch bei diesen Tieren als hochwirksam (Abb. 52). Zugleich wirken Glucocorticoide in der Regel hemmend auf den Glukoseverbrauch in den peripheren Geweben. So erklärt es sich z. B., daß etwa bei Ratten, die einer partiellen Pankreatektomie unterworfen werden, die nachfolgende leichte Glukosurie durch Entfernung der Nebennieren behoben werden kann. Gibt man solchen Tieren jedoch anschließend Cortison, dann wird Glukose in verstärktem Maße ausgeschieden.
Die Beziehungen zwischen Kohlenhydrat- und Proteinmetabolismus in Abhängigkeit von Corticosteroiden sind außerordentlich komplex und können hier nicht im Detail besprochen werden (vgl. STEELE 1975). Auch nach Adrenalektomie behalten Ratten noch die Fähigkeit, mit der Nahrung zugeführte Proteine zu metabolisieren (Harnstoffexkretion!), so daß die im Hungerzustand eintretende schwere Hypoglykämie nicht einfach als Symptom einer fehlenden Desaminierung von im Blut zirkulierenden Aminosäuren gedeutet werden kann, sondern eher die Folge einer mangelhaften Mobilisierung körpereigener Proteine ist.
Die Rolle von Glucocorticoiden im Fettstoffwechsel birgt für die Forschung derzeit noch viele ungelöste Fragen. Glucocorticoide begünstigen eine Mobilisierung freier Fettsäuren im Fettgewebe und deren Transport zur Leber, wo sie vermutlich zur Beschleunigung der Gluconeogenese bei-

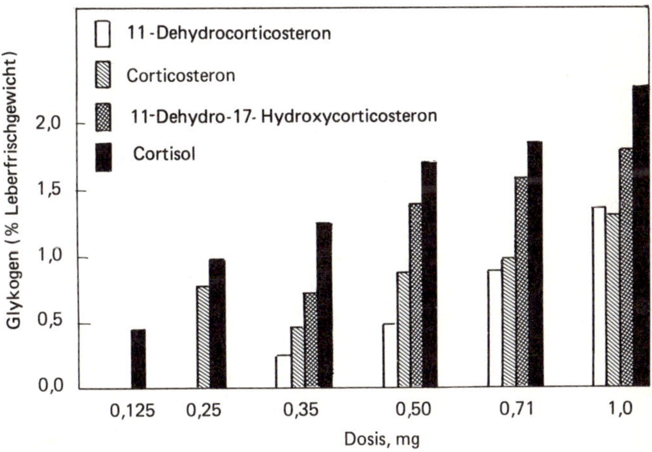

Abb. 52 Glykogenspeicherung bei adrenalektomierten Ratten nach Zuführung von Corticosteroiden (nach *Pabst* u. Mitarb.).

tragen. Die Steroidwirkung auf das Fettgewebe dürfte – konzentrationsabhängig – teils direkte Folge einer Lipolyseförderung sein, teils hängt sie mit dem verringerten Glukosetransport in die Fettzellen zusammen. Denn unter diesen Bedingungen wird weniger α-Glycerinphosphat gebildet, das bei der Biosynthese von Neutralfetten zur Veresterung von Fettsäuren benötigt wird (bzw. zu ihrer Wiederveresterung nach Triglycerid-Hydrolyse).

Durch verstärkte Fettsäureoxidation können Glucocorticoide – vor allem bei diabetischen Organismen – eine Ketose herbeiführen. Andererseits vermögen jedoch Glucocorticoide bei hungernden Tieren mit intaktem Inselgewebe eine Ketose zu unterdrücken. Der vermeintliche Widerspruch zwischen jenen Beobachtungen löst sich auf, wenn man bedenkt, daß die von Glucocorticoiden induzierte Steigerung des Glukosespiegels im Blut verstärkte Insulinsekretion hervorruft (s. S. 88 f.). Das Insulin seinerseits blockiert dann die stimulierende Wirkung der Glucocorticoide auf die Mobilisierung von Lipiden. Beim Antagonismus zwischen Insulin und Glucocorticoiden verdienen die Differenzen in den Zeitabläufen der mit ihnen korrelierten Stoffwechselprozesse besondere Beachtung. Glucocorticoide gewinnen um so mehr an Bedeutung je länger die letzte Nahrungsaufnahme zurückliegt. Durch Stimulation der Gluconeogenese und Hemmung des Glukoseverbrauchs in der Peripherie sichern sie auch im Hungerzustand die kontinuierliche Versorgung des Gehirns mit Glukose als Energielieferanten.

Klinische Bedeutung von Corticosteroiden

Als um das Jahr 1950 synthetische Corticosteroide für den klinischen Gebrauch zur Verfügung gestellt werden konnten, fanden diese Stoffe schnellen Eingang in die medizinische Praxis und wurden zeitweilig fast wie „Wunderdrogen" gehandhabt. Denn in vielen Fällen ließen sich mit ihnen schwere und bis dahin kaum therapierbare Krankheiten deutlich bessern. Im Laufe der Zeit wich jedoch die anfängliche Unbefangenheit im Gebrauch dieser hochwirksamen Substanzen einer kritischen Skepsis, als man sich zunehmend über teilweise bedenkliche „Neben"-Effekte klar wurde, aber die Einsicht in den Wirkungsmechanismus der Hormone bei den medizinisch gewünschten Erfolgen nicht im gleichen Maße Schritt hielt.

Die bis heute andauernden Diskussionen über das sogenannte „Allgemeine Adaptations-Syndrom" sind lückenhaft bis in Laienkreise durchgesickert und jedermann operiert inzwischen arglos mit dem Terminus „Streß", aber fast durchweg ohne Ahnung von den vielen ungelösten Problemen, welche er impliziert.

1936 machte SELYE die Beobachtung, daß eine große Zahl von anscheinend unspezifischen, aber schädlichen Stoffen oder Experimentalbehandlungen verschiedenster Art bei Versuchstieren ein stereotypes Muster physiologischer Veränderungen herbeiführen, zu denen auch eine Hypertrophie des steroidogenen Adrenalgewebes gehört. SELYE entwickelte daraufhin die Hypothese, daß Tiere auf Schädigungen oder sogar nur auf die Wahrnehmung drohender Gefahren mit physiologischen Veränderungen in ihrem Körper reagieren, die von der Art des Reizes unabhängig sind. Die Reaktion schließt eine verstärkte Sekretion von Corticosteroiden ein, und viele Symptome der Schadwirkung werden von SELYE unmittelbar auf eine Hyperaktivität des steroidogenen Adrenalgewebes zurückgeführt. Er bezeichnete das Reaktionsmuster als „Allgemeines Adaptations-Syndrom" (SELYE 1946). Die Reize, welche das Syndrom hervorrufen können, werden allgemein als „Streß" bzw. „Stressoren" bezeichnet. Obwohl die streßbedingte Hypersekretion von Corticosteroiden krankmachend wirken kann (insbesondere dann, wenn sie über längere Zeit hinweg erfolgt), wird sie primär als Anpassungsreaktion des Körpers verstanden, damit der Organismus dem Streß widerstehen kann. Aber gerade diese These ist bis heute heiß umstritten. Dabei wird nicht so sehr die Hyperaktivität des steroidogenen Adrenalgewebes bei „Streßsituationen" in Zweifel gezogen, sondern man diskutiert die Frage, ob die verstärkte Steroidsekretion dem Organismus auch tatsächlich nützt. In dieser Notsituation werden die stofflichen Reserven des Körpers mobilisiert:

Eine der Schwierigkeiten, die klar erkannten Probleme experimentell schlüssig zu lösen, besteht in der inhaltlichen Unschärfe des „Streß"-Begriffes, da er stark anthropomorph belastet ist. Wir zögern nicht (in Analogie zur menschlichen Erfahrung), eine Ratte als „gestreßt" zu bezeichnen, wenn wir das Tier in ein steilwandiges Wasserbecken setzen, aus dem es nicht entkommen kann. Es ist dann gezwungen, ohne Unterbrechung zu schwimmen, um nicht zu ertrinken. Tatsächlich steigt unter solchen Bedingungen auch der Corticosteroidgehalt im Blut der Ratte steil an. Andererseits ist die Corticoidmenge im Blut von Lachsweibchen auf der Laichwanderung ungewöhnlich groß. Sollen wir in diesem Fall eine Streßsituation unterstellen, weil wir vermuten, die Wanderung sei eine anstrengende physische Leistung für den Fisch? Im Blute des Menschen ändert sich die Corticoisteroidmenge bei schwerem körperlichen Training selbst dann nicht meßbar, wenn es bis an die Grenze der Erschöpfung führt.

Es ließe sich leicht eine lange Puzzleliste zusammenstellen. Ein letztes Beispiel mag die ganze Vagheit des scheinbar so leicht zu handhabenden Begriffes „Streß" anschaulich illustrieren: Bei einem Motor-Rennfahrer, der im Wettkampf unter Umständen sogar sein Leben riskiert, kann eine Reaktion der Nebenniere auf die mit einiger Sicherheit zu vermutende Belastung ganz ausbleiben oder nur gering sein. Aber bei einem Schüler oder Studenten im Examen ist die am Corticoidspiegel des Blutes meßbare Reaktion auf den „Prüfungsstreß" vielfach außerordentlich heftig.

Es scheint zweckmäßig zu sein, bei weiteren Forschungen mit einem nach funktionellen Aspekten definierten Begriff zu arbeiten. Danach wäre unter „Streß" jede Art von Reiz zu verstehen, die den Hypothalamus zur vermehrten Abgabe von Corticotropin freisetzendem Hormon (CRH = CRF – s. S. 308 f.) veranlaßt und damit über eine Steigerung der

ACTH-Sekretion (s. S. 223 ff.) das steroidogene Adrenalgewebe aktiviert. Bereits im Jahre 1941 hatten Mediziner der weltberühmten Mayo-Klinik in den USA Überlegungen zu ihrer Beobachtung angestellt, daß eine Besserung der Krankheitssymptome bei Patienten mit rheumatischer Arthritis dann eintrat, wenn sie von einer Gelbsucht befallen wurden oder – bei Frauen – wenn sie schwanger waren. Die Ärzte spekulierten, daß unter jenen Bedingungen eine reichlich vorhandene körpereigene Substanz im Spiele sein müsse. Sie schlossen nicht aus, daß die „antirheumatische Substanz X" (Hench u. Mitarb. 1949) ein Nebennierenhormon sein könne. Aber erst 8 Jahre später stand Cortison für einen klinischen Test zur Verfügung. Dessen Ergebnis und seine Folgen für die Medizingeschichte werden von manchen mit dem ersten therapeutischen Einsatz des Insulins verglichen. „Das Zeitalter der antiinflammatorischen Steroide war geboren" (vgl. Fußnote S. 110), und dazu gehören die Nobelpreise an die Amerikaner Hench und Kendall und den Schweizer Reichstein im Jahre 1950.

Die entzündungshemmenden Wirkungen der Glucocorticoide sind ein wichtiges Kapitel der Endokrinologie, obwohl es bislang noch kein gültiges Konzept zur Erklärung dieser Wirkungen gibt. Dies hängt zu einem wesentlichen Teil damit zusammen, daß die Entzündungsvorgänge selbst (die auch an rheumatoiden Erkrankungen beteiligt sind) ein hochkomplexes Geschehen sind, welches man noch nicht in allen Einzelheiten zu durchschauen vermag.

Innerhalb der physiologischen Grenzen ihrer Sekretionsrate vermögen die Hormone der Nebenniere (Steroide und Catecholamine gemeinsam) die Erholung von entzündlichen Prozessen zu beschleunigen (Abb. 53).

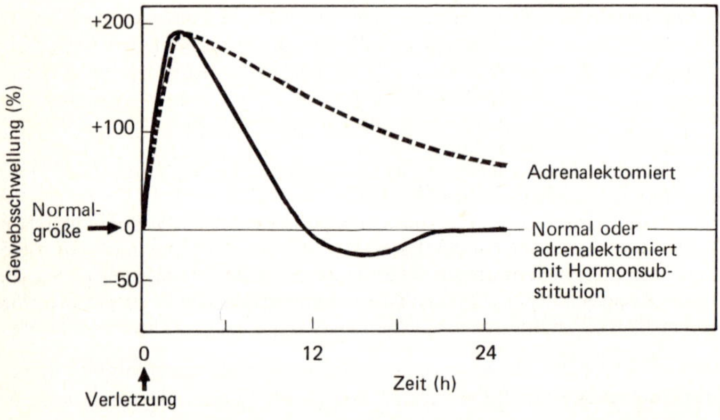

Abb. 53 Beispiel für die antiinflammatorische Wirkung von Corticosteroiden. Anschwellung und nachfolgende Erholung der Haut des Ohres bei unbetäubten Ratten, die lokal mit Xylol behandelt worden waren (nach *Sendelbeck* u. *Yates*).

Aber bei dem in dieser Abbildung skizzierten Versuch reicht keine der beiden Stoffklassen bei physiologischer Dosierung für sich allein aus, um die experimentell gesetzte Schädigung zu beheben. Um so überraschender erscheint die Beobachtung, daß die bloße Fütterung mit Kohlenhydraten genügt, um ohne jede zusätzliche hormonale Stützung die mangelhafte Reaktion bei den adrenalektomierten Tieren voll zu beheben. Glucocorticoide allein entfalten stark entzündungshemmende Effekte unter der Voraussetzung, daß sie in hyperphysiologischen Dosen geboten werden (beim erwachsenen Menschen mehr als 35 mg/Tag). Unter den natürlichen Corticosteroiden ist Cortisol die wichtigste Substanz mit anti-inflammatorischen Effekten. Es unterdrückt oder vermindert die für Entzündungen typischen Reaktionen, wie z. B. Kapillardilatation, zelluläre Exsudation, Hyperämie, etc.. Corticosteroide vermögen diese Symptome zu unterdrücken, allerdings zugleich auch Heilungsprozesse in der entzündeten Region zu verzögern. Wenn Entzündung die Folge einer Infektion ist, dann können die Hormone unter Umständen die Ausbreitung der Infektion fördern. Handelt es sich jedoch um eine nichtspezifische entzündliche Reaktion, wie bei manchen allergischen Erkrankungen, dann erweisen sich Corticosteroide als wertvolle Hilfsmittel zur Entzündungsbekämpfung und Milderung der Krankheitssymptome. Eine zusammenfassende Erklärung für die teilweise drastischen Wirkungen der Hormone steht noch aus. Ebenfalls unverstanden bleiben vorerst auch die starken Einflüsse der Glucocorticoide auf lymphoides Gewebe. Glucocorticoide rufen relativ schnell eine extreme Atrophie des Thymus hervor, und sie vermindern die Zahl von Lymphozyten im Blut. Der Thymus, wie auch die anderen lymphatischen Gewebe, zeichnet sich normalerweise durch eine besonders hohe Mitoseaktivität aus, für welche ein ungestörter Ablauf der Proteinsynthese Voraussetzung ist. Aber Glucocorticoide können ein Absinken der Protein- und DNA-Synthese herbeiführen, sobald es zur Verminderung des Glukosetransports kommt. Hierdurch wird in jedem Fall die Bildung von glukoseabhängigem ATP reduziert, und dieses Geschehen könnte ursächlich an einem Rückgang der Proteinsynthese mitbeteiligt sein. An den lymphatischen Geweben tritt Zellauflösung ein, wenn die Mitosen gehemmt werden. Wenn Glucocorticoide auf diesem Wege die Lymphozytenpopulation verringern und die Umwandlung dieser Zellen in Plasmazellen stören, welche Antikörper produzieren (s. S. 208 ff.), dann unterdrücken Glucocorticoide letzten Endes auch immunologische Reaktionen. Sie können deshalb als Immunosuppressoren eingesetzt werden, die die Abstoßung von Organ- oder Gewebstransplantaten zumindest verzögern.

Vergleichende Physiologie der Glucocorticoide

Die eminente Bedeutung der Corticosteroide für die klinische Medizin hat begreiflicherweise zu einer großen Zahl von Untersuchungen an Säugern

geführt. Im Vergleich hierzu nehmen sich unsere Erkenntnisse an Vertretern anderer Wirbeltierklassen nur bescheiden aus. Dieser Mangel hängt nicht zuletzt damit zusammen, daß die sichere Identifizierung von hormonal wirksamen Corticosteroiden im Blut der Tiere erst bei relativ wenigen Nichtsäugern gelungen ist. Die bei Forschungen über Steroidhormone viel benutzte Technik, die hormonproduzierenden Gewebe in vitro mit radioaktiv markierten Vorstufen zu inkubieren und aus den Metaboliten, die hierbei gebildet werden, Rückschlüsse auf sekretorische Aktivität in vivo zu ziehen, steckt voller Fallen für physiologische Interpretationen. Bislang wurde bei Vögeln nur Corticosteron als Glucocorticoid im Sinne der früher gegebenen Definition (s. S. 107 f.) in Plasma nachgewiesen. Ein 17α-Hydroxylase-System scheint den Tieren zu fehlen, so daß z. B. kein Cortisol gebildet werden kann, obwohl dieses Steroid im Experiment auch bei Vögeln Wirkungen zeigt, die denen von Glucocorticoiden bei Säugern entsprechen (Abb. 54). Ob es gerechtfertigt ist, im physiologischen Sinne bei Nichtsäugern strikt zwischen Gluco- und Mineralocorticoiden zu unterscheiden, erscheint fraglich.
Versuche an hypophysektomierten Tieren, an denen eine Substitutionstherapie mit ACTH vorgenommen wurde, sowie Experimente mit Corticosteroiden selbst zeigen, daß Glucocorticoide den Kohlenhydrat-, Fett- und Eiweißstoffwechsel bei Vögeln beeinflussen. Bei hypophysektomierten Tieren, denen ACTH geboten wurde, steigt im Vergleich zu den Kontrollen ohne Hormontherapie der Glykogengehalt in der Leber bzw. der Glukosespiegel im Blut wieder bis zu den Normalwerten an oder über-

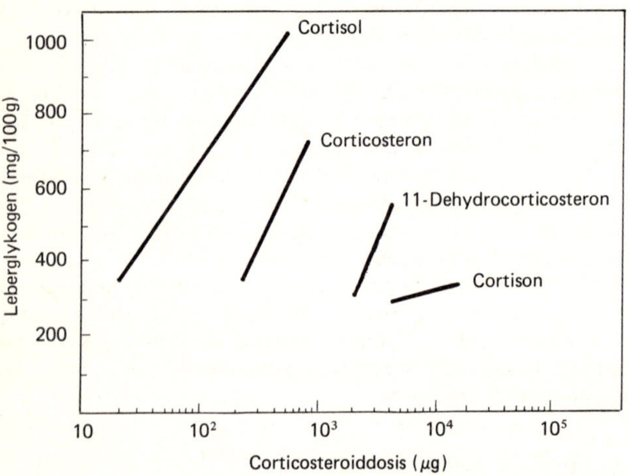

Abb. 54 Veränderungen der Leberglykogen-Konzentration beim Huhn nach Verabreichung von Corticosteroiden (nach *Greenman* u. *Zarrow*).

schreitet sie sogar, während das Gesamtkörpergewicht deutlich abnimmt. Man schließt daher auf eine verstärkte Glukoneogenese, die bei hohem Corticoidspiegel auch in einer insgesamt negativen Stickstoffbilanz zum Ausdruck kommt. Nur auf die Leber scheinen Corticosteroide einen deutlich anabolen Effekt auszuüben. Bei wachsenden Hühnern fördert Corticosteron die Lipogenese und die hyperglykämischen Wirkungen der Steroide (die auch indirekt durch adrenale Stimulation vermittels ACTH ausgelöst werden können) erweisen sich bei chronischer Behandlung an Hühnern sogar gegenüber Insulin als refraktär.
Auch bei den Poikilothermen stützen sich unsere Kenntnisse über den Einfluß von Corticosteroiden auf den Stoffwechsel überwiegend auf zwei Haupttypen von Experimenten:

1. Operative Entfernung der Nebennieren bzw. des steroidogenen Adrenalgewebes, Beobachtung der Ausfallserscheinungen und der Wirkung von Substitutionstherapien und
2. Injektion reiner Steroide oder von ACTH in intakte Tiere.

Die Versuchsergebnisse stimmen im großen und ganzen mit dem für Säuger erarbeiteten Konzept überein, d. h. Corticosteroide vom Cortisol-Typ fördern die Gluconeogenese, und dieser Vorgang ist die Grundlage für die Einflüsse jener Steroide auf den Intermediärstoffwechsel. Es spricht viel dafür, daß bei allen Wirbeltieren Corticosteroide vor allem bei Nahrungsmangel benötigt werden oder wenn aus biologischen Gründen die Freßaktivität eingeschränkt ist. Die katabolen Effekte spielen sich hauptsächlich an der Skelettmuskulatur ab. Die dabei freiwerdenden Aminosäuren können zum Aufbau neuer Gewebe an anderen Körperstellen verwendet werden (z. B. in der Gonade von Fischen auf Laichwanderungen, für die Metamorphoseprozesse bei Kaulquappen) oder sie dienen der Erhaltung von Geweben bzw. der Energieproduktion.
Wenn Wirbeltiermuskulatur im normalen physiologischen Geschehen oder unter dem Einfluß geringerer Dosen von exogen zugeführten Corticosteroiden „aufgebraucht“ wird, dann kommt es zu einem Abbau des Gewebes, ohne daß sich seine Gesamtzusammensetzung verändert. Dies bedeutet notwendigerweise, daß nicht nur Proteine verlorengehen, sondern alle Zellbestandteile in ihren normalen Proportionen schwinden. Es werden also ganze Zellen zerstört. Ähnlich wie in vergleichbaren Versuchen an Ratten, so sinkt z. B. beim Goldfisch nach einer 8tägigen Hungerperiode das Körpergewicht um ca. 15% auf Kosten der Parietalmuskulatur. Die Zusammensetzung des verbleibenden Muskelgewebes ändert sich nicht. Cortisolbehandlung während 4 Tagen führt zum selben Ergebnis.
Der Effekt von Corticosteroiden auf Lymphgewebe ist dem in Skelettmuskeln vergleichbar. Aber neben den Arbeiten an Säugern liegen nähere Daten hierüber bei Nichtsäugern nur für Vögel vor.
Schließlich bleibt als Zielorgan für Glucocorticoide (Hormone vom Cortisol-Typ) noch die Leber zu nennen. Bei Vögeln und Amphibien führt

Cortisol-Behandlung zu einer Gewichtszunahme, die anfänglich auf eine Zellhypertrophie zurückgeht und sich später auch in einer Zunahme der Zellenzahl manifestiert. Eine Sonderstellung scheinen die Knochenfische einzunehmen, da bei ihnen Corticosteroidbehandlung nicht nur keine Zunahme, sondern bei manchen Arten eher eine Verringerung der Gewebsmasse der Leber herbeiführt. Die Bedeutung der unterschiedlichen Reaktion der Leber auf Cortisolgaben ist unbekannt.
Bei Cyclostomen wurden Cortisol, Cortison und Corticosteron mit einiger Sicherheit im Blut der Tiere nachgewiesen, wenn auch in sehr geringen Mengen. Die genaue Herkunft der Hormone bei diesen Tieren ist noch unklar. Die Daten über zirkulierende Corticosteroide bei Selachiern sind noch mit vielen Unsicherheitsfaktoren belastet. Bisherige Untersuchungen sprechen für Corticosteron als (physiologisch wirksames?) Glucocorticoid. Bei Knochenfischen wurde Cortisol als das am weitesten verbreitete Glucocorticoid gefunden. Aber auch Corticosteron und Cortison kommen vor. Bei einigen Amphibien und einer Reihe von Reptilienarten konnte man Corticosteron als wichtigstes „Glucocorticoid" bestimmen (SANDOR u. Mitarb. 1976).

Circadiane Rhythmen in der Sekretion von Glucocorticoiden

Die Sekretion der Corticosteroide unterliegt bei den Amnioten einer deutlichen circadianen Rhythmik. Abb. 55 veranschaulicht die tagesperiodische Schwankung im Cortisolgehalt des Blutes beim Menschen. (Neben diesem Zyklus gibt es allerdings auch mehrere kurzfristige Fluktuationen

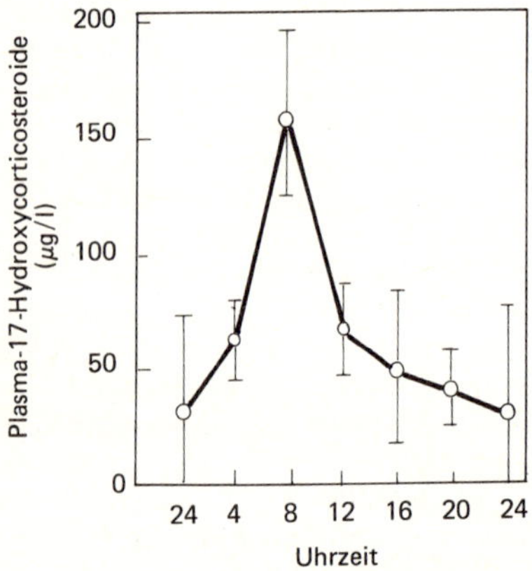

Abb. 55 Tagesperiodische Veränderungen des 17-Hydroxycorticosteroid-Spiegels im Blut des Menschen (nach *Nichols* u. *Tyler*).

im Cortisolspiegel des Plasmas.) Bei der Einstellung des Rhythmus spielt ein negativer Rückkoppelungsmechanismus eine maßgebliche Rolle, d. h. wenn die Cortisolkonzentration im Blut unter die vom Hypothalamus kontrollierte Basismenge abfällt, dann wird aus dem Hypothalamus CRF abgegeben (s. S. 115) und dieser stimuliert ACTH-Sekretion in der Hypophyse. Das ACTH seinerseits veranlaßt das steroidogene Adrenalgewebe zu vermehrter Cortisolproduktion. Über das Kreislaufsystem koppelt Cortisol zum Hypothalamus zurück und dämpft bzw. unterdrückt das Aktivierungssystem. Neben dieser langen Rückkoppelungsschleife ist außerdem vermutlich auch ein kurzer Rückkoppelungsweg im Spiel, bei dem das glandotrope Hormon (in diesem Falle also ACTH) über den Hypothalamus die Regulation seiner eigenen Sekretion beeinflußt (s. S. 221 ff.). Dieser bei endokrinologischen Prozessen weitverbreitete Kontrollmechanismus für die Sekretionsrate einzelner Hormone reicht allerdings nicht voll aus, um das Zusammenspiel der „Hypophysen-Adrenal-Achse" zu erklären, weil ein so einfacher Regelkreis zwangsweise die Annahme voraussetzt, daß das Hypothalamus-Hypophysensystem eine inhärente Tendenz besitzt, jederzeit maximal aktiv zu sein. Aber zahlreiche klinische Daten beweisen hinlänglich, daß gerade dies nicht der Fall ist. Wir können jedoch an dieser Stelle auf eine Diskussion weiterer Details verzichten, zumal sie zum Teil vorerst nur hypothetischen Charakter haben.

Beim Menschen ist die circadiane Variation des Corticosteroidspiegels eng mit dem tagesperiodischen Aktivitätsmuster verknüpft. Bei gesunden Menschen, die einem konstanten Lichtrhythmus unterworfen sind, kehrt sich die Tagesperiodik der Corticosteroid-Konzentration im Blute um, wenn die üblichen Zeiten für Schlaf und Tagesaktivität miteinander vertauscht werden (Nachtarbeiter!). Die höchsten Cortisolwerte mißt man gewöhnlich kurz vor dem Aufwachen. Für eine Rhythmus-Umkehr reicht eine akute (einmalige) Änderung im Verlauf der Tagesaktivität nicht aus. Bei Langstreckenreisen in andere Zeitzonen benötigen Menschen mindestens eine Woche, um eine der neuen Ortszeit angepaßte Phasenbeziehung zwischen Schlaf und Tagesaktivität und der circadianen Periodik im Glucocorticoidspiegel herzustellen. In der Zwischenzeit fühlt sich der Reisende vielfach allgemein unwohl, schläfrig und unaufmerksam. Ob für diese „Verhaltensstörungen" der nicht einregulierte Corticoidspiegel verantwortlich gemacht werden muß, ist noch nicht endgültig zu entscheiden. Bei nachtaktiven Säugern ist der circadiane Corticosteroidrhythmus im Vergleich zu tagaktiven Tieren umgekehrt. Neben dem Phasenwechsel zwischen Aktivität und Ruhe (Schlaf) fungiert auch das Licht als Regulator für die Rhythmik. Unter klinischen Aspekten ist von hohem Interesse, daß bei der Corticosteroidtherapie Hormon, das um Mitternacht verabfolgt wird, wesentlich wirksamer ist als wenn man es um die Mittagszeit bietet.

Bei Vögeln, unter denen es viele Arten gibt, deren Lebensprozesse (z. B.

Fortpflanzung, Wanderungen) in sehr starkem Maße von Veränderungen der Photoperiode determiniert werden, beeinflußt der Wechsel zwischen Hell und Dunkel auch die circadiane Rhythmik der Nebennierenaktivität in erheblicher Weise (Jørgensen 1976). Bei Wachteln, die bei einer Photoperiode gehalten wurden, welche in Südfrankreich natürlicherweise im Juni herrscht, erreicht Corticosteron ein Maximum von ca. 5 μg/100 ml gegen Ende der Dunkelphase (5 Uhr morgens), und ein Minimum mit nur 25% vom Maximalwert ist gegen 21 Uhr zu beobachten. Der Corticosterongehalt in der Nebenniere fluktuiert synchron. In diesem Falle ist der Oscillationsverlauf dem der tagaktiven Säuger recht ähnlich. Bei dem Sperlingsvogel *Zonotrichia albicollis* ändert sich die Gestalt der circadianen Kurve saisonabhängig. Während des größten Teils des Jahres sind die Schwankungen nur gering. Im Winter jedoch sind die tagesperiodischen Schwankungen auffälliger. Der Plasma-Corticosteronspiegel schwankt im Februar zwischen 2,9 μg/100 ml bei Sonnenaufgang und 7 μg/100 ml bei Sonnenuntergang. Derzeit ist es noch verfrüht, für diese und andere Arten eine überzeugende physiologische Interpretation zu bieten. Denn die Artunterschiede sind (trotz der geringen Zahl bisher untersuchter Species) beträchtlich, und die unterschiedlichen Versuchsbedingungen erschweren einen Vergleich. Nach Beobachtungen an Wüsteneidechsen (*Dipsosaurus dorsalis*) gibt es gleichfalls einen circadianen Rhythmus der Corticosteron-Konzentration im Plasma, der möglicherweise mit dem Aktivitätsrhythmus der Tiere zu korrelieren ist (Maximum gegen 16 Uhr) (Callard u. Mitarb. 1973).

Über eventuelle circadiane Rhythmen des steroidogenen Adrenalgewebes bei Amphibien und Fischen liegen bislang keine zuverlässigen Angaben vor.

Mineralocorticoide

Die besondere Rolle des steroidogenen Adrenalgewebes bei der Regulation des Elektrolyt- und Wasserhaushalts hat die Phantasie der Wissenschaftler möglicherweise stärker beschäftigt als das Eingreifen der Corticosteroide in den Intermediärstoffwechsel. Ob die eine oder andere Funktion lebenswichtiger ist, darüber ließe sich streiten. „Zucker versus Salz" – auf diese etwas überspitzte Alternative hat ein an anderer Stelle schon zitierter Autor (s. Fußnote S. 110) das Problem zugeschnitten. Die Strukturaufklärung des schwer faßbaren Aldosterons im Jahre 1954 als dem wirksamsten Mineralocorticoid und seine Totalsynthese zwei Jahre später lieferten der Forschung neue Stimuli. Das Vorkommen dieses Hormons (neben 11-Desoxycorticosteron = DOC) wurde inzwischen für alle Wirbeltierklassen nachgewiesen.

Aldosteron, von dem der gesunde Mensch unter Normalbedingungen ca. 100 μg/Tag produziert, wirkt hauptsächlich auf die Elektrolytexkretion durch die Nieren, aber es beeinflußt auch die Elektrolytabgabe über die

Schweißdrüsen und den Verdauungskanal. Das Hormon übt keinen direkten Einfluß auf die Passage von Wasser und Elektrolyten zwischen den extracellulären und intracellulären Kompartimenten aus. Zwar haben auch die Glucocorticoide eine gewisse Mineralocorticoidwirkung, aber diese erstreckt sich vor allem auf die Wasserexkretion.

Die physiologische Wirkung des Aldosterons besteht in einer Förderung der Natriumreabsorption durch die Epithelien. Folglich vermindert das Hormon den Verlust von Natrium und seinen Begleitionen (Cl^-, HCO_3^-). Da diese den Hauptteil der Osmolalität der extracellulären Flüssigkeit ausmachen, spielt das Aldosteron eine Schlüsselrolle zur Aufrechterhaltung des extracellulären Flüssigkeitsvolumens im Organismus – unabhängig von etwaigen ernährungsbedingten Salzbelastungen. Das Leben adrenalektomierter Tiere, die einen ständigen Verlust an Natrium-, Chlor- und Bicarbonationen erleiden, kann durch bloße Verabreichung von Salzlösung in großen Mengen verlängert werden.

In der Niere der Säuger wirkt Aldosteron auf die Epithelien der Nierentubuli. Das Hormon fördert die Ausscheidung von Kalium mit dem Urin (Kaliurie). Die Stimulation der Kaliumexkretion hängt stark von der Natriummenge ab, welche mit der Nahrung aufgenommen wird. Die Exkretion spielt sich zum größten Teil im weit distal gelegenen Tubulusteil des Nephrons ab. Zumindest in quantitativer Hinsicht besteht eine enge Wechselbeziehung zwischen Na-Reabsorption und Kaliumexkretion. Im distalen Tubulusteil vollziehen sich nebeneinander eine aktive K^+-Reabsorption und eine passive K^+-Sekretion. Zum Teil verhält sich das Kalium, als ob es im Austausch gegen reabsorbierte Natriumionen in den Tubulus abgegeben würde. Als treibende Kraft für die Kaliumabgabe wird ein elektrochemischer Gradient angesehen, bei dem sich das Tubuluslumen gegenüber der peritubulären Flüssigkeit elektronegativ verhält. Die tubuläre Natriumreabsorption bestimmt die Größe des Gradienten. Das Lumen wird später negativ, wenn Natrium (unter Aldosteron-Einfluß) reabsorbiert wird. Dadurch steigt die „Anziehungskraft" für das positiv geladene Kalium und es wird vermehrt in die Tubulusflüssigkeit ausgeschieden. Aus solchen Beobachtungen darf man jedoch nicht auf eine strenge Kopplung zwischen Na-Reabsorption und K-Sekretion in einem einzigen Mechanismus schließen. So werden z. B. bei adrenalektomierten Hunden nur geringe Aldosteronmengen benötigt, um das Natriumgleichgewicht wiederherzustellen, ohne daß aber hierdurch die Kaliumexkretion verändert wird. Oder: Actinomycin D, ein Hemmstoff für die Proteinsynthese, blockiert zwar die Wirkung von Aldosteron auf die Ausscheidung von Natrium mit dem Harn, nicht jedoch den Hormoneffekt auf die Kaliumsekretion (Edelman u. Fimognari 1968).

Der Mechanismus, wie das Aldosteron seinen physiologischen Haupteffekt – Stimulation des Natriumtransports – erzeugt, wurde überwiegend aus Experimenten an der Harnblase von Kröten erschlossen. Denn während die Harnblase von Säugern lediglich zur Urinspeicherung dient und somit von Zeit zu Zeit gänzlich entleert werden kann, wird bei Amphibien – je nach physiologischem Bedarf – Salz oder Wasser (bzw. beides) aus dem Harn ins Blut rückresorbiert. Aldosteron, das auch bei Amphibien ein normales Sekretionsprodukt ihres steroidogenen Adrenalgewebes ist, übt bei diesen Tieren zumindest in vitro starke regulatorische Einflüsse auf den Salztransport aus. Wenn man Blasengewebe von Kröten als Membran ausspannt, durch welche Salzlösungen voneinander getrennt gehalten werden, dann entstehen elektrische Potentialdifferenzen zwischen Mucosa (Innenfläche) und Serosa (Außenfläche). Die Potentialdifferenzen können durch einen von außen angelegten Strom (Kurzschlußstrom) auf Null reduziert werden, wobei ausschließlich die vom Strom der Natriumionen getragene Ladung darüber entscheidet, wie stark der äußere Kurzschlußstrom sein muß, um die spontane Potentialdifferenz auf Null zu senken. Bei Aldosteronwirkung muß der Kurzschlußstrom erhöht werden (Abb. 56). Eine Latenzperiode von 60–90 Minuten Dauer (sie ist unabhängig von der Hormondosis) ist Indiz dafür, daß die Aldosteronwirkung in der Regel von einer de novo-Proteinsynthese abhängig ist. Dieses Phänomen ist uns auch von anderen Steroidhormonen bekannt. Die Art des synthetisierten Proteins und seine spezifische Rolle beim aktiven Natriumtransport ist noch umstritten.

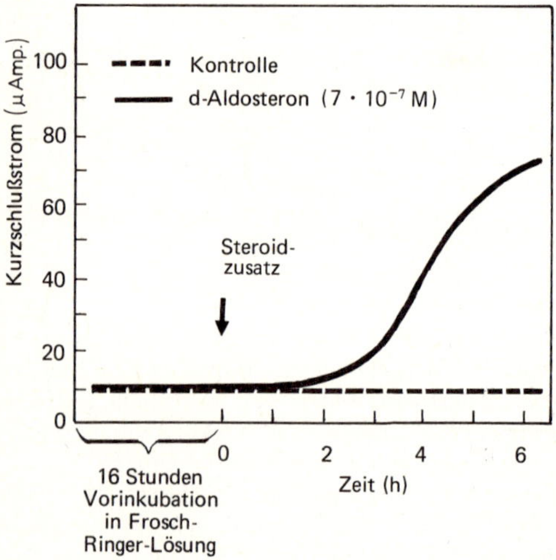

Abb. 56 Die Wirkung von Aldosteron auf den aktiven Natriumtransport in der Harnblase der Kröte. Erläuterungen im Text (nach *Mountcastle*).

Vergleichende Physiologie der Mineralocorticoidwirkung

Bei den meisten Vogelarten besteht ein prinzipielles Hindernis für experimentelle Untersuchungen über die Exkretion von Elektrolyten, da es schwierig ist, Urin vom Inhalt der Kloake zu trennen. Selbst bei hungernden Tieren ist das Exkretionsprodukt meist halbfest und Messungen des Urinflusses sind schwer durchführbar. Eine Ausnahme machen die Enten. Sie produzieren eine vergleichsweise große Menge flüssigen Urins und sind deshalb ein bevorzugtes Studienobjekt. Trotzdem ist die Zahl von Arbeiten über die Wirkung von Corticosteroiden auf die Nierenfunktion auch bei ihnen noch gering.

Ähnlich wie bei Säugern führt auch bei Enten Adrenalektomie zu einer negativen Na^+-Bilanz (vermehrte urinäre Na^+-Sekretion) und zu einer deutlichen Reduktion des Urinflusses. Verabreichung von Cortisol und Corticosteron in kurzen Intervallen (die Hormone werden bei Vögeln schnell abgebaut!) bewirken einen Anstieg der K^+-Exkretion und eine Abnahme der Na^+-Exkretion. Aldosteron hingegen bewirkt auffälligerweise auch eine drastische Verminderung der K^+-Exkretion, so daß unter seinem Einfluß ein Verhältniswert (Na^+/K^+) für die Konzentration beider Ionen im Urin erreicht wird, der um ca. 15–30% über der Norm liegt, während bei Behandlung mit Cortisol und Corticosteron dieser Quotient im Vergleich zu den Kontrollen um mehr als die Hälfte bis auf ein Drittel abfällt.

Wir sind weit davon entfernt, die renalen Wirkungen der Corticosteroide bei Vögeln jetzt schon beurteilen zu können, zumal die Tiere innerhalb gewisser Grenzen fähig sind, verstärkt Salz auch über die Nieren abzugeben, wenn sie es in größeren Mengen mit der Nahrung aufnehmen.

Die Pekingente verträgt ohne Schwierigkeiten über viele Monate hinweg eine Diät, bei der das Trinkwasser als Salzlösung geboten wird, die 60%igem Meerwasser äquivalent ist. Da trotz der Salzbelastung die Elektrolythomoiostase offensichtlich aufrechterhalten werden kann, aber im genannten Experiment nur etwa 70% des aufgenommenen K^+ und lediglich 10% des Na^+ über die Kloake ausgeschieden wurden, muß es einen extrarenalen Exkretionsweg geben.

Bei zahlreichen Vögeln fungieren die 1958 in der Arbeitsgruppe von Schmidt-Nielsen entdeckten paarigen Nasaldrüsen als extrarenale Exkretionsorgane (Fänge u. Mitarb. 1958). Sie liegen oberhalb der Augen auf dem Schädeldach in einer flachen Knochenmulde und stehen über einen Gang mit der Nasalhöhle in Verbindung. Bei terrestrischen und Süßwasser-Arten sind diese Organe in der Regel nur klein und nicht funktionell. Aber bei Bewohnern der Küstengebiete und bei marinen Species sind sie stets wohlentwickelt, wobei der Grad ihrer Ausbildung in deutlicher Beziehung zur osmotischen Belastung steht, welche die Art extrarenal bewältigen muß.

Die Nasaldrüsen fungieren als eines der wirksamsten Ionen-Transport-

Systeme, das wir kennen. Im Unterschied zur Niere, welche kontinuierlich Urin produziert, sind die Drüsen jedoch normalerweise inaktiv und reagieren nur auf entsprechende osmotische Belastungen, wenn das Trinkwasser oder die Nahrung mehr oder weniger stark salzhaltig sind. Die sezernierte Flüssigkeit ist einfach zusammengesetzt und enthält überwiegend Natrium und Chlor in ziemlich konstanter Konzentration. Auch in dieser Hinsicht unterscheiden sich die Nasaldrüsen somit drastisch von den Nieren, bei denen sowohl die Konzentration als auch die relativen Anteile der von ihr ausgeschiedenen Stoffe über einen sehr weiten Bereich streuen. Obwohl die Salzkonzentration in der Nasaldrüsen-Flüssigkeit durchweg hoch ist, gibt es charakteristische Artunterschiede in Beziehung zur Ökologie der Vögel und ihren Freßgewohnheiten. Die außergewöhnliche Leistungsfähigkeit der Salzdrüsen sei an einem einzigen Experimentalbeispiel verdeutlicht. Eine Möwe, der über einen Magenschlauch nahezu ein Zehntel ihres Körpergewichts in Form von Seewasser (134 ml) zugeführt wurde (umgerechnet für den Menschen entspricht dies einer Menge von ca. 7 Litern), schied den gesamten Salzballast binnen 3 Stunden wieder aus. Dabei entfielen 75 ml Flüssigkeit mit insgesamt 4,4 mmol Na auf kloakale Sekretion und nur 56 ml jedoch mit insgesamt 43,7 mmol Natrium auf die Abgabe durch die Nasaldrüsen. Bezieht man den Sekretionsfluß der Salzdrüsen auf das Körpergewicht, so

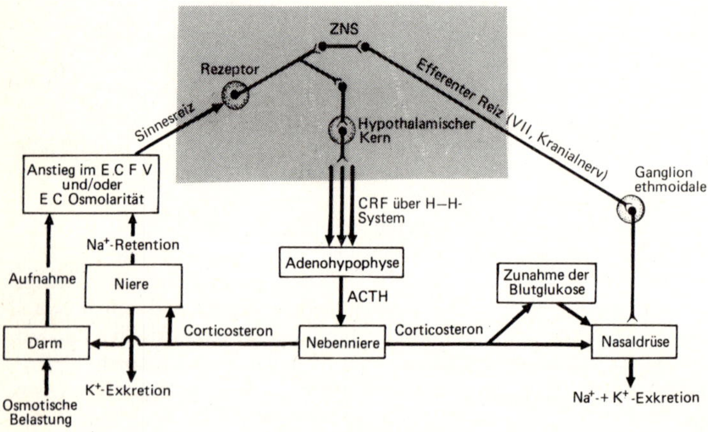

Abb. 57 Schematische Darstellung der Regelmechanismen bei der Nasaldrüsensekretion der Ente (nach *Holmes*). EC = extracellulär FV = Flüssigkeitsvolumen

ist deren Leistung doppelt so hoch wie die Urinproduktion bei einem Menschen mit maximaler Wasserdiurese. Wählt man das Organgewicht als Bezugsgröße, dann kann 1 g Salzdrüsengewebe 0,6 ml Flüssigkeit/min ausscheiden, während die menschliche Niere bei maximaler Wasserdiurese nur etwa 1/20 dieser Menge produziert.

Zwar sind Daten über die physiologische Leistung der Nasaldrüsen bei Vögeln inzwischen schon recht zahlreich, aber systematische Untersuchungen über die normale Kontrolle dieser Organe sind eher spärlich zu nennen.

Aufgrund von Untersuchungen an der Pekingente (*Anas platyrhynchos*) hat HOLMES (1972) ein vorerst hypothetisches Schema entworfen, wie die Tätigkeit der Nasaldrüsen bei Vögeln zu interpretieren ist (Abb. 57). Danach wird postuliert, daß bei erhöhter Aufnahme von osmotisch aktivem Material aus dem Darm in den Extracellularraum ein sensorischer Reiz auf das ZNS ausgeübt wird, welcher auf zwei Wegen die Sekretion der Nasaldrüsen in Gang setzt. Zum einen wird über den Facialiszweig des VII. Hirnnerven (Parasympathicus-System!) ein nervöser Reiz auf die Drüse ausgeübt. Man vermutet, daß er vasomotorischer Natur ist und eine Verstärkung des Blutflusses bewirkt. Zum anderen gelangen die efferenten Impulse zu den neurosekretorischen Neuronen, die in der Eminentia mediana enden und durch Sekretion von CRF (s. S. 308 f.) die ACTH-Abgabe anregen. Diese bewirkt eine Steigerung des Corticosteronspiegels im peripheren Blut. Corticosteron fördert die Na^+-Sekretion über die Nasaldrüsen in starkem Maße. Gleichzeitig steigert es die renale Ausscheidung von K^+.

Der Mechanismus der hormonalen Beeinflussung der Nasaldrüsenaktivität ist noch nicht voll geklärt. Da ACTH-Behandlung bei mit Salz belasteten Enten mit einer gesteigerten Blutglukose-Konzentration einhergeht und eine verstärkte extrarenale Exkretionsrate bei intakten Vögeln durch intravenöse Glukoseinjektion ausgelöst werden kann, ist nicht auszuschließen, daß Corticosteron durch Förderung der Glukoneogenese Stoffwechselmaterial für den Na^+-Transport-Mechanismus in der Nasaldrüse bereitstellt. Neben dieser indirekten Wirkung ist aber vermutlich auch ein direkter Effekt der Corticosteroide auf die normale exkretorische Funktion des Nasaldrüsengewebes von Bedeutung.

Über eine spezifische physiologische Rolle des Aldosterons bei Vögeln ist noch nichts Näheres bekannt.

Bei Reptilien wirken ebensowohl Corticosteron als auch Aldosteron auf das Ionengleichgewicht und den Wasserhaushalt. Aldosteron vermindert Natriumabgabe über die Niere und über die Salzdrüsen, Corticosteron hingegen stimuliert in beiden Organen die Natriumexkretion und ändert die Wasserverteilung zwischen Intra- und Extracellularraum. Während die beiden Hormone auf den Kohlenhydratstoffwechsel ähnliche Wirkungen ausüben, sind die Effekte auf den Elektrolytmetabolismus einander entgegengesetzt (CALLARD u. Mitarb. 1973).

Als Salzdrüsen fungieren bei Schildkröten die Supraorbitaldrüsen (Hardersche Drüsen), die als Tränendrüsen ihr stark salzhaltiges Sekret in den hinteren Winkel der Augenhöhle abgeben. (Die Tränen des Menschen sind isoosmotisch mit dem Blutplasma und spielen folglich keine Rolle für die Salzexkretion.) Bei den Seeschlangen öffnen sich Salzdrüsen in die Mundhöhle, bei Eidechsen finden wir – ähnlich wie bei den Vögeln – Nasaldrüsen. Bei den Krokodilen, die keine echten marinen Vertreter haben, scheinen Salzdrüsen zu fehlen, und in den anderen Unterklassen besitzen nicht alle terrestrischen Arten solche Organe, oder deren Wirkungsgrad ist nur gering.

Allen Salzdrüsen ist gemeinsam, daß die von ihnen produzierte Flüssigkeit wesentlich höhere Elektrolytkonzentrationen enthält als Blutplasma, und die Elektrolytmengen übertreffen bei marinen Arten sogar den Salzgehalt des Meerwassers. Die höchsten uns bekannten Werte wurden bei der Meerechse der Galapagosinseln (*Amblyrhynchus cristatus*) mit 969 mmol/l für Na^+ angegeben. Während bei marinen Arten der Natrium-Anteil die Kaliummengen weit übertrifft (bis zu einem Verhältnis von mehr als 20:1), sezernieren terrestrische Lacertilier in Abhängigkeit vom Ionengehalt in der Nahrung gewöhnlich eine relativ kaliumreiche Flüssigkeit. Die Stimuli, welche die Salzdrüsensekretion in Gang setzen, dürften denen, die wir bei Vögeln kennengelernt haben, ähnlich sein. Zwar sind die Experimentaluntersuchungen über die Effekte der Corticosteroide auf Niere und Salzdrüsen bei Reptilien noch verstreut (vgl. BENTLEY 1971), aber schon jetzt sind weitgehende Analogien zwischen Vögeln und Reptilien deutlich.

Bei den Amphibien, deren steroidogenes Adrenalgewebe hauptsächlich Corticosteron und Aldosteron (in einigen Fällen auch Cortisol) sezerniert, fördern beide Hormone in vivo und in vitro den Natriumtransport über die Haut und die Harnblase. Wenn hierbei auch das Aldosteron stärker wirksam zu sein scheint, so dürften beide Hormone an der Regulation des Elektrolyt- und Wasserhaushalts bei den Anuren beteiligt sein. Über die Physiologie der Urodelen ist auf diesem Gebiete erst recht wenig bekannt. Die Osmoregulation bei den Amphibien ist im Vergleich zu anderen Tetrapoden dadurch komplizierter, daß sich bei ihnen die Haut maßgeblich am Salztransport in beiden Richtungen beteiligt.

Die Salzpassage kann passiv durch Diffusion erfolgen oder als aktiver Strofftransport unter Beteiligung von Stoffwechselprozessen. Auch die Harnblase ist in osmoregulatorische Prozesse einbezogen, und in beiden Organen verstärkt Aldosteron den Na^+-Transport. Hingegen scheint es nach den bisherigen Feststellungen fraglich, ob bei diesen Tieren auch die Niere an der Natriumkonservierung beteiligt ist. Möglicherweise besteht bei den Amphibien noch kein physiologischer Bedarf für einen solchen Mechanismus, da die Funktionen der extrarenalen Regulationsorte ausreichen.

Adrenalektomie wurde wegen technischer Schwierigkeiten erst an weni-

gen Arten erfolgreich durchgeführt. Bei *Rana temporaria* überstehen Wintertiere einen solchen Eingriff während längerer Zeit, aber im Sommer sterben die Frösche binnen 2 Tagen. Sie zeigen die für Säuger typische Reaktion: starker Verlust von Natrium und Anhäufung von Kalium. Setzt man die Frösche jedoch in eine isoosmotische Salzlösung, dann vermögen sie zu überleben. Der Tod scheint somit direkte Folge einer gestörten Elektrolytbalance zu sein.
Die Folgen einer Hypophysektomie sind weniger dramatisch. Zwar wird (wegen Ausfalls von ACTH) die Haut zunehmend für Natriumchlorid durchlässig, so daß dieses Salz allmählich verlorengeht, aber der Mechanismus für aktive Natriumaufnahme scheint durch die Operation kaum in Mitleidenschaft gezogen zu werden. Dies ist vielleicht darauf zurückzuführen, daß nach Hypophysektomie der Aldosteronspiegel im Blut praktisch unverändert bleibt.
Der Einfluß der Corticosteroide auf die Osmoregulation vollzieht sich wahrscheinlich auf dreierlei Weise:

1. Sie greifen in die normalen Stoffwechselprozesse ein (Glucocorticoidwirkung) und tragen so dazu bei, daß die Haut für den passiven Stofftransport intakt bleibt.
2. Die Hormone bewirken die Bereitstellung von Stoffwechselsubstraten für den aktiven Ionentransport (Glucocorticoidwirkung).
3. Ein Mineralocorticoideffekt (des Aldosterons?) kontrolliert die Aktivität der (extrarenalen) Ionenpumpen.

Corticoidsteroide und Elektrolythaushalt bei Fischen

Die Fische, in erster Linie die Knochenfische, sind bevorzugte Forschungsobjekte für die Physiologie der Osmoregulation. Dies erklärt sich leicht aus der Biologie der Tiere, da es unter ihnen sowohl steno- als auch euryhaline Species gibt und eine Reihe von (wirtschaftlich wichtigen) Arten, die zwischen Süß- und Meerwasser wandern.
Die osmotische Konzentration des inneren Milieus beträgt bei allen Teleostiern etwa $^1/_4$–$^1/_3$ des Wertes von Seewasser. Im Durchschnitt liegen die Werte bei Meeresbewohnern im Vergleich zu ihren Verwandten in Süßgewässern zwar etwas höher, aber die marinen Arten sind gegenüber dem äußeren Medium stets hypoosmotisch. Ihnen droht deshalb ein ständiger Verlust an Wasser über die Körperoberfläche, insbesondere durch die Kiemen. Zum Ausgleich trinken sie Seewasser und sind dadurch gezwungen, gleichzeitig auch erhebliche Salzmengen aufzunehmen, die über den Darm resorbiert werden. Der Salzüberschuß muß in höheren Konzentrationen als sie im Seewasser vorgegeben sind, wieder eliminiert werden. Die Niere allein kann diese Aufgabe nicht erfüllen, da sie keinen Urin produziert, der stärker konzentriert ist als das Blut. Daher muß zusätzlich eine extrarenale Exkretion stattfinden. Sie erfolgt über spezialisierte Zellen in den Kiemen, die gegen ein Konzentrationsgefälle mit Hilfe aktiver

Transportmechanismen Na^+ und Cl^- abgeben. Ihre Ausscheidung über den Urin ist von untergeordneter Bedeutung. Mit ihm verlassen vor allem divalente Ionen (Mg^{++}, SO_4^{--}) den Körper. Trotz des Seewassertrinkens gelangt nur ein Teil des gesamten Natriums in den Fischkörper. Der Rest dringt durch die bei Meeresfischen für Ionen relativ gut permeable Oberfläche ein, wahrscheinlich überwiegend im Kiemenbereich.
Süßwasserteleostier sind gegenüber dem äußeren Milieu hyperosmotisch. Sie müssen sich gegen osmotischen Wassereinstrom schützen, der über das Kiemenepithel stattfindet. Die Haut ist bei diesem Vorgang nur von geringerer Bedeutung. Der Wasserüberschuß wird mit dem stark verdünnten Urin eliminiert. Das große Urinvolumen (bis zu $^1/_3$ des Körpergewichts/Tag) bedingt einen Salzverlust, der zu ersetzen ist. Obendrein sind die Kiemen für Ionen permeabel, so daß auch hierfür eine Kompensation eintreten muß. Ein Teil dieser Materialien gelangt mit der Nahrung

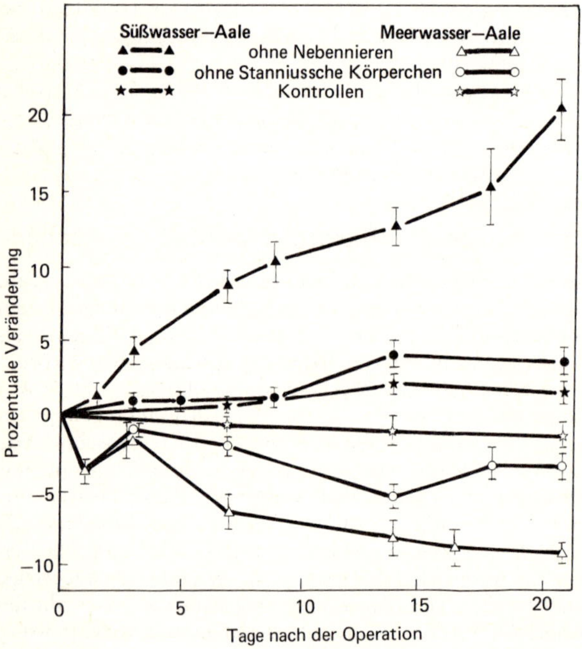

Abb. 58 Veränderungen im Körpergewicht bei Süßwasser- oder Seewasseraalen nach Entfernung des Adrenalgewebes oder der Stanniusschen Körperchen (aus: I. *Chester Jones, D. K. O. Chan, I. W. Henderson, J. N. Ball*: The adrenocortical steroids, adrenocorticotropin and the corpuscles of stannius. In: Fish Physiology, Bd. II, hrsg. von W. S. Hoar, D. J. Randall. Academic Press, New York 1969).

in den Körper, aber die Hauptmenge an Salzen wird aktiv von den Kiemen aus der Umgebung aufgenommen.

Die wichtigsten Aufschlüsse über die Beteiligung von Corticosteroiden an der Osmoregulation bei Knochenfischen wurden am Aal gewonnen, als es gelang, bestimmte Blutgefäße mit dem ansitzenden steroidogenen Adrenalgewebe zu entfernen und durch Plastikschlauch zu ersetzen. Ein starker Rückgang im Cortisolgehalt des Blutes zeigt den Operationserfolg. Bei an Süßwasser adaptierten Aalen bewirkt der Eingriff einen Abfall des Natrium- und Calciumgehalts im Serum. Waren die Tiere an Meerwasser angepaßt, so führte die gleiche Operation zu einer Minderung des Natrium-Ausstroms über die Kiemen. Bei Süßwasseraalen folgt der „Adrenalektomie" eine progressive Zunahme des Körpergewichts durch intracelluläre Wasserspeicherung. Beim Seewasseraal nimmt das Körpergewicht ab (Verlust an intracellulärem Wasser in der Muskulatur) (Abb. 58) und die Konzentrationen von Natrium, Calcium und Magnesium im Serum steigen an. In den Muskelzellen erhöht sich der Gehalt an Natrium und Kalium.

Bei den Süßwasseraalen beeinträchtigt die Entfernung des steroidogenen Adrenalgewebes die Nieren- und Kiemenfunktionen. Natriumaufnahme über die Kiemen wird gehemmt.

5–6 Tage nach der Operation werden nur noch ca. 70% der normalen Urinmenge erzeugt. Die Konzentrationen von Na, Ca und Mg im Urin erhöhen sich. Beim Seewasseraal vermindert sich die Exkretionsrate von Natrium über die Kiemen.

Die genannten Operationsfolgen lassen sich durch Injektion von Cortisol beheben. Corticosteroide wirken aber offenbar nur auf die aktiven Transportmechanismen in den Kiemen (Na-Ausstrom (Efflux) bei Meerwasseraalen, Na-Einstrom (Influx) bei an Süßwasser adaptierten Tieren) und nicht auf die passiven Komponenten der Natriumbewegungen. Wenn man Seewasseraale in Süßwasser setzt, dann reduziert sich sofort der Na-Ausstrom, gleichgültig ob die Tiere zuvor operiert oder mit Cortisol behandelt waren.

Obwohl sich unsere Erkenntnisse über Mineralocorticoidwirkungen bei Knochenfischen in erster Linie auf Experimente an Aalen stützen (*Anguilla anguilla* und *A. rostrata* aus Nordamerika und *A. japonica*), scheint erwiesen zu sein, daß Cortisol bei Teleostiern erheblichen Einfluß auf den Natriumtransport ausübt. Im Unterschied zu den Tetrapoden, bei denen dieses Hormon vor allem in den Intermediärstoffwechsel eingreift, scheint es bei ihnen beide Corticoidfunktionen zu erfüllen. Als weitere Besonderheit der Knochenfische kommt hinzu, daß bei ihnen die Kiemen als Erfolgsorgan fungieren. Vorerst unklar bleibt die eventuelle Rolle des Aldosterons, zumal sein natürliches Vorkommen erst bei wenigen Arten sicher nachgewiesen werden konnte und auch Biosyntheseversuche in vitro häufig keine positiven Ergebnisse brachten. In physiologischen Experimenten vermag Aldosteron das Cortisol nicht zu ersetzen.

Die Elasmobranchier sind nahezu ausnahmslos marine Formen. Obwohl auch bei diesen die Salze in den Körperflüssigkeiten (wie bei den meisten Wirbeltieren) nur etwa ein Drittel der im Meerwasser enthaltenen Konzentration ausmachen, ist die Gesamtosmolarität des Plasmas meist ein wenig größer als die von Meerwasser, da das Blut große Mengen von Harnstoff und Trimethylaminoxid enthält. Bei dem permanent im Süßwasser (Amazonas) lebenden Stachelrochen *Potamotrygon* findet man allerdings eine vollständige osmotische Adaptation an dieses Milieu mit Harnstoffmengen, die niedriger liegen als bei den meisten Säugern und Salzkonzentrationen, die denen von Teleostiern aus dem Süßwasser vergleichbar sind.

Obwohl sich die marinen Arten gegenüber dem Seewasser in einem isoosmotischen Zustand befinden, muß es auch bei diesen Tieren eine Ionenregulation geben, da z. B. die Natriumkonzentration bei etwa der Hälfte der im Meer vorhandenen Menge gehalten wird. Überschüssiges Natrium wird wahrscheinlich über die Niere und eine besondere Rektaldrüse eliminiert, deren Sekret NaCl in solchen Mengen enthalten kann, die die Konzentration dieses Salzes im Meer übersteigen.

Obwohl die osmoregulatorischen Fähigkeiten der Elasmobranchier von größtem physiologischen Interesse sind, ist über einen eventuellen Einfluß der Corticosteroide auf diese Prozesse so gut wie nichts bekannt. Nicht einmal ernstzunehmende Spekulationen liegen vor. Dies hängt u. a. damit zusammen, daß die Tiere bisher nicht über längere Zeit unter Laborbedingungen zu halten sind. Man kann daher im Augenblick lediglich registrieren, daß bei Elasmobranchiern das ausschließlich für sie typische 1α-Hydroxycorticosteron mengenmäßig den größten Teil der im Blut zirkulierenden Corticosteroide (insbesondere Corticosteron) ausmacht (IDLER u. TRUSCOTT 1966). Aldosteron wurde bei ihnen nicht gefunden. Die Funktionen des 1α-Hydroxycorticosterons, in dem man ein Mineralocorticoid vermutet, sind unbekannt. Im in vitro-Test an der Krötenblase (s. S. 124) erreicht die Substanz etwa 80% der Wirksamkeit von Aldosteron, im Leberglykogentest an der Ratte (s. S. 113) erweist sich das Hormon (?) als wirkungslos.

Stanniussche Körperchen

Außer den Corticosteroiden beteiligen sich das Prolactin (s. S. 250 ff.) sowie vermutlich auch Neurosekrete (s. S. 286) an osmoregulatorischen Prozessen bei Fischen.

Speziell bei den Knochenfischen bringt man allerdings noch die schon an anderer Stelle erwähnten (s. S. 37) Stanniusschen Körperchen mit osmoregulatorischen Steuerungsvorgängen in Zusammenhang. Obwohl ihre endokrinen Funktionen noch nicht sicher erwiesen sind und sich allmählich abzuzeichnen scheint, daß die Stanniusschen Körperchen mehr

mit der Calcium-Homoiostase als mit Einflüssen auf die Verteilung der monovalenten Ionen zu tun haben (PANG u. Mitarb. 1975), seien sie an dieser Stelle kurz besprochen.
Obwohl Ultrastrukturuntersuchungen ergaben, daß den Zellen der Stanniusschen Körperchen die für steroidogene Zellen typischen Merkmale (s. S. 10) fehlen, hat man sie immer wieder mit der Produktion von Corticosteroiden in Zusammenhang gebracht (vgl. IDLER u. TRUSCOTT 1972). Aber ein positiver Nachweis, daß diese Organe Corticosteroide in physiologisch wirksamen Mengen produzieren, fehlt. Bestenfalls könnten die Stanniusschen Körperchen in der Lage sein, spezifische Hormone, die an anderen Stellen des Körpers gebildet wurden, zu transformieren.
Versuche, welche klären sollten, ob und in welchem Umfang sich die Stanniusschen Körperchen an der Osmoregulation beteiligen, beziehen sich nur auf wenige Arten. Die Resultate sind teils widersprüchlich und nur bedingt untereinander vergleichbar. Vom europäischen Aal wird berichtet, daß eine Woche nach Entfernung der Stanniusschen Körperchen ein dreifacher Anstieg der 17-Hydroxycorticosteroide im peripheren Blut eintreten soll und bei Inkubationsversuchen in vitro mit steroidogenem Adrenalgewebe stanniektomierter Tiere die Produktion von Corticosteroiden erhöht ist. Aber in den darauffolgenden Wochen lag die Corticoidsynthese sowohl in vivo als auch in vitro niedriger als bei den Kontrollen. Während der Gehalt an Natriumchlorid im Blute abnahm, stieg umgekehrt der Calciumspiegel deutlich an und erreichte 4 Wochen nach dem Eingriff sein Maximum. Möglicherweise hemmt die erhöhte Calciumkonzentration sowohl ACTH-Wirkungen als auch die Corticosteroidogenese. In diesem Falle wären die Effekte der Stanniusschen Körperchen auf Corticoidmetabolismus und Osmoregulation nur indirekt. Sie würden auf das Fehlen des mutmaßlich hypocalcämisch wirksamen Inkrets aus den Stanniusschen Körperchen zurückzuführen sein (s. S. 73 f.).

Das Renin-Angiotensin-System

Renin-Angiotensin-System bei Säugetieren

In der Kontrolle der Corticosteroidsekretion besteht eine gewisse Dichotomie. ACTH fördert generell Biosynthese und Abgabe der Hormone aus dem steroidogenen Adrenalgewebe. Aber im Falle des Aldosterons kommt ein weiteres Kontrollsystem hinzu, welches spezifisch auf dieses Hormon wirkt. Seine Erhellung hat eine relativ lange Vorgeschichte, die kurz vor der Jahrhundertwende begann, als berichtet wurde, daß Rohextrakte aus der Niere von Kaninchen bei Injektion in narkotisierte Kaninchen Gefäßkonstriktion und einen Anstieg des Blutdrucks hervorrufen. Die mutmaßlich aktive Substanz erhielt damals den Namen Renin. Aber erst vier Jahrzehnte später wurde klar, daß es sich beim Renin um ein Enzym handelt. Es ist ein Glykoprotein, das als hochspezifische Carboxylprotease fungiert. Nur wenige Jahre darauf brachte man erstmals den sogenannten juxtaglomerulären Apparat mit seiner Bildung in Verbindung. Man versteht hierunter ein bei den verschiedenen Wirbeltieren unterschiedlich kompliziertes System spezialisierter Zellen im Bereiche jener Gefäßteile, die zu den Nephronen in Beziehung treten. Inzwischen ist sicher erwiesen, daß bei nahezu allen Wirbeltieren (Ausnahmen: Cyclostomen und Elasmobranchier) Renin in den sogenannten juxtaglomerulären Zellen gebildet wird. Allen Wirbeltieren mit juxtaglomerulären Zellen ist gemeinsam, daß diese in der Regel in den Wänden der afferenten Arteriolen liegen. Mit Hilfe einer besonderen Färbemethode (Bowie-Technik) sind in ihnen Granula nachweisbar, deren Menge mit der Reninproduktion in Zusammenhang steht. Wenn man Renin mit Blutplasma inkubiert, dann entsteht eine Substanz mit stark vasokonstriktorischen Wirkungen. Sie wurde früher als Hypertensin (oder auch Angiotonin) bezeichnet. Inzwischen hat sich der Terminus Angiotensin fest eingebürgert. Das aus der Leber stammende Material, auf welches das Renin im Plasma einwirkt, wird als Reninsubstrat (= Angiotensinogen) bezeichnet. Es handelt sich dabei um ein Glykoprotein der α_2-Globulin-Fraktion. Die unter dem Einfluß von Renin entstehende Substanz ist das sogenannte Proangiotensin (früher Angiotensin I genannt), ein Decapeptid, das jedoch physiologisch inaktiv ist. Erst ein weiteres im Plasma, aber vor allem in der Lunge und wohl auch im juxtaglomerulären Apparat selbst, vorhandenes Enzym („konvertierendes Enzym") wandelt das Proangiotensin nahezu quantitativ in das physiologisch hochwirksame Octapeptid Angiotensin (früher Angiotensin II) um, dessen Struktur schon seit mehr als 20 Jahren bekannt ist (Asp-Arg-Val-Tyr-Ile-His-Pro-Phe). Die besondere Rolle des Renin-Angiotensin-Systems für die Aldosteronsekretion wurde 1960 klar, als zwei Arbeitsgruppen unabhängig voneinander entdeckten, daß die Nieren einen Stoff abgeben, der die Aldosteronproduktion stimuliert und daß der gleiche Effekt auch durch intravenöse Injektion von Angiotensin erzielbar ist (vgl. Davis 1975). Das Octapeptid wirkt direkt auf das steroidogene Adrenalgewebe. Angiotensin bedingt zwar auch einen Anstieg der Corticosteron- und Cortisol-Produktion, aber er ist für diese Hormone physiologisch ohne Bedeutung, während bei gleich niedriger Dosierung die Aldosteronsekretion beträchtlich zunimmt. Umgekehrt reichen geringe ACTH-Mengen für eine kräftige Steigerung der Ausschüttung von 17-Hydroxycorticoiden aus, wohingegen das gleiche glandotrope Hormon erst in unphysiologisch hohen Mengen auch die Aldosteronabgabe drastisch vermehrt.

Die Natur der Stimuli, welche die juxtaglomerulären Zellen zur Abgabe von Renin veranlassen und über Angiotensinogen – Proangiotensin die Bildung von Angiotensin in Gang setzen und damit die Aldosteronsekretion fördern, ist noch umstritten. Sicher spielt dabei das ZNS über das Sympathikussystem eine wichtige Rolle (vgl. Reid u. Mitarb. 1978). Es steht jedoch außer Zweifel, daß die Aldosteronabgabe über einen negativen Rückkopplungsmechanismus gesteuert wird. Aldosteron wirkt auf die Nierenkanälchen und fördert Natriumtransport sowie Salz- und Wasserretention durch die Nieren. Diese Vorgänge gehen mit einer Zunahme des extracellulären Flüssigkeitsvolumens, der renalen Durchblutung und einer arteriellen Blutdrucksteigerung einher. Alle diese Faktoren bedingen einzeln oder gemeinsam eine Drosselung der Reninabgabe und schließen so eine negative Rückkoppelungsschleife (Ab. 59). Aus der Kürze der vasopressorischen Reaktion auf Angiotensin von nur wenigen Minuten Dauer wird geschlossen, daß das Peptid in den Geweben (Nieren und Leber) und im Plasma durch unspezifische Peptidasen schnell abgebaut wird. Die kurze Lebensdauer des Angiotensins macht das Renin-Angiotensin-System zu einem hochfrequenten Regulationsmechanismus. Da das Aldosteron keine direkte Wirkung auf die Reninabgabe ausübt, ist dieses Kontrollsystem nicht mit der einfachen negativen Rückkopplung zwischen peripherem Glucocorticoidspiegel und der Sekretion von hypophysärem ACTH vergleichbar.

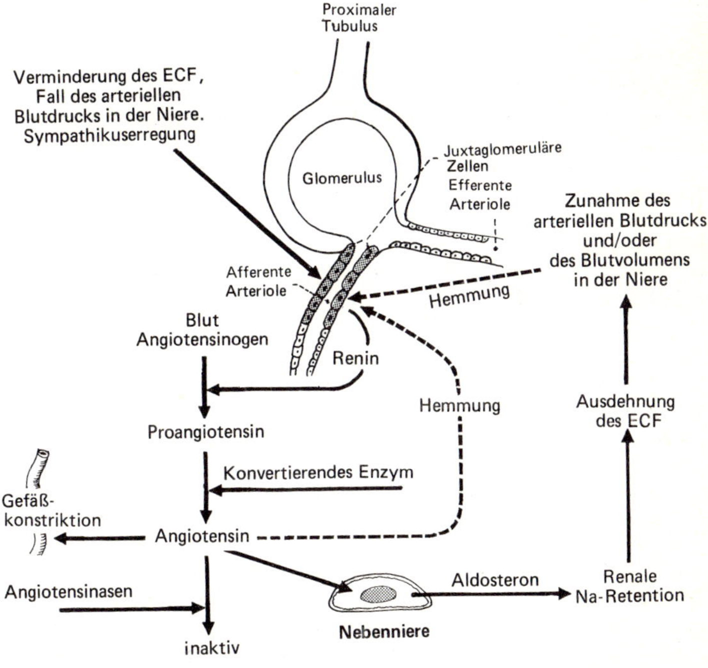

Abb. 59 Funktionsbeziehungen im Renin-Angiotensin-System (nach *Mulrow* u. *Goffinet*).

Außer der unmittelbaren Wirkung des Renin-Angiotensin-Systems gibt es noch andere Faktoren, welche die Aldosteronproduktion – direkt oder indirekt – stimulieren. Eine bloße Erhöhung der Kaliumkonzentration um nur 5 mmol/l reicht z. B. bei Schafen aus, um die Aldosteronsekretion kräftig anzuheben. Das Aldosteron seinerseits steigert dann, wie früher erwähnt, die Kaliumexkretion, senkt somit den Kaliumgehalt im Plasma und mindert dadurch den Effekt auf die Aldosteronausschüttung. Beim K^+-Aldosteron-System handelt es sich um einen einfachen negativen Rückkoppelungsmechanismus.
Angesichts der spezifischen Bedeutung des Aldosterons für den Natriumtransport (Natriumretention!) überrascht es nicht, daß eine verminderte Natriumzufuhr mit der Nahrung bei einer Reihe von Arten (Mensch, Schaf, Hund, Ratte, Ochsenfrosch) die Aldosteronabgabe verstärkt. Obwohl die Details in der Wirkungskette noch nicht voll geklärt sind und auch Artunterschiede beobachtet werden, schreibt man dem Renin-Angiotensin-System die maßgebliche Mittlerrolle bei der Wechselbeziehung zwischen vermindertem Natriumangebot (bzw. Natriumverlust) und Aldosteronproduktion zu.

Es scheint ein theoretischer Widerspruch zwischen der Beobachtung zu bestehen, daß beim Menschen eine Diät mit niedrigem Natriumgehalt das Renin-Angiotensin-System aktiviert (wobei das Angiotensin, die stärkste der vasopressorisch wirksamen Substanzen, gebildet wird), andererseits jedoch solchen Personen, die an Bluthochdruck leiden, eine kochsalzarme Kost zu empfehlen ist. Hier ist nicht der Ort, das klinisch außerordentlich schwierige und komplexe Phänomen der Hypertonie zu erötern. Im Zusammenhang mit den oben erwähnten Befunden sei aber wenigstens darauf hingewiesen, daß die Erfahrung lehrt, daß bei dem auf niedrige Natriumzufuhr eingestellten Organismus die Blutdruckreaktion auf Angiotensin abnimmt und daß bei relativer Natriumverarmung über die hierdurch bedingte Verminderung des extracellulären Flüssigkeitsvolumens vasodilatatorische Wirkungen die Oberhand gewinnen und die entgegengesetzten Effekte des Angiotensins überspielen.

Die Frage, inwieweit sich das ACTH an der Kontrolle der Aldosteronsekretion beteiligt, ist für die klinische Praxis von größerem Interesse als für die allgemeine und vergleichende Endokrinologie. Zwar gibt es klare Hinweise auf artspezifische Unterschiede in der Bedeutung dieses glandotropen Hormons für die Aldosteronproduktion, aber im intakten Organismus spielt es im Vergleich zum Renin-Angiotensin-System nur eine untergeordnete oder stützende Rolle zur Aufrechterhaltung des Gleichgewichtszustandes. Der fehlende oder kaum merkliche Einfluß einer Hypophysektomie auf die das Aldosteron produzierende Zona glomerulosa der Säuger demonstriert eine weitgehende Unabhängigkeit dieser Adrenalkomponente vom adrenocorticotropen Hormon.
Ob das Angiotensin als Hormon im strengen Wortsinn bezeichnet werden kann, mag fraglich erscheinen, da es für diese Substanz keine spezifische celluläre Bildungsstätte gibt. Aber wegen seiner besonderen Rolle im

hormonalen Regulationssystem gehört es zweifellos in die Domäne der Endokrinologie.

„Renin-Angiotensin"-System bei Nichtsäugern

Die vorausgegangene Schilderung der Wirkungen des Renin-Angiotensin-Systems bezieht sich auf Säugetiere, und als Experimentalobjekt diente vor allem der Hund, da die Resultate an dieser Art besser mit den Befunden am Menschen übereinstimmen als bei Laboratoriumsratten oder auch bei Schafen. Trotz offenkundiger Artunterschiede hinsichtlich der Rolle dieses eigentümlichen Steuerungssystems für die Aldosteronsekretion bei Säugern scheint es sich um einen phylogenetisch alten Kontrollapparat zu handeln, da es Hinweise für seine Existenz bei Vertretern aller Wirbeltierklassen gibt.

An der Vogelniere wurde mehrfach ein juxtaglomerulärer Apparat beschrieben, der in seiner mikroskopischen Anatomie dem bei Säugern ähnelt. Bei Hühnern, Tauben und Enten ließ sich aus der Niere auch eine pressorisch wirksame Substanz isolieren, deren mögliche Effekte auf die Steroidogenese in der Nebenniere allerdings erst noch nachgewiesen werden müssen. Unter vergleichenden Aspekten ist es jedoch bemerkenswert, daß bei Hühnern, die natriumarm gefüttert wurden und durch Verabreichung bestimmter Pharmaka zu vermehrter Natriumabgabe gebracht wurden, die periphere Zone des steroidogenen Adrenalgewebes sich vergrößerte und sowohl die Granulation in den juxtaglomerulären Zellen als auch „Renin"-Material aus den Nieren (mit blutdrucksteigernden Wirkungen im Test an dieser Art) zunahmen (Abb. 60). Die Inkubation von Nierenextrakten von Hühnern mit Hühnerplasma bzw. mit Nierenextrakten von Tauben und Enten mit Plasma von nephrektomierten Ratten lieferten eine „angiotensinähnliche" pressorisch wirksame Substanz in Experimenten an Ratten. Umgekehrt bewirkte die Verabreichung von 5-Valin Angiotensin (= Proangiotensin, wie es beim Rind vorkommt; es enthält als 5. Aminosäure Valin anstelle von Isoleucin) bei Tauben eine ähnliche Blutdrucksteigerung wie im eben erwähnten biologischen Test an Ratten.

Trotz einiger Unstimmigkeiten zwischen den Befunden verschiedener Autoren scheint das Vorkommen eines „Renin-Angiotensin"-Systems bei Vögeln erwiesen zu sein, aber es spricht manches dafür, daß in dieser Tierklasse hypophysäres ACTH direkt oder indirekt bei der Renin-Abgabe eine Rolle spielt (Holmes u. Phillips 1976).

An Schildkröten wurde beobachtet, daß Infusion von Nierenextrakten dieser Tiere sowohl blutdrucksteigernde Wirkungen hatte als auch die Sekretion von Corticosteron anregte. Die Eigenschaften der aktiven Substanz sind dem Säuger-Renin ähnlich. Und nach Inkubation von Nierenextrakten mit Plasma bildete sich ein Stoff, dessen chemisches und biologisches Verhalten dem Angiotensin ähnelt.

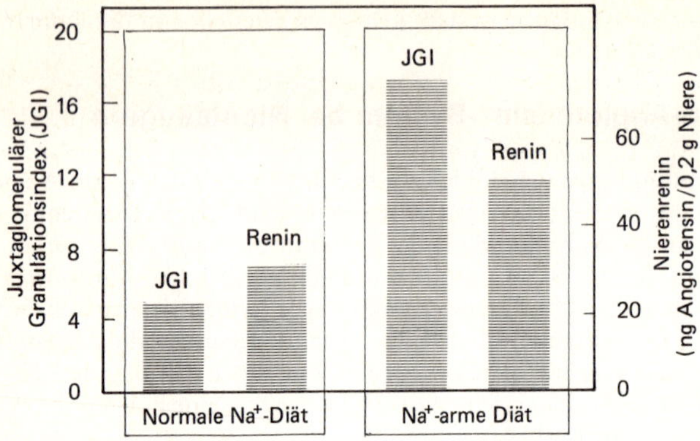

Abb. 60 Histologisch feststellbare Veränderungen des Granulationsgrads der juxtaglomerulären Zellen (ausgedrückt als „juxtaglomerulärer Granulationsindex [JGI]) und renale Reninkonzentration bei Hühnern in Abhängigkeit vom Natriumgehalt der Nahrung (nach *Taylor* u. Mitarb.).

Bei hypophysektomierten Ochsenfröschen erhöhen arteigene Reninpräparate die Aldosteronproduktion beträchtlich. Aber ein dialysierbarer Wirkstoff mit pressorischen Eigenschaften ließ sich nur dann nachweisen, wenn Frosch-Renin mit Frosch-Plasma inkubiert wurde. Beim Hund oder bei der Ratte vermag Amphibien-Renin keinen pressorischen Effekt auszulösen.

Auch bei Knochenfischen sind die Komponenten eines „Renin-Angiotensin"-Systems vorhanden, wenngleich noch manche Widersprüchlichkeiten in den Ergebnissen verschiedener Autoren einer Klärung bedürfen und vor allem über die eventuelle physiologische Bedeutung eines solchen Systems in dieser Tiergruppe noch nichts bekannt ist. Es kann jedoch als gesichert gelten, daß die Niere Renin enthält und daß es in juxtaglomerulären Zellen Granula gibt, die denen bei höheren Wirbeltieren vergleichbar sind. (Bei Cyclostomen und Elasmobranchiern ließen sich juxtaglomeruläre Zellen – zumindest bisher – nicht nachweisen.) In den Stanniusschen Körperchen des Aals wurde „Renin" gefunden, das in seinen physikochemischen Eigenschaften Übereinstimmungen mit Säuger-Renin zeigt. In einem vergleichenden Test der blutdruckerhöhenden Wirkungen (pressorische Aktivität) stellte sich aber heraus, daß – auf das Gewicht bezogen – die Reninaktivität der Stanniusschen Körperchen geringer ist als die von Nierenextrakten. Unter phylogenetischen Aspekten ist es bemerkenswert, daß nach intravenöser Infusion eines Inkubationsprodukts aus Karpfenniere und Karpfenplasma bei Ochsenfröschen sowohl die Aldosteron- als auch Corticosteron-Sekretion ansteigt.

Bei Nichtsäugern ist die Struktur des „Angiotensins" bislang nicht be-

kannt. Sowohl mit strukturellen als auch mit pharmakologischen Unterschieden ist zu rechnen.
Teleostier-Renin vermag mit Angiotensinogen aller Tetrapoden-Klassen – außer Säugern! – „Angiotensin" zu bilden, während Säuger-Renin nur mit Säuger-Angiotensinogen reagiert. Ähnlich spezifisch verhalten sich Renin und Angiotensinogen von Vögeln. Reptilien und Amphibien nehmen mit einer weniger stark ausgeprägten Spezifität eine Mittelstellung ein (Nolly u. Fasciola 1973).

Catecholaminogenes Adrenalgewebe

Bildung und Vorkommen von Adrenalin und Noradrenalin

Die Hormone der aminogenen Adrenalkomponente, die uns bei den Säugern als Medulla bekannt ist, sind das Adrenalin (engl. auch „epinephrine“) bzw. Noradrenalin („norepinephrine“). Ihre Biosynthese erfolgt auf dem in Abb. 61 gezeigten Wege. Das hierfür benötigte Tyrosin stammt aus der Nahrung oder wird durch enzymatische Hydroxylierung von Phenylalanin in der Leber gebildet. Es wird also nicht in der Nebenniere erzeugt. Die Syntheserate wird durch die Hydroxylierung von Tyrosin zu DOPA bestimmt. Die Aktivität der Tyrosinhydroxylase wird durch die Catecholamine gehemmt, so daß eine negative Rückkopplung vom Endprodukt her stattfindet. Die Überführung von Noradrenalin zu Adrenalin wird durch Phenyläthanolamin-N-methyl-Transferase (PNMT) vermittelt – ein Enzym, das fast ausschließlich im catecholaminogenen Adrenalgewebe der Säuger vorkommt. Seine Aktivität wird durch hohe Glukocorticoidkonzentrationen gefördert, so daß bei Säugern auf diesem Wege eine indirekte Kontrolle der Adrenalin-Sekretion durch die Adenohypophyse (ACTH!) erfolgt, zumal ein lokales Pfortadersystem die Medulla

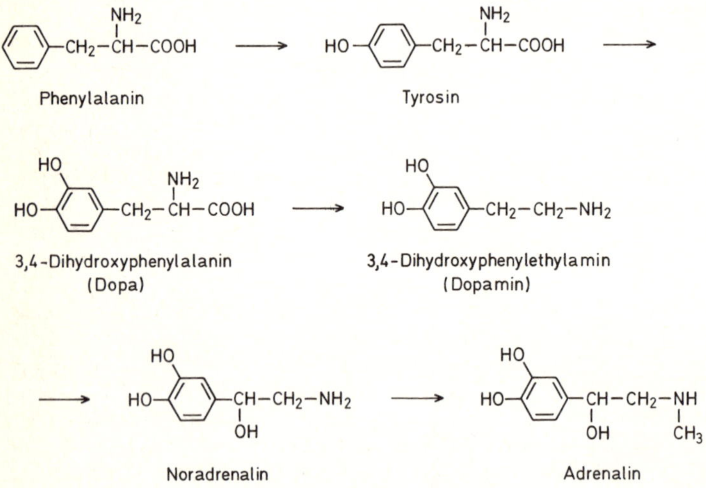

Abb. 61 Biosynthese von Noradrenalin und Adrenalin.

mit Steroiden aus dem Cortex versorgt. PNMT-Aktivität wurde auch bei Amphibien festgestellt. Aber das Enzym ist bei ihnen offensichtlich verschieden, da es nicht durch Corticosteroide beeinflußt werden kann.

Die Bezeichnung *Catechol* amine wurde aus dem Angelsächsischen übernommen. Denn „catechol" ist der englische Name für Brenzkatechin. Adrenalin und Noradrenalin lassen sich chemisch als Amine dieses Dihydroxybenzols verstehen.

Der Abbau des Adrenalins und Noradrenalins geschieht vorwiegend in der Leber. Das Mengenverhältnis beider Hormone zeigt artabhängige Unterschiede und kann sich auch mit dem Lebensalter ändern. Noradrenalin ist bei Säugern das vorherrschende Catecholamin in den Adrenalzellen fetaler und junger Tiere wegen eines relativen Mangels an methylierendem Enzym. Beim erwachsenen Menschen besteht der Catecholamingehalt der Nebenniere zu 80% aus Adrenalin und die Medulla ist unter normalen Umständen die einzige Quelle für dieses Hormon. Bei der Taube, bei Fröschen und Kröten macht das Noradrenalin ca. 55% der in der Nebenniere enthaltenen Catecholamine aus; beim Wal sind es 83%, beim Schaf 33%, beim Kaninchen und Meerschweinchen jeweils nur 2%. Es läßt sich also keine stammesgeschichtliche Regelhaftigkeit in den Proportionen der beiden Catecholamine des chromaffinen Adrenalgewebes erkennen.

Physiologische Wirkungen des Adrenalins und Noradrenalins

Die beiden Catecholamine Adrenalin und Noradrenalin sind hochwirksame Stoffe, die schon in sehr geringen Konzentrationen ein breites Spektrum von ganz verschiedenartigen Wirkungen u. a. auf den Blutkreislauf und die Herztätigkeit, den Intermediärstoffwechsel und bei manchen Arten auch auf die Pigmentierung zeigen (Axelsson 1971). Trotz einer kaum noch überschaubaren Fülle von Einzeluntersuchungen ist es jedoch außerordentlich schwierig, wenn nicht sogar fast unmöglich, spezifische Hormonwirkungen klar zu umschreiben, so daß sich durchaus darüber streiten läßt, ob ein bestimmter Effekt als pharmakologisch oder „normal physiologisch" einzuordnen ist. Z. B. hat bei Säugern mit ihrer strikten topographischen Trennung zwischen Cortex und Medulla der Nebenniere eine saubere operative Entfernung der Medulla allein so gut wie keine negativen Auswirkungen auf den Gesundheitszustand der Tiere. Nur im Kohlenhydrathaushalt machen sich leichtere Wirkungen bemerkbar, indem z. B. nach einer durch Insulin induzierten Hypoglykämie die operierten Tiere sich langsamer erholen als normale Individuen. Bezüglich des Noradrenalins ist außerdem zu beachten, daß dieser Stoff nicht nur vom chromaffinen Gewebe der Nebenniere, sondern auch von den zahlreichen, überall im Körper verteilten sympathischen Nervenendigungen in den Blutkreislauf abgegeben werden kann.

Der Sympathikus bildet gemeinsam mit dem Parasympathikus die motorische (efferente) Komponente des vegetativen Nervensystems, das wegen seiner nicht willkürlich beeinflußbaren Reflexe auch als autonomes Nervensystem bezeichnet wird. Alle wichtigen Organe werden von beiden Systemen – als Antagonisten – nervös versorgt. Es ist charakteristisch für sie, daß ihre motorischen Impulse das Effektororgan vom Gehirn oder Rückenmark aus über zwei aufeinander folgende Nervenzellen erreichen. Die Schaltstelle zwischen beiden Neuronen liegt im Falle des Sympathikus in paarigen (Sympathikus-)Ganglien auf beiden Seiten des Rükkenmarks oder in unpaaren Subvertebralganglien. Beim Parasympathikus, dessen Fasern im Bereich der Leibeshöhle vorwiegend dem Nervus vagus entstammen, geschieht die Überleitung vom ersten Neuron (präganglionäres Neuron) auf das zweite (postganglionäres Neuron) in unmittelbarer Nähe des Erfolgsorgans. Experimentell kann man zeigen, daß Erregung sympathischer Nerven eine allgemeine Aktivitätserhöhung des Organismus bewirkt, die Zirkulation beschleunigt und die Verdauungsprozesse verlangsamt. Reizung des Parasympathikus hingegen setzt die Aktivität herab und regt die Verdauung an.

Die Zellen des catecholaminogenen Adrenalgewebes aller Wirbeltiere sind als modifizierte postganglionäre (adrenerge!) Neurone des Sympathikus anzusehen. Damit wird zugleich verständlich, daß die Medulla von cholinergen präganglionären Fasern innerviert wird, die ohne Unterbrechung vom Rückenmark bis zum aminogenen Adrenalgewebe ziehen. Die sympathische Transmittersubstanz Acetylcholin verändert die Permeabilität der Membran der chromaffinen Zellen. Ca^{++}-Ionen strömen ins Zellinnere und führen zu einer Abgabe der Catecholamine aus den chromaffinen Granula an die Zelloberfläche. Die zentrale Rolle des Ca^{++} als Koppelglied zwischen Reiz und Catecholaminsekretion läßt sich unter Experimentalbedingungen, bei denen Calcium allein sekretionsauslösend wirkt, eindrucksvoll demonstrieren (Abb. 62). Im Kreislauf ist die Halbwertszeit der Hormone außerordentlich kurz. Sie dürfte kaum das Zwei- oder Dreifache der Zirkulationszeit übersteigen.
Seit der Isolierung von Adrenalin im Jahre 1901 hat man viele Ähnlichkeiten zwischen den Wirkungen von exogen verabreichtem Adrenalin und solchen Effekten gefunden, die nach Stimulation sympathischer Nerven auftreten. Einige Unterschiede als Folge beider Behandlungen ließen sich erklären, als man Noradrenalin als den maßgeblichen Transmitterstoff der adrenergen Nervenendigungen identifizierte und zunehmend klar wurde, daß Adrenalin und Noradrenalin sich in vielen biologischen Wirkungen zwar ähnlich sind, andererseits aber auch Unterschiede in der Natur und im Grad ihrer Effekte bestehen können. Wegen der unübersehbaren biologischen Übereinstimmungen faßt man jedoch Adrenalin und Noradrenalin mit ähnlich wirkenden Stoffen zuweilen als sogenannte sympathikomimetische Substanzen zusammen.
Parallelen zwischen den Erfolgen von Sympathikusreizen sowie Adrenalin- und Noradrenalinwirkungen zeigen sich an verschiedenen Organsy-

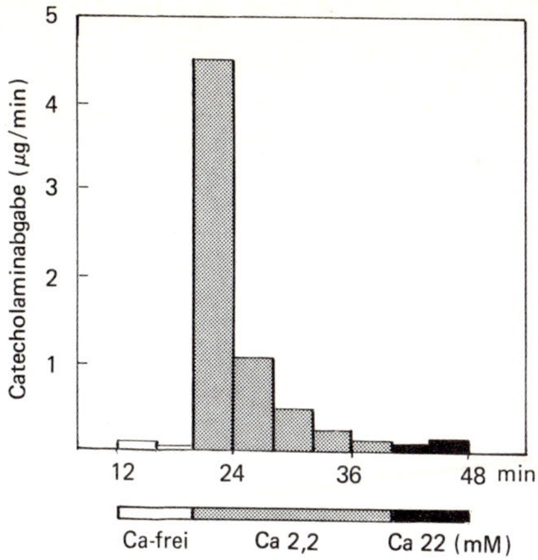

Abb. 62 Freisetzung von Catecholaminen aus der Nebenniere der Katze nach Perfusion mit Locke-Lösung ohne Calcium sowie Locke-Lösung mit 2,2 bzw. 22 mM Calcium (nach *Douglas* u. *Rubin*).

stemen. Beim Menschen läßt sich z.B. am Herzen eine Erhöhung des Schlagvolumens und eine gesteigerte Durchblutung der Herzkranzgefäße durch Vasodilatation beobachten und der systolische Blutdruck wird gesteigert. Die Durchblutung der Nieren wird vermindert, die Darmtätigkeit erfährt eine Hemmung.
Unterschiede zwischen Adrenalin und Noradrenalin, die unabhängig voneinander sezerniert werden, zeigen sich z.B. darin, daß Noradrenalin auch den diastolischen Blutdruck erhöht, während Adrenalin praktisch keinen solchen Effekt hat. Adrenalin verstärkt die Durchblutung der Skelettmuskulatur, der Leber und des Gehirns, wohingegen Noradrenalin in diesen Fällen wirkungslos bleibt oder eventuell den Blutdurchfluß leicht senkt. Während im Stoffwechsel Adrenalin den Sauerstoffverbrauch der Gewebe und die Freisetzung von Glukose aus der Leber stark erhöht, sind entsprechende Effekte des Noradrenalins schwach.

Beide Hormone scheinen im Organismus deutlich verschiedene Rollen zu spielen. Um sich diesen Sachverhalt besser verständlich zu machen, hat man das Konzept entwickelt, daß es in den Geweben mindestens zwei verschiedene Typen von adrenergen Rezeptoren, α- und β-Rezeptoren, geben soll, daß einige sympathische Amine als spezifische Stimulatoren für eine Klasse von Rezeptoren dienen (z.B. Isoproterenol als reines β-Rezeptor-Agens und Methoxyamin als reiner α-Rezeptor-Wirkstoff), während im Adrenalin und Noradrenalin die „Rezeptor-Aktivitäten" unterschiedlich gemischt sind. Eine von Adrenalin bewirkte Kontraktion der Blutgefäße in der Haut (Blässe!) und in den Nieren soll auf einer spezifischen Beeinflussung von deren α-Rezeptoren beruhen, während die Gefäßerweiterung in der Skelettmuskulatur durch das gleiche Hormon auf ein Ansprechen von deren β-Re-

zeptoren zurückgeführt wird. Noradrenalin soll stärker auf α-Rezeptoren wirken, und obendrein arbeitet man mit der Hypothese, daß es für die α- und β-Rezeptoren unterschiedliche Schwellen gibt.
Obwohl die Rezeptorhypothese weiten Eingang in die wissenschaftliche Literatur gefunden hat und darum auch hier erwähnt wird, sei nicht verschwiegen, daß sie eine Reihe weiterer Probleme aufwirft, indem z.B. einige Autoren sogar die Existenz von Rezeptorfamilien erwägen, um der Komplexität beobachtbarer biologisch-pharmakologischer Phänomene gerecht werden zu können. Gerade dem Leser eines Lehrbuchs soll bewußt der skeptisch-ironische Kommentar eines amerikanischen Autors nicht vorenthalten werden: „Wo immer sich der Berichterstatter auf einen α- oder β-Effekt bezieht oder sonst zum griechischen Alphabet Zuflucht nimmt, so bedeutet dies nur, daß die fraglichen Reaktionen durch angesehene Autoren in dieser Weise beschrieben wurden." (Axelsson 1971, S.3).

Einflüsse auf Muskelzellen

Beide Catecholamine wirken deutlich hemmend auf die glatte Darmmuskulatur. Der Mechanismus dieses Effekts ist noch unklar, wenngleich es wahrscheinlich ist, daß – unter Vermittlung „von α- und β-Rezeptoren" – die mit Erregungsvorgängen korrelierbaren Permeabilitätseigenschaften der Membranen verändert werden.
Auch auf die Bronchialmuskulatur wirken Adrenalin und Noradrenalin als Hemmstoffe. Die Effekte beider Hormone auf die Uterusmuskulatur der Säuger variieren während des Verlaufs der Gravidität (in Abhängigkeit vom jeweiligen Gehalt an Sexualhormonen im peripheren Blut?), und zusätzlich machen sich artspezifische Unterschiede bemerkbar.
Zwar wird immer wieder der Versuch gemacht, einzelne Reaktionen verschiedener Effektoren der (möglicherweise differentiellen) Ansprechbarkeit einzelner Rezeptortypen zuzuordnen, aber zu einem einheitlichen Schema gelangt man auf diesem Wege nicht. Insbesondere die starken, und für beide Hormone zum Teil recht unterschiedlichen Wirkungen auf Herz- und Gefäßmuskulatur erschweren eine durchweg gültige Klassifizierung. Komplizierend kommt hinzu, daß die Reaktionen zum Teil durch Reflexe kompensatorisch gebremst oder verstärkt werden können, sowie Hormondosis, Art und Weise der Verabreichung und andere Faktoren die Reaktion auf beide Catecholamine modifizieren können.
Generalisierungen sind daher problematisch. Aber zahlreiche Experimente haben erwiesen, daß Adrenalin auf das Herz stark stimulierend wirkt. Am isolierten Herzen erhöht es die Kontraktionsfrequenz (positiv chronotroper Effekt) und die Stärke jeder Kontraktion (positiv inotroper Effekt), selbst bei einer Verdünnung von $1:1,4 \times 10^{-9}$. Am lebenden Tier werden systolischer Blutdruck, Pulsrate und der Blutausstoß aus dem Herzen gesteigert. Noradrenalin wirkt im Kardiovaskularsystem stark vasokonstriktorisch. Es verändert zwar kaum den Blutausstoß aus dem Herzen, erhöht jedoch neben dem systolischen auch den diastolischen Blutdruck. Einige der wichtigsten Unterschiede in den Effekten von

Adrenalin und Noradrenalin auf das Kardiovaskularsystem lassen sich dadurch erklären, daß Adrenalin im allgemeinen den Widerstand in der Peripherie durch Dilatation der Gefäße in der Skelettmuskulatur herabsetzt, Noradrenalin hingegen den Gefäßwiderstand durch Vasokonstriktion in Muskeln, Haut und Eingeweiden erhöht.
Für eine Unterscheidung zwischen physiologischen und pharmakologischen Wirkungen der in diesem Unterkapitel summarisch genannten Phänomene fehlen uns bislang brauchbare Definitionskriterien.

Beeinflussung des Intermediärstoffwechsels

In der Wirkung auf den Kohlenhydrat- und Fettstoffwechsel liegt die vielleicht wichtigste Rolle der Catecholamine. Sowohl in vivo als auch in vitro stimulieren beide Stoffe – Adrenalin allerdings in weit höherem Maße! – die Glykogenolyse. Sie setzt zunächst in der Leber und später auch im Skelettmuskel ein und führt zu einer Erhöhung des Glukose- und Milch-

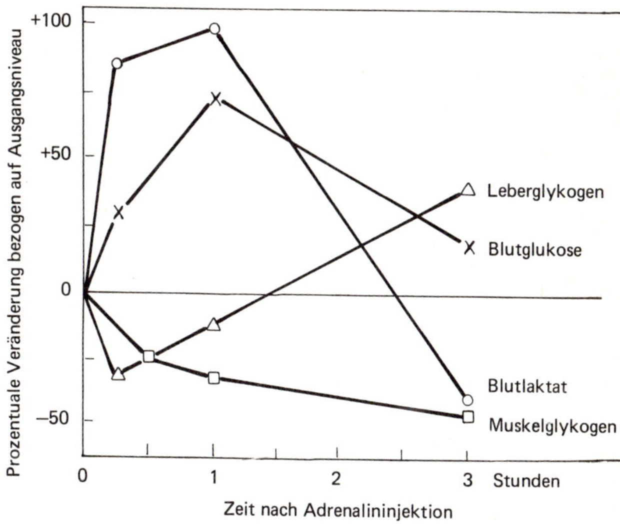

Abb. 63 Einfluß von Adrenalin (0,2 mg/kg subcutan) auf Kohlenhydrate und Laktat bei normalen Ratten (aus: *Th. C. Ruch, H. Patton*: Physiology and Biophysics III, 20. Aufl. Saunders, Philadelphia 1973).
Die Ausgangswerte (mg/100 g) betrugen für:

Muskelglykogen	570
Leberglykogen	2400
Blutglukose	129
Blutlaktat	16

säuregehalts im Blut (Abb. 63). Adrenalin vermag die Kontraktionsdauer des Muskels bei tetanischer Reizung zu verlängern und erhöht dessen Reaktion nach partieller Ermüdung.
In der Leber wandelt Glukose-6-Phosphatase Glukose-6-Phosphat in Glukose um (hyperglykämischer Effekt). Im Muskel hingegen, dem Glukose-6-Phosphatase fehlt, wird Glukose-6-Phosphat anaerobisch zu Milchsäure abgebaut, die in der Leber weiter metabolisiert oder zum Aufbau von Leberglykogen verwandt wird. Diese Vorgänge werden sowohl von einem erhöhten Sauerstoffverbrauch begleitet als auch einer noch stärkeren CO_2-Produktion, so daß der respiratorische Quotient ansteigt. Im normalen Organismus fungiert Adrenalin als einer der wichtigsten Antagonisten zum hypoglykämisch wirksamen Insulin. Ein niedriger Blutzuckerspiegel (unabhängig von seiner Ätiologie) wirkt in jedem Falle stimulierend auf das chromaffine Gewebe, und Adrenalin hilft mit, ein normales Blutzuckerniveau wiederherzustellen. Abb. 64 faßt schematisch die Beteiligung einiger Hormone an der Kohlenhydratverteilung im (Säuger-)Organismus zusammen.
Im Fettstoffwechsel erhöht Adrenalin die Abgabe freier Fettsäuren aus Fettgewebe durch Aktivierung einer spezifischen Gewebslipase, die die Lipolyserate der Triglyceride erhöht.
Nur am Rande sei erwähnt, daß es außerordentlich schwierig erscheint, die stoffwechselphysiologischen Effekte der Catecholamine auf Lipolyse und Leber-Glykogenolyse als α- oder β-Rezeptor-Aktivität zu klassifizieren, zumal erhebliche artspezifische Unterschiede existieren.
Der hyperglykämische Effekt des Adrenalins ist von Vertretern aus allen Hauptgruppen der Wirbeltiere bekannt, während die hyperlipämische Reaktion (selbst bei Säugern) erst weniger gut untersucht ist.
Berücksichtigt man die niedrige Konzentration des normalerweise im Blut zirkulierenden Adrenalins, dann erscheint es fraglich, ob seine Wir-

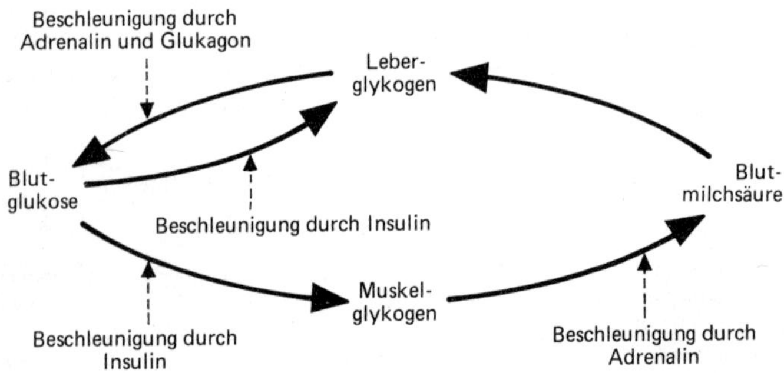

Abb. 64 Einfluß von Adrenalin und Insulin auf die Verteilung von Kohlenhydraten im Körper (nach *West* u. *Todd*).

kungen auf die Leber generell als „physiologisch“ beurteilt werden dürfen.
Adrenalin kann den Kohlenhydratstoffwechsel auch indirekt beeinflussen, indem es die Adenohypophyse zur Abgabe von ACTH stimuliert. Ob dieses direkt oder auf dem Umweg über den Hypothalamus geschieht, ist derzeit noch ungeklärt. In jedem Falle aber erhöht ACTH die Abgabe von Hormonen aus dem steroidogenen Adrenalgewebe, die ihrerseits die Synthese von Kohlenhydraten aus Protein in starkem Maße fördern (s.S. 112).

Sonstige Effekte der Catecholamine

Das pharmakologische Schrifttum weiß über spezielle Wirkungen der Catecholamine weit mehr zu berichten als auf den wenigen Seiten in diesem Buche geschrieben wurde. Dies erklärt sich zu einem erheblichen Teil aus den eingangs erwähnten sympathikomimetischen Eigenschaften dieser Stoffe. Hier seien lediglich noch ein paar spezielle Beobachtungen angeführt, die für den vergleichenden Endokrinologen von Interesse sind.
Im Bereich des Integuments verdienen Einflüsse auf Pigmentierung und Drüsensekretion Erwähnung. Die Pigmentzellen zahlreicher Fische und Reptilien sind reich mit Fasern des autonomen Nervensystems versorgt und Farbänderungen lassen sich durch Stimulation dieser Nerven oder mit Hilfe ihrer Durchtrennung herbeiführen. Offenbar reguliert die Freisetzung neurohumoraler Substanzen an den Nervenendigungen die Tätigkeit der direkt innervierten Farbzellen. Adrenalin vermag aber auch auf nicht innervierte Chromatophoren zu wirken. In der Regel führt es zu einer Konzentration der pigmenthaltigen Organellen und damit zu einer Aufhellung der Tiere. Auch bei *Rana* ruft Adrenalin ein Hellwerden der Haut durch Melaninaggregation in den Melanophoren hervor (α-adrenerger Effekt). Beim Krallenfrosch (*Xenopus laevis*) und einigen anderen Arten jedoch zeigen Catecholamine eine umgekehrte Wirkung: sie dispergieren das Melanin (β-adrenerge Reaktion). Die eventuelle normale physiologische Bedeutung dieser Reaktionen ist unbekannt.
Bei Säugern fördert Adrenalin die Aktivität der Schweißdrüsen, bei einigen Fröschen stimuliert es Chlorid-Sekretion aus Hautdrüsen. Bei *Xenopus laevis* fördert das Hormon (ebenso wie Vasotocin) die Abgabe eines klebrigen, milchig weißen Sekrets aus den Eiweißdrüsen. Die Wirkung des Catecholamins – nicht die des Vasotocins – kann durch einen α-adrenergen Blocker (z. B. Ergotamin) unterbunden werden.
Mit ihrer Wirkung auf die Haut mögen sich die Catecholamine an osmoregulatorischen Prozessen beteiligen, sei es durch verstärkten Transport und die Sekretion von Chlorid-Ionen, die auch noch in anderen Geweben stattfinden kann oder durch eine Hemmung von ADH (s. S. 285 ff.) Auch über Veränderungen an den Blutgefäßen (Vasodilatation und -kontrak-

tion) können Catecholamine kontrollierend an osmoregulatorisch aktiven Organen angreifen.
Bei Fischen ruft Adrenalin eine Senkung der Salzsekretion aus den Chloridzellen der Kiemen hervor, indem es das Blut von den zentralen Teilen der Kiemenfilamente, welche die Chloridzellen beherbergen, verstärkt zu den respiratorischen Bezirken umleitet (Abb. 65). Obwohl es noch unsicher ist, ob die Catecholamine eine physiologische Rolle bei der Osmoregulation der Fische spielen, läßt sich im Experiment eindeutig zeigen, daß Injektion von Adrenalin, die Bewegungen von Wasser, Na^+ und Cl^- durch die Kiemen verändern kann. Es erhöht die Permeabilität der Kiemen für Wasser sowohl in Süß- als auch in Meerwasser. Die Wirkungen auf die Ionenbewegungen können durch α-adrenergische Blocker, die auf Wasser durch β-adrenergische Hemmer (z. B. Dichlorisoproterenol) unterdrückt werden.
β-adrenerge Rezeptoren vermitteln den vermehrten Blutfluß durch die zentralen Lamellenregionen der Kiemen. Insgesamt verursacht Adrenalininjektion bei Teleostiern eine Hypernaträmie und Hyperosmo-

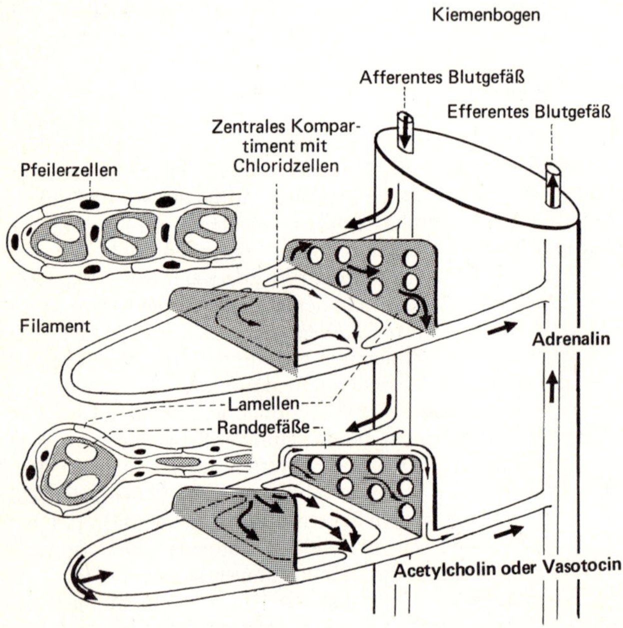

Abb. 65 Hypothetisches Modell, wie Hormone den Blutfluß in den Kiemen von Teleostiern verändern und dadurch auch deren osmoregulatorische Funktionen beeinflussen. Erläuterungen im Text (nach *Rankin* u. *Maetz*).

larität in Seewasser und Ansammlung von Wasser in Süßwasser. Streß (z.B. beim Experimentieren an den Fischen) führt zu einem Anstieg des Catecholaminspiegels im Blut und produziert Störungen in der Flüssigkeitsbalance. Vielleicht beeinflussen Catecholamine die Osmoregulation unter mehr außergewöhnlichen Umständen, sind aber vergleichsweise bedeutungslos bei gleichmäßigen Lebensbedingungen.
Bei Säugetieren spielen Adrenalin und Noradrenalin möglicherweise bei der Wärmeregulation eine wichtige Rolle. Bei Homoiothermen bewirkt ein plötzlicher Kälteeinfluß eine verstärkte Wärmeproduktion. Werden Mäuse aus einer Umgebung von 25 °C plötzlich Temperaturen in Gefrierpunktnähe ausgesetzt, dann gelingt es ihnen in der Regel, sich durch eine Umstellung ihres Stoffwechsels anzupassen und zu überleben. Behandelt man die Tiere zuvor aber mit Drogen, die die β-adrenergen Effekte der Catecholamine hemmen, dann sterben die Tiere binnen 3 Stunden, weil sie dann unfähig sind, ihre Wärmeproduktion zu steigern. Vermutlich spielen beide Catecholamine bei der Kälteadaptation eine Rolle. In dem von uns gewählten Beispiel mit den Mäusen ist allerdings das Noradrenalin der wirksame Stoff.
Über die Effekte der Catecholamine auf die Calorigenese und erhöhten Sauerstoffverbrauch bei Nichtsäugern ist erst wenig bekannt.

Catecholamine in „Notfall"-Situationen

Das catecholaminogene Adrenalgewebe wird direkt auf nervösem Wege von hypothalamischen Zentren kontrolliert. Da das chromaffine Adrenalgewebe ständig mit nervösen Impulsen versorgt wird, die im ganzen Körper ihren Ursprung haben können, nimmt man an, daß es eine Basalsekretion beider Catecholamine gibt, die unabhängig voneinander sezerniert werden können. Die Sekretions-„Grundrate" schwankt mit den normalen Körperaktivitäten. Sie wird jedoch in Ausnahmesituationen – Notfällen! – drastisch erhöht, wie z.B. bei akuter Hypoglykämie und anderen Reizen mit Streßcharakter (z.B. einschneidende Temperaturveränderungen, Verletzungen, Kampf, Schreck, Schock).
Auf diesen Beobachtungen basiert die „Notfall-Theorie" der Adrenalinfunktion. Um mit einer plötzlichen, die Norm übersteigenden Beanspruchung fertigwerden zu können, muß das autonome Nervensystem massiv reagieren. Dies gilt insbesondere für seine weitverzweigte sympathische Komponente. Bei einer Aktivierung des sympathiko-adrenalen Systems werden große Mengen von Catecholaminen freigesetzt. Da die das chromaffine Adrenalgewebe versorgenden präganglionären Sympathikusfasern cholinerg sind, kann man einen vergleichbaren Hormonausstoß auch durch Verabreichung von Acetylcholin herbeiführen. Unter solchen Bedingungen zeigt das betroffene Tier Anzeichen hoher Erregung, wie Beschleunigung der Herzfrequenz, tiefe Atmung, Hemmung des Gastrointestinalsystems, Schweißsekretion, gegebenenfalls Erblei-

chen, Erhöhung des Blutzuckerspiegels und verstärkte Durchblutung der Muskeln. Einige dieser Reaktionen schaffen zweifellos geeignete Voraussetzungen, um mit einer Notfallsituation besser fertig zu werden, zumal Adrenalin obendrein auch die ACTH-Abgabe aus der Hypophyse fördert und hierdurch das steroidogene Adrenalgewebe zu vermehrter Ausschüttung der hochwirksamen Corticosteroide veranlaßt. Die schnelle Aktivierung wichtiger Elemente des endokrinen Apparates, der sowohl das Kardiovaskularsystem (Catecholamine) als auch Teile des Stoffwechselgeschehens (Bereitstellung von Glukose und deren Verbrennung bei erhöhtem Sauerstoffverbrauch – Adrenalin und Corticosteroide!) anregt, befähigen den Organismus zu Reaktionen, welche die Norm übersteigen. Während Corticosteroide allein bei eher unspezifischen Streßreaktionen eine wichtige Rolle spielen, kommt Adrenalin als eine Komponente des sympathischen Systems vor allem bei spezifischen emotionalen Reizen ins Spiel.

Gonaden als Hormondrüsen

Testes

Androgene Hormone

Bereits im Kapitel „Steroidhormone“ (S. 95 ff.) wurden die wichtigsten männlichen Sexualhormone (Androgene) genannt und auch ihr Biosyntheseweg im vereinfachten Schema gezeigt (s. Abb. 47). Bei allen Wirbeltieren mit testikulärem Interstitium sind dessen Zellen (Leydig-Zellen) die androgenen Hormonproduzenten. Ob daneben auch noch andere somatische Zellen des Testis (insbesondere die ins Keimepithel eingestreuten Sertoli-Zellen) an der Steroidogenese teilnehmen und ihre eventuellen Syntheseprodukte eine physiologische Rolle spielen, ist fraglich. Bei einigen Nagern wurde auf mehreren Wegen zweifelsfrei sichergestellt, daß der Epididymis Steroide synthetisiert. Aber auch hier gibt es noch keine konkreten Vorstellungen darüber, ob und in welchem Zusammenhang diesen Befunden eine physiologische Bedeutung beizumessen ist (HAMILTON 1975). Ganz und gar offen für Spekulationen jedweder Art sind auch wiederholte Berichte, daß Spermien Steroide in ihren Stoffwechsel einbeziehen können.

Obwohl der sichere Nachweis einer physiologisch relevanten Steroidbiosynthese in bestimmten Zellen die Kombination mehrerer Experimentalverfahren erfordert, sei an dieser Stelle auf eine besonders häufig benutzte Untersuchungsmethode hingewiesen: den histochemischen Nachweis von Enzymen, die bei der Steroidogenese und im Steroidmetabolismus eine spezifische Rolle spielen. Zwar liefert er für sich allein keinen hinreichenden Beweis für die funktionelle Rolle der mit diesen Enzymen ausgestatteten Zellen bei der Steroidogenese, aber gerade in der vergleichenden Endokrinologie bilden Untersuchungen dieser Art oft den Ausgangspunkt für weitere Forschungen.

Von Wirbeltieren aus allen Klassen wird immer wieder über das Vorkommen von Steroiddehydrogenasen (Oxidoreduktasen) berichtet, die an mehreren Stellen in die Steroidbiosynthese eingreifen. Speziell die Δ^5-3β-Hydroxysteroiddehydrogenase (3β-HSD) zieht das Interesse auf sich, da sie für mehrere Biosyntheseschritte von besonderer Wichtigkeit ist. So ist sie z. B. an der Konversion von Cholesterin zu Progesteron bzw. von Dehydroepiandrosteron zu 4-Androstendion beteiligt. Da diese Prozesse in den für die Androgenbiosynthese bedeutsamen interstitiellen Zellen ablaufen, läßt sich an ihnen in aller Regel ein positiver Nachweis führen und zugleich deren Sonderrolle unter den Zellelementen des Testis demonstrieren.

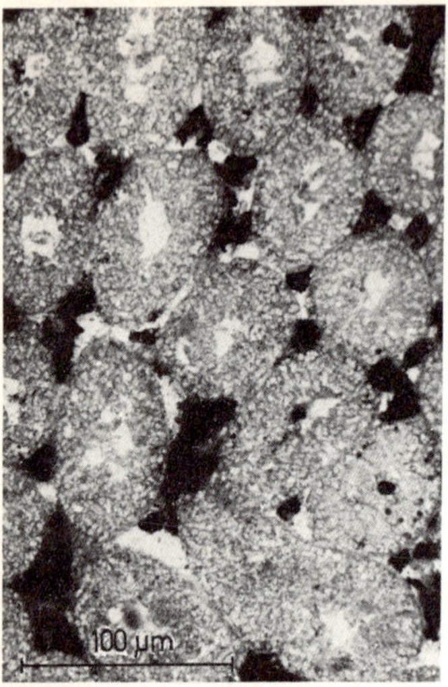

a) Ratte (gametogene Samenschläuche diffus, interstitielle Zellkomplexe massiv dunkel gefärbt)

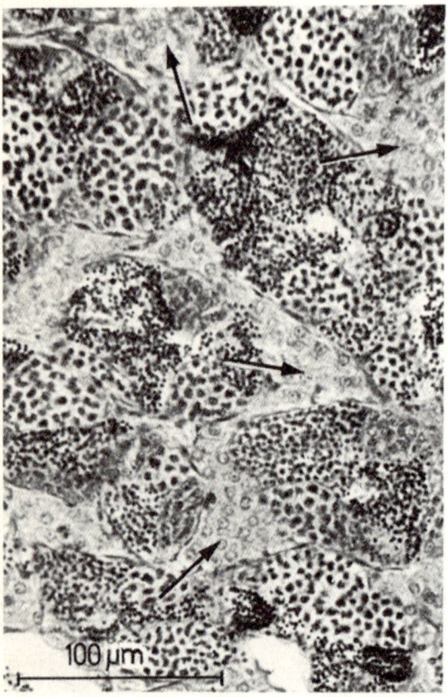

b) normales histologisches Testispräparat des Buntbarsches *Haplochromis burtoni* (Pfeile weisen auf interstitielle Zellen hin)

Abb. 66a–c Histochemischer Nachweis der Δ^5-3β-Hydroxysteroid-Dehydrogenase in interstitiellen Zellen des Testis.

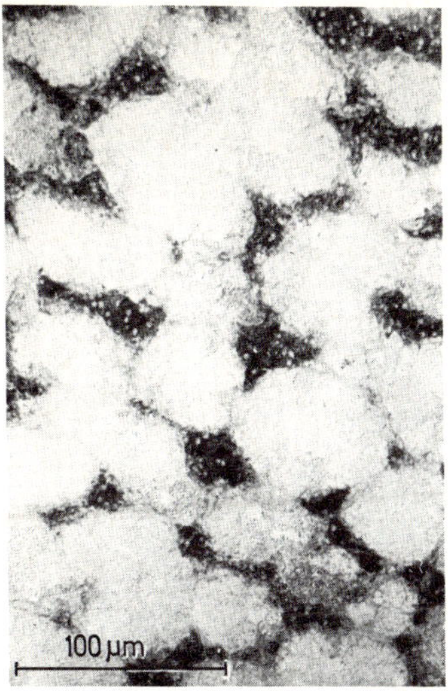

c) HSD-Reaktion bei *Haplochromis burtoni* (Kerne der interstitiellen Zellen erscheinen als helle Punkte in den schwarzen Zwickeln)

Bei in vitro-Inkubation von steroidogenem Gewebe in Gegenwart eines geeigneten Steroidsubstrats (z. B. Dehydroepiandrosteron) verrät sich die Anwesenheit der HSD in den steroidogenen Zellen, indem bei der Einwirkung des spezifischen Enzyms auf das Substrat dessen Umwandlung in das Oxo-Produkt (in unserem Beispiel: Δ^4-Androstendion) von weiteren enzymatischen Prozessen begleitet wird. In ihrem Verlauf finden Wasserstoffübertragungen (Reduktionen und Oxidationen) statt. Im Experiment kann man dem Medium ein lösliches farbloses Tetrazoliumsalz zufügen, welches als Wasserstoffakzeptor fungieren kann, dabei reduziert wird und dann als farbige unlösliche Verbindung (Formazan) ausfällt. Der Ort, an dem solche Farbniederschläge entstehen, deutet auf die Anwesenheit der Steroiddehydrogenase. In allen Wirbeltiertestes mit interstitiellen Zellen liefern diese meist so starke Farbreaktionen, daß sie sich hierdurch deutlich von ihrer Umgebung abheben (Abb. 66).

Wenn man die Bildung von Δ^5-Pregnenolon aus Cholesterin als jenen Biosyntheseschritt ansieht, der für jedes Steroidhormone produzierende Organ charakteristisch ist, dann beschränkt sich diese Fähigkeit im Testis auf die Leydigschen Zwischenzellen. Die Bildung von Testosteron aus sonstigen Steroidvorstufen kann dagegen auch an anderen Orten vorkommen. Die Entstehung von Testosteron kann auf mehreren Wegen erfolgen, von denen die wichtigsten summarisch in Abb. 67 enthalten sind. Ob es hierbei Artunterschiede gibt, ist unbekannt (Eik-Nes 1975). Da sowohl 4-Androstendion als auch Testosteron Ausgangsprodukte für die Bildung von Östrogenen sind, wird immer wieder die Frage gestellt, ob die Testes auch diese Hormone unter normalen Bedingungen bilden. Während beim Menschen und beim Hund C_{18}-Steroide nur in kaum meßbaren Mengen vom Testis produziert werden, ist bei Hengsten die

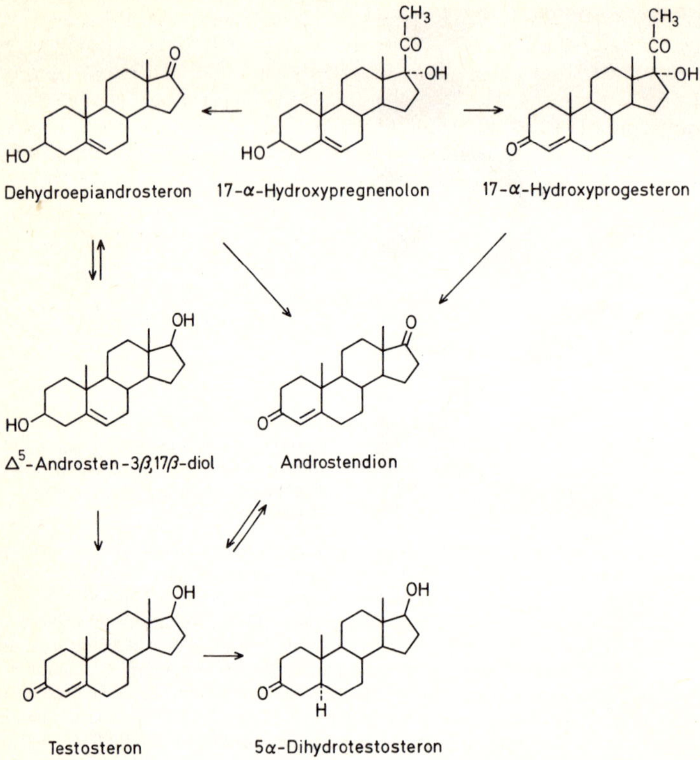

Abb. 67 Biosyntheseweg der Androgene.

Aromatisierungsrate von C_{19}-Steroiden zu C_{18}-Steroiden so hoch, daß man früher Hengsturin für die kommerzielle Gewinnung von Östrogenen benutzt hat, die allerdings zum größten Teil in konjugierter Form (als Sulfate) vorliegen. Es erscheint zweifelhaft, daß die Östrogenproduktion im Testis eine physiologische Rolle spielt, wenngleich die hohe Syntheserate bei den Equiden immerhin Rätsel aufgibt.
Beim jungen Mann (25–30 Jahre) produzieren die Testes ca. 7 mg Testosteron/Tag. Dies bedeutet, daß die im Blut zirkulierende Hormonmenge nur gering ist.
Bei allen Tetrapoden gilt Testosteron als das wichtigste Androgen. Aus zahlreichen verschiedenartigen Tests ist jedoch bekannt, daß auch andere C_{19}-Steroide (z. B. das ungesättigte Δ^4-Androstendion und einige gesättigte C_{19}-Verbindungen) androgene Wirkungen entfalten. Aus eingehenden Studien an Säugern hat sich ergeben, daß vermutlich gar nicht das Te-

stosteron selbst, sondern ein unter Vermittlung von 5α-Reduktase entstehender Metabolit, das Dihydrotestosteron (5α-Androstan-17β-ol-3-on – vgl. Abb 67) in den meisten Zielorganen der wirksame androgene Faktor ist (WILSON 1975). Das Dihydrotestosteron wird vor allem in den männlichen akzessorischen Geschlechtsdrüsen gebildet, wobei die 5α-Reduktase-Aktivität zumindest teilweise vom Testosteron kontrolliert wird (Abb. 68). Im Verlauf der Embryogenese ist die Fähigkeit zur Dihydrotestosteronbildung in manchen Organanlagen (z. B. Prostata, äußere Genitalien) bereits vor Beginn der testikulären Androgensekretion vor-

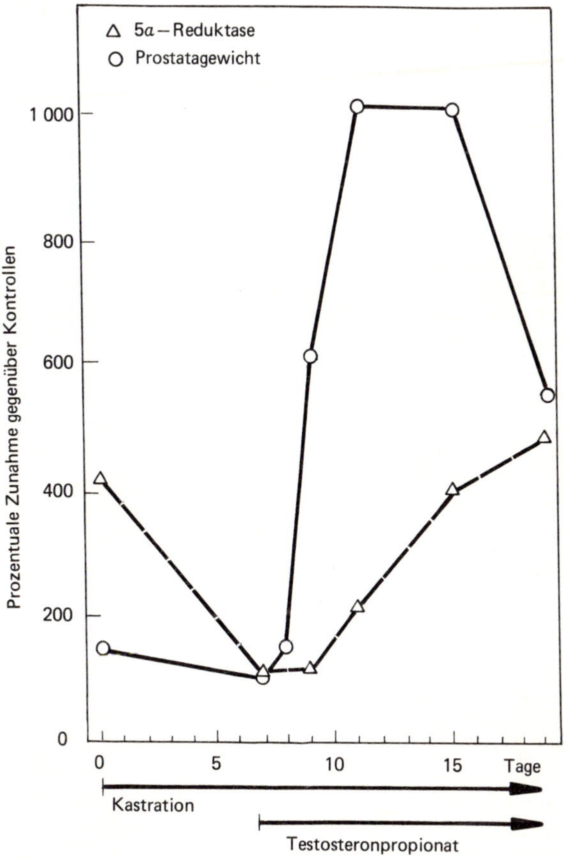

Abb. 68 Wirkung von Testosteronpropionat auf die 5α-Reduktase-Aktivität in der ventralen Prostata der Ratte und das Gewicht der Prostata (nach *Moore* u. *Wilson*).

handen. Das Dihydrotestosteron übt aber nicht nur lokale Effekte in jenen Geweben aus, in denen es entsteht, sondern es kann auch in den Kreislauf eintreten und zu einem der zirkulierenden Androgene werden. Ein anderer Teil des Dihydrotestosterons ist unmittelbares Sekretionsprodukt des Testis. Beim Menschen beträgt das Mengenverhältnis Testosteron/Dihydrotestosteron im Plasma ca. 10:1. Auch 4-Androstendion kann als Vorstufe für das Dihydrotestosteron dienen, aber dieser Stoffwechselweg ist nur von untergeordneter Bedeutung; denn bei Kastraten reicht das vom steroidogenen Adrenalgewebe gebildete 4-Androstendion nicht aus, um den Dihydrotestosteronspiegel im Blut oder in den Geweben aufrechtzuerhalten.
Obwohl es bisher nicht möglich ist, den verschiedenen C_{19}-Metaboliten einen speziellen Beitrag hinsichtlich einzelner Androgeneffekte zuzumessen, so scheint aber wenigstens für das Dihydrotestosteron festzustehen, daß es an nahezu allen Androgenwirkungen beteiligt ist. Es ist deshalb die Frage berechtigt, ob bei Säugern Testosteron direkt als Hormon fungiert oder als eine Art Prohormon nur über seine Metaboliten wirksam wird. Bei anderen Wirbeltieren stehen analoge Untersuchungen noch aus. Aber es sei wenigstens erwähnt, daß z. B. bei dem Anuren *Discoglossus pictus* Samenblasengewebe in vitro Testosteron zu 5α-reduzierten Steroiden umwandelt und der Hauptanteil auf Dihydrotestosteron entfällt.
Eine eigentümliche Sonderstellung nehmen die Knochenfische ein, da sie die einzigen Wirbeltiere sind, bei denen normale Gonaden –wie sonst nur das steroidogene Adrenalgewebe – über 11β-Hydroxylase verfügen und daher sowohl in vivo als auch in vitro C_{19}-Steroide mit einer funktionellen Gruppe am C-Atom 11 synthetisieren. Im Hahnenkammtest (s. S. 158) besitzt 11-Ketotestosteron etwa 58% der Androgenität von Testosteronpropionat. Bei Fischen hingegen scheinen 11-Ketotestosteron und 11β-Hydroxytestosteron die androgene Aktivität von Testosteron weit zu übertreffen (Reinboth 1978).

Physiologische Wirkungen der Androgene

Die Kastration beim Menschen und ihre tiefgreifenden Folgen für das Individuum sind mindestens seit dem zweiten Jahrtausend vor Christus bekannt, und es ließe sich hierüber ein trauriges Kapitel Sexualgeschichte der Menschheit schreiben. In der Haustierhaltung werden Kastrationen ebenfalls schon in alten Zeiten vielfach praktiziert. Die Zielsetzungen dabei waren und sind unterschiedlich. Teils dient die Operation der gelenkten Zuchtwahl, um als minderwertig beurteilte Tiere von der Fortpflanzung auszuschließen, teils soll der Eingriff das Temperament der männlichen Tiere dämpfen und sie den Zwecken des Menschen gefügiger machen, aber vor allem sind es wirtschaftliche Gründe bei der Fleischproduktion (besserer Fett- und Fleischansatz, höhere Fleischqualität), um derentwillen man männliche Tiere in einem möglichst frühen Altersstadium kastriert. Wie in der Einleitung zu diesem Buch erwähnt wurde, nahm die Hormonphysiologie mit systematischen Versuchen zur Kastration von Hähnen ihren wissenschaftlichen Anfang.

Einfluß auf akzessorische Geschlechtsdrüsen und sekundäre Geschlechtsmerkmale

Testosteron (bzw. Dihydrotestosteron) fördert vor allem das Wachstum und die Differenzierung der äußeren Genitalien (Penis und Scrotum) und die Funktion der akzessorischen Drüsen des Genitaltrakts. An männlichen Säugetieren, deren Genitalapparat in der Regel mit mehreren paarigen und unpaarigen Anhangsdrüsen ausgestattet ist (z. B. Prostata, Samenblasen, Koagulationsdrüsen etc.), läßt sich der Kastrationseffekt besonders drastisch zeigen, da sich die Drüsen nach Kastration sehr schnell zurückbilden (atrophieren) und ihre sekretorischen Fähigkeiten verlieren. Das je nach Art unterschiedlich komplexe System von Anhangsdrüsen, deren Sekrete ein Hauptbestandteil der Samenflüssigkeit sind, kann bei Kastraten durch bloße exogene Testosteronzufuhr sowohl in seiner morphologischen Gestalt als auch in seinen sekretorischen Funktionen voll wiederhergestellt werden (Abb. 69). Eines der zahlreichen biologischen Testverfahren zur Wirkungsprüfung von Testosteron und anderen androgenen Stoffen besteht darin, die Gewichtszunahme der ventralen Prostata und der Samenblasen unter Hormoneinfluß an unreifen oder kastrierten Ratten zu bestimmen.
Bei vielen Wirbeltieren zeichnet sich das männliche Geschlecht neben der besonderen Struktur des Genitalapparates durch den Besitz von geschlechtsspezifischen Merkmalen aus, die man als sekundäre Geschlechtscharaktere bezeichnet. Beim Menschen sind hierzu u. a. die Körperbehaarung (z. B. Bartwuchs), Vergrößerung des Larynx und Verdickung der Stimmbänder (tiefe Stimmlage!) und Besonderheiten in der Skelettentwicklung (vor allem im Schultergürtelbereich) zu rechnen. Vielfach werden zwar die sekundären Geschlechtscharaktere der männlichen Wirbeltiere durch androgenes Hormon induziert oder männliche Sexualhormone sind an ihrer Entstehung wenigstens beteiligt, aber selbst in solchen Fällen bleibt für jedes Einzelmerkmal zu prüfen, ob es für seine Aufrechterhaltung einer ständigen Hormonzufuhr bedarf oder nicht. Unter funktionellen Aspekten ist strikt zwischen solchen Geschlechtscharakteren zu unterscheiden, bei denen allein ein irreversibler Morphogeneseprozeß androgenabhängig ist und jenen, die sich bei fehlender Hormonzufuhr zurückbilden. Bei den Vögeln ist der „Hahnenkamm" ein typisches Beispiel für ein Geschlechtsmerkmal, welches der zuletzt genannten Gruppe zuzuordnen ist. Er verliert schnell an Größe und Gewicht, wenn man die Tiere kastriert. Ähnliche Schrumpfungen vollziehen sich auch an den Kehllappen und Ohrscheiben. Umgekehrt kann Testosteron (bzw. andere Steroide mit androgenen Wirkungen) den Effekt der Operation

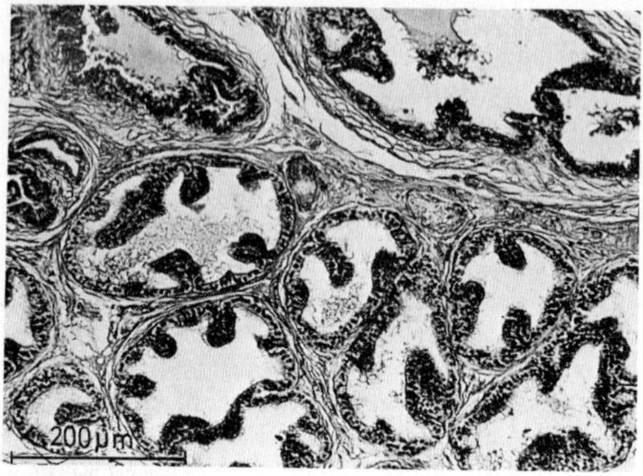

a) Unbehandelter Kastrat,

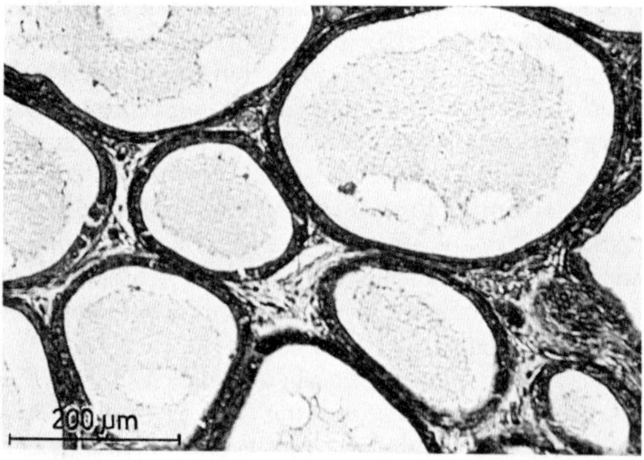

b) Versuchstier, das an 6 Tagen subcutan je 2,5 mg Testosteronpropionat erhielt und 24 Stunden nach der letzten Injektion getötet wurde.

Abb. 69 Stimulation der Prostata eines kastrierten Rattenmännchens durch Testosteron.

auf den Kamm vollständig kompensieren (sogar bis über die Norm hinaus) oder bei jungen Tieren eine vorzeitige Kammentwicklung hervorrufen. Man bedient sich dieser Reaktionen für den sogenannten Hahnenkammtest, um die biologische Potenz androgener Stoffe zu ermitteln. (Selbst der von Natur aus kleinere Kamm der Weibchen ist androgenabhängig. Bei den Hennen produzieren die sogenannten Medullarzellen des Ovars geringe Mengen androgenen Hormons.) Grundsätzlich gehören alle androgenabhängigen männlichen Merkmale, die saisonalen Schwankungen unterliegen, in die eben genannte Kategorie.

Bei jenen Merkmalen jedoch, die das Resultat eines einmaligen androgenabhängigen Morphogenesevorganges sind (z. B. allgemeiner Skelettbau, tiefe Stimmlage nach Ausdifferenzierung des Larynx, permanentes männchenspezifisches Farbkleid bei einigen Knochenfischen, „Schwert" bei *Xiphophorus*), zieht eine spätere Kastration keine oder nur kaum merkbare Veränderungen nach sich.
Eine dritte Gruppe von sekundären männlichen Geschlechtscharakteren ist rein genetisch determiniert und von Hormoneinflüssen unabhängig (z. B. die Begattungsorgane (Pterygopodien) bei Elasmobranchiern und Holocephalen).
Die permanenten und temporären sekundären Geschlechtsmerkmale, die einer ständigen oder – in Beziehung zu den Fortpflanzungszyklen – einer zeitweiligen Neuzufuhr von Androgenen bedürfen, sind weitaus am häufigsten. Für alle Wirbeltierklassen liegen hierüber zahlreiche Experimentaluntersuchungen vor. Die bloße listenmäßige Zusammenstellung solcher Arbeiten würde den Rahmen des Buches sprengen. Nur paradigmatisch sei unter den Säugern an die Androgenabhängigkeit der Geweihbildung bei Cerviden, die Schnabelfärbung bei Vögeln, die Kopf- und Kehlanhänge bei vielen männlichen Eidechsen und die Ausbildung von „Hochzeits"-Kleidern bei Urodelen und Knochenfischen (z. B. rote Kehlregion männlicher Stichlinge) hingewiesen.
Zahlreiche sekundäre Geschlechtsmerkmale lassen sich auch bei adulten Weibchen oder bei juvenilen Tieren durch exogene Androgenzufuhr induzieren (Abb. 70). Analog zu den besonderen Strukturmerkmalen der Männchen der jeweiligen Art genügt entweder eine einzige Hormongabe in ausreichender Dosierung, um das Merkmal irreversibel manifest werden zu lassen, oder aber das männchentypische Geschlechtscharakteristikum bildet sich binnen kurzer Zeit zurück, wenn die Hormonzufuhr unterbrochen wird.
Besonders unter den Vögeln kennen wir zahlreiche Beispiele dafür, daß auffällige männchenspezifische Merkmale nicht der Kontrolle von androgenen Hormonen unterliegen. Beim kastrierten Haushahn (Kapaun*) bildet sich zwar der Kamm zurück, aber sein prächtiges Gefieder bleibt unverändert erhalten. Auch die Kastration von Entenerpeln hat keine äußerlich sichtbaren Folgen. Hingegen erhalten kastrierte Weibchen nach der Mauser ein männchentypisches Gefieder. Die Erklärung für diese Erscheinungen liegt darin, daß bei diesen Tieren das Prachtgefieder primär hormonunabhängig ist, jedoch durch Östrogene im weiblichen Geschlecht aktiv unterdrückt wird. Rein androgenabhängige Merkmale sind dagegen die Federhaube des männlichen Kampfläufers oder das Männchengefieder der Heringsmöwe. Eine Art biologisches Kuriosum

* Als Kapaunisierung bezeichnet man generell die Kastration männlicher Vögel. Der Terminus *Kapaun* bezieht sich also nicht nur auf den kastrierten Haushahn.

repräsentieren die zu den Schnepfenvögeln gehörenden Wassertreter (Phalaropodiden). Es sind Wasservögel, bei denen eine eigentümliche Rollenumkehr der Geschlechter zu beobachten ist: die Weibchen sind prächtiger gefärbt als die Männchen, der weibliche Vogel übernimmt die aktive Rolle bei der Balz und das Brutgeschäft bleibt den Männchen überlassen. Untersuchungen des Hormonhaushalts dieser Tiere ergaben, daß ihre Ovarien mehr Testosteron produzieren als die von anderen Vögeln (HÖHN 1970). Der genaue hormonale Mechanismus, der hier im Spiel ist, bedarf allerdings noch genauerer Aufklärung. Denn bisher ist nichts bekannt über den natürlichen Androgenspiegel im Blut beider Geschlechter, wenn im Frühjahr die Ausbildung des Hochzeitskleides einsetzt (FEVOLD u. Mitarb. 1973). Bei Weberfinken spielt das LH eine besondere Rolle für das spezifische Federkleid der Männchen (s. S. 238). Das Ausbleiben von

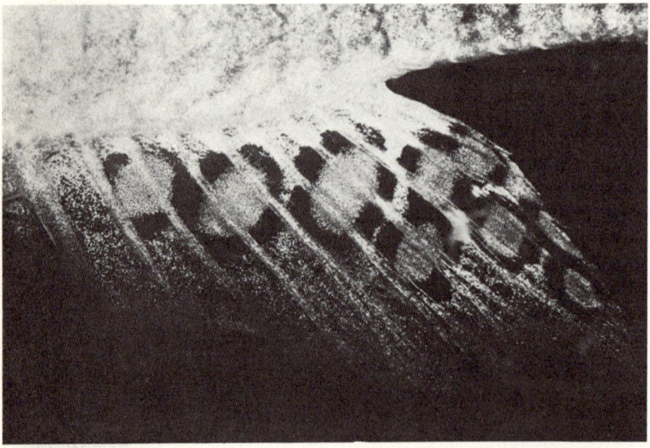

a

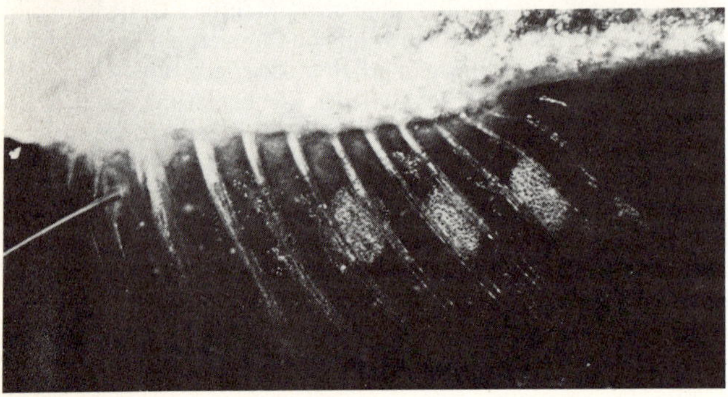

b

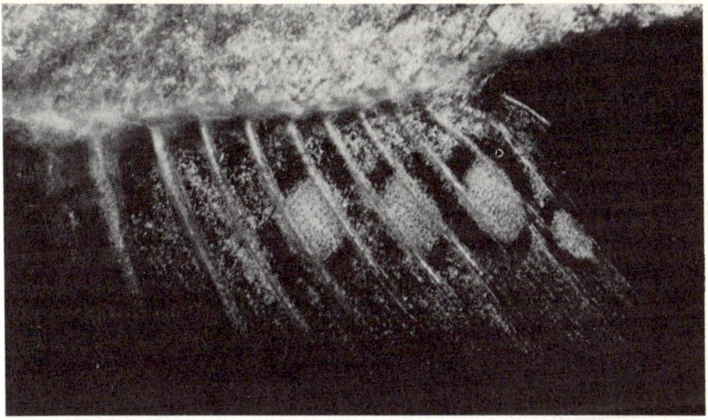

c

Abb. 70 „Eiflecken" auf der Afterflosse des Buntbarsches *Haplochromis burtoni*
a) Normales Männchen;
b) normales Weibchen;
c) Weibchen, das vier Wochen zuvor eine einmalige intraperitoneale Injektion von 1,5 mg Testosteronpropionat erhalten hatte (starke Vermehrung von Guano- und Erythrophoren).

„männlichen" Federn bei intakten Weibchen führt man auf antagonistische Wirkungen der ovariellen Östrogene zum LH zurück (Witschi 1961). Es ist eine reine Definitionsfrage, ob man auch das sexualspezifische Verhalten den sekundären Geschlechtsmerkmalen zuordnet. In allen Wirbeltiergruppen wirken androgene Hormone im Rahmen der artmäßig festgelegten Verhaltensmuster stark fördernd auf die Aktivitäten der Männchen. Unter Hormoneinfluß steigen sowohl die Aggressivität als auch die Frequenz von Aktionen aus dem Werbe-Repertoire der Männchen. Führt Kastration zu sexueller Passivität, dann vermag die Injektion von Testosteron die Ausfallserscheinungen wirksam zu kompensieren. Vielfach lassen sich auch Weibchen durch Androgene nicht nur in ihrer äußeren Morphe, sondern auch im Verhalten vollständig „vermännlichen" (Reinboth u. Rixner 1970).
Bei Tieren mit zyklischer Fortpflanzung spielt der Zeitpunkt der Behandlung (Kastration bzw. Hormonzufuhr) eine wichtige Rolle für den Grad des Versuchserfolges. Von vielen Säugern (einschließlich des Menschen) ist bekannt, daß die Kastrationsfolgen ganz unterschiedlich sind je nach dem Alter, in welchem die Operation vorgenommen wird. Dazu ist mit einer erheblichen individuellen Variationsbreite zu rechnen. Die Pubertätsphase markiert eine bedeutsame Entwicklungsschwelle. Kastration nach Erreichen der Geschlechtsreife zieht nicht immer ein Erlöschen des Sexualtriebs und des von ihm gesteuerten Sexualverhaltens nach sich. Z. B. können männliche Ratten, die in der Adultphase kastriert werden, noch 8 Monate nach dem Eingriff Kopulationsverhalten zeigen. Sowohl

soziale Erfahrungen als auch „prägende“ Wirkungen der Androgene auf das Zentralnervensystem (s. S. 186ff.) können zumindest bei Homoiothermen den direkten Hormoneinfluß überlagern. Androgene haben keinen Einfluß auf die Richtung des Geschlechtstriebes, d.h. sie haben nichts mit der Bevorzugung hetero- oder homosexueller Aktivität zu tun.

Regulation der Testisfunktion

Die Bildung der männlichen Geschlechtszellen (Spermatogenese) wird in erster Linie vom hypophysären FSH stimuliert (s. S.233 f.). Seit erwiesen ist, daß die Zellen des Keimepithels über spezifische cytoplasmatische Rezeptoren für Testosteron und Dihydrotestosteron verfügen, besteht kein Zweifel mehr, daß diese als Mittler für androgene Stimuli auf die Keimzellen fungieren. Bei hypophysektomierten Ratten mit ausgeprägter Testisatrophie können hohe Testosterongaben die Spermatogenese wieder herstellen. Es ist aber noch nicht hinreichend klar, welche Einzelschritte auf dem komplizierten Weg vom Spermatogonium zu den reifen Spermien androgenabhängig sind. Da Testosteron in erster Linie von den Zwischenzellen erzeugt wird und deren Aktivität von einer hinreichend starken LH-Sekretion durchdie Hypophyse abhängt, beteiligt sich – indirekt – auch dieses Gonadotropin an der Spermatogenese (Steinberger 1971). Obwohl bei Submammaliern noch nicht alle Daten ganz eindeutig sind, spricht die Mehrzahl der Untersuchungen dafür, daß auch bei ihnen Androgene spermatogene Wirkungen ausüben (Lofts 1968). Insbesondere bei Vögeln und bei Knochenfischen ließen sich bei mehreren Arten gametogene Effekte von männlichen Sexualhormonen nachweisen. Hemmwirkungen auf den Testis können bei Vögeln dann eintreten, wenn innerhalb des Jahreszyklus die Gonadotropinausschüttung besonders niedrig ist und exogen zugeführte Androgene durch negative Rückkopplung den natürlichen physiologischen Gonadotropinspiegel weiter reduzieren. Bei Reptilien bestehen wegen zu geringer Experimentaldaten noch erhebliche Unsicherheiten, und die Berichte über Androgeneffekte bei Amphibien stecken derzeit unverändert voller Widersprüche. Eine Reihe von Autoren kam bei mehreren Arten zu dem Schluß, daß Androgene keine oder sogar hemmende Einflüsse auf die Spermatogenese ausüben. Nur systematisches vergleichendes Experimentieren unter genauer Beachtung der Hormondosierung und der vom Fortpflanzungszyklus abhängigen Wechselbeziehung zwischen Hypophyse und Gonaden wird uns bei Amphibien – wie bei anderen Wirbeltieren auch – neue Informationen liefern können.

Stoffwechselwirkungen der Androgene

Die Androgene haben stark proteinanabole Wirkungen. Bei Säugern äußern sie sich deutlich mit dem Eintritt in die Pubertät durch die nachfol-

genden Veränderungen im Längenwachstum und der Zunahme der Muskelmasse. Die proteinanabole Wirkung manifestiert sich in allen Organen, soweit sie noch wachstumsfähig sind. Jeder Wachstumsprozeß geht mit einer verstärkten Eiweißsynthese einher. Sie zeigt sich indirekt an einer positiven Stickstoffbilanz, das heißt es wird weniger Stickstoff ausgeschieden.
Die proteinanabole Wirkung ist mit den sexualspezifischen Androgeneffekten der jeweiligen Hormone nur teilweise korreliert. Es gibt heute synthetische Androgene, die bei verhältnismäßig geringer Androgenität stärkere proteinanabole Wirkungen besitzen als etwa Testosteron. Man bezeichnet solche Substanzen generell als Anabolika.
Die anabole Androgenwirkung äußert sich besonders stark an den Kaumuskeln von Nagern. Sie atrophieren nach Kastration am stärksten und sprechen besonders empfindlich auf Androgeninjektionen an. Bei mehreren Frosch- und Krötenarten zeigt die Muskulatur der Vorderextremitäten deutliche saisonabhängige Veränderungen. Zur Fortpflanzungszeit sind diese Muskeln am stärksten entwickelt (Klammerreflex bei den Männchen).
Die von Testosteron induzierten Veränderungen des Körpergewichts variieren von Art zu Art und hängen in starkem Maße auch vom Ernährungszustand der Tiere ab. Wie auf anderen Teilgebieten der Endokrinologie, so läßt bei Nichtsäugern der Stand der Forschungen auch zu diesem Problemkreis noch viele Fragen offen.

Ovarien

Ovarialhormone

Die vom Ovar erzeugten Hormone sind Steroide und möglicherweise ein noch nicht näher charakterisiertes Eiweißhormon, das Relaxin, das aber auch in den Placenten und Uteri mehrerer Säugerarten gefunden wurde. Da weder seine chemische Struktur noch seine eventuellen physiologischen Funktionen (Förderung der Eiimplantation und Placentation? Lösung der Placenta nach der Geburt?) auch nur näherungsweise bekannt sind, wird es hier nicht weiter besprochen.
Die ovariellen Steroide sind die Östrogene (C_{18}-Steroide) – insbesondere Östradiol-17β und Östron – sowie die Progestine (=Gestagene) als C_{21}-Steroide. Bei ihnen handelt es sich um das Progesteron und einige seiner Metaboliten (z.B. 17α-Hydroxyprogesteron und die Epimere 20α- und 20β-Hydroxyprogesteron). Der Name „Gestagen“ (auch Progestagen) bezieht sich in erster Linie auf den fördernden Einfluß dieser Stoffe auf Wachstum und Funktionszustand des Uterus, d.h. auf Effekte, die in erster Linie dem Progesteron selbst zugeschrieben werden. Ob Progestine auch in den Ovarien von Submammaliern produziert werden und in wel-

chem Maße solche Steroide eventuell auch spezifische biologische Funktionen haben, ist vorerst eine noch strittige Frage.
Chemie, Biosynthese und Metabolismus der ovariellen Steroide wurden an anderer Stelle ausführlich erörtert (s. S. 102 ff.). Die Östrogene sind hochpotente Steroide, die bei höherer Dosierung stark toxisch wirken.

Es ist erwähnenswert, daß beim Mann die Testosteronkonzentration im peripheren Blut zwischen 0,35 und 1,1μg/100 ml liegt – (die Tagesproduktion beträgt etwa 7 mg und sinkt mit steigendem Lebensalter auf etwa 4 mg ab) –, während bei der Frau die Östrogenmengen, je nach Zyklusphase, nur zwischen 3 und 50 ng/100 ml ausmachen. Die tägliche Sekretionsrate wird auf 100–500μg beziffert. Die Progesteronproduktion, die während des Fortpflanzungszyklus innerhalb sehr weiter Grenzen schwankt (3–22 mg/Tag), ist in der Größenordnung der Androgenproduktion beim Manne viel ähnlicher.
An dieser Stelle sei nochmals daran erinnert, daß in beiden Geschlechtern normalerweise auch die heterologen Sexualhormone gefunden werden: Östrogene beim Mann (ca. 2 ng Östradiol-17β und 6 ng Östron/100 ml Plasma) und Androgene bei der Frau. Während die Androgenproduktion im weiblichen Geschlecht wegen des Biosyntheseweges für die C_{18}-Steroide verständlich erscheint, haben wir keine plausiblen Vorstellungen zum Vorkommen der Östrogene beim Mann, wenn man von der bloßen Tatsache absieht, daß bei mehreren Tierarten (Säugern, Reptilien und Teleostiern) aromatisierende Enzyme mit geringer Aktivität in Testisgewebe nachgewiesen werden konnten. Die Androgene der Frau entstammen dem steroidogenen Adrenalgewebe und – zum kleineren Teil – dem Ovar selbst. Das mengenmäßig wichtigste C_{19}-Steroid ist 4-Androstendion, von welchem täglich 2,7–3,6 mg gebildet werden. Die Produktionsrate für Testosteron liegt dagegen nur bei 0,27–0,35 mg/Tag. Nur ein Drittel dieser Menge entstammt dem Ovar selbst, der Rest wird extraglandulär aus dem zirkulierenden Androstendion gebildet. Es ist nachgewiesen, daß praktisch jedes Steroid auf dem Biosyntheseweg vom Pregnenolon zum Östradiol vom Ovar abgegeben werden kann. Als wichtigste Vorstufen für Östradiol-17β fungieren Dehydroepiandrosteron, Androstendion und Testosteron (Engel 1973).

Das Ovar als Produktionsstätte für Keimzellen und Hormone

Der Testis der Wirbeltiere weist in seiner mikroskopischen Anatomie keine prinzipiellen Unterschiede zwischen den einzelnen Klassen auf. Die Grundstruktur aus samenbildenden Läppchen oder Schläuchen, die vom Keimepithel gebildet werden, und den zwischen ihnen liegenden interstitiellen Zellen als Haupt-Hormonproduzenten für Androgene kehrt von den Fischen bis zu den Säugern immer wieder (s. Abb. 66). Die mikroskopische Anatomie des Ovars hingegen läßt größere Unterschiede erkennen und die in ihm ablaufenden endokrinen Prozesse erfordern zum besseren Verständnis einige Grundkenntnisse über die histologische Struktur des Organs. Einschlägige Grundbegriffe stützen sich überwiegend auf Erkenntnisse über das Ovar bei Säugern.
Der Eierstock der Säuger unterscheidet sich in vieler Beziehung von der

weiblichen Keimdrüse anderer Wirbeltierklassen. Das Säugerovar ist ein recht kompaktes Organ, dessen Hauptmasse aus dem bindegewebigen Stroma besteht. Dicht unter dem Oberflächenepithel liegen im ovariellen Cortex in großer Zahl die kleinen Primordialfollikel – das sind Eizellen, die von einer einschichtigen Zellhülle aus sogenannten Granulosazellen umgeben sind (Abb. 71). Im Detail ist das histologische Bild je nach Art und Zyklusphase beim Einzelindividuum sehr unterschiedlich wegen der Präsenz von mehr oder minder weit entwickelten Follikeln, Gelbkörpern und Corpora atretica. Dazu kommen noch an verschiedenen Stellen drüsige Zellelemente, die man in ihrer Gesamtheit als Interstitialdrüsen den Thecaldrüsen (sekretorisch tätige Zellen des Follikels) und den Lutealdrüsen (Gelbkörpern) gegenüberstellt.

Die Funktion dieser „Interstitialdrüsen", die nach Typ, Masse und Vorkommen erheblich von Art zu Art variieren, ist weitgehend unbekannt (Mossman u. Duke 1973).

Bei der weit überwiegenden Mehrzahl der Säuger findet die Oogonienvermehrung durch mitotische Teilung vor der Geburt oder kurz danach ihren Abschluß. Der Keimzellenvorrat wird dann nicht weiter vergrößert. Nur bei einigen Halbaffen kommen Oogonialteilungen auch noch bei adulten Tieren vor (Greenwald 1974).

Die Zahl der weiblichen Keimzellen bei der Geburt zeigt große artspezifische Unterschiede. Beim menschlichen Ovar wird im fünften Schwangerschaftsmonat ein Maximum mit etwa 6,8 Millionen Oocyten erreicht, das bis zur Geburt auf ca. 2 Millionen absinkt, von denen sich ungefähr die Hälfte in Degeneration befindet. Aber selbst von Individuum zu Individuum variieren die Zahlen (zwischen 350 000

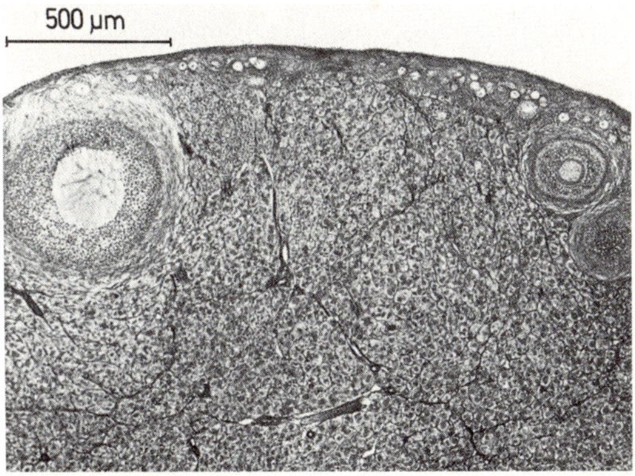

Abb. 71 Ausschnitt aus dem Ovar eines Kaninchens. Die Primärfollikel sind als helle Bläschen dicht unter der Rinde erkennbar. Links und rechts im Bild Abschnitte von wachsenden Follikeln unterschiedlicher Größe. Vielschichtige Granulosa (ihre Zellkerne erscheinen als Punkte) und bindegewebige Theca deutlich erkennbar. Hauptmasse des Gewebes besteht aus ovariellem Stroma.

und 1,25 Millionen). Beim Schwein wurden in weiblichen Feten 1 Million Keimzellen 50 Tage post coitum gezählt. Bei der Geburt findet man nur noch die Hälfte. Als letztes Beispiel sei die Ratte genannt. Beim Fetus im Alter von $17^1/_2$ Tagen beläuft sich die Oogonienzahl auf ca. 70 000. 2 Tage nach der Geburt ist sie auf 12 000 reduziert.

Etwa zum Zeitpunkt der Geburt oder kurz danach sind die Oocyten von einer Schicht flacher Follikelzellen umhüllt, und diese Primordialfollikel bilden die Reserve, aus der alle weiteren Follikelstadien hervorgehen. Sobald die Weiterentwicklung über den Primärfollikel hinaus einsetzt – (die physiologischen Ursachen für diesen Schritt sind unbekannt) –, dann wächst er entweder bis zur Ovulationsreife heran oder fällt früher oder später einer Degeneration anheim. Der Beginn des Follikelwachstums deutet sich histologisch darin an, daß die flachen Zellen der Follikelhülle eine mehr kubische Gestalt annehmen und die Granulosa vielschichtig wird (Sekundärfollikel). Die Eizelle selbst nimmt ebenfalls an Größe zu. Schließlich wird der wachsende Follikel von einer zweiten Hülle, der Theca, umgeben, die sich aus dem Stroma differenziert und sich in eine gut vaskularisierte Theca interna und eine bindegewebige Theca externa unterteilen läßt. Die Eizelle grenzt sich gegen die Granulosa durch die sogen. Zona pellucida ab; eine Membrana propria markiert die Grenze zwischen Granulosa und Theca. Im wachsenden Follikel treten zwischen den Granulosazellen in zunehmendem Maße Lücken auf, die schließlich zu einem einzigen flüssigkeitserfüllten Hohlraum, dem Antrum folliculi, verschmelzen. Damit ist der für Säugetiere so charakteristische Bläschenfollikel (Graafscher Follikel) entstanden, in dessen Lumen die Eizelle auf einer sockelartigen Ansammlung von Granulosazellen (Cumulus oviger = oophorus) hineinragt. Die das Ei umgebenden Granulosazellen werden als Coronarzellen oder insgesamt als Corona bezeichnet.
Die Resultate von Hypophysektomie-Experimenten an Nagern lassen keinen Zweifel daran zu, daß der wachsende Follikel schon frühzeitig, noch vor Bildung der Antralhöhle, von beiden Gonadotropinen abhängig ist. Dem FSH wird die Hauptrolle bei der mitotischen Vermehrung der Granulosazellen zugeschrieben. LH spielt wahrscheinlich für die Bildung der Follikelflüssigkeit (Liquor folliculi) eine besondere Rolle. Mit der Entwicklung der Theca erhält der Follikel seine eigene Blutversorgung und erwirbt spätestens bei der Umwandlung zum Bläschenfollikel die Fähigkeit zur Östrogensekretion, für welche sowohl FSH als auch LH als Synergisten benötigt werden. Obwohl Granulosa- und Thecazellen über spezifische Enzyme verfügen, die für die Biosynthese von Östrogenen wichtig sind, wird die mit Gefäßen reich versorgte Theca interna als Hauptproduktionsstätte für die weiblichen Sexualhormone angesehen. Die Östrogene ihrerseits (in erster Linie Östradiol-17β) wirken ebenfalls stimulierend auf das Follikelwachstum. In der Schlußphase schwillt der Follikel an, und 10–12 Stunden später tritt der Follikelsprung, die Ovulation, ein. Ihr gehen dramatische histophysiologische Veränderungen im

Granulosa- und Theca-Bereich voraus. LH gilt als das wichtigste Ovulationshormon. Aber wahrscheinlich sind u.a. auch lokal, d.h. vom präovulatorischen Follikel, erzeugte Östrogene mit im Spiel, welche die Produktion von Collagenase anregen, die das extrafollikuläre Gewebe auflokkert.

Nachdem die Eizelle den Follikel verlassen hat, wandelt sich dieses nunmehr kollabierte Gebilde in ein neues endokrines Organ, das Corpus luteum um. Es sezerniert Progesteron. Obwohl es artspezifische Unterschiede in der Histogenese des Gelbkörpers zu geben scheint, dürfte er sich bei vielen Säugern (wie auch beim Menschen) sowohl von Granulosa- als auch von Thecazellen herleiten. Die als Luteinisierung bezeichneten morphologischen Veränderungen an den Zellen können schon vor dem Follikelsprung einsetzen, aber in der Regel sind sie ein postovulatorischer Prozeß.

Follikel, welche nicht zur Ovulation gelangen, degenerieren. Diese Follikelatresie kann in jeder Phase des Follikelwachstums einsetzen. Sie trifft aber besonders schon weit herangewachsene oder im Bläschenstadium befindliche Follikel. Die Atresie wird durch einen Ausfall in der ausrei-

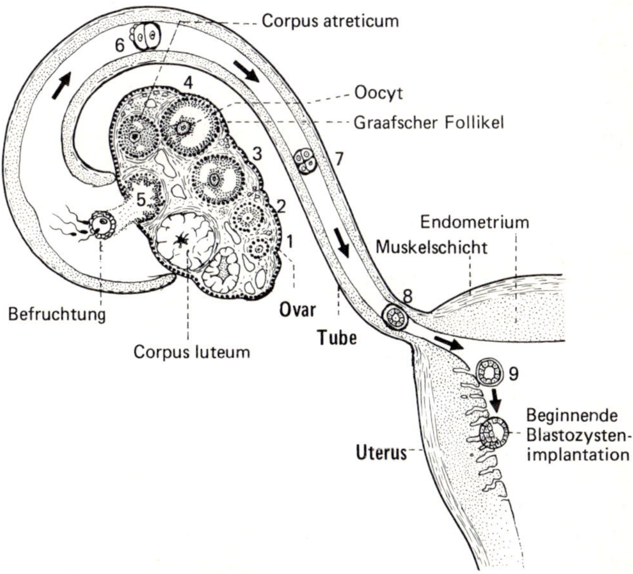

Abb. 72 Schema der Entwicklungsprozesse im Säugerovar und der Wanderung einer befruchteten Eizelle durch den Eileiter (Tube) in den Uterus. Die Zahlen markieren aufeinanderfolgende Entwicklungsstadien.

1 Primärfollikel, 2 wachsender Follikel, 3 reifender Follikel, 4 reifer Bläschenfollikel, 5 Ovulation, 6–9 Entwicklungsstadien bis zur implantationsfähigen Blastozyste. Erläuterungen im Text.

chenden Versorgung mit Hormonen (Gonadotropinen) erklärt, wobei allerdings die Frage zu beantworten bleibt, wie es zu einem solchen Mangel auf dem Niveau des einzelnen Follikels kommt.

Eine Sonderform atretischer Follikel sind die sogen. cystischen Follikel, in denen die Eizelle degeneriert und das Antrum sich durch verstärkte Ansammlung von Follikelflüssigkeit stark ausdehnt. Die Granulosazellen reduzieren sich auf eine einzige Schicht oder verschwinden praktisch ganz. Das vermehrte Auftreten cystischer Follikel kann Symptom für hormonale Störungen sein und ist häufig mit Sterilität verbunden (polycystische Ovarien).

Kommt es nicht zur Befruchtung und Implantation (Nidation) der Eizelle, so bildet sich das Corpus luteum – je nach Art – mehr oder weniger schnell zurück.

Abb. 72 faßt stark schematisch die Prozesse von Follikelwachstum, Follikelreifung und Eisprung im Säugerovar zusammen. Die Zeichnung veranschaulicht zugleich die Wanderung einer befruchteten Eizelle und ihrer Teilungsstadien durch den Eileiter (Tube) bis zur beginnenden Einnistung der Blastocyste im Uterusgewebe.

In den Ovarien der übrigen Wirbeltiere machen die Eizellen mit den sie umgebenden Hüllen die Hauptmasse des Organs aus. Bläschenfollikel fehlen. Um so auffälliger ist bei den Nichtsäugern das Nebeneinander von Eizellen, bei denen der Grad der Dotterbildung (Vitellogenese) unterschiedlich weit fortgeschritten ist. Das histologische Bild der Organe wird maßgeblich von der Zeitfolge der Eiablage, der Größe der Gelege und dem Dotterreichtum der Eier bestimmt (Abb. 73).

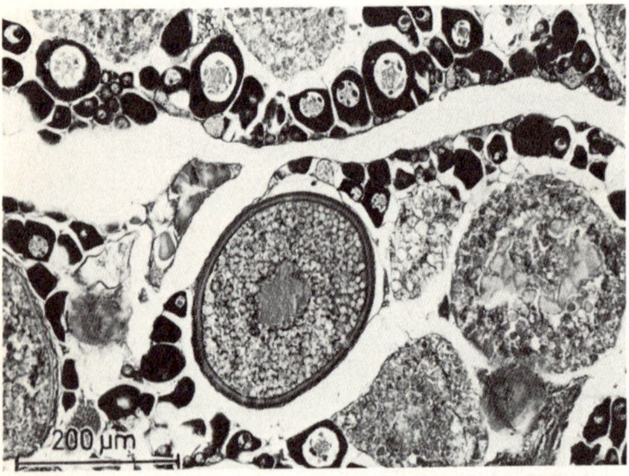

Abb. 73 Ausschnitt aus dem Ovar eines tropischen Lippfisches (*Thalassoma hebraicum*).
Bildmitte: Reifender Oocyt mit starker Dottereinlagerung. Neben zahlreichen jungen Eizellen (Auxocyten: schwarz mit hellem Kern) mehrere Anschnitte atretischer Oocyten.

Wegen des häufigen Gebrauchs von oftmals nicht exakt definierten Termini bei der Beschreibung von Entwicklungsvorgängen im Ovar stößt die vergleichende Interpretation von Experimentalbefunden bei niederen Wirbeltieren oft auf beträchtliche Schwierigkeiten. Als Oogenese ist die Umwandlung von Oogonien in Oocyten zu bezeichnen. Die Oogonien vermehren sich im Ovar durch mitotische Teilungen. Mit dem Eintritt in die Prophase der ersten meiotischen Teilung wandelt sich das Oogonium in einen primären Oocyten um. Die erste meiotische Prophase, die bei den Nichtsäugern durch das Auftreten von Lampenbürstenchromosomen gekennzeichnet ist, kann sich über einen sehr langen Zeitraum erstrecken, währenddes die Eizelle (in Schüben) stark heranwächst und Dotter aufbaut. Die erste meiotische Teilung findet mit der Bildung des ersten Polkörperchens und der Umwandlung zum sekundären Oocyten ihren Abschluß.
Während bei den Homoiothermen, Cyclostomen, Elasmobranchiern und – vielleicht! – auch bei einigen Teleostiern und wenigen Reptilien die erste meiotische Prophase noch im Embryonalstadium erreicht wird und keine Oogonien bis ins Adultstadium hinein erhalten bleiben, findet bei den übrigen Wirbeltieren die Oogenese – sehr häufig zyklisch – während des gesamten aktiven Fortpflanzungslebens statt, so daß sich der Eizellenvorrat durch mitotische Teilungen von Oogonien ständig wieder ergänzt.

Die bei der Besprechung des Säugerovars eingeführten Termini (Follikel, Granulosa, Theca, Follikelatresie mit Bildung von Corpora atretica) werden analog auch bei den übrigen Wirbeltieren angewendet. Hoch kontrovers bleibt die Frage, ob es bei Nichtmammaliern auch funktionelle Corpora lutea gibt, die man begreiflicherweise in erster Linie bei viviparen Fischen und Reptilien sucht (Barr 1968). Es gibt einige Hinweise auf aktive Steroidbiosynthese in sogenannten Corpora lutea viviparer Teleostier (Lambert u. van Oordt 1974) und auf die Bildung von Progesteron in Gelbkörpern bei Reptilien (Abb. 74), aber ähnlich systematische Untersuchungen wie am Corpus luteum der Säuger stehen wegen erheblicher technischer Schwierigkeiten noch aus. Im Vergleich zu den männlichen Wirbeltieren ist der Genitaltrakt (Ovidukt) bei den Weibchen wesentlich einfacher strukturiert, wenn er nicht sogar gänzlich fehlt (z.B. bei Cyclostomen und einigen Teleostiern). Weibchenspezifische sekundäre Geschlechtsmerkmale fehlen in der Regel und sind kaum näher untersucht.

Fortpflanzungszyklen

Bei allen Wirbeltieren ist die Fortpflanzungsbereitschaft und die Fortpflanzungsfähigkeit der Weibchen in wesentlich stärkerem Maße in mehr oder minder strenge Rhythmen eingebunden als bei den Männchen. Dies hängt in erster Linie damit zusammen, daß der Höhepunkt der Gametogenese beim Weibchen, die Entlassung der befruchtungsfähigen Eizelle(n) aus dem Follikel (Follikelsprung = Ovulation) ein qualitativ und quantitativ fein ausbalanciertes Zusammenwirken mehrerer Hormone erfordert. (Die wenigen Fälle, bei denen Befruchtung und Embryogenese in-

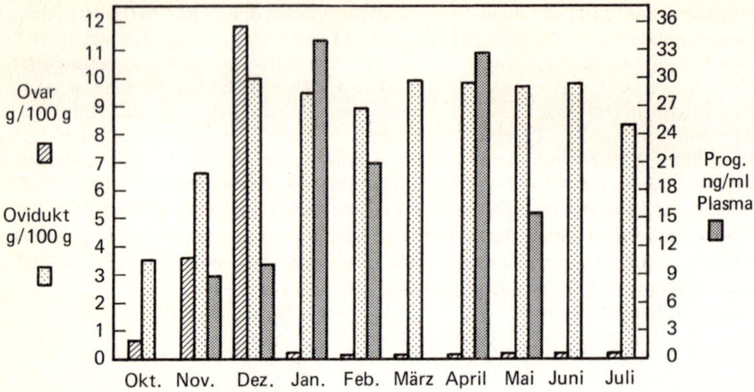

Abb. 74 Jahreszyklische Veränderungen in der Progesteronproduktion und am weiblichen Genitalsystem bei *Sceloporus*. Auf der linken Ordinate sind die Gewichtsangaben für Ovar und Ovidukt Verhältniszahlen bezogen auf je 100 g Körpergewicht (nach *Callard* u. Mitarb.).

nerhalb der Follikelhülle stattfinden – z.B. bei einigen viviparen Teleostiern –, lassen wir hier außer acht.)
Die Rhythmik der Hormonproduktion unterliegt verschiedenartigen Determinanten (u.a. exogenen Milieueinflüssen und Rückkopplungsmechanismen zwischen verschiedenen Hormonen), zu denen stets auch eine Kontrolle von seiten des ZNS gehört.

Menstruationszyklus

Aus dem menschlichen Erfahrungsbereich ist der Menstruationszyklus der Frau das bekannteste Beispiel für einen weiblichen Zyklus. Sein auffälligstes Kennzeichen ist die „Regelblutung" (Menses = Menstruation), die allerdings nur ein Teilprozeß im vollständigen Zyklusablauf mit regelhaften Veränderungen am Ovar und Uterus ist. Die Blutung wiederholt sich nach jeweils 28 Tagen. Dieses völlig regelmäßige Intervall wird aber nur in etwa 1% der Fälle beobachtet. Der arithmetische Mittelwert aus zahlreichen Zyklen von Frauen zwischen 20 und 39 Jahren liegt bei ca. 29,5 Tagen. Die Zykluslänge ist erheblichen Schwankungen unterworfen, sogar bei derselben Frau.
Die Festsetzung des Zyklusbeginns ist eine reine Definitionsfrage und insoweit willkürlich. Es ist jedoch üblich geworden, den ersten Tag der Regelblutung als 1. Zyklustag zu zählen, was auch insofern zweckmäßig ist, da sich auf diese Weise die Vorgänge im Ovar, an der Uterusschleimhaut und die hiermit korrelierten Hormonrhythmen am einfachsten in einen Zusammenhang bringen lassen.
Der Zyklus beginnt mit dem Wachstum einiger Follikel, aus denen sich im

Verlauf mehrerer Tage einer zum reifenden Follikel und schließlich bis zum sprungreifen Graafschen Follikel differenziert (Abb. 75). Diese Follikelphase umfaßt zeitlich die 1. Zyklushälfte. Ganz am Anfang steht ein leichter Anstieg des FSH-Spiegels im Blut, dem sich bald eine langsame Steigerung der LH-Konzentration anschließt. Die in den ersten Zyklustagen sehr niedrigen Östrogenmengen steigen zum Ende der Follikelphase hin an, da das von beiden Gonadotropinen (s. S. 230 ff.) stimulierte Follikelwachstum im synergistischen Zusammenspiel dieser Hormone auch die Östrogenproduktion anregt. Die Östrogene ihrerseits erhöhen die Reaktivität des zum Bläschenfollikel heranwachsenden primären Oocyten auf Gonadotropine (insbesondere LH) und fördern selbst das Follikelwachstum. In diesem Sachverhalt liegt möglicherweise der Schlüssel zum Verständnis der Tatsache, daß beim Menschen am Ende nur ein Follikel zur vollen Reife gelangt. Da im weiteren Verlauf der Follikelphase der FSH-Spiegel eine deutlich fallende Tendenz zeigt, könnte man annehmen, daß wegen mangelnder Gonadotropinversorgung die Follikel atretisch werden bis auf einen, der durch hinreichend hohe Östrogen-Eigenproduktion gegen die Atresie geschützt wird. Während der Follikelphase steigt auch die Androgensekretion durch die interstitiellen Zellen im ovariellen Stroma. Die mögliche physiologische Rolle dieses Vorgangs ist derzeit noch unklar.

Gegen Ende der Follikelphase erfolgt ein überaus markanter Anstieg der LH-Konzentration, zu dem eine Erhöhung der FSH-Menge in etwa parallel geht. Der Höhepunkt der Östrogen-(Östradiol-)Sekretion wird etwa 12 Stunden vor der maximalen LH-Ausschüttung erreicht und fällt gleich danach steil ab.

Die massive Erhöhung der LH-Menge markiert den Beginn der nächsten Zyklusphase, der Ovulationsperiode. Allein dem Wirken des LH werden die letzten Reifungsschritte im Graafschen Follikel zugeschrieben. Sie kulminieren im Aufreißen der Follikelwand und der Ausstoßung der Eizelle. In der Regel wechseln sich beide Eierstöcke dabei ab. Es ist nicht bekannt, ob der gleichzeitige FSH-Anstieg für die Ovulation eine Rolle spielt oder nur ein Begleitvorgang ist, der sich daraus erklärt, daß ein und dasselbe hypothalamische Releasing-Hormon (LH-RH) die Sekretion beider Gonadotropine stimuliert.

Der Anstieg des Östrogenspiegels am Ende der Follikelphase ist Auslöser für die plötzliche Zunahme der LH-Menge im Blut (positive Rückkopplung!). Das Maximum der LH-Ausschüttung dient als Markierungspunkt der Zyklusmitte. Etwa 16–24 Stunden danach platzt der Follikel auf, d.h. zu einem Zeitpunkt, an dem die LH-Menge schon wieder fast ganz auf das präovulatorische Niveau zurückgefallen ist.

Nunmehr setzt die Lutealphase ein. Die Granulosazellen des entleerten Follikels nehmen erheblich an Größe zu, lagern Carotin ein und werden jetzt als Luteinzellen bezeichnet. Die Luteinisierung wird durch LH initiiert. Die Luteinzellen füllen die ehemalige Follikelhöhle aus. Von der

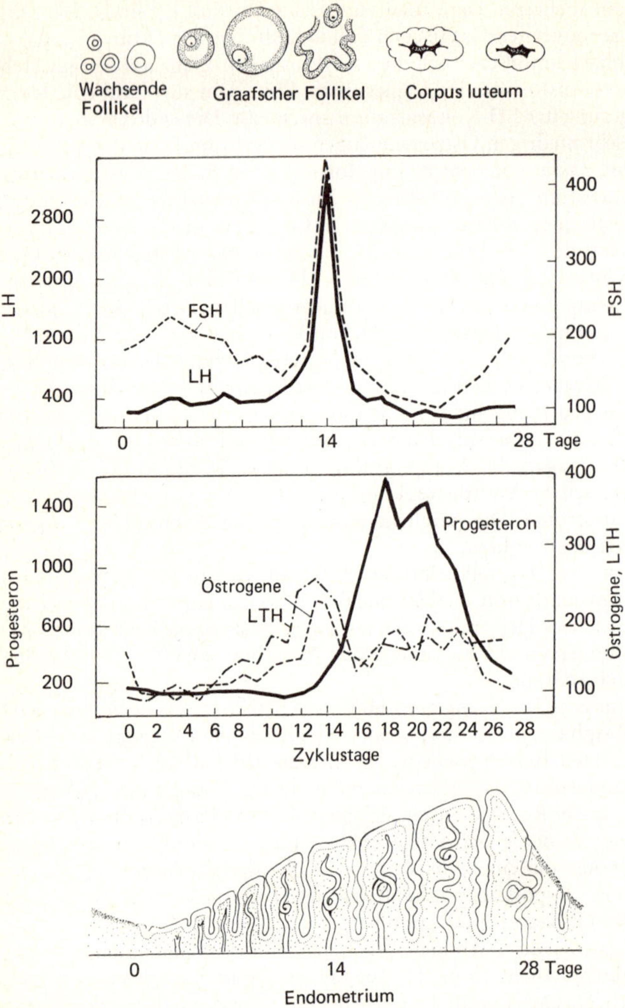

Abb. 75 Schematische Darstellung der Veränderungen im Ovar (oben), des Endometriums (unten) und der Konzentrationen mehrerer Hormone im Blut während des Menstruationszyklus. Die Konzentrationsangaben auf der Ordinate sind Relativzahlen, zu deren Ermittlung der niedrigste beobachtete Hormonspiegel = 100 gesetzt wurde. Die Werte sind als Prozentzahl dieses Minimums ausgedrückt (Zahlenangaben nach *Robyn* u. Mitarb.).

Theca interna her wachsen Gefäß- und Bindegewebssprosse ein, und innerhalb von 2–3 Tagen entsteht eine hochaktive innersekretorische Drüse, das Corpus luteum, welches erhebliche Mengen von Progesteron, aber auch 17α-Hydroxyprogesteron und Östrogene (Östradiol und Östron) produziert. (Die Rolle des Prolactins [LTH] bei der Progesteronsekretion wird an anderer Stelle erörtert – S. 253 f.) Ungefähr 8 Tage nach der Ovulation hat der Gelbkörper seine volle „Blüte" erreicht. Wenn die Eizelle nicht befruchtet wird oder die Einbettung der Eizelle in die Uterusschleimhaut nicht gelingt, dann beginnt sich etwa 12 Tage nach der Ovulation das Corpus luteum morphologisch und funktionell zurückzubilden (Luteolyse). Die Luteinzellen fangen an zu schrumpfen, degenerieren schließlich und Bindegewebszellen wandern ein. Das Corpus luteum wird zum funktionslosen Corpus albicans.
Während der „Blütezeit" des Gelbkörpers wird die Reifung neuer Follikel unterdrückt. Sobald aber die Rückbildung des Corpus luteum erfolgt und die Konzentration an Progesteron und Östrogenen sinkt, fällt diese Hemmwirkung fort. Es beginnen wieder einige Follikel an Größe zuzunehmen und ein neuer Ovarialzyklus beginnt.
Die rhythmischen Veränderungen am Ovar und in der Hormonproduktion (hypophysäres LH, ovarielle Östrogene und Progestine) sind ursächlich für zyklische Veränderungen der Uterusschleimhaut (Endometrium). In unserer Beschreibung haben wir den ersten Tag der Regelblutung als 1. Zyklustag festgelegt. Die Menstruationsblutung ist eine Besonderheit der Primaten, die mit anatomischen Eigenarten von Blutgefäßen, die das Endometrium versorgen, zusammenhängt (s. unten).
Unter dem Einfluß der zunehmenden Östrogensekretion durch die heranwachsenden Follikel beginnt das drüsige Endometrium zu proliferieren (Proliferationsphase) und sich zu verdicken. Dieser Prozeß setzt sich fort und intensiviert sich, wenn nach der Ovulation die nunmehr einsetzende Progesteronsekretion durch das Corpus luteum die sekretorische Aktivität des Endometriums stimuliert (sekretorische Phase). Nach der „Blüte" des Corpus luteum fällt der Progesteronspiegel scharf ab. Die Hormonmenge reicht nicht länger aus, um die hohe Aktivität des Endometriums aufrechtzuerhalten. Das Gewebe verliert an Höhe und die in ihm reichlich enthaltenen Spiralarterien (eine Besonderheit der Primaten) ziehen sich zusammen, so daß es zu einer lokalen Minderdurchblutung (Ischämie) kommt. Die Gewebe werden nicht mehr hinreichend mit sauerstoffreichem Frischblut versorgt. Deshalb erfolgt im Zusammenwirken mit lysosomalen Enzymen, welche die intercellulären Mucopolysaccharide hydrolysieren (die für den Zusammenhalt der Endometriumzellen eine wichtige Rolle spielen), eine Abstoßung (Desquamation) der äußeren Endometriumschicht, der sogenannten Functionalis. Die Gewebsteile werden zusammen mit ungerinnbarem Menstruationsblut, das bei den Zerreißungsvorgängen frei wird, ausgeschwemmt. Die Menstruationsdauer beträgt durchschnittlich 4–5 Tage. Mit dem Fortschreiten der ovariellen

Follikelphase und dem mit ihr korrelierten Anstieg des Östrogenspiegels kommt es nach einer schnellen Wundheilung zum Beginn der nächsten Proliferationsphase.
Die Einsatzmöglichkeit von Steroiden als oralen Kontrazeptiva beruht darauf, daß sich durch Gestagene und Östrogene der normale Zyklusablauf exogen manipulieren läßt.

Schon 1921 beschrieb der Innsbrucker Veterinär HABERLANDT, daß sich nach Implantation von Schwangerschaftsgelbkörpern bei geschlechtsreifen weiblichen Tieren eine (vorübergehende) Sterilität erzielen läßt. 1944 teilten BICKENBACH und PAULIKOVICS mit, daß sich bei Behandlung von Frauen mit täglich 20 mg Progesteron die Ovulation unterdrücken läßt. Aber es blieb dem Amerikaner GREGORY PINCUS vorbehalten, aufgrund von Beobachtungen anderer Autoren und der Resultate aus eigenen Experimenten „Pillen" zu entwickeln, die systematisch zur Konzeptionsverhütung bei Frauen eingesetzt wurden (PINCUS 1965).

Die in den Pillen (je nach Handelspräparat unterschiedlich) kombinierten Steroide erhöhen die Konzentration der Ovarialhormone im Blut und wirken durch negative Rückkopplung auf die Hypothalamus-Hypophysen-Achse, so daß die hohe LH-Sekretionsrate in der Zyklusmitte reduziert wird und als unmittelbare Folge die Ovulation ausbleibt (Ovulationshemmer). Da bei den heute handelsüblichen Präparaten die Tabletten nur 20 bzw. 21 Tage lang während der Zyklustage 5–24 (bzw. 25) genommen werden, führt die Absetzung der Behandlung binnen weniger Tage zu einer „Entzugsblutung".
Je nach Präparatetyp handelt es sich bei den Pillen um 20 oder 21 identische Tabletten, in denen ein oder mehrere synthetische Progestine mit östrogenem Hormon kombiniert sind, oder bei der sogenannten Sequenzbehandlung werden 15 oder 16 Tabletten verabreicht, die nur Östrogen enthalten und anschließend 5 Tabletten mit Östrogen + Progestin.
Es würde den Rahmen des Buches überschreiten, weitere klinisch-endokrinologische Details zu diskutieren, zumal neben den Haupteffekten auf Hypothalamus und Hypophyse noch zahlreiche andere Faktoren mit im Spiele sind, von denen der Konzeptionserfolg abhängig ist. Noch sind keineswegs alle Wirkungsmechanismen klar. Unser Wissen stützt sich überwiegend auf empirische Daten, und die Extrapolation von Versuchsergebnissen an Tieren auf den Menschen bleibt riskant. Es sei nur erwähnt, daß die pharmakologischen Effekte der chemisch eng verwandten Stoffe, welche in den Handelspräparaten enthalten sind, sich erheblich voneinander unterscheiden können.
Die Forschungen auf diesem für die ganze Menschheit so wichtigen Gebiet angewandter Endokrinologie sind weit von einem auch nur vorläufigen Ende entfernt. Die Erfolge mit den sogenannten „Minipillen", die seit einigen Jahren in Gebrauch gekommen sind, weisen klar darauf hin, daß auch andere Mechanismen als die, welche oben beschrieben wurden, eine sichere Konzeptionsverhütung bewirken können. Die Minipillen enthal-

ten ausschließlich Progestin (das synthetische d-Norgestrel) in ganz geringen Dosen (0,03 mg), müssen ständig eingenommen werden, verhüten nicht die Ovulation, und die Menstruation unter dieser Medikation ist echt (keine bloße „Entzugsblutung"). Der Schutz gegen Befruchtung liegt bei dieser Methode vermutlich darin, daß Progestin die Eigenschaften des Schleims im Gebärmutterhalts (Cervix uteri) verändert, indem z.B. die Viskosität des Cervicalschleims zunimmt und das Penetrationsvermögen für die Spermien herabgesetzt wird.

Östruszyklen bei Säugern

Analog zum Menstruationszyklus gibt es bei weiblichen Subprimaten Brunst-(= Östrus-)Zyklen, die zwar hormonal von den gleichen Prinzipien gesteuert werden, sich aber in vielen Einzelheiten und in artspezifischer Weise von den Menses der Primaten unterscheiden.
Am besten untersucht sind die als Labortiere gehaltenen Nager. Bei der Ratte dauert ein vollständiger Zyklus 4–5 Tage. Sein Zeitablauf kann durch Außenfaktoren (z.B. Licht, Temperatur, Sozialbeziehungen, etc.) beeinflußt werden. Der Gesamtzyklus läßt sich in vier Stadien unterteilen. Nur in der sogenannten „Hitzeperiode" (Östrusphase oder kurz: Östrus), die 9–15 Stunden dauert, ist das Weibchen kopulationsbereit und zeigt dies in der charakteristischen Lordose-Reaktion, dem Durchbiegen des Rückens nach unten bei Berührung oder bei Annäherung des Männchens. Auch eine hohe Laufaktivität der Tiere ist typisch für den Östrus.
Unter dem Einfluß von FSH wächst ungefähr ein Dutzend ovarieller Follikel schnell heran, und diese produzieren in zunehmendem Maße Östradiol. Zur gleichen Zeit vergrößern sich die Uteri und dehnen sich durch Flüssigkeitsansammlung in ihrem Inneren aus. Auch an der Vagina spielen sich Veränderungen ab. In ihrer Schleimhaut finden zahlreiche mitotische Teilungen statt. Im gleichen Maße, in dem sich neue Zellen anhäufen, werden die oberflächlichen Zellschichten schuppenartig, verhornen und gelangen als Hornschollen ins Vaginallumen. Bei Vaginalabstrichen lassen sich diese verhornten Zellen leicht mikroskopisch nachweisen und sind ein sicheres Indiz dafür, daß sich das Tier im Östrus befindet. In der Östrusphase findet die Ovulation statt. Ihr gehen histologische Veränderungen am Follikel und erste Anzeichen für die beginnende Luteinisierung voraus.

An das Östrusstadium schließt sich kurz nach der Ovulation die Metöstrusphase an, die durchschnittlich etwa 10–14 Stunden dauert. Die Ovarien enthalten jetzt Corpora lutea und kleine Follikel. Die Uteri haben an Volumen verloren, sind weniger gut durchblutet und weniger kontraktil. Im Vaginalabstrich findet man neben einigen wenigen Hornschollen zahlreiche Leukozyten, die auf dem Wege einer Diapedese aus dem Oberflächenephitel ins Lumen übertreten.
Die Diöstrusphase ist mit einer Dauer von 60–70 Stunden der längste Ab-

schnitt des ganzen Zyklus. In ihrem Verlauf bilden sich die Corpora lutea zurück. Die Uteri sind klein, mit einer ganz geringen Blutversorgung und kaum noch kontraktil. Die Vaginalschleimhaut ist dünn und beim Vaginalabstrich sind nahezu ausschließlich Leukozyten festzustellen.
Mit dem Eintritt in die Proöstrusphase kündigt sich die nächste Hitzeperiode an. Im Proöstrus verlieren die Corpora lutea ihre Funktion, und es setzt eine präovulatorische Aufschwellung von Follikeln ein. In den Uteri beginnt sich Flüssigkeit anzusammeln und sie gewinnen eine hohe Kontraktilität zurück. Im Vaginalabstrich finden sich während dieses Stadiums überwiegend kernhaltige Epithelzellen.
Wenn es zu einer Gravidität kommt (sie dauert bei der Ratte 20–22 Tage), dann wird während dieser Zeit der Zyklenablauf unterbrochen. Die Tiere treten am Ende der Trächtigkeitsperiode wieder in eine Östrusphase ein, aber die reguläre Zyklusfolge wird sogleich erneut bis zum Ende der Laktationsperiode hinausgeschoben.
Obwohl noch nicht alle Einzelheiten der hormonalen Regulation des Östruszyklus der Ratte endgültig geklärt sind, so zeigen sich aber dennoch deutliche Analogien zu den beim Menstruationszyklus beschriebenen Verhältnissen in Gestalt von Rückkopplungsbeziehungen zwischen Ovarialaktivität und der Hypothalamus-Hypophysen-Achse (Abb. 76). Ein niedriger Östrogenspiegel während des Met- und Diöstrus stimuliert die Hypophyse zu vermehrter FSH-Sekretion. Gemeinsam mit LH regt dieses Gonadotropin die heranwachsenden Follikel zu verstärkter Östrogenproduktion an. Wenn eine bestimmte Konzentration dieser Hormone (überwiegend Östradiol-17β) erreicht ist, schüttet die Hypophyse besonders viel LH aus, welches die Follikel zur vollen Reife bringt und die Luteinisierung der Follikelwand einleitet. Nach dem Absinken des steil ansteigenden LH-Spiegels erfolgt die Ovulation und die Umwandlung des Follikels zum Corpus luteum, das aber nur während einer kurzen Zeit funktionell ist und Progesteron sezerniert. Seine Produktion setzt noch vor der Ovulation ein. Auch die Bereitschaft des Weibchens, ein Männchen als Kopulationspartner zu akzeptieren, geht der Ovulation voraus.
Der Verlauf der Östruszyklen ist von Art zu Art verschieden und differiert auch in der Länge (z.B. 90 Tage beim Fuchs). Bei vielen Säugern folgt wie bei der Ratte ein Zyklus auf den anderen (polyöstrische Tiere), während bei anderen das Auftreten eines Zyklus saisonabhängig ist und die Tiere eventuell nur eine Brunstperiode im Jahr haben (monöstrische Formen).
Der Hund ist ein Beispiel für eine diöstrische Art, d.h. gewöhnlich beobachtet man zwei Östruszyklen binnen eines Jahres. Die gerade bei Hunden oft feststellbare Blutung (insbesondere während der Proöstrusphase und teilweise noch bis in die Östrusphase hinein) ist nicht mit der Menstruationsblutung zu vergleichen. Denn die Blutung rührt nicht von Desintegrationsprozessen der Uterusschleimhaut her, sondern erfolgt als einfache Diapedese (Austreten von Blut aus den Geweben).
Besondere Erwähnung verdienen einige Arten, bei denen die Ovulation

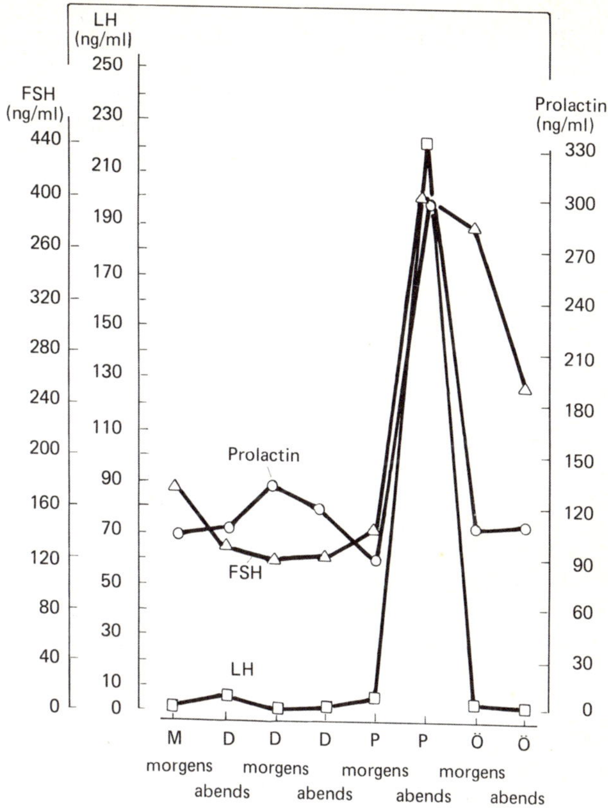

Abb. 76 Veränderungen im Hormonspiegel im Verlauf eines 4tägigen Östruszyklus bei der Ratte (nach *Kalra* u. Mitarb.).
M Metöstrus, D Diöstrus, P Proöstrus, Ö Östrus.

davon abhängt, ob es zu einem Koitus kommt oder nicht. Bei diesen „induzierten Ovulierern", zu denen z.B. Kaninchen, Katze, Frettchen, Lama und andere Cameliden, sowie einige Beuteltiere gehören, ist offenbar ein zentralnervöser Reiz erforderlich, bevor über die Hypothalamus-Hypophysen-Achse die für die Ovulation erforderlichen LH-Mengen freigesetzt werden.

Fortpflanzungszyklen bei Submammaliern

Auch bei den Nichtsäugern unterliegt die Fortpflanzungsaktivität mehr oder weniger strengen Rhythmen, welche in der überwiegenden Zahl der

Fälle mit bestimmten Umweltfaktoren (z.B. Tageslichtperiodik, Temperatur) korrelierbar sind. Ob und in welchem Umfang hierbei Veränderungen in der Konzentration von weiblichen Sexualhormonen (und Gonadotropinen) mit im Spiele sind – darüber ist weit weniger bekannt als bei Säugern. Allerdings darf man nach den bisher vorliegenden Daten in der Regel wohl davon ausgehen, daß die Ovulation eine Erhöhung der LH-Sekretion zur Voraussetzung hat. Ob bei niederen Vertebraten (Amphibien und Teleostiern) ausreichendes Vorhandensein von bestimmten Δ^4-3-Keto-Steroiden eine unerläßliche Nebenbedingung ist, bleibt noch abzuklären (WRIGHT 1971).
Bei Teleostiern schreibt man in neuerer Zeit auch Corticosteroiden (11-Desoxycorticosteron und 11-Desoxycortisol) gonadalen Ursprungs spezifische ovulatorische Effekte zu (COLOMBO u. Mitarb. 1972).
Beim Haushuhn ist 4–7 Stunden vor der Ovulation ein deutliches Maximum des Progesteronspiegels im Plasma zu verzeichnen (FURR u. Mitarb. 1973), obwohl Vögel keine Corpora lutea bilden. Auch die Östrogenkonzentration (Östradiol-17β und Östron) steigt wenige Stunden vor der Ovulation steil an und fällt kurz darauf wieder ab. Bei Vögeln kommt auch 17α-Östradiol als natürliches C_{18}-Steroid vor.
Wie bei den Säugern, so haben auch bei den übrigen Wirbeltieren Östrogene im allgemeinen einen stimulierenden Einfluß auf den Genitaltrakt (Ovidukt). Spezifische Effekte werden im nächsten Kapitel erörtert.

Physiologische Wirkungen der weiblichen Sexualhormone

Progestine

Progesteron und die ihm physiologisch verwandten C_{21}-Steroide spielen – wie der Sammelbegriff Gestagene bereits andeutet – bei den Säugern eine herausragende Rolle während der Gravidität. Diese zum Teil sehr komplexen und obendrein nach Tierart variierenden Effekte werden an anderer Stelle besprochen (S. 195 ff.).
Die Einflüsse auf den Genitaltrakt wurden bereits bei der Schilderung der Fortpflanzungszyklen erwähnt. Die Effekte des Hormons sind nur schwer zu erklären, da kaum einer durch dieses Hormon allein zustande kommt, sondern eine vorausgehende oder gleichzeitige Östrogenwirkung erfordert. Bei Östrogenen überwiegen Wachstumseffekte, Progesteron wirkt mehr differenzierend. Aber diese Wirkung tritt erst dann ein, wenn eine bestimmte Wachstumsphase bereits erreicht ist. Dies läßt sich deutlich an den Veränderungen der äußeren Schicht des Endometriums ablesen, wo nach der von Östrogenen induzierten Proliferationsphase das Progesteron die sekretorische Tätigkeit der Schleimhautdrüsen einleitet, welche die „Uterusmilch“ absondern, die die bereits in Teilung begriffene befruchtete Eizelle (Blastocyste) bis zu ihrer Einnistung (Nidation) und end-

gültigen Placentation ernährt. Im Clauberg-Test dienen die histologischen Veränderungen am Uterus infantiler Kaninchen zur Beurteilung der biologischen Potenz der Progestine.

In der Muskelschicht der Uteruswand, dem Myometrium, setzt Progesteron die Frequenz und die Amplitude der spontanen Muskelkontraktionen herab. Es vermindert außerdem die Sensitivität der glatten Muskelzellen des Uterus auf Kontraktionsreize des Oxytocins durch Veränderung der Ionengradienten, die über die Membranen der Myometrialzellen hinweg bestehen, und bei fortschreitender Gravidität erhöht sich das Ruhepotential.

Bei Vögeln spielt Progesteron neben seiner mutmaßlichen Mitwirkung an der Ovulation eine spezifische Rolle bei der Bildung und Sekretion des Avidins im Ovidukt der Hühner. Das Avidin ist ein im Eiweiß enthaltenes Protein. Das Hormon stimuliert die Synthese von mRNA für Avidin. Auch bei den übrigen Wirbeltieren ist an spezifische Einflüsse des Progesterons auf den weiblichen Genitaltrakt zu denken, insbesondere dann, wenn bei der Eipassage Sekretionsprodukte des Eileiters den Eizellen beigegeben werden. Bei Kröten wurde die Absonderung von Gallerte aus den Oviduktdrüsen nach Progesteroninjektion nachgewiesen.

Für ovovivipare Reptilien haben sich Hinweise ergeben, daß bei ihnen Progesteron über antigonadale Wirkungen den Fortpflanzungszyklus regelt, indem es während der Gravidität Ovarialwachstum oder Ovulation verhindert (Callard u. Doolittle 1973). Blockierende Effekte von Progesteron auf die Ovulation wurden auch bei Schildkröten festgestellt (Klicka u. Mahmoud 1977).

Für die Humanphysiologie ist ein leichter thermogener Effekt des Progesterons von Interesse. Gleich nach der Ovulation (oder schon kurz davor) steigt die Basaltemperatur wegen der plötzlichen Zunahme der Progesteronsekretion durch das Corpus luteum um 0,6–1°C an, so daß der Temperatursprung bei der Kontrolle des Menstruationsverlaufs als relativ genauer Indikator für den Zeitpunkt der Ovulation genutzt werden kann.

Östrogene

Die Östrogenwirkungen sind außerordentlich komplex und erstrecken sich in erster Linie auf den Geschlechtsapparat. Aber auch in extragenitalen Bereichen erweisen sie sich als hochpotente Substanzen.

In allen Wirbeltierklassen ist Östradiol-17β wahrscheinlich das physiologisch wichtigste Östrogen, wenngleich in den meisten Fällen daneben auch Östron nachgewiesen werden konnte, das in der Regel aber nur als eine Vorstufe für das Östradiol von Bedeutung ist. Östradiol-17α wird nur bei verhältnismäßig wenigen Arten gebildet.

Effekte der Östrogene auf den Genitaltrakt der Säuger wurden bereits im vorausgehenden Kapitel über die Fortpflanzungszyklen erwähnt. Hier bleibt nachzutragen, daß beim Übergang zur Geschlechtsreife in der Pubertätsphase diese Hormone auch für das Wachstum und die volle Entwicklung der Eileiter, des Uterus, der Vagina und der äußeren Genitalien verantwortlich sind. Nach Erreichen der Geschlechtsreife führt Kastration zu einer Involution und Atrophie dieser Organe. Der Einfluß der Östrogene auf die Brustdrüsen wird an anderer Stelle erörtert (s.S. 244). Eine Wirkung auf das Ovar selbst äußert sich in einer Zunahme der Reaktivität auf Gonadotropine und eine Förderung der Hypertrophie der Granulosazellen.

Vergleichend endokrinologisch ist es vielleicht von besonderem Interesse, daß im Oviduktbereich (Fallopsche Tuben der Säuger) Cilien der Schleimhaut (neben Muskelkontraktionen der Oviduktwand) am Eitransport beteiligt sind. An Affen wurde experimentell nachgewiesen, daß eine Kastration zur Atrophie des Epithels und zum Verlust der Cilien führt. Aber eine substituierende Östrogenbehandlung vermag binnen drei Tagen das Epithel wiederherzustellen und eine Cilienregeneration einzuleiten. Bei Knochenfischen, deren Ovidukt dem der Tetrapoden nicht homolog ist, scheint es zur Laichzeit gleichfalls zu einer Cilienbildung oder der Entstehung funktionell ähnlicher Strukturen zu kommen (Abb. 77). Es bleibt zu prüfen, ob sich hieraus ein biologischer Test für Östrogene bei diesen Tieren entwickeln läßt.

Der Einfluß der Östrogene auf das sexualspezifische Gefieder bei vielen Vogelarten wurde in anderem Zusammenhang erwähnt (S. 159). In der Sexualbiologie dieser Tierklasse spielen die Östrogene aber noch eine ganz besondere Rolle, indem sie über spezielle Mechanismen in den Calciumstoffwechsel eingreifen und sich auf diese Weise maßgeblich an der Schalenbildung beteiligen. Der Aufbau der Schale vollzieht sich schrittweise in verschiedenen Abschnitten des Eileiters, dessen Funktionszustand insgesamt östrogenabhängig ist. Die Bildung der für das Vogelei so besonders charakteristischen Kalkschale erfolgt überwiegend in der Schalendrüse. Beim Huhn verbleibt das Ei dort ca. 20 Stunden lang. Während der ersten 5 Stunden vollzieht sich eine ständig zunehmende Ablagerung von Calciumcarbonat bis zu einer Rate von 300 mg/h. Sie bleibt bis etwa 2 Stunden vor der Eiablage auf einem hohen Niveau. Während der letzten 15 Stunden der Kalkschalenbildung passieren 100–150 mg Ca/h die Schalendrüse, wobei noch nicht endgültig geklärt ist, in welchem Umfang aktive Transportmechanismen an diesem Geschehen beteiligt sind. Da die Schalendrüse praktisch kein Calcium speichert, wird es aus dem Blut entnommen, wo es in ionisierter Form vorliegt oder an Proteine gebunden ist. 10 Tage bevor ein Huhn zu legen beginnt, steigt der Calciumgehalt des Serums von 10 mg/100 ml auf ca. 16–30 mg/100 ml. Dabei handelt es sich um eine Zunahme der an Phospholipoproteine gebundenen Fraktion. Das Phosphoprotein wird als Phosvitin bezeichnet und bildet sich unter dem Einfluß von Östrogenen in der Leber. An der Ca-Einlagerung in die Schale beteiligt sich allerdings sowohl das proteingebundene als auch das frei diffundierbare Material. Angesichts des hohen Calciumdurchsatzes in der Schalendrüse der legenden Henne würde die Ca-Konzentration im Blute binnen weniger Minuten erschöpft sein, wenn das Re-

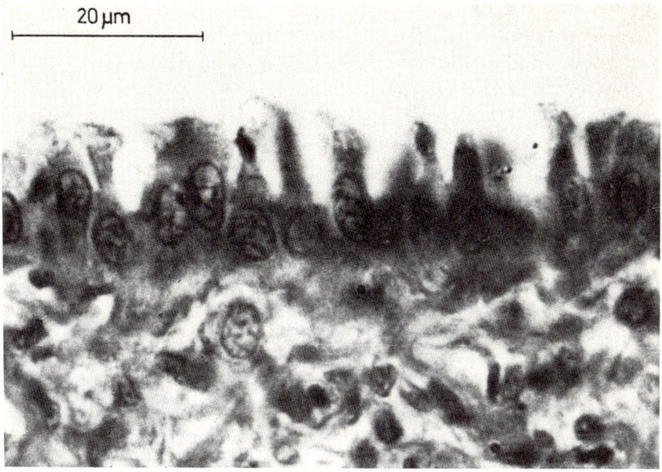

a) Sexuelle Ruhephase

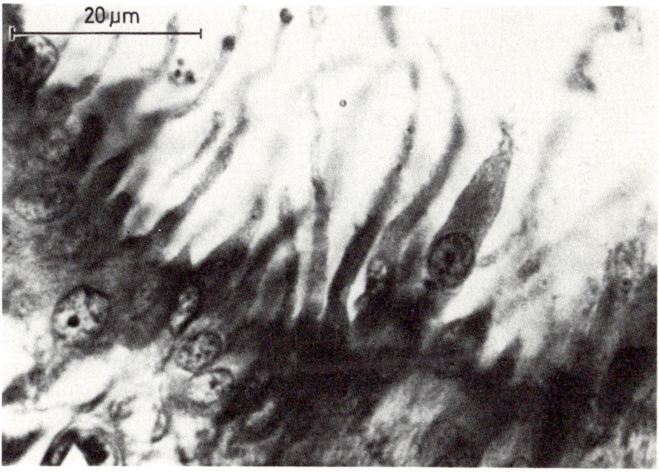

b) Laichperiode

Abb. 77 Oviduktepithel des Lippfisches *Thalassoma pavo.* (Mikrophotos von Dr. *R. Kuhn*).

servoir nicht ständig durch intensive Resorption im Darmbereich und Ca-Mobilisierung im Knochen aufgefüllt würde. Nur bei weiblichen Vögeln beobachtet man die Besonderheit, daß sie in der Markhöhle von Tibia und Femur ein spezielles Knochenmaterial, den sogenannten Medullarknochen bilden (Simkiss u. Taylor 1971). Der Aufbau von Medullarknochen wird synergistisch von Östrogenen und Androgenen gesteuert, während der Anstieg des Ca-Spiegels im Blut von legeaktiven Tieren ausschließlich östrogenabhängig ist. In der Phase der Schalenbildung stimulieren Östrogene eine vermehrte Resorption des Medullarknochens (Senior u. Cunningham 1974), während PTH an der Knochenrinde angreift. Das Zusammenwirken von Parathyroidhormon und Östrogenen bei der Schalenbildung ist im Detail noch strittig.
Die spezifische Rolle der Östrogenwirkung bei der Schalenbildung ist vermutlich in erster Linie in der vermehrten Produktion von Phosvitin zu suchen. Durch seine Fähigkeit zur Ca-Bindung erhöht es die Ca-Konzentration im Blut und erfüllt damit wichtige Mittlerfunktionen. Aber am Ende dient das östrogenabhängige Phospholipoprotein vor allem dem Einbau in das Dottermaterial. Entsprechende Prozesse sind auch von Reptilien und Amphibien bekannt, deren Eischalen nicht calcifiziert werden, bei denen aber Östrogene gleichfalls hypercalcämische Effekte ausüben.
Bei allen oviparen Wirbeltieren dürfte die Bildung von Phospholipoproteinen in der eben eine besonders wichtige Funktion der Östrogene sein. D.h. die Östrogene stimulieren über die Produktion spezifischer Eiweißkörper die Vitellogenese (Redshaw 1972; Chester Jones u. Mitarb. 1972; Emmersen u. Petersen 1976). Dabei gibt es in den einzelnen Tiergruppen jedoch noch erhebliche Lücken bezüglich der genauen chemischen Charakterisierung der Phosproteine im Eidotter (z.B. Phosvitin und Lipovitellin aus der „Vitellin-Fraktion") und anderer Eiweiße, die in das Dottermaterial eingebaut werden.
Östrogene vermögen praktisch alle Organsysteme zu beeinflussen. Hierbei sind jedoch erhebliche artspezifische Differenzen zu verzeichnen und unterschiedliche Hormonmengen vermögen auf meist noch nicht geklärte Weise auch einander entgegengesetzte Effekte hervorzurufen. Zwar ist die Spezialliteratur über extragenitale Östrogenwirkungen vor allem in der klinisch-physiologischen Forschung außerordentlich umfangreich, aber eine synoptische Darstellung dieser Befunde ist derzeit kaum möglich.
Effekte auf den Calciumstoffwechsel machen sich in noch anderer Weise, als wir es für die Submammalier erwähnt haben, auch darin bemerkbar, daß die Reifung des Knochens von Östrogenen beschleunigt wird. Vor allem von Säugern ist bekannt, daß Östrogene einen schnelleren Verschluß der Epiphysenfugen in den langen Knochen fördern und so das Körperwachstum sistieren (Weibchen vielfach kleiner als Männchen – Antagonismus zum Wachstumshormon!).

Einflüsse auf Kohlenhydrat-Lipid- und Proteinstoffwechsel erfolgen entweder direkt oder indirekt über das steroidogene Gewebe der Nebenniere, die Schilddrüse oder das Inselgewebe des Pankreas.
Es ist eine bemerkenswerte Eigenschaft der Östrogene, die Bindung von einer Reihe von Hormonen an Plasmaproteine zu erhöhen. Im Bereich des ZNS sind Östrogene wahrscheinlich für sexualspezifische Verhaltensweisen bei der Paarung verantwortlich (z.B. Lordose-Reaktion der weiblichen Ratte in der Östrusphase). Die Hormone wirken allgemein aktivitätsfördernd und bei Ratten kann man den Gipfelpunkt im Östrus an Hand der Maximalaktivität im Laufrad bestimmen.
Sieht man von der ausschlaggebenden Rolle der weiblichen Sexualhormone für das Fortpflanzungsgeschehen ab, so sind sie zwar sicher nicht lebensnotwendig, aber sie haben im ganzen eine bedeutsame Funktion für das physiologische Gleichgewicht im Zustand verschiedener Gewebe, im Metabolismus und im Wechselspiel einiger Komponenten des endokrinen Systems.

Die Rolle der Sexualsteroide bei der Geschlechtsdifferenzierung

Es gilt als eine Grundregel, daß bei Wirbeltieren das Geschlecht eines jeden Individuums genetisch determiniert ist. Aber schon bei der Gonadendifferenzierung – und nicht erst bei der Entwicklung der von den Keimdrüsen unmittelbar abhängigen Teile des Genitaltrakts – kommen unter Umständen Geschlechtshormone mit ins Spiel, die eine dem Genotyp entgegengesetzte Geschlechtsausprägung im Phänotyp bedingen. Die Mechanismen beim Schritt von der geschlechtsbestimmenden Genausstattung bis zu den ersten morphologisch faßbaren Kriterien einer Geschlechtsdifferenzierung liegen allerdings noch völlig im Dunkeln. In beiden Geschlechtern steht am Anfang eine sexuell nicht differenzierte Gonadenanlage, die von Keimzellen besiedelt wird, von denen bislang ebenfalls keine sexualspezifischen Merkmale bekannt sind. Da es sowohl spontane als auch experimentell induzierbare Abweichungen vom genetisch „vorgeschriebenen“ Differenzierungsgeschehen gibt, ist für Hypothesenbildungen ein weites Spielfeld offen (Jost 1970; Witschi 1967). Basierend auf der Lehre von der primären sexuellen Bipotenz der Keimzellen wurde und wird immer wieder die Frage gestellt, ob nicht stoffliche Agentien das genetische Geschlecht „umzupolen“ vermögen. Obwohl die vorausgehenden Kapitel gezeigt haben, daß es keine strikte Korrelation zwischen Geschlecht und Sexualhormon-Typus (Androgene bzw. Östrogene) gibt, ist die Zuordnung der beiden Steroidgruppen zu den beiden Geschlechtern doch so eng, daß viele Forscher zumindest die Möglichkeit in Erwägung ziehen, daß Sexualhormone an der primären Gonadendiffe-

renzierung mitbeteiligt sein könnten. Insbesondere Erfahrungen an niederen Wirbeltieren (Amphibien und Teleostiern) lieferten Hinweise darauf, daß Sexualsteroide unter bestimmten Voraussetzungen bei einigen Arten eine totale Sexualinversion herbeiführen können. Dies gelingt allerdings nur dann, wenn die Hormonbehandlung am juvenilen Organismus erfolgt. Lediglich bei Knochenfischen ist eine Sexualinversion auf hormonalem Wege auch beim adulten Tier möglich. Aber in allen bisher bekannten Fällen handelt es sich dabei jeweils um solche Arten, bei denen unter natürlichen Bedingungen ein spontaner Geschlechtswechsel stattfindet. Ob das exogen zugeführte Hormon physiologische Mechanismen vorzeitig in Gang bringt oder ob der Hormoneffekt nur pharmakologisch zu interpretieren ist – das ist derzeit nicht bekannt (REINBOTH 1970, 1975). Es kommt hinzu, daß die Entwicklungsgeschichte der Gonade bei Teleostiern sich erheblich von der Gonadogenese bei Tetrapoden (und Elasmobranchiern) unterscheidet.
Wenn man in der Betrachtung der Sexualdifferenzierung bei Wirbeltieren von dem Stadium ausgeht, bei dem die zunächst undifferenzierten Gonaden-Anlagen sich so weit entwickelt haben, daß sie histologisch als Testes bzw. Ovarien diagnostizierbar sind, dann sind die Säuger unstreitig jene Wirbeltierklasse, bei denen wir derzeit am besten über die nachfolgenden Differenzierungsschritte und deren Steuerungsmechanismen informiert sind. Die Interpretation der genialen Experimente von JOST über die Folgen der intrauterinen Kastration von Kaninchenembryonen führt zu der Annahme, daß eine vollständige weibliche Differenzierung vom genetischen Geschlecht der Tiere unabhängig ist. Das heißt: in jedem Falle, also auch bei genetisch männlichen Individuen, entwickelt sich der Genitaltrakt der Feten primär in weiblicher Richtung. Östrogene und Gestagene sind demnach für die Sexualdifferenzierung ohne Bedeutung. Allein der fetale Testis fungiert als Sexualdifferentiator, indem testikuläre Sekretionsprodukte darüber entscheiden, ob ein Organismus männlich (= nicht weiblich) wird. Zum einen handelt es sich dabei um Androgene, welche die Ausbildung der männlichen Geschlechtsgänge (Wolffsche Gänge) induzieren und einen ursprünglich als X-Faktor bezeichneten Stoff, der die Differenzierung der für das weibliche Geschlecht typischen Müllerschen Gänge unterdrückt (Abb. 78). Dieses Grundschema wird durch die eingehenden Studien von JOST über die Zwickenbildung („free-martins“) bei Rindern (JOST u. Mitarb. 1975) sowie die Arbeiten von NEUMANN über die Wirkung von Antiandrogenen (NEUMANN u. Mitarb. 1975) erhärtet.

Der X-Faktor wird in der neueren Literatur auch „Anti-Müllergang-Hormon“ (Antimüllerian Hormone = AMH) genannt – eine Bezeichnung, die man sich als Beispiel für kaum statthaften Wissenschaftsslang merken sollte.
Der X-Faktor wird früh im Fetalleben – noch vor dem Auftreten der Leydig-Zellen – von den Sertoli-Zellen erzeugt (JOSSO u. Mitarb. 1977). Wahrscheinlich ist er ein Protein (Glykoprotein?) mit einem Molekulargewicht zwischen 200 000 und

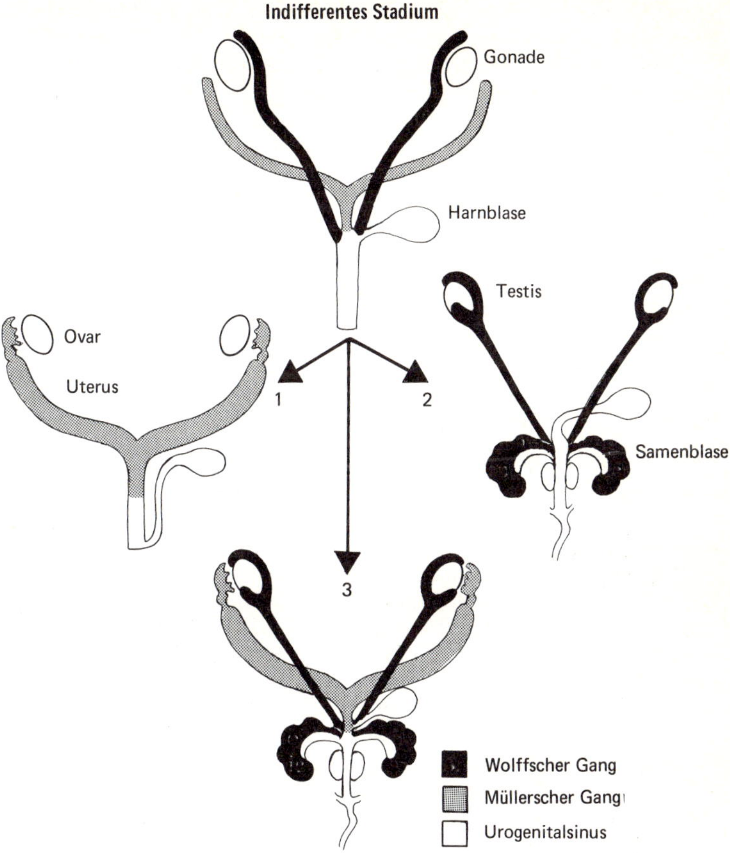

Abb. 78 Differenzierungsmöglichkeiten des Genitalsystems bei Säugern (nach *Neumann* u. Mitarb.).
1 Androgene und X-Faktor nicht aktiv, 2 Androgene und X-Faktor aktiv, 3 Androgene aktiv, X-Faktor nicht aktiv.

300000. Innerhalb der Säuger ist bisher keine Artspezifität des Hormons bekannt geworden. Hingegen ist „AMH" von Hühnern zwar bei diesen selbst und bei Säugern wirksam, nicht jedoch umgekehrt das Säugerhormon beim Huhn. Die Sensitivität des Ganggewebes gegenüber dem testikulären X-Faktor hört – wie man aus Organkulturversuchen weiß – bei der Ratte 15 Tage, beim Menschen 8 Wochen nach Beginn der Gravidität auf.

Eine Übertragung des für Säuger entwickelten Schemas auf andere Wirbeltierklassen ist vorerst nicht möglich. Z.B. sind bei Vögeln ganz andere

Grundbedingungen gegeben, was sich allein schon darin zeigt, daß bei der Mehrzahl der weiblichen Vögel das rechte Ovar rudimentär bleibt, und diese gonadale Asymmetrie für das relativ häufige Vorkommen von Abnormitäten in der Geschlechtsentwicklung dieser Tiere in Betracht gezogen werden muß. Inwieweit der spezielle Geschlechtsbestimmungsmodus bei Vögeln (Heterogametie im weiblichen Geschlecht!) vielleicht mit einer besonderen Rolle ovarieller Sekretionsprodukte für die definitive Geschlechtsdifferenzierung zu korrelieren ist, werden künftige Forschungsarbeiten erweisen müssen (vgl. GOMOT 1975; THIEBOLD 1975).

Die spezifische Rolle des Testis für die Geschlechtsdifferenzierung bei Säugern erstreckt sich auch auf bestimmte Funktionen des Zentralnervensystems. In vorausgehenden Kapiteln (s. S. 169 ff.) wurde eingehend erörtert, daß bei weiblichen Säugern die Fortpflanzungsprozesse in ausgeprägten Rhythmen verlaufen, während die Testisfunktionen eher gleichmäßiger Natur sind. Dieser prinzipielle Unterschied zwischen beiden Geschlechtern ist physiologisch in der hypothalamischen Steuerung der Gonadotropinsekretion begründet. Beim Weibchen erfolgt die Abgabe der Gonadotropine aus der Hypophyse zyklisch, während beim Männchen solche Schwankungen fehlen oder in der Regel weniger stark ausgeprägt sind. Die Zentren für die Kontrolle der hypophysären Gonadotropinproduktion im Hypothalamus sind „weiblich“ bzw. „männlich“ determiniert. Aber nicht nur der Modus der Gonadotropinsekretion wird durch irreversible Einflüsse auf den Hypothalamus festgelegt. Auch die Fähigkeit für sexualspezifische Verhaltensweisen im fortpflanzungsfähigen Alter wird durch Prägung neuraler Zentren determiniert, indem sowohl die Entwicklung bestimmter Neurone als auch die Bildung synaptischer Kontakte bei Männchen und Weibchen verschieden verlaufen. Durch hormonale Eingriffe während der Fetalentwicklung (bei Tieren mit längeren Tragezeiten z.B. Meerschweinchen) oder in den ersten Lebenstagen (bei Arten mit kurzer Graviditätsdauer – z.B. Ratte) lassen sich Individuen erzeugen, bei denen die Zentren im Gehirn gegengeschlechtlich differenziert sind, also nicht mit dem genetischen Geschlecht übereinstimmen. Die geschlechtsspezifische Prägung jener neuralen Bezirke geschieht aber erst dann, wenn die Differenzierung des Genitalsystems bereits erfolgt ist. So kommen bei korrekter Zeitwahl für das Experiment Individuen zustande, die als normale Männchen oder Weibchen erscheinen, bei denen jedoch die Gonadotropinsekretion und der Typ des Geschlechtsverhaltens dem heterologen Geschlecht entsprechen. Wir wissen heute, daß allein die sekretorische Tätigkeit des fetalen oder neonaten Testis die neurale Geschlechtsdifferenzierung bewirkt.

Werden neugeborene männliche Ratten kastriert, dann erfolgt die weitere Entwicklung im Gehirn nach dem weiblichen Differenzierungsmuster. Als adulte Tiere werden sie – selbst nach Testosterongaben – nur schwaches männliches Sexualverhalten zeigen, aber auf entsprechende Stimuli wie Weibchen mit einem starken Lordosereflex reagieren, wenn sie zuvor

Östradiol erhielten. Injiziert man umgekehrt neonaten Rattenweibchen vor dem 5. Tag, d.h. vor der sogenannten kritischen (Differenzierungs-) Phase nur 5 μg Testosteron, dann verhalten sie sich als Adulte unter geeigneten Testbedingungen wie normale Männchen und bleiben als Weibchen zeitlebens steril, da sie durch das Androgen männlich geprägt wurden und wegen azyklischer Gonadotropinsekretion nicht mehr ovulieren können.

In anderen Untersuchungen ließ sich zeigen, daß transplantierte Ovarien in Adulttieren, welche gleich nach der Geburt kastriert worden waren, ovulieren und daß es für dieses Versuchsergebnis keine Rolle spielt, ob die Frühkastraten männlich oder weiblich waren.

Auch für die Differenzierungsprozesse im ZNS bestätigt sich, daß nur für die Ausprägung des männlichen Typs hormonale Einflüsse benötigt werden, während die Entfaltung des weiblichen Phänotypus spontan (anhormonal) verläuft. Forschungen aus jüngerer Zeit (vgl. McEwen 1976) haben ergeben, daß hierbei ein merkwürdiges Paradoxon im Spiele ist. Zwar fungiert Testosteron aus dem fetalen (bzw. neonaten) Testis als Auslöser für die sexuelle Prägung im ZNS, aber auf dem Niveau der Nervenzelle, in dem sich dieser Prozeß vollzieht, wird das androgene Hormon zuvor zu Östradiol aromatisiert, und dieses C_{18}-Steroid bewirkt nach Bindung an einen spezifischen Rezeptor im Cytoplasma der Neuronen über eine Aktivierung des genetischen Substrats im Kern die Bildung von Proteinen, welche offensichtlich für die Realisierung der männlichen Alternative im ZNS benötigt werden.

Die bisherigen Untersuchungen zeigen, daß bei der Ratte Östradiol, welches durch Konversion von Testosteron im Gehirn entsteht, vor allem im präoptischen Bereich, dem Hypothalamus und den ihm benachbarten Amygdala zu finden ist.

Wenn man aber annimmt, daß Östrogen-Rezeptoren in diesen dem

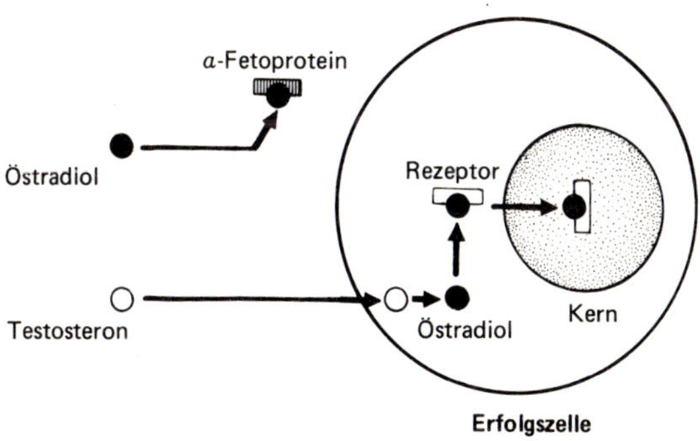

Abb. 79 Wirkungsweise des Testosterons im Gehirn neugeborener Ratten bei der sexuellen Determination im Hypothalamus. Erläuterungen im Text (nach *McEwen*).

Stammhirn zugehörigen Bezirken die neurale Sexualdifferenzierung in männlicher Richtung vermitteln, dann stellt sich sofort die Frage, wie im Normalfall der Entwicklung ein genetisch weiblich determiniertes Tier gegen seine eigenen Östrogene und die von seiner Mutter geschützt ist. Hier erfüllt offenbar ein Östrogene bindendes Blutprotein, das Alpha-Fetoprotein, eine wichtige Aufgabe. Es wird in der fetalen Leber gebildet und erhält sich in allmählich abnehmenden Mengen bis etwa 3 Wochen nach der Geburt. Das Alpha-Fetoprotein, welches in der Cerebrospinalflüssigkeit von neugeborenen Ratten beider Geschlechter vorhanden ist, fängt Östradiol noch vor Erreichen der Ziel-Neurone ab, bindet aber nicht Testosteron. Folglich hat dieses Androgen bei den genetisch männlichen Tieren einen unbehinderten Zugang zu den Hirnzellen und kann nach Umwandlung in Östradiol seine differenzierenden Wirkungen ausüben (Abb. 79). Dieses überwiegend am Beispiel der Ratte erarbeitete Konzept der neuralen Geschlechtsdifferenzierung gilt möglicherweise nur für Säuger. Beobachtungen an niederen Wirbeltieren, bei denen sexualinvertierte Individuen voll reproduktionsfähig sind, sprechen nicht für eine sexualspezifische Kontrolle durch das ZNS.

Hormone des Uterus und der Placenta

Erst in jüngerer Zeit entwickelt sich ein zunehmend deutlicheres Bild der endokrinen Funktionen der Placenta bei weiblichen Säugern. Dieses Organ aus extra-embryonalen Komponenten der Leibesfrucht und Teilen des mütterlichen Uterus ist sogar von besonderer Komplexität, da es gleichzeitig sowohl mehrere hochmolekulare Polypeptide als auch verschiedene Steroide produziert. Die Sekretionsprodukte selbst bzw. ihre Metaboliten finden sich vielfach in meist recht hohen Mengen auch im Urin, aus dem sie relativ leicht isoliert werden können. Geeignete Urinuntersuchungen können daher wichtige Aufschlüsse über den Verlauf einer Schwangerschaft liefern; denn die Menge der Placentahormone verändert sich im Verlaufe einer Graviditätsperiode. Zum Teil sind auch qualitative Modifikationen während der Gravidität zu beobachten.
Experimentalarbeiten insbesondere über die physiologische Rolle der placentaren Steroide haben gelehrt, daß erhebliche artspezifische Unterschiede bei den bisher untersuchten Säugern vorkommen, so daß Generalisierungen schwierig sind.
Jede Gravidität bedingt tiefgreifende Veränderungen am mütterlichen Organismus. An der Einregulierung der verschiedenen Körperfunktionen auf die spezifischen Bedürfnisse in den einzelnen Phasen einer Schwangerschaft sind auch andere Hormondrüsen beteiligt (z.B. Adenohypophyse, Schilddrüse, Nebenschilddrüse, steroidogenes Gewebe der Nebennieren, etc.).
Unter den Placentahormonen ist die Rolle der Steroide, insbesondere des Progesterons am besten bekannt. Die natürlichen Funktionen der Eiweißhormone sind im ganzen weniger klar, obwohl über deren spezifische Effekte in verschiedenen biologischen Testverfahren zahlreiche Daten vorliegen.

Menschliches Choriongonadotropin (HCG)

Das HCG (human chorionic gonadotropin) wurde als gonadotrop wirksames Hormon 1927 von Aschheim u. Zondek im Urin schwangerer Frauen gefunden. Seine Entdecker glaubten damals, daß das Hormon der Hypophyse entstamme. Das HCG ist – wie die beiden hypophysären Gonadotropine und das Thyreotropin – ein Glykoprotein. Das Molekulargewicht dieser Substanz, welche einen hohen Kohlenhydratgehalt besitzt (ca. 30%), beträgt etwa 37000 (Bahl 1973). Das HCG-Molekül ist leicht dissoziierbar in 2 biologisch kaum wirksame Untereinheiten (α, β), aus denen durch Reassoziation fast die gesamte biologische und immunologische Aktivität des Hormons wiederhergestellt werden kann. Während über die Chemie des Kohlenhydratanteils noch manche Unklarheiten bestehen, konnten die Aminosäuresequenzen der Peptidketten beider Untereinheiten in jüngster Zeit aufgeklärt werden. Die α-Untereinheit (welche so weitgehende Übereinstimmungen mit den α-Untereinheiten des LH und TSH aufweist, daß LH-α und HCG-α gegeneinander ausgetauscht werden können, ohne daß sich dadurch wesentliche Unterschiede in der biologischen Aktivität ergeben) besteht aus 92 Aminosäuren, die hormonspezifische β-Untereinheit besitzt 139 Aminosäurereste. Ein hoher Gehalt an Prolin ist charakteristisch für das HCG.

Im biologischen Testverfahren, bei dem die Wirkung des Hormons auf akzessorische Organe des Genitaltrakts der Ratte gemessen wird, entspricht 1 mg des hochgereinigten Präparats 12000 internationalen Einheiten (IE), während bei der Messung der immunologischen Aktivität – in Abhängigkeit vom jeweiligen Verfahren – Werte zwischen 5600 und 7500 IE/mg gefunden werden. Es werden aber auch Angaben gemacht, wonach 1 mg HCG im biologischen Test die Aktivität von 18000 IE erreichen soll (Canfield u. Mitarb. 1971). Dieser Sachverhalt ist zu berücksichtigen, wenn man Zahlendaten über die Menge des vom Organismus produzierten HCG (ausgedrückt in IE) miteinander vergleichen will. Bezieht man sich auf das vom National Institute for Medical Research, Mill Hill (England) erhältliche zweite internationale Standardpräparat (Bangham u. Grab 1964), so wird 1 IE als die Aktivität definiert, die in 1,279 μg dieses Standards enthalten ist.

Im Verlauf der Schwangerschaft zeigt die Menge des von der Placenta produzierten HCG charakteristische Veränderungen (Abb. 80). Etwa 2 Wochen nach der Ovulation läßt sich HCG sowohl im Serum als auch im Urin nachweisen. Am Ende des 2. Schwangerschaftsmonats erreicht die Hormonsekretion ein Maximum und fällt bald danach ebenso scharf wieder ab. Sie bleibt etwa vom 4. Monat an bis zur Geburt auf einem relativ niedrigen Niveau ungefähr konstant. In der Periode maximaler HCG-Produktion erzeugt die Placenta etwa 26 mg/Tag. In der zweiten Schwangerschaftshälfte liegt die tägliche Syntheserate nur noch bei ca. 1,4 mg.

In seiner biologischen Wirkung zeigt das HCG große Ähnlichkeiten zum LH. Die steroidogenen Effekte des Placentahormons sind auch im Tierversuch klar erwiesen. Eine dem FSH vergleichbare Aktivität ist nur in geringerem Maße vorhanden.

Über die physiologische Rolle des HCG bestehen noch viele Unklarheiten (Saxena 1971). Die Vermutung erscheint jedoch gerechtfertigt, daß das Hormon in erster Linie für die Stimulation der Östrogen- und Progesteronsynthese in der fetoplacentaren Einheit von Bedeutung ist (s. S. 198). Es besteht noch keine Einigkeit darüber, ob die Produktion von HCG für die Ausbildung und die Funktionen des Corpus luteum graviditatis von entscheidender Wichtigkeit ist. Möglicherweise hat aber das HCG eine wichtige Aufgabe bei der morphologischen Differenzierung der Leydigschen Zellen in der fetalen Gonade. Die Entwicklung dieser Zellen be-

ginnt ungefähr nach 8 Wochen und erreicht ein Maximum im Alter von 14–16 Wochen. Nach dem gegenwärtigen Informationsstand kommt zu diesem Zeitpunkt eine LH-Stimulation durch die Hypophyse für jene Differenzierungsprozesse nicht in Frage, während es immerhin auffällig ist, daß im Verlaufe der Embryonalentwicklung die Zunahme von histochemisch aktivem interstitiellem Gewebe mit dem Anstieg des HCG im mütterlichen Blut und in der Amnionflüssigkeit zusammenfällt.
Im Experiment fördert HCG bei adulten männlichen Säugern die Aktivität der Leydigschen Zellen und stimuliert auf diese Weise die Produktion von Androgenen. Bei weiblichen Tieren regt das Hormon Follikelwachstum an und vermag die Ovulation herbeizuführen, wobei es vermutlich synergistisch mit hypophysären Gonadotropinen wirkt.
Über Steuerungsmechanismen für die HCG-Produktion ist augenblicklich so gut wie nichts bekannt.

Schwangerschaftstest

In der klinischen Praxis spielt das HCG eine besondere Rolle. Die Menge des Hormons, welches im Urin ausgeschieden wird, zeigt parallel zur Produktion in der Placenta einen deutlichen Gipfel gegen Ende des zweiten Schwangerschaftsmonats bis in den 3. Monat hinein. Mit Hilfe des urinären HCG läßt sich eine Schwangerschaft leicht diagnostizieren. Im klassischen Aschheim-Zondek-Test wird Schwangerenharn Mäusen oder Ratten injiziert. Das im Urin vorhandene HCG bewirkt die Ausbildung von Corpora lutea sowie von „Blutpunkten“ (besonders stark durchblutete Follikel) in den Ovarien binnen 96 Stunden. Bei geschlechtlich unreifen Ratten löst das Hormon, ebenfalls innerhalb von 3–4 Tagen, einen vaginalen Östrus aus, der am Auftreten von Hornschollen im Vaginalabstrich erkennbar ist. Im Galli-Mainini-Test fungieren Amphibien (insbesondere *Xenopus* oder Kröten der Gattung *Bufo*) als Versuchsobjekte. Injektion von Schwangerenharn in die dorsalen Lymphsäcke führt bei männlichen Tieren nach wenigen Stunden zu einer Spermiationsreaktion, d.h. zur Loslösung der Spermien aus den Sertoli-Zellen im Testis. Die Spermien können leicht in der Kloakalflüssigkeit identifiziert werden.
Mit dem Aufblühen der immunologischen Methoden in der Endokrinologie wurden Tierversuche (biologische Testverfahren) aus der diagnostischen Praxis inzwischen vollständig verdrängt. Man macht sich die Tatsache zunutze, daß sich spezifische Antikörper gegen das HCG (welches als Antigen fungiert) gewinnen lassen. In einem der gängigen Verfahren werden mit HCG beladene Erythrozyten von Schafen in Suspension gebracht und mit einer bestimmten Menge Schwangerenharn versetzt. Fügt man dieser Mischung HCG-Antikörper zu, so wird das Antikörpermaterial durch das HCG im Urin abgefangen. Fehlt dagegen HCG im Harn, so kommt es zu einer Agglutinationsreaktion zwischen Antikörper und dem HCG auf den Erythrozyten. Das Ausbleiben einer solchen Agglutina-

tionsreaktion liefert einen sicheren Hinweis auf das Vorhandensein von HCG und damit auf das Vorliegen einer Gravidität. Die handelsüblichen Testpräparate sind so empfindlich eingestellt, daß in der Regel schon 24 Tage nach der Konzeption eine Schwangerschaft nach dem geschilderten Verfahren erkannt werden kann.
Choriongonadotropin wird nicht nur beim Menschen, sondern auch von anderen Primaten gebildet. Die tierischen Hormone sind jedoch bislang weit weniger gut erforscht als das HCG.

Pregnant Mare Serum (PMS)

Im Blut von trächtigen Stuten läßt sich in verhältnismäßig großen Mengen ein Glykoprotein mit gonadotropen Wirkungen nachweisen, welches nach seinem Fundort ziemlich unglücklich PMS (*p*regnant *m*are *s*erum) genannt wurde. Im Unterschied zum HCG wird das PMS nicht von der Placenta, sondern in der Schleimhaut des Uterus (Endometrium) gebildet. Auch chemisch unterscheidet sich das PMS von den hypophysären Gonadotropinen und vom HCG. Das PMS gelangt nicht bzw. nur in geringen Mengen in den Urin; es verbleibt im Blutserum und in der Lymphe.
In seinen Wirkungen verhält sich das PMS ähnlich wie eine Mischung aus den beiden hypophysären Gonadotropinen: injiziert man hypophysektomierten Rattenweibchen geringe Mengen PMS subkutan, dann setzt Follikelwachstum ein (FSH-Wirkung). Folgt hierauf eine intravenöse Injektion, so kann es zum Follikelsprung oder zur Luteinisierung kommen (LH-Wirkung). Bei hypophysenlosen männlichen Ratten vermag PMS sogar noch ein Jahr nach der Operation volle Testisaktivität (Hormonproduktion + Spermatogenese) wiederherzustellen, was bei Verabreichung von FSH bzw. LH allein nicht gelingt.
Bei der Stute selbst hat das PMS vermutlich die Aufgabe, die Bildung und Funktionserhaltung akzessorischer Corpora lutea sicherzustellen, die man normalerweise bis zum 180. Tag der Trächtigkeitsperiode in den Ovarien findet.

Menschliches Chorion-Somatomammotropin (HCS)

Dieses Hormon ist in der Literatur auch als menschliches placentares Lactogen (HPL = *h*uman *p*lacental *l*actogen) bekannt, da es zum Teil prolactinähnliche Wirkungen zeigt. Auch die Bezeichnung CGP (*c*horionic growth hormone *p*rolactin) wird zuweilen gebraucht. Inzwischen besteht weitgehende Übereinstimmung, zwecks Vermeidung terminologischer Konfusion, nur noch die Abkürzung HCS (*h*uman *c*horionic *s*omato-

mammotropin) zu verwenden. Der Trivialname Chorio(n)mammotropin wird gleichfalls benutzt.
Das HCS ist ein Protein mit einem Molekulargewicht von 21 000. Es besteht aus 190 Aminosäureresten, von denen mindestens 160 die gleiche Position einnehmen wie die Aminosäurereste im menschlichen Wachstumshormon (Li 1972). Selbst die Lage der Disulfidbrücken findet sich in beiden Hormonen an identischen Stellen. Die chemische Verwandtschaft zu einem weiteren Eiweißhormon, dem Prolactin, versteht sich auf Grund von Erörterungen an anderer Stelle von selbst (s. S. 255 f.). Es kann daher auch nicht überraschen, daß alle 3 Hormone sowohl wachstumsfördernde als auch lactogene Wirkungen besitzen.
Im Vergleich zum Wachstumshormon besitzt das HCS jedoch nur einen Bruchteil der Effektivität von Wachstumshormon, wenn man die beiden Hormone in ihrem Einfluß auf die Gewichtszunahme hypophysektomierter Ratten miteinander vergleicht. Im klassischen Taubenkropf-Test (s. S. 243 f.) ruft das HCS Veränderungen hervor, wie sie auch nach Prolactin-Gaben zu verzeichnen sind. Beim Kaninchen stimuliert das Hormon in starkem Maße die Entwicklung der Milchdrüsen sowie die Laktation. Bei Rhesusaffen, die mit Östrogenen und Gestagenen vorbehandelt sind, kann HCS Lactogenese herbeiführen. In Milchdrüsengewebe von Mäusen vermag das HCS in physiologischen Dosen die Casein-Synthese ebenso wirksam anzuregen wie Prolactin. Auch luteotrope Effekte des HCS sind aus Tierversuchen bekannt.
Die engen verwandtschaftlichen Beziehungen biologischer und chemischer Art zwischen Wachstumshormon, Prolactin und HCS fordern dazu heraus, nach Korrelationen zwischen den chemischen Strukturmerkmalen und den spezifischen biologischen Wirkungen dieser 3 Hormone zu suchen (Sherwood u. Mitarb. 1972). Die Hypothese erscheint einleuchtend, daß die starke lactogene Aktivität des HCS und des HGH vor allem in der Molekülhälfte mit dem Carboxylgruppen-Ende zu finden ist; denn dort sind die Aminosäure-Sequenzen beider Hormone nahezu identisch. Die somatotrope Aktivität liegt vermutlich in der Molekülhälfte mit dem Aminogruppen-Ende; denn in jenem Bereich sind die Unterschiede zwischen beiden Hormonen am größten, und die biologische Aktivität des menschlichen Wachstumshormons übertrifft die des HCS um einen Faktor $1 \times 10^2 - 1 \times 10^3$. In diesem Zusammenhang ist es bemerkenswert, daß die Aminosäure-Sequenz von Schafs-Prolactin in der Nähe des terminalen Carboxyls stärker mit dem HCS und HGH übereinstimmt als am anderen Ende des Moleküls.
Das HCS wird im Trophoblasten der Placenta gebildet. Die Bildungsrate nimmt bis zum Ende der Gravidität ständig zu (s. Abb. 80). Hinsichtlich dieses Befundes stimmen die Daten der verschiedensten Autoren überein, auch wenn die absoluten Zahlen zum Teil stark voneinander abweichen. Das Hormon hat eine kurze Halbwertszeit von nur 20 Minuten oder weniger, so daß es lediglich in sehr geringer Menge über die Niere ausge-

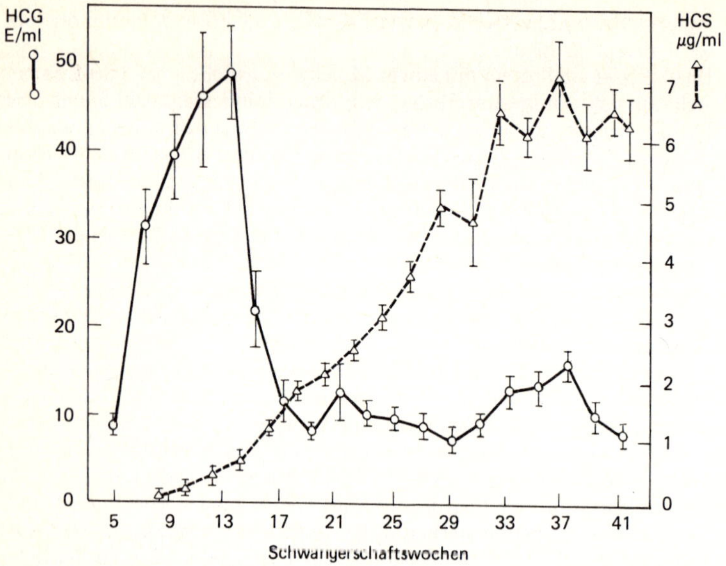

Abb. 80 Veränderungen des HCG- und HCS-Gehalts im Blut während der Schwangerschaft beim Menschen (nach *Crosignani* u. *Nencioni*).

schieden wird und daher kaum im Urin zu finden ist (weniger als 1 mg/24 h), während die tägliche Produktionsrate auf ca. 1 g beziffert wird. Trotz der schon erwähnten physiologischen Wirkungen des HCS in Tierexperimenten verschiedener Art, läßt sich seine Rolle im Verlauf einer normonalen Schwangerschaft bisher nicht klar definieren (SAXENA 1971). Es ist aber zu vermuten, daß es für das Wachstum der mütterlichen Brust, deren funktioneller Vorbereitung für die Milchsekretion und im Kohlenhydrat-Stoffwechsel der Schwangeren von erheblicher Bedeutung ist. In jedem Fall eröffnet sich schon heute im klinischen Bereich die Möglichkeit, einen unter der Norm liegenden HCS-Spiegel in den verschiedenen Phasen der Schwangerschaft als Symptom einer pathologischen Insuffizienz der Placenta zu deuten.
Auch bei anderen Säugern dürfte die Placenta ein dem HCS entsprechendes Hormon erzeugen. Nach Untersuchungen an nicht anthropoiden Affen steht diese Substanz sowohl chemisch als auch physiologisch dem menschlichen Wachstumshormon näher als dem HCS.

Sonstige Eiweißhormone der Placenta

Neben den erwähnten Hormonen kommen in der Placenta des Menschen noch weitere Proteine vor. Allerdings ist von ihnen noch in keinem Falle sichergestellt, daß sie dort auch entstehen, obwohl es mancherlei Hinweise gibt, daß ein Stoff mit thyreotroper Wirksamkeit (*h*uman *c*horionic *t*hyreotropin = HCT) von der Placenta selbst gebildet wird. Dem ACTH und MSH ähnliche Stoffe sind zwar aus der Placenta extrahierbar, aber es ist vorläufig eine offene Frage, ob diese eventuell primär hypophysären Ursprungs sind.
Über das Vorkommen von Relaxin im mütterlichen Blut und in der Placenta liegen mehrere Untersuchungen vor. Ein placentarer Bildungsort ist jedoch noch unbekannt. Auch die mutmaßliche Funktion des Relaxins (u.a. Lockerung des Beckens zur Erleichterung der Geburt) bleibt noch zu beweisen.

Placentare Steroide

Mit dem Eintreten einer Gravidität wird bei den Säugern auch die Placenta zu einem wichtigen steroidproduzierenden Organ. Das von ihr sezernierte Progesteron und mehrere Östrogene sind für den normalen Verlauf der Schwangerschaft von essentieller Bedeutung. Ihre jeweilige Rolle ist jedoch artverschieden, soweit bisherige Untersuchungen ein Urteil hierüber gestatten. Es versteht sich fast von selbst, daß auch in diesem Falle die endokrinen Prozesse beim Menschen am besten untersucht sind.

Progesteron

Von allen bisher erforschten Säugerarten liegt beim Menschen die Syntheserate des Progesterons am höchsten. Sie steigt während der Schwangerschaft nahezu kontinuierlich an (Abb. 81) und erreicht am Ende der Gravidität mit Werten um 500 mg/Tag beim Menschen ihr Maximum. Der Biosyntheseweg für placentares Progesteron, das – wie die Eiweißhormone – in Zellen des Trophoblasten entsteht, geht praktisch ausschließlich vom Cholesterin des mütterlichen Blutes aus.
Aber nicht bei allen Säugern ist vermehrte Progesteronbildung während einer Trächtigkeit auf sekretorische Funktionen der Placenta zurückzuführen. Bei der Ratte und beim Kaninchen ist der placentare Anteil relativ gering; die Hauptmenge des Progesterons ist ovariellen Ursprungs. Auch beim Schaf und beim Meerschweinchen fungiert während des größten Teils der Trächtigkeitsperiode das Ovar als Progesteronquelle. Ähnliches gilt für Rinder. Bei den Primaten dagegen ist ovariogenes Progesteron nur im frühen Teil der Schwangerschaft von Bedeutung (DAVIES u. RYAN 1972). Diese Befunde ergeben sich aus der Kombination von in vivo- und

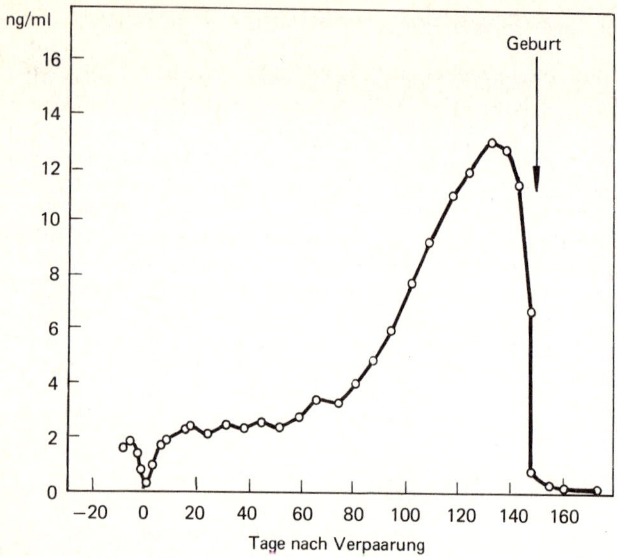

Abb. 81 Veränderungen des Progesterongehalts im peripheren Plasma des Schafes während einer Trächtigkeitsperiode (nach *Bassett* u. Mitarb.).

in vitro-Experimenten mit markierten Steroidvorstufen sowie den Folgen einer Ovarektomie zu verschiedenen Zeitpunkten auf die Menge des Progesterons im peripheren Blut.

Während die Progesteronsynthese im Ovar komplexen Kontrollmechanismen unterliegt (z. B. feed back-Wirkungen durch Gonadotropine), ist zumindest für den Menschen die Tatsache gesichert, daß die placentare Progesteronsynthese ein weitgehend autonomer Prozeß ist und die Produktionsrate ungefähr parallel zur Gewichtszunahme der Placenta verläuft.

Unter den Abbauprodukten des Progesterons bilden mehrere gesättigte C_{21}-Steroide (Pregnandiole, Pregnanolone) einen hohen Anteil und werden vorwiegend über die Nieren mit dem Urin ausgeschieden.

Es gilt als erwiesen, daß bei allen Säugern dem Progesteron für die Aufrechterhaltung der Gravidität eine Schlüsselrolle zukommt. Hinsichtlich des relativen Beitrages von Ovar und Placenta zum Progesteronspiegel im Blut bestehen jedoch beträchtliche Unterschiede. Im einen Extremfall (welchem u. a. Ratte, Maus, Hamster, Kaninchen, Schwein und Ziege zugeordnet werden können) bewirkt eine Ovarektomie unweigerlich ein vorzeitiges Ende der Schwangerschaft (Abortus), da mit der Entfernung der Ovarien die in ihnen enthaltenen Corpora lutea als Progesteronliefe-

ranten ausfallen. Im anderen Extremfall, der für die Primaten gilt, ist der ovarielle Beitrag zum Progesteronspiegel im Blut bestenfalls im frühen Abschnitt der Gravidität von einiger Bedeutung. In ihren letzten zwei Dritteln kommt es allein auf die Progesteronsynthese in der Placenta an, so daß die operative Entfernung des Ovars ohne Einfluß auf den Verlauf der Schwangerschaft bleibt. Zwischen den beiden Enden dieser Skala gibt es sicher Übergänge, von denen jedoch noch nicht in jedem Einzelfall die physiologische Rolle des ovariogenen und placentogenen Progesteronanteils genau geklärt ist. Es fällt auf, daß jene Tiere, die eine Ovarektomie während der Schwangerschaft ohne besondere Störungen ertragen, in der Regel eine längere Trächtigkeitsperiode haben (Katze: 63 Tage, Hund: 63 Tage, Meerschweinchen: 68 Tage, Schaf: 144 Tage, Rind: 280 Tage, Pferd: 380 Tage, Makaken: 166 Tage) als solche Arten, bei denen die gleiche Operation zum Abort führt. Nur die Ziege mit einer relativ langen Trächtigkeitsdauer von ca. 151 Tagen macht hier eine Ausnahme. Für sie ist erwiesen, daß der Placenta die Fähigkeit zur Progesteronsynthese gänzlich fehlt.
Am Anfang einer Schwangerschaft spielt bei allen Säugern das vom Corpus luteum produzierte Progesteron eine wesentliche Rolle, indem es die Uterusschleimhaut zur Einbettung (Nidation) des befruchteten Eies vorbereitet. Für den weiteren Verlauf der Gravidität wird dem Progesteron die Funktion zugeschrieben, die Uterusmotilität zu blockieren und damit optimale physikalische Bedingungen für die wachsende Frucht zu gewährleisten. Obwohl die sogenannte „Progesteron-Block-Hypothese" nicht generell akzeptiert ist, sei eines der geistreichsten Experimente für ihre Stützung kurz beschrieben.

Courrier (1941) öffnete bei einem Kaninchen, das 19 Tage lang trächtig war, das Uterushorn und versetzte einen Fetus, umgeben von seiner intakten Hülle, in die Leibeshöhle. Die Verbindung zur Placenta blieb intakt. Die beiden übrigen Feten wurden im Uterus belassen und schließlich wurde das Ovar entfernt. Bei Wiedereröffnung der Bauchhöhle am Tage 28 erwies sich der Fetus außerhalb des Uterus als gänzlich normal. Die beiden anderen waren nach der ersten Operation abgestorben und durch einen Riß in der Uteruswand ausgestoßen worden.

Tatsächlich vermag Progesteron die kontraktile Aktivität von Myometriumgewebe sowohl in vivo als auch in vitro zu hemmen, wie Untersuchungen an mehreren Säugern und – zum Teil – auch am Menschen ergaben. Die Hemmung der mechanischen Aktivität geht einher mit Veränderungen der elektrochemischen Eigenschaften der Zellmembranen, verminderter Erzeugung spontaner Aktionspotentiale und einer Herabsetzung der Fähigkeit zur Fortleitung von Aktionspotentialen.
Injektion von Progesteron gegen Ende der Schwangerschaft vermag bei mehreren Tierarten (nicht beim Menschen) die normale Geburt zu unterdrücken oder zumindest hinauszuschieben und kann eine vorzeitige Ausstoßung der Frucht nach Ovarektomie verhindern. Soweit placentogenes Progesteron solche Wirkungen lokal entfaltet, indem es direkt von der

Placenta ins Myometrium gelangt, ist es denkbar, daß infolge der geringen Halbwertszeit dieses Hormons im peripheren Kreislauf Hormongaben auf indirektem Wege nicht die gleichen Wirkungen erzielen.
Bei Säugern mit kurzer Tragzeit (Hamster: 16 Tage, Maus: 20 Tage, Ratte: 22 Tage, Kaninchen: 31 Tage, Frettchen: 42 Tage), deren Progesteron ausschließlich oder zumindest überwiegend im Ovar gebildet wird, sinkt der Progesteronspiegel gegen Ende der Schwangerschaft deutlich ab. Dieses Geschehen mag daher an der Einleitung des Geburtsvorganges mit beteiligt sein. Daneben spielen jedoch noch andere Hormone, vor allem Östrogene, für die Beendigung der Gravidität und eine normale Geburt eine wichtige Rolle.

Östrogene

Bei allen bisher untersuchten Säugerarten, deren Tragzeit 70 Tage überschreitet, synthetisiert die Placenta Östrogene (Östron, Östradiol-17β und Östradiol-17α). Hypophysäres Gonadotropin wird hierbei offenbar nicht benötigt. Eingehende Untersuchungen über die Biosynthese der Östrogene in der Placenta haben gezeigt, daß Fetus und Placenta eine funktionelle Einheit bilden (fetoplacentare Einheit – Diczfalusy 1969), d. h. die vollständigen Biosynthesereaktionen in vivo können nur im Zusammenwirken beider Komponenten ablaufen. Gemäß den früheren Ausführungen über die Biosynthese der Östrogene erfordert deren Bildung aus C_{21}-Steroiden (Pregnenolon, Progesteron) eine enzymatische Umwandlung mit Hilfe von 17,20-Lyase zu C_{19}-Steroiden. Da die Pla-

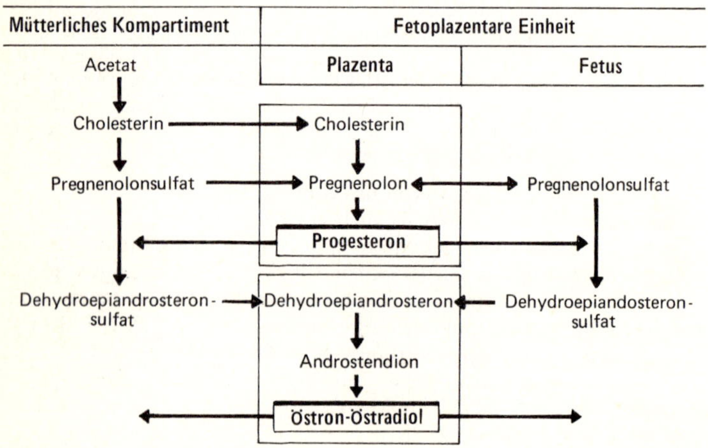

Abb.82 Schematische Darstellung der Steroidbiosynthese in der Placenta des Menschen (nach *Ryan*).

centa jedoch diese Lyase nicht besitzt, stellt die fetale Nebenniere C_{19}-Steroide (insbesondere Dehydroepiandrosteron bzw. Dehydroepiandrosteronsulfat) zur Verfügung. Diese Androgene gelangen in die Placenta und werden dort zu Östrogenen aromatisiert. Weder die fetale Nebenniere noch Placentagewebe können für sich allein die Östrogene aus Pregnenolon synthetisieren (Abb. 82).

Die vermehrte Östrogenbildung im Syncytium der Placenta (beim Menschen 50–100 mg/Tag im Vergleich zu 100–150 μg durch das Ovar der nichtgraviden Frau) zeigt sich generell bei Säugern an einer Zunahme der urinären Östrogene im Verlaufe einer normalen Schwangerschaft (Abb. 83), so daß Messungen der Gesamtöstrogene im Urin Hinweise auf das Funktionieren der fetoplacentaren Einheit liefern. Denn die Ausscheidung im Urin steigt in der Schwangerschaft der Frau für Östradiol auf das 100fache, für Östriol sogar auf das 1000fache.

Bei allen bisher untersuchten Säugerarten macht – mit Ausnahme der Primaten – Östron den größten Anteil unter den urinären Östrogenen aus. Beim Menschen und den anthropoiden Affen bildet Östriol die größte Östrogenfraktion. An seiner Entstehung ist die fetale Leber durch Hydroxylierung von Dehydroepiandrosteron (-sulfat) zu 16α-Hydroxydehydroepiandrosteron (-sulfat) beteiligt. Östradiol kommt in unterschiedlich großer Menge vor; das 17α-Epimer bei Nicht-Primaten, Östradiol-17β bei Primaten.

Equilen und Equilenin (Östrogene mit einer bzw. zwei weiteren Doppelbindungen im Ring B) sind eine Besonderheit des Pferdes. Die Biosynthese dieser beiden Hormone sowie ihre physiologische Rolle sind noch nicht befriedigend aufgeklärt.

Da Östrogene schon in Mikrogramm-Mengen hochwirksam sind, be-

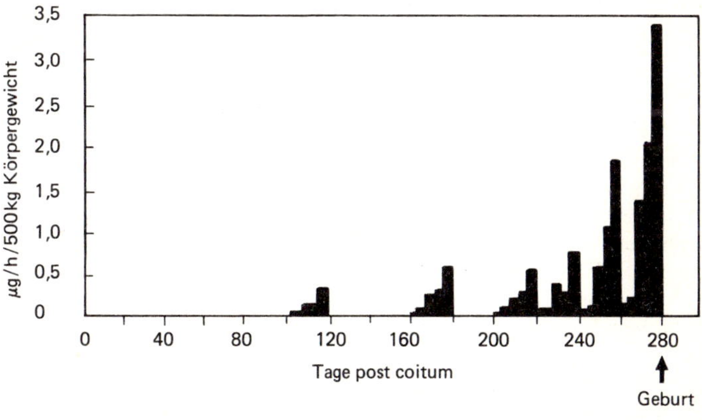

Abb. 83 Ausscheidung von Östrogenen bei der trächtigen Kuh (nach *Erb* u. Mitarb.).

steht die Gefahr von toxischen Effekten dieser Substanzen auf den Fetus. Die Veresterung der Östrogene zu Sulfaten in nahezu allen fetalen Geweben sowie eine weitgehende Hydroxylierung der C_{18}-Steroide führen zu einer Inaktivierung und damit zum Schutz der sich entwickelnden Frucht vor eventuell schädlichen Wirkungen.

Die biologische Bedeutung der Östrogene in der Schwangerschaft besteht in einer Förderung des Uteruswachstums durch Stimulierung der Proteinsynthese (anaboler Effekt). Auch für die auffällige Hyperämie, die Auflockerung und Hypertrophie der Geschlechtsorgane sowie das Wachstum der Brustdrüsen spielen die Östrogene – vermutlich synergistisch mit Progesteron – eine wichtige Rolle. Im Unterschied zum Progesteron fördern Östrogene die spontane rhythmische Kontraktilität der Uterusmuskulatur. Trotz mancher Lücken in unseren derzeitigen Kenntnissen müssen wir annehmen, daß es für den normalen Verlauf einer Gravidität, insbesondere für ihre Endphase, auf ein bestimmtes (artspezifisch unterschiedliches) Mengenverhältnis zwischen Östrogenen und Progesteron entscheidend ankommt. Ratten, denen 48 Stunden vor Abschluß der Trächtigkeitsperiode das Ovar entfernt wird, bringen ihre Jungen meist nicht zum erwarteten Zeitpunkt zur Welt, und vielfach sterben die Feten noch im Uterus. Injektion von Östradiol setzt innerhalb von 12–24 Stunden die Geburt in Gang. Umgekehrt schieben Progesterongaben die Geburt hinaus. Da bei diesen Tieren wie bei anderen mit kurzer Tragzeit ein Absinken der Progesteronsekretion kurz vor der Geburt die Regel ist, wird dem Progesteron eine ausschlaggebende Bedeutung für den Zeitpunkt des Geburtsvorganges zugeschrieben. Mit der Beseitigung des Progesteronblocks kann sich die Wirkung der Östrogene auf die Kontraktilität der Uterusmuskulatur voll entfalten.

Bei solchen Arten, bei denen im Verlaufe der Schwangerschaft die Progesteronproduktion mehr oder weniger stark auf die Placenta übergeht, kann zwar die ovariogene Progesteronmenge in der letzten Schwangerschaftshälfte abfallen, aber der placentare Anteil bleibt in der Regel gleich oder steigt sogar noch leicht an. In jedem Falle aber verschiebt sich am Schluß der Schwangerschaft das Verhältnis Progesteron/Östrogene in unterschiedlich starkem Maße zugunsten der Östrogene und es scheint eine Korrelation zwischen diesem Geschehen und der Zunahme der Uterusaktivität zu geben.

Wenn die Hypothese richtig ist, daß Veränderungen im Mengenverhältnis Progesteron/Östrogene für die Beendigung der Gravidität und die Einleitung der Geburt physiologisch bedeutsam sind, dann besteht – abgesehen vom relativen Anteil von Ovar und Placenta in der Steroidproduktion – zumindest kein prinzipieller Unterschied zwischen den Arten mit kurzer und langer Trächtigkeitsdauer (DAVIES u. RYAN 1972). Andererseits ist Vorsicht gegenüber einer schematisierenden Vereinfachung bei solchen Erklärungsversuchen durchaus geboten. Eine große Zahl deskriptiver Daten aus der Haustier- und Humanpathologie weist darauf hin, daß bei allen Tieren, bei denen die Placenta als wichtiges steroidogenes Organ fungiert, der Fetus selbst eine zentrale Rolle für die Dauer der Schwangerschaft spielt und zwar nicht nur über die Produktion von C_{19}-Vorstufen in der Nebenniere mit nachfolgender Aromatisierung dieser Steroide zu Östrogenen in der Placenta, sondern möglicherweise kommt es auch auf die Erzeugung fetaler Corticosteroide an, für deren Bildung ein intaktes Hypothalamus-Hypophysensystem des Feten unabdingbare Voraussetzung ist.

Insbesondere Untersuchungen an Wiederkäuern legen die Vermutung nahe, daß gegen Ende der Gravidität von der fetalen Nebenniere vermehrt Glucocorticoide sezerniert werden, welche in der Placenta die Biosynthese von Östrogenen aus Progesteron (als Vorstufe) fördern. Dieser Prozeß bedingt einen Abfall der Progesteron-Konzentration im Plasma der Mutter. Östrogene ihrerseits stimulieren kräftig die Produktion von Prostaglandinen (s. S. 324 ff.), und diese steigern die Sensitivität des Myometriums gegenüber Oxytocin. Über mehrere miteinander verwobene positive Rückkopplungsmechanismen könnte eine Art hormonaler Kaskade (via Östrogene, Progesteron, Prostaglandine und Oxytocin) den Ablauf des Geburtsvorgangs kontrollieren (vgl. NATHANIELSZ 1978).

Gastrointestinalhormone

In das Schleimhautepithel des Magen-Darm-Kanals sind zahlreiche Zellen eingestreut, welche Hormone produzieren. Die Zellen dieses Hormonsystems entstammen dem Neuroektoderm (PEARSE u. Mitarb. 1977). Auf Grund ihrer spezifischen biochemischen Leistungen und an Hand von cytochemischen und ultrastrukturellen Eigenschaften gehören sie nach PEARSE in eine Gruppe von Zellen, die er als APUD-Serie (*A*mine *P*recursor *U*ptake and *D*ecarboxylation) zusammenfaßt (vgl. PEARSE 1969). Die Abkürzung bezieht sich darauf, daß die Zellen dieser Serie in besonderem Maße Aminvorstufen (vor allem DOPA und 5-Hydroxytryptophan) aufnehmen (bzw. speichern) und Aminosäure-Decarboxylase enthalten. Nach Gefriertrocknung und Einwirkung von Formaldehyddämpfen zeigen sie Fluoreszenz. Auch die C-Zellen des Ultimobranchialgewebes fallen in diese Gruppe. Das Nomenklaturkonzept von PEARSE ist allerdings noch umstritten. Es kommt hinzu, daß neuere Experimentalbefunde eher dafür sprechen, daß die endokrinen Zellen des Darmes (und des Pankreas) vom Endoderm abzuleiten sind. Die auffällige Tatsache, daß mehrere chemisch nahe verwandte Peptide, die uns als Gastrointestinalhormone bekannt geworden sind, mit Hilfe radioimmunologischer und immunocytochemischer Techniken auch in zentral und peripher gelegenen Neuronen nachgewiesen werden konnten, wäre dann lediglich Ausdruck für eine universelle Fähigkeit der Zellen, einzelne Peptide zu produzieren, so daß voneinander unabhängige Gewebe und Organsysteme unter Umständen über die gleichen Peptide verfügen (vgl. DOCKRAY 1979).

Wegen ihrer dispersen Lage ist es unmöglich, die Produktionsstätten für die Gastrointestinalhormone operativ auszuschalten. Die Existenz eines mutmaßlichen Gastrointestinalhormons läßt sich deshalb nur dadurch gültig nachweisen, daß man die fragliche Substanz isoliert, chemisch identifiziert, synthetisiert und im Experiment nachprüft, ob der Stoff – ohne nervöse Vermittlung – bei Darbietung fern vom normalen Reizort (also z. B. nach Injektion in den Kreislauf) die gleichen Effekte hervorruft wie der physiologische Reiz, der bei der Einnahme und Verdauung von Nahrung als Auslöser für Aktivitätsveränderungen in anderen Abschnitten des Verdauungstraktes angesehen wird. Dabei ist zusätzlich zu fordern, daß nach exogener Hormonzufuhr die Serum-Konzentration nicht jenes Maß übersteigt, welches man von normalen physiologischen Bedingungen her kennt. Gemäß solchen Kriterien sind gegenwärtig nur Gastrin, Secretin, Cholecystokinin (= CKK) und GIP (=*g*astric *i*nhibitory *p*eptide) als Gastrointestinalhormone etabliert (JOHNSON 1977). Über die eventuelle Rolle von Somatostatin und Glukagon (Enteroglukagon) aus dem Darmtrakt besteht noch keine Klarheit, und der Status von einer Reihe von anderen Peptiden aus der Darmschleimhaut (z. B. Incretin, Villikinin, Enterogastron, VIP = *v*asoactive *i*ntestinal *p*olypeptide, etc.) ist unsicher. Pearse u. Mitarb. (1977) hingegen setzen sich über die „niceties of physiological respectability" hinweg und verteidigen mit beachtenswerten Gründen eine andere Auffassung.

Chemie der Gastrointestinalhormone

Die eindeutig als Hormone charakterisierten Substanzen aus den Zellen des Magen-Darm-Kanals sind niedermolekulare Peptide, die sich strukturell in zwei Familien unterteilen lassen. Zur einen gehören das Gastrin und Cholecystokinin, zur anderen Secretin und GIP.
Gastrin besteht aus 17 Aminosäureresten (Abb. 84). Artspezifische Unterschiede in seiner Zusammensetzung sind – zumindest bei Säugern – nur gering. Bei allen bisher untersuchten Arten stimmt die Aminosäuresequenz des Heptapeptids 11–17 überein. Das C-endständige Tetrapeptid allein vermag sämtliche biologischen Aktivitäten des Gesamtmoleküls zu entfalten, besitzt jedoch nur etwa $^{1}/_{6}$ von dessen Potenz. Gastrin

a pyroGlu-Gly-Pro-Trp-Leu-Glu-Glu-Glu-Glu-Glu-Ala-Tyr(–O–SO_3H)-Gly-Trp-Met-Asp-Phe-NH_2
(Positionen 1, 5, 10, 15)

b Lys-(Ala,Gly,Pro,Ser)-Arg-Val(Ile,Met,Ser)-Lys-Asn-(Asn,Gln,His,Leu,Leu,Pro,Ser,Ser)-Arg-Ile-(Asp,Ser)-Arg-Asp-Tyr(–O–SO_3H)-Met-Gly-Trp-Met-Asp-Phe-NH_2
(Positionen 1, 5, 10, 15, 20, 25, 30)

c His-Ser-Asp-Gly-Thr-Phe-Thr-Ser-Glu-Leu-Ser-Arg-Leu-Arg-Asp-Ser-Ala-Arg-Leu-Gln-Arg-Leu-Leu-Gln-Gly-Leu-Val-NH_2
(Positionen 1, 5, 10, 15, 20, 25)

Abb. 84 Aminosäuresequenz von Gastrointestinalhormonen.
a) Gastrin II des Menschen,
b) Cholecystokinin des Schweins,
c) Secretin des Schweins.

kommt sowohl bei Menschen als bei Tieren in zwei Formen, als Gastrin I und II, vor. Beim Gastrin II ist das Tyrosin (Position 12) durch eine Sulfatgruppe am phenolischen Hydroxyl verestert.
Cholecystokinin ist ein Peptid aus 33 Aminosäuren, dessen Tyrosylrest (Position 27) wie im Gastrin II mit Schwefelsäure verestert ist. Das C-terminale Pentapeptid ist im Gastrin und CKK dasselbe. Das kleinste aktive CKK-Fragment ist das Heptapeptid am Carboxylende. Entfernung des HSO_3-Radikals aus dem Molekül führt zu einem Produkt, das Gastrin-Wirkungen ausübt.
Kleine Peptide, die dem COOH-endständigen Octapeptid des Cholecystokinins (= CKK 8) stark ähneln, wurden in allen Wirbeltiergruppen – von den Cyclostomen bis zu den Säugern – sowohl in Extrakten aus Gehirn als auch Darmgewebe bei vielen Arten gefunden (Dockray 1979).
Secretin besteht aus 27 Aminosäureresten, die sämtlich für die Hormonaktivität benötigt werden. 14 Aminosäuren stimmen mit denen des Glukagons überein (s. S. 80).
Vergleicht man die 43 Aminosäuren des *GIP* mit dem Secretin, so sind 9 Aminosäuren identisch.
Die chemische Verwandtschaft der beiden Gruppen von Gastrointestinalhormonen spiegelt sich in ihrem physiologischen Verhalten wider.

Physiologie der Gastrointestinalhormone

Wenn nach Nahrungsaufnahme die schon teilweise verdauten Nährstoffe durch den Pylorussphinkter in den Zwölffingerdarm übertreten, dann löst der saure Speisebrei (Chymus) die Abgabe von Secretin aus Zellen des Duodenums ins Blut aus. Das Hormon stimuliert primär die Abgabe von Wasser und Bicarbonat aus dem exokrinen Pankreas. Der Fluß der pankreatischen Enzyme wird durch Cholecystokinin in Gang gesetzt. (Früher schrieb man diesen Vorgang ursächlich einer als Pankreozymin (PZ) bezeichneten Substanz zu. Biochemische Untersuchungen ergaben jedoch, daß CKK und PZ identisch sind.) Bei der Reaktion der Acinuszellen des Pankreas – sie erfolgt auch nach Durchtrennung des Vagus – stehen die beiden Hormone in Wechselwirkung, indem jedes den Primäreffekt des anderen verstärkt (Abb. 85).
Der Hauptauslöser für die Secretinausschüttung ist der Säuregrad des Speisebreis mit einem niedrigen pH-Wert (ungefähr zwischen pH 3 und 4,5). Da so niedrige pH-Bereiche nur über kurze Zeit hinweg erhalten bleiben, ist hierin einer der mannigfachen Hinweise darauf zu sehen, daß geringe Secretinmengen unter Vermittlung relativ hoher CKK-Mengen sowohl die Bicarbonat- als auch Enzymabgabe aus der Bauchspeicheldrüse potenzieren.
Secretin ist das einzige Intestinalhormon, dessen Ausschüttung durch physiologische Säuremengen ausgelöst wird, und es ist das einzige Peptid,

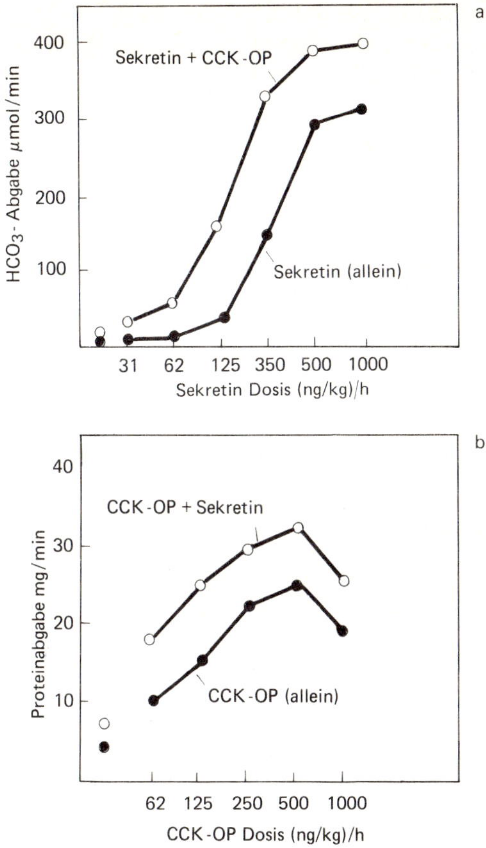

Abb. 85 Einfluß von Gastrointestinalhormonen auf die Sekretabgabe aus der Bauchspeicheldrüse (CKK-OP = physiologisch wirksames Octapeptid des Cholecystokinins). Erläuterungen im Text, (nach *Csendes* u. Mitarb.).
a) Bicarbonatabgabe; CKK-OP-Dosis lag konstant bei 500 ng/kg/h,
b) Proteinabgabe; Secretindosis konstant bei 125 ng/kg/h.

das die Pankreassekretion maximal zu stimulieren vermag.
Secretin fungiert auch als Auslöser für die Abgabe von Gallenflüssigkeit (choleretischer Effekt), und seine Wirkung wird – ähnlich wie bei der Bicarbonat-Sekretion aus dem Pankreas – durch Anwesenheit von CKK verstärkt. Aber für sich allein ist Cholecystokinin wesentlich weniger effektiv als Secretin.
Wie der Name Cholecystokinin zum Ausdruck bringt, übt das CKK eine

starke Wirkung auf die Gallenblase aus, indem es ihre Kontraktion fördert. Die hierfür erforderliche Hormonkonzentration liegt in der gleichen Größenordnung wie für die Stimulation der Enzymsekretion aus dem Pankreas. Ein weiterer physiologischer Effekt des Hormons besteht wahrscheinlich in einer Hemmwirkung auf die Entleerung des Magens. Im Magen beginnt die Verdauung der Proteine durch Hydrolyse mit Hilfe von Pepsin, einer Endopeptidase. Dieses Enzym ist – je nach Substrat – aktiv in einem pH-Bereich zwischen 1,0 und 4,0. Das notwendige saure Milieu kommt durch eine Sekretion von Salzsäure aus Zellen der Fundusregion des Magens zustande. Es handelt sich dabei um einen biophysikalisch und biochemisch sehr komplizierten Vorgang, da vor allem die Wasserstoffionen gegen einen sehr starken Konzentrationsgradienten aus den Wandzellen ins Magenlumen abgegeben werden müssen.
Gastrin ist ein hochpotentes Stimulans für die Sekretion von Salzsäure. Es wird in der Pylorusregion des Magens gebildet und der adäquate Reiz für seine Sekretion in die Blutbahn ist wahrscheinlich in erster Linie die Dehnung der Magenwand nach Nahrungsaufnahme. Daneben können auch bestimmte Stoffe aus der Nahrung sekretagoge Wirkungen haben. Antagonistisch zum Gastrin, d. h. die Salzsäuresekretion hemmend, wirken eine Reihe von Peptiden. Früher hat man das aktive Prinzip aus Rohextrakten der Darmschleimhaut (Duodenum und Jejunum) als Enterogastron bezeichnet. Nach dem gegenwärtigen Stand der Forschung dürfte unter physiologischen Bedingungen allein das GIP für diesen „Enterogastron-Effekt“ verantwortlich sein. Dank eines hochspezifischen Radioimmunoassays für das GIP ließ sich zeigen, daß nach Einnahme einer Mahlzeit beim Menschen der GIP-Gehalt im Serum schnell von 237 pg/ml auf über 1.000 pg/ml ansteigt. Als Auslöser für die GIP-Sekretion fungieren Glukose und Fette in der Nahrung. Bei Infusion von nur 1 μg GIP/kg in der Stunde wird eine von Pentagastrin* stimulierte Säuresekretion zu 90% gehemmt.

Wenn unter Beachtung der eingangs erwähnten physiologischen Kriterien unsere Kenntnisse über die Gastrointestinalhormone bei Säugern als dürftig zu bewerten sind, so gilt dies erst recht für alle Submammalier. Bei keinem einzigen Nichtsäuger ist bislang das Vorkommen und die Identifizierung von physiologisch wirksamen Gastrointestinalhormonen gelungen. Wohl aber liegt eine größere Zahl von Berichten darüber vor, daß auch bei ihnen der Verdauungskanal Substanzen erzeugt, die bei Säugern ähnliche Effekte hervorrufen wie die hier kurz beschriebenen Hormone (vgl. Barrington u. Dockray 1976). Bei Vögeln stimuliert CKK die Sekretionstätigkeit des Magens und Pentagastrin steigert bei ihnen – ähnlich wie Histamin – die Produktion von Salzsäure (vgl. Sturkie

---

* Pentagastrin ist ein synthetisches Pentapeptid, welches das physiologisch aktive C terminale Tetrapeptid des Gastrins enthält.

1976). Aber ein dem Gastrin der Säuger vergleichbares Polypeptid konnte bei Vögeln bisher nicht nachgewiesen werden. Ob das an anderer Stelle (s. S. 94) erwähnte APP als eine Art „Vogel-Gastrin“ anzusehen ist, bleibt eine derzeit ungelöste Frage. Es ist jedoch erwiesen, daß bei Vögeln das VIP auf das Pankreas analoge Wirkungen hat wie das Secretin bei den Säugern. Extrakte aus Darmgewebe von Teleostiern üben auf die Gallenblase und das Pankreas von Säugern CKK-ähnliche Wirkungen aus. Umgekehrt erwiesen sich CKK 8 und das aus 17 Aminosäureresten bestehende Gastrin (G 17) vom Schwein in vitro als starke Stimuli für die Kontraktion der Gallenblase bei Lachsen.

Eine der Hauptschwierigkeiten für die Untersuchung der Gastrointestinalhormone und die Etablierung ihrer eventuellen physiologischen Rolle besteht in der Überlappung der Wirkungen einzelner Peptide, welche sich wenigstens zum Teil aus der chemischen Verwandtschaft der verschiedenen Substanzen erklärt. Z. B. stimuliert Gastrin, der primäre Regulator für die Salzsäuresekretion, auch die Abgabe von Flüssigkeit und Enzymen aus dem Pankreas und von Gallenflüssigkeit aus der Leber. Umgekehrt hat CKK, welches in erster Linie die Enzymabgabe aus der Bauchspeicheldrüse beeinflußt und die Kontraktion der Gallenblase stimuliert, auch Einfluß auf die Produktion von Salzsäure im Magen.

Da obendrein selbst der Verdauungstrakt von Agnathen Substanzen enthält, die bei Säugern im Pankreas und an der Gallenblase Reaktionen hervorrufen, welche wir im typischen Falle der physiologischen Wirkung von Secretin und CKK zuschreiben, drängt sich der Gedanke auf, daß das endokrine System des Darmkanals möglicherweise auf einer primitiven Entwicklungsstufe steht mit einer noch unvollkommenen chemischen und funktionellen Differenzierung. Gerade dieser Sachverhalt lädt – ähnlich wie bei den neurohypophysären Peptiden – trotz lückenhafter Kenntnisse zu Überlegungen ein, in welcher Weise Abwandlungen auf dem Niveau einzelner Moleküle zur Evolution von Hormonen und der Ausbildung eines endokrinen Systems beigetragen haben könnten (Barrington 1972). Um aus dem Bereich vager Hypothesenbildung herauszukommen, ist die chemische Identifizierung der physiologisch wirksamen Stoffe ein dringendes Erfordernis. Man kann beispielsweise zwar registrieren, daß Extrakte aus dem Darmgewebe vom Huhn und von Fischen (Hecht und Kabeljau) auf das Pankreas von Säugern eine schwache, bei Vögeln jedoch eine starke secretinähnliche Wirkung ausüben (Dockray 1975), aber die Deutung solcher Befunde bleibt einstweilen spekulativ.

Thymus

Die physiologische Rolle des Thymus war lange Zeit umstritten. Da der Thymus bei juvenilen Individuen sehr viel stärker entwickelt ist als bei geschlechtsreifen Tieren, nahm man früher an, daß der Thymus in einem ursächlichen Zusammenhang mit der Geschlechtsreife stehe. Die Beobachtung, daß bei Kastration von Säugetieren der Thymus sich nicht weiter zurückbildet oder sogar hypertrophiert, ist vermutlich die älteste Beobachtung, die die Thymusdrüse in einen Zusammenhang mit dem endokrinen System bringt. Andere Befunde hingegen machten es schwer, den Thymus in die Reihe der klassischen endokrinen Organe von Wirbeltieren einzuordnen, und schließlich strich man ihn ganz aus der Liste der endokrinen Drüsen. Erst mit Beginn der 60er Jahre änderten sich die Vorstellungen wieder und heute zögert man kaum noch, den Thymus als endokrine Drüse zu klassifizieren (vgl. LUCKEY 1973a).

Mehrere Untersucher stellten unabhängig voneinander fest, daß eine Thymektomie bei neugeborenen Säugetieren (z. B. Maus, Ratte, Kaninchen) einen schweren körperlichen Verfall herbeiführt, der schließlich mit dem Tode der Versuchsobjekte endet. Das Wachstum ist gestört und in der Schlußphase des Krankheitsbildes sind schwere Gewichtsverluste zu verzeichnen: das Fell wird rauh und schmutzig, die Tiere sind geschwächt, nehmen eine abnorme Körperhaltung ein und leiden an Appetitlosigkeit und Durchfall. Einige Monate nach der Operation tritt der Tod ein als Folge einer allgemeinen Infektion. In diesem Zusammenhang ist es von besonderem Interesse, daß schon kurz nach einer Thymektomie ein deutliches Absinken der Lymphozytenzahlen im Blute und in den Lymphoidgeweben zu beobachten ist und daß bei den operierten Tieren die Fähigkeit zur Antikörperbildung nach Verabreichung von Antigenen stark herabgesetzt ist. Das thymektomierte Tier ist praktisch als ein „immunologischer Krüppel" anzusehen. Es gilt heute als gesicherte Tatsache, daß dem Thymus eine entscheidende Aufgabe beim Aufbau des immunologischen Apparates zukommt.

Einpflanzung von Thymusgewebe bei thymektomierten Tieren an verschiedenen Stellen des Körpers (z. B. subkutan, intraperitoneal unter die Nierenkapsel) verhütet bei mehreren Tierarten das Auftreten des körperlichen Verfalls und stellt die immunologische Reaktivität wieder her. Experimente dieser Art deuten in Analogie zu den klassischen Organexstirpationsversuchen darauf hin, daß es sich beim Thymus tatsächlich um ein endokrines Organ handeln könnte. Da jedoch seit langem bekannt ist, daß Lymphozyten aus dem Thymus über den Kreislauf in andere Organe einwandern, kommt es hier für den Nachweis eventueller endokriner Funktionen entscheidend darauf an, daß nicht nur Defekte nach der Organentfernung zu beobachten sind, sondern daß sie von zellfreien Organextrakten zumindest gebessert, wenn nicht gar vollständig beseitigt wer-

den können. Mit Hilfe von speziellen Diffusionskammern, in welche sich Thymusgewebe einschließen läßt und die mit Poren versehen sind, welche so klein sind, daß sie zwar Flüssigkeiten, nicht aber ganze Zellen hindurchtreten lassen, konnte man zeigen, daß sich die Folgen einer neonatalen Thymektomie zumindest teilweise verhindern lassen. Diese Beobachtungen unterstützen die Annahme, daß der Thymus mindestens eine auf humoralem Wege wirkende Substanz abgibt. Experimente dieser Art verstärkten die Bemühungen zur Herstellung von biologisch aktiven zellfreien Thymusextrakten. Die hierbei erzielten Resultate bilden derzeit eines der verwirrendsten Kapitel aus dem Gesamtgebiet der Endokrinologie, und zwar selbst für den Spezialisten (LUCKEY 1973b).
In einer ganzen Reihe von Laboratorien wurden aus Thymusgewebe verschiedener Tiere biologisch wirksame Substanzen von unterschiedlichem Reinheitsgrad isoliert und benannt (z. B. Thymosin, LSH (*L*ymphocyte *S*timulating *H*ormone), THF (*T*hymic *H*umoral *F*actor), Thymosterin, etc.). Mit Ausnahme des Thymosterins, einem bisher nicht näher bekannten Steroid, handelt es sich dabei um Proteine und Peptide mit Molekulargewichten, deren Unterschiede (1000–200000) erheblich sind (vgl. LOW u. GOLDSTEIN 1979). Obwohl mit einigen dieser Substanzen auch biologische Experimente angestellt wurden, welche Beweiskraft dafür beanspruchen, daß sie die Folgen einer Thymektomie mehr oder weniger gut kompensieren können, werden erst künftige Forschungen Klarheit schaffen, ob der Thymus nebeneinander mehrere Hormone produziert und welche spezifische Rolle ihnen zukommt. Bis dahin dürfte es zweckmäßig sein, generalisierend (aber wenig genau) von „Thymushormonen" (bzw. zellfreien Thymusextrakten) zu sprechen.

Da die Entfernung des Thymus bei neugeborenen Tieren den Aufbau des immunologischen Apparates beeinträchtigt, können solche Individuen Transplantate tragen, ohne daß diese – wie es sonst normalerweise der Fall ist – innerhalb mehr oder minder kurzer Frist abgestoßen werden. So ist es möglich, daß Mäuse ein Hauttransplantat, welches gewöhnlich innerhalb von 14 Tagen abgestoßen wird, über lange Zeit behalten, und daß sogar normales Haarwachstum auf dem transplantierten Hautstück stattfindet. Wenn solche Tiere jedoch mit Thymushormon-Injektionen behandelt werden, dann wird binnen kurzer Zeit das Hauttransplantat abgestoßen. Die wichtige Rolle, die der Thymus bei der Reifung der lymphoiden Gewebe spielt, läßt sich in Experimenten demonstrieren, bei denen nach Transplantation fremder Zellen im Wirtsorganismus eine heftige immunologische Reaktion auftritt, die in kurzer Frist zum Tode des Wirtes führt. Wenn man z. B. immunkompetente Milzzellen einer normalen Maus in einen neugeborenen Wirt injiziert, der gegenüber diesen Zellen eine Unverträglichkeitsreaktion zeigt, dann stirbt der Wirt binnen 18 Tagen („Graft versus host"-Reaktion). Nimmt man jedoch Zellen von einer neugeborenen Maus, der der Thymus entfernt wurde, dann überleben alle Wirtstiere die Injektion. Verwendet man hingegen Milzzellen von einer Maus, die gleichfalls kurz nach der Geburt thymektomiert wurde, welche aber anschließend regelmäßige Injektionen von Thymusextrakt erhielt, dann rufen die Milzzellen der injizierten Mäuse beim Wirt ebenfalls eine so starke Reaktion hervor, daß

der Empfänger innerhalb 18 Tagen stirbt. Dieses Experiment zeigt besonders deutlich, daß der Thymus eine ausschlaggebende Rolle für den Erwerb der immunologischen Kompetenz der für die Abwehrreaktionen so wichtigen lymphoiden Gewebe spielt. Es gibt Befunde, wonach Antiserum gegen gereinigten Thymusextrakt die Überlebensdauer von Hauttransplantaten verlängert.
Lange Zeit ging man davon aus, daß der Thymus nur bei neugeborenen bzw. juvenilen Tieren eine wichtige Rolle spielt, hingegen bei adulten ohne funktionelle Bedeutung sei. Diese Annahme wird jedoch im Lichte neuerer Untersuchungsergebnisse fragwürdig. Es hat sich gezeigt, daß Extrakte aus Thymusgewebe von adulten Tieren – bezogen auf die Menge extrahierten Thymusgewebes – ebensoviel Thymushormon(e) enthalten wie Extrakte von neugeborenen Individuen. Wenn die Effekte einer Thymektomie bei adulten Tieren weniger dramatisch sind, dann hängt dies damit zusammen, daß die Lebensdauer von Populationen immunologisch bereits kompetenter Zellen sehr lang ist: Sie beträgt bei Mäusen mehrere Monate, bei Menschen sogar mehrere Jahre. Dennoch zeigt sich auch bei den adulten Tieren eine allmähliche Verringerung der Lymphozyten-Populationen (Lymphopenie) und – damit verbunden – ein allmähliches Absinken der Reaktionsbereitschaft des immunologischen Systems. Wenn man bei thymektomierten Adulttieren die Populationen immunologisch kompetenter Zellen durch experimentelle Eingriffe ausschöpft (z. B. durch Röntgenstrahlen, Corticosteroidbehandlung, usw.), dann treten auch bei ihnen schwere immunologische Defekte auf. Es ist interessant, daß im adulten Thymus selbst die Menge von Lymphozyten (Thymozyten) relativ zu den epithelialen Reticularzellen zurücktritt. Auf diese Beobachtung stützt sich u. a. die Vermutung, daß die Thymushormone von den epithelialen Reticularzellen produziert werden.

Ein anderer, häufig beschriebener Effekt einer Thymektomie besteht in einer starken Stimulation mehrerer endokriner Drüsen, insbesondere der Hypophyse. Von mehreren Autoren wurde mitgeteilt, daß sowohl die TSH-produzierenden Zellen als auch STH-Zellen der Adenohypophyse nach Ausschaltung des Thymus degranuliert werden. Die Schilddrüse zeigt eine verstärkte Aktivität nach Thymektomie. Es wird vermutet, daß das Somatotropin als thymotropes Hormon fungiert. Abgesehen von den eben erwähnten cytologischen Veränderungen der STH-Zellen in der Adenohyophyse spricht hierfür auch die Tatsache, daß Anti-Wachstumshormon-Serum eine Atrophie des Thymus und der peripheren lymphoiden Gewebe herbeiführt, schließlich sogar Krankheitserscheinungen, die den Effekten einer neonatalen Thymektomie bei einigen Mäuserassen entsprechen. Ein drittes Indiz für die thymotropen Funktionen des STH leitet sich von Beobachtungen an hypophysären Zwergmäusen her, für die ein STH-Defekt charakteristisch ist, und bei denen auch der Thymus und die peripheren lymphoiden Gewebe eine deutliche Hypoplasie zeigen. Die Zahl der peripheren Lymphozyten ist reduziert. Wenn man solche Zwergmäuse mit Wachstumshormon vom Rind behandelt, dann wird die Immunkapazität voll wiederhergestellt.

Zumindest bei Vögeln und Säugern gibt es zwei Komponenten des immunologischen Systems. Nur die eine von ihnen, welche für die zellulär vermittelten Immunreaktionen durch Lymphokinine gegen Pilz- und Virusinfektionen wirkt und für die Abstoßung von Fremdgeweben (Tumoren, transplantierten Organen) verantwortlich ist, ist an Zellen gekoppelt, für welche die Passage über den Thymus obligatorisch ist. Dort erhalten sie ihre immunologische Kompetenz und besiedeln als T-Zellen den ganzen Körper. Die humorale Komponente des Immunsystems ist an B-Zellen gebunden. Sie entwickeln sich zu Plasmazellen weiter, welche die zu den γ-Globulinen gehörenden Antikörper produzieren und gegen bakterielle Infektionen sowie virale Reinfektionen wirken. Die B-Zellen kommen bei Vögeln über die Bursa fabricii, ein lymphoides Organ, welches in der Nähe der Kloake dem Enddarm ansitzt. Bei Säugern entstammen die B-Zellen in erster Linie der fetalen Leber und möglicherweise auch der Milz. T- und B-Zellen haben entwicklungsgeschichtlich die gleiche Vorstufe: hämopoietische Stammzellen. Zwischen beiden Zelltypen bestehen auch funktionelle Wechselbeziehungen, die jedoch noch nicht ausreichend geklärt sind (COOPER u. LAWTON 1974).

Die bis heute entwickelten Vorstellungen über den Wirkungsmechanismus des Thymus sind noch immer spekulativ. Es darf jedoch vermutet werden, daß Thymushormone eine Reifung lymphoider Stammzellen aus der fetalen Leber, der Milz, dem Knochenmark und anderen peripheren Geweben bewirken, die damit ihre volle immunologische Kompetenz erhalten. Dabei ist es denkbar, daß dies durch Beeinflussung der lymphoiden Stammzellen, die in den Thymus einwandern, geschieht oder durch Einwirkung auf lymphoide Zellen in der Peripherie. Ein Einblick in den genauen Mechanismus wird von der Herstellung reiner Extrakte und – daran anschließend – von der Produktion synthetischer Präparate abhängen sowie von der Entwicklung wohl standardisierter Testverfahren. Im Verlaufe solcher Arbeiten muß sich auch die heute noch offene Frage entscheiden, ob der Thymus nur ein Haupthormon oder mehrere Substanzen mit hormonaler Wirksamkeit und unterschiedlichen Aufgaben produziert.

Epiphyse

Erst seit Anfang der 60er Jahre beginnt die Epiphyse (Corpus pineale) von Endokrinologen als ein in ihre Domäne gehörendes Organ ernstgenommen zu werden. Bis dahin galt sie eher als eine vorwiegend für vergleichende Anatomen interessante Struktur, über deren funktionelle Bedeutung es nur wenig Greifbares zu berichten gab. Seit man aber herausfand, daß – zumindest bei einigen Arten – eine deutliche Korrelation zwischen dem exogenen Lichtrhythmus und dem Ablauf von Biosyntheseprozessen im Pinealgewebe besteht, hat sich das Bild gewandelt. Eine wachsende Zahl von Untersuchungen, die von solchen Beobachtungen ausging, scheint der Epiphyse einen definitiven Platz innerhalb des endokrinen Systems zu sichern, obwohl noch viele Fragen ohne Antwort bleiben, Generalisierungen schwierig sind und viele Literaturdaten einander widersprechen. Eine teilweise Erklärung für diesen wenig befriedigenden Sachverhalt liegt darin, daß die Epiphyse ein für das Einzelindividuum sicher nicht lebensnotwendiges Organ ist, über dessen Sekretionsprodukte noch viele Unsicherheiten bestehen. Es kommt hinzu, daß eine klare Beeinflussung verschiedener Funktionen durch die Epiphyse in ganz besonders hohem Maße von bestimmten Experimentalbedingungen abhängig ist, deren Bedeutung von einzelnen Autoren häufig nicht hinreichend bedacht wurde. Die erheblichen morphologischen und mikroskopisch-anatomischen Unterschiede des Pinealkomplexes innerhalb der Wirbeltiere mehren die Probleme obendrein. Bei Amphibien etwa, bei denen sich subcutan eine Epiphysenendblase als sogenanntes Stirnorgan abschnürt, gilt nur der intrakraniale Anteil als Epiphysis cerebri (Zirbeldrüse) im hier gemeinten engeren Sinn.

Sekretionsprodukte der Epiphyse

Das Melatonin (Abb. 86), ein Indolderivat, welches in naher Beziehung zum Serotonin steht, gilt als Hormon der Epiphyse, obwohl in zunehmendem Maße auch erwogen wird, daß neben ihm bisher nicht näher bekannte (Poly-)Peptide als Hormone von der Epiphyse sezerniert werden (s. auch S. 217).

Die Epiphyse erzeugt mehrere Substanzen mit biologischer Wirksamkeit, u.a. Noradrenalin (in den Nervenzellen) sowie Serotonin und Melatonin, die beide in den drüsigen Pinealozyten zu finden sind und sowohl bei Säugern als auch bei Vögeln und Amphibien sicher nachgewiesen wurden. Ein für die Biosynthese des Melatonins wichtiges Enzym, die Hydroxyindol-O-Methyl-Transferase (HIOMT), kommt außer bei Tetrapoden auch in der Epiphyse von Fischen vor. Das gleiche Enzym findet sich – mit Ausnahme der Säuger – obendrein in den Lateralaugen der verschiedenen

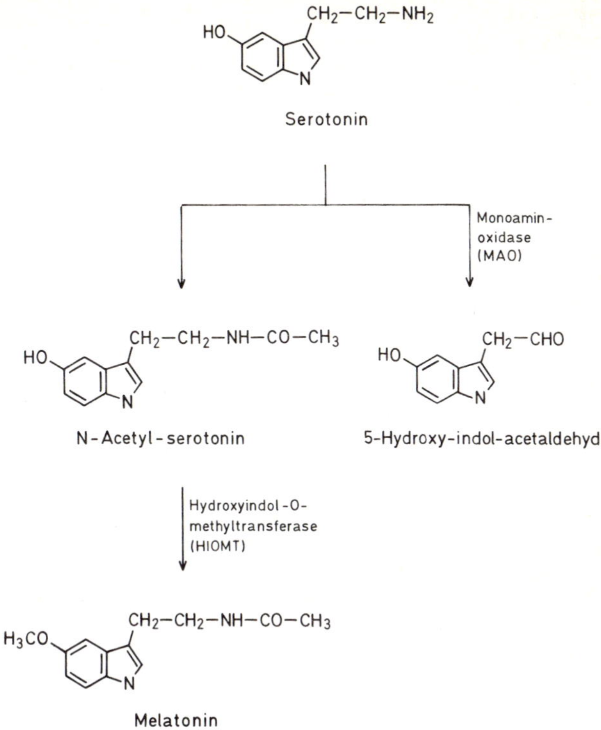

Abb. 86 Biosynthese von Melatonin in der Epiphyse.

Wirbeltiere. Man nimmt an, daß aus Tryptophan Serotonin entsteht, welches – zumindest bei der Ratte – in der Epiphyse in größerer Menge vorhanden ist als in jedem anderen Organ. Vermittels der N-Acetyl-Transferase wird Serotonin zu N-Acetylserotonin umgewandelt, und aus diesem bildet sich unter Einwirkung der HIOMT das Melatonin. Ein anderes Enzym – die Monoaminoxidase (MAO) – baut Serotonin zu 5-Hydroxyindol-Acetaldehyd ab. Durch die kombinierte Aktivität der MAO und HIOMT wird die Melatoninproduktion kontrolliert.

Bei Vögeln und Säugern zeigt der Melatoningehalt der Epiphyse auffällige tagesperiodische Schwankungen in Phasenbeziehung zur jeweils herrschenden Photoperiode (Abb. 87). Bei allen (wenngleich noch wenigen) bisher untersuchten Arten ist die relative Melatoninmenge während der Dunkelphase höher als bei Tageslicht. Auch die an der Biosynthese des Melatonins beteiligten Enzyme zeigen rhythmische Schwankungen ihrer Aktivität. Früher hat man zyklischen Veränderungen der HIOMT-Akti-

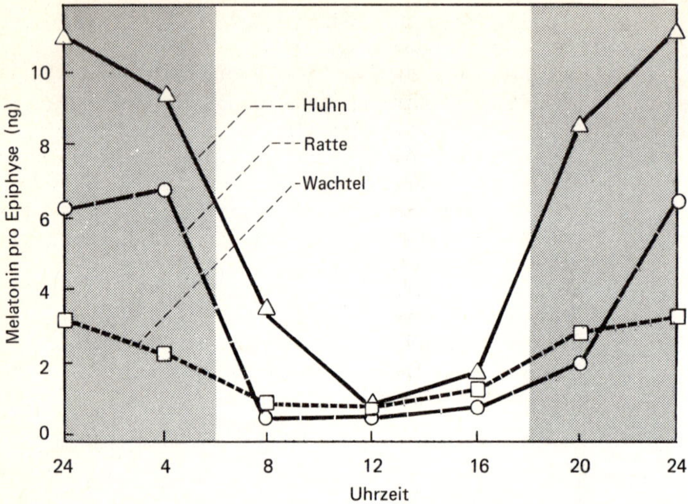

Abb. 87 Tagesperiodische Schwankungen im Melatoningehalt der Epiphyse (nach *Ralph*).

vität besondere Aufmerksamkeit geschenkt. Inzwischen hat sich die Variation der Serotonin N-Acetyltransferase als interessanter erwiesen, da deren Aktivitätsschwankungen um ein Vielfaches größer sind und sowohl bei der Ratte als auch beim Haushuhn die Aktivität während der Nacht ihren Höhepunkt erreicht, wohingegen die HIOMT bei der Ratte in der Nacht, beim Huhn dagegen unter Lichteinfluß am Tage zunimmt (BINKLEY u. Mitarb. 1978). Für diese Artunterschiede steht eine plausible Erklärung noch aus.

Untersuchungen über die tagesperiodischen Schwankungen der N-Acetyltransferase-Aktivität haben ergeben, daß das nächtliche Maximum sowohl für tag- als auch nachtaktive Arten gilt. Folglich steigt die Melatoninsynthese in der Nacht, während sich gleichzeitig die Serotoninvorräte in der Epiphyse erschöpfen. Hält man Ratten oder Hühner mehrere Tage lang bei konstanter Dunkelheit, dann dauern die rhythmischen Veränderungen im Melatoningehalt der Epiphyse in deutlicher Korrelation zur lokomotorischen Aktivität an, wobei freilich die Periodik bei tag- und nachtaktiven Tieren unterschiedlich ist. Soweit Messungen vorliegen, geht den Schwankungen im Melatoningehalt der Epiphyse eine Veränderung der Melatoninkonzentration im peripheren Blut in etwa parallel. Die funktionelle Bedeutung dieser circadianen Oscillationen ist noch unklar. Die Amplitude und die Dauer der täglichen Melatonin-„Pulse", welche von der Epiphyse abgegeben werden, spiegeln die herrschende Photoperiode wider. Außerdem kommt noch ein endogener Sekretions-

rhythmus hinzu. Zumindest als Arbeitshypothese bietet sich die Vermutung an, daß die Tiere den Melatonin-Zyklus dazu ausnutzen können, um das Zentralnervensystem auf 24-Stunden-Rhythmen verschiedener Art einzustellen (z. B. Wechsel zwischen Schlaf und Aktivität, Körpertemperaturzyklen, etc.). Saisonale Verschiebungen in der Lichtperiode mit entsprechenden Verschiebungen in der Dauer der Melatonin-Pulse könnten dem Tier auch auf endogenem Wege Jahreszeiten signalisieren und hierdurch in fortpflanzungsphysiologische Prozesse eingreifen (Ralph 1976). Wechselbeziehungen zwischen Melatonin und der Fortpflanzungsaktivität wurden immer wieder beschrieben.
Welche Mechanismen die endogene (= circadiane) Rhythmik der Epiphysenaktivität beeinflussen und einregulieren, ist noch nicht voll geklärt. Bei der adulten Ratte spielt die Photorezeption über die Augen mit Schalteinflüssen vom Hypothalamus her eine wichtige Rolle. Es ist experimentell gezeigt worden, daß bei der Ratte Noradrenalin und verwandte Stoffe über cAMP als zweiten Boten (s. S. 315 ff.) die N-Acetyltransferase-Aktivität anregen. Bei Hühnern geschieht die für die Epiphysenfunktion wichtige Lichtperzeption außer über die Augen wahrscheinlich auch über „Photorezeptoren" in der Epiphyse selbst. Ein neuraler Einfluß auf die Epiphyse konnte nicht ermittelt werden.

Physiologische Einflüsse der Epiphyse

Obwohl die Anwendung der endokrinologischen Experimentaltechniken auf die Epiphyse (Exstirpation und Transplantation, Verabreichung von Organextrakten) vielfach keine tiefgreifenden Veränderungen zu bewirken vermag, wurde andererseits schon 1917 berichtet, daß die Verfütterung von Säugerepiphysen an Kaulquappen bei diesen zu einer starken Aufhellung führt. Als 1958 Melatonin aus Rinderepiphysen isoliert und identifiziert wurde, konnte der Nachweis geführt werden, daß dieser Stoff außerordentlich hohe Melanosomen konzentrierende Potenzen besitzt. Schon Verdünnungen von 10^{-13} g/ml sind ausreichend, um ein Bleichwerden bei Amphibien und Fischen herbeizuführen. Da man von Larvalstadien zahlreicher Amphibien, aber auch von vielen Fischen weiß, daß sie in Dunkelheit aufhellen, spricht – im Blick auf die Darlegungen im vorausgehenden Kapitel – viel dafür, daß die Farbänderung durch Abgabe von Melatonin aus der Epiphyse bewirkt wird. (Allerdings kann vorerst nicht ausgeschlossen werden, daß zum Teil auch die MSH-Sekretion aus der Adenohypophyse in der Dunkelheit zurückgeht.)
Versuche an geblendeten Kaulquappen haben gezeigt, daß die nächtliche Aufhellung auch bei ihnen eintritt, jedoch durch eine Pinealektomie aufgehoben wird. Schließlich lassen sich bei Tage die Reaktionen, die bei Dunkelhaltung der Tiere beobachtet werden, durch Melatonin-Injektionen imitieren.

Besonderes Augenmerk gilt der Frage nach einer antigonadotropen Aktivität der Epiphyse bei Säugern. Beim Menschen wurde wiederholt beschrieben, daß Tumoren der Epiphyse, welche dieses Organ völlig zerstören, mit einer vorzeitigen Pubertät einhergehen können. Ebenso ist bekannt, daß parenchymatöse Pinealgeschwülste meist mit einer Beeinträchtigung der Gonadenfunktion korreliert sind.

Wenn man normale Ratten unter Dauerlicht hält, dann nehmen die Ovarien dieser Tiere an Gewicht zu, und die Weibchen neigen zu einem permanenten Östrus. Konstante Dunkelheit hat einen gegenteiligen Effekt. Entfernt man bei 28 Tage alten, also noch juvenilen weiblichen Ratten die Epiphyse, dann nimmt das Ovargewicht zu, und ein hoher Prozentsatz der Versuchsobjekte kommt in den Östrus. Verabfolgt man Epiphysenextrakte oder reines Melatonin an unreife Ratten, dann nimmt das Ovarialgewicht ab, und das Eintreten eines Östrus ist nur selten zu beobachten. Bei geblendeten Ratten wird der Eintritt der Geschlechtsreife verzögert; diese Retardierung kann jedoch durch eine Pinealektomie aufgehoben werden.

Besonders eindeutige Versuchsergebnisse wurden an männlichen Hamstern erzielt. Wenn solchen Tieren 30 Tage lang täglich nur eine Stunde Licht geboten wird, dann bilden sich bei ihnen die Hoden zurück. Dieselbe testikulare Atrophie kann auch dadurch herbeigeführt werden, daß man ihnen beide Augen entfernt. Bei beiden Prozeduren kann die Gonadeninvolution jedoch durch eine Pinealektomie verhindert werden. Ein antigonadotroper Effekt von Melatonin, von getrockneten Epiphysen, aber auch von Serotonin konnte bei weiblichen Mäusen gezeigt werden. Wenn man diesen Tieren das Ovar nur auf einer Körperseite entfernt, dann zeigt das im Körper verbliebene Ovar ein kompensatorisches Wachstum. Diese kompensatorische Hypertrophie kann jedoch in einer klaren Dosis-Wirkungsbeziehung durch die genannten Substanzen unterdrückt werden. Die mutmaßlichen Beziehungen zwischen der Gonadenaktivität in Abhängigkeit vom Melatonin zeigen sich auch darin, daß bei der Ratte die HIOMT-Aktivität während des Proöstrus und des Östrus etwa um die Hälfte geringer ist als im Metöstrus und Diöstrus. In jüngster Zeit bieten Experimentaluntersuchungen vor allem an weiblichen Goldhamstern neuen Diskussionsstoff. Hält man die Tiere bei weniger als 12 h Licht/Tag, so verlieren sie, ebenso wie geblendete Tiere, ihre Fortpflanzungsfähigkeit. Dieser Funktionsausfall kann jedoch sowohl durch Pinealektomie (Abb. 88) als auch – merkwürdig genug! – durch konstante Melatoninzufuhr behoben werden. D.h. chronische Melatoningaben induzieren selbst bei niedriger Dosierung eine Art funktioneller Pinealektomie. Man könnte daher vermuten, daß das Indol in der Epiphyse die Produktion oder Abgabe „pinealer Antigonadotropine" einschränkt (Reiter u. Mitarb. 1976a,b).

Tatsächlich hat man aus Epiphysen von Säugern antigonadotrop wirksames Material extrahieren können, welches nicht mit Melatonin oder

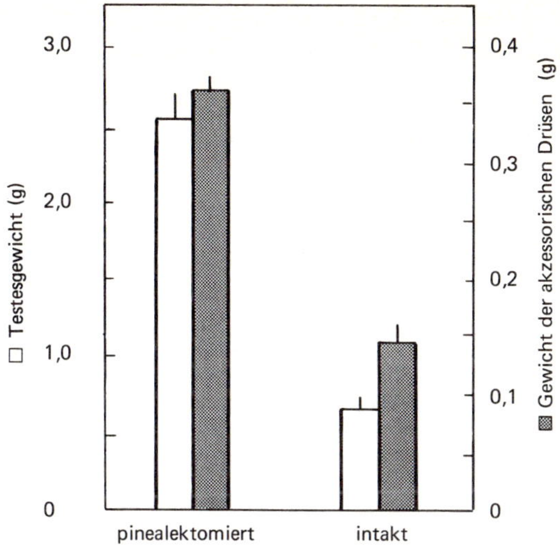

Abb. 88 Einfluß einer Pinealektomie auf das Gewicht der Testes und akzessorischen Geschlechtsdrüsen bei männlichen Hamstern, die unter natürlichen Lichtbedingungen gehalten wurden (nach *Reiter* u. Mitarb.).

anderen Indolen identisch ist. Die wirksame Substanz aus Rinderepiphysen (*P*ineal *A*ntigonadotropin = PAG), die in wäßrigen Medien löslich ist, durch proteolytische Enzyme zerstört werden kann und ein niedriges Molekulargewicht zwischen 700 und 1000 besitzt (Benson u. Mitarb. 1976), hemmt – wie Melatonin – kompensatorische Ovarhypertrophie, reduziert den LH-Gehalt im Serum und in der Hypophyse von Ratten und blockiert die Ovulation, wenn man den Stoff in der späten Diöstrusphase injiziert. Da das PAG bei unreifen Tieren jedoch nicht die übliche Stimulation der Gonaden und ihrer Anhangsdrüsen durch exogene Gonadotropinzufuhr verhindern kann, ist eine direkte Einwirkung auf die Keimdrüsen auszuschließen und die Hemmung eher im Bereich des Hypothalamus (Gn-RH!) oder der Hypophyse zu suchen.

Stark kontrovers ist auch die insgesamt spärliche Literatur über die Rolle der Epiphyse bei Vögeln, bei denen wahrscheinlich noch mehr als bei den Säugern erhebliche Artunterschiede das Bild komplizieren. Es gibt Berichte sowohl über antigonadotrope als auch progonadotrope Wirkungen der Epiphyse neben Behauptungen, daß dieses Organ keinerlei Wirkungen auf die Gonaden habe. Aber gerade gegenüber einer Verneinung endokriner Funktionen der Zirbeldrüse bei Vögeln scheint Skepsis geboten, zumal es vor allem in dieser Wirbeltierklasse morphologische Übergänge von direkt photosensorischen Zellelementen zu deutlich sekretorischen Strukturen (Pinealozyten) gibt.

Möglicherweise liegt der Schlüssel zum Verständnis der Funktion der Epiphyse darin, sie als eine neuroendokrine Umsetzungsstelle („Transducer") anzusehen, welche bei Wirbeltieren die Fortpflanzungsrhythmen beeinflußt. Das morphologische Substrat für neuroendokrine Funktionen ist durch experimentell erwiesene nervöse Verknüpfungen zwischen Epiphyse und Teilen der optischen Bahn der Seitenaugen gegeben. Nervöse Impulse von photorezeptorischen Zellen in der Retina (vielleicht sogar von besonderen „Dunkelrezeptoren"?) gelangen in die Epiphyse und beeinflussen dort über Transmittersubstanzen (sehr wahrscheinlich Noradrenalin) die drüsige Aktivität des Organs.

Zu klären bleibt die Frage nach dem Wirkungsmechanismus des Melatonins (oder verwandter Indole) bezüglich antigonadotroper Effekte. Die ursprüngliche Vermutung, daß das Melatonin selbst der antigonadotrope Faktor sei, scheint sich nach der Entdeckung antigonadotrop wirksamer Peptide in der Epiphyse nicht zu bestätigen, zumal bei einem Vergleich auf Gewichtsbasis deren Wirkungsgrad die Indole weit übertrifft. Es ist nicht bekannt, in welcher Art Wechselbeziehung das Melatonin und die antigonadotropen Peptide stehen (Hemmung der Biosynthese oder der Abgabe von Peptiden aus den Pinealozyten?), oder ob Melatonin auf den Hypothalamus wirkt und damit die neuroendokrine Achse (Releasing-Hormon-System – Adenohypophyse) beeinflußt. Mehr und Zuverlässigeres über die Funktion der Epiphyse, insbesondere für das rhythmische Fortpflanzungsgeschehen bei Vögeln und Säugern, wird sich allerdings erst dann sagen lassen, wenn hinreichend klar wird, in welcher Weise exogene Lichteinflüsse und endogene Rhythmen (vom Hypothalamus her, in der Epiphyse selbst?) im Pinealorgan funktionell miteinander verknüpft werden. Forschungen in dieser Richtung sind vorgezeichnet durch dessen eigentümliche Phylogenese. Bei niederen Wirbeltieren ist es ein Photorezeptor, dessen Zellen aber schon die Fähigkeit zur Bildung biogener Amine besitzen. Mit der Umwandlung der photosensorischen Elemente zu Pinealozyten bei Vögeln und Säugern treten sekretorische Leistungen in den Vordergrund, die aber offensichtlich über eine lange Stammesgeschichte mit nervösen Funktionen eng verknüpft bleiben.

Hypophyse

Viele Autoren räumen der Hypophyse innerhalb des gesamten endokrinen Apparates eine Sonderstellung ein und betrachten sie als ein übergeordnetes Steuerungszentrum („master gland"). Eine solche wertende Klassifizierung läßt sich jedoch nur unter ganz bestimmten Voraussetzungen halbwegs begründen. Die Aufstellung hierarchischer Ordnungen innerhalb biologischer Systeme bleibt wegen der Vielfalt funktionaler Wechselwirkungen stets fragwürdig und trägt in der Regel nicht dazu bei, grundsätzlich neue Einsichten zu gewinnen. Wir begnügen uns damit, die Hypophyse und die außergewöhnliche Mannigfaltigkeit der von ihr produzierten bzw. sezernierten Hormone ebenso wie die anderen endokrinen Drüsen zu beschreiben. Die spezifischen Eigentümlichkeiten der physiologischen Rolle der Hypophyse ergeben sich dabei von selbst.
Die Besonderheiten der Entwicklungsgeschichte der Hypophyse (s. S. 23 ff.) spiegeln sich auch in ihren Funktionen wider, da nur die Zellen der Adenohypophyse Hormone produzieren, während die Neurohypophyse als Neurohämalorgan lediglich Substanzen empfängt (ggf. auch speichert) und in den Blutkreislauf abgibt, die an bestimmten Orten des Hypothalamus produziert werden und über spezifische Fasertrakte als Neurosekrete in die Neurohypophyse gelangen.
Trotz dieser fundamentalen Unterschiede in der Morphologie und Physiologie beider Hauptabschnitte der Hypophyse hat es sich fest eingebürgert, ohne weitere begriffliche Differenzierung von Hormonen der Adeno- und Neurohypophyse zu sprechen. Dies hängt damit zusammen, daß das Konzept der Neurosekretion erst entwickelt wurde und schließlich auch Anerkennung fand, als schon längst bekannt war, daß sich aus dem Gewebe der Neurohypophyse Stoffe mit Hormonwirkung extrahieren lassen.
Die Hypophyse ist ein auffällig kleines endokrines Organ. Beim erwachsenen Menschen wiegt sie nur etwa 600 mg, bei einem ca. 25 cm langen Barsch ist sie ungefähr so groß wie ein Senfkorn. Um so erstaunlicher ist es, daß die Mannigfaltigkeit der aus der „Hirnanhangsdrüse" kommenden Hormone größer ist als bei jedem anderen innersekretorischen Organ. Alle Hormone, die sich aus Hypophysengewebe extrahieren lassen, sind Peptide. Die Molekülgröße reicht von kurzkettigen Nonapeptiden bis zu hochmolekularen Polypeptiden (unter denen ein Teil mit Kohlenhydraten zu Glykoproteinen verbunden ist) aus mehr als 200 Aminosäureresten.
Das Wirkungsspektrum der Hormone, welche der Hypophyse entstammen, ist ebenfalls ungewöhnlich breit, da es kaum einen von Hormonen gesteuerten Prozeß im Wirbeltierkörper gibt, an dem nicht die Sekretionsprodukte der Hypophyse direkt oder indirekt beteiligt sind. Dennoch gehört eine Hypophysektomie in der Regel nicht zu jenen Eingriffen,

an denen das behandelte Tier innerhalb kurzer Zeit zugrunde geht. Die experimentelle Entfernung der Hypophyse wird daher bis zum heutigen Tage zur Lösung bestimmter Forschungsaufgaben immer wieder praktiziert, sofern nicht anatomische Besonderheiten die Operation technisch erschweren oder praktisch unmöglich machen. Das hypophysektomierte Tier bedarf aber in jedem Falle besonderer Pflege, da es außerordentlich anfällig gegenüber störenden Einflüssen jeglicher Art ist. Die Toleranz gegenüber dem Eingriff und die Schwere der Folgesymptome hängen in starkem Maße u.a. vom Alter der Versuchstiere ab und variieren von Art zu Art.

Adenohypophyse

Pars distalis (Hypophysenvorderlappen)

An anderer Stelle (S.24 f.) wurde bereits erwähnt, daß die sogenannte Pars infundibularis gemeinsam mit der Pars distalis als Hypophysenvorderlappen bezeichnet wird. Da sich bisher keine eindeutigen Anhaltspunkte dafür ergeben haben, daß der Pars infundibularis (= tuberalis) eine bestimmte physiologische Rolle zukommt, bezieht sich der vielgebrauchte Ausdruck „Vorderlappenhormone“ auf die Sekretionsprodukte der Pars distalis. Zu ihnen gehören das Wachstumshormon, Prolactin, adrenocorticotropes Hormon, thyreotropes Hormon, zwei Gonadotropine und das Lipotropin.

Einige der Vorderlappenhormone haben als Hauptaufgabe spezifische Reglerfunktionen für andere endokrine Drüsen, so daß man sie unter dem Überbegriff „glandotrope Hormone“ zusammenfassen kann. Das Schilddrüsen (*T*hyreoidea) *s*timulierende *H*ormon (TSH = Thyreotropin) steuert die Aktivität der Schilddrüse. Die Gonadotropine beeinflussen maßgeblich die Tätigkeit der Geschlechtsdrüsen. Das *a*drenocorti*c*o*t*rope *H*ormon (ACTH = Corticotropin) kontrolliert die Funktionen des steroidogenen Adrenalgewebes (bei Säugern: Cortex der Nebenniere).

Das Wortelement „-tropin“ leitet sich vom griechischen Verb „trepein“ = „umwenden, verändern“ ab.

Bedauerlicherweise ist bisher keine internationale Übereinkunft zustande gekommen, ob dieser Terminologie der Vorzug zu geben ist gegenüber einem anderen Sprachgebrauch, welcher das griechische Verb „trophein“ = „ernähren“ für angemessener hält. Da kein einziges Hormon die Aufgabe erfüllt, Zellen zu ernähren, ist das neutrale und nur beschreibende Verb „trepein“ sachgerechter, zumal es eventuellen besseren Einsichten nicht vorgreift. Wir werden deshalb an keiner Stelle dieses Buches „x-trop“ wirkende Hormone („X“-tropine) „x“-troph („X“-trophine) nennen.

Da die Adenohypophyse mindestens 7 verschiedene Hormone nebeneinander produziert, ist die Cytologie dieses Organs eines der schwierigsten Kapitel aus der gesamten Endokrinologie und steckt voller Kontroversen. Anfänglich ging es den Hi-

stologen vor allem darum, verschiedene Zelltypen nach Gestalt, Größe und färberischen Eigenschaften möglichst exakt zu beschreiben. Bei diesem Vorgehen gelangte man dazu, zunächst zwischen chromophoben Zellen, die kaum oder nur in geringem Maße gebräuchliche Farbstoffe annehmen, von chromophilen Zellen zu unterscheiden, in deren Cytoplasma sekretorische Granula charakteristische färberische Eigenschaften aufweisen. Je nach Affinität zu bestimmten Farbstofftypen unterteilt man die Chromophilen in acidophile und basophile Zellen.* Mit Hilfe spezieller Techniken lassen sich diese weiter differenzieren. Es wurde üblich, die verschiedenen Zelltypen mit Hilfe von kleinen Buchstaben aus dem griechischen Alphabet kürzelhaft zu bezeichnen. Aber gleichzeitig damit begann eine im wahrsten Sinne des Wortes nur noch heillos zu nennende Konfusion in der einschlägigen Literatur, da verschiedene Autoren ein- und denselben Zelltyp mit verschiedenen Buchstaben belegten oder neue Nomenklaturen erfanden (vgl. BAKER 1974).
Der zunehmende Gebrauch des Elektronenmikroskops half manche Schwierigkeiten zu mildern oder gar aufzulösen, da nunmehr Daten über Größe und Verteilung von Sekretgranula in verschiedenen Zelltypen weitere Bestimmungskriterien lieferten.
Grundsätzlich gehen die Bestrebungen dahin, die morphologische Beschreibung durch eine funktionelle Bezeichnung zu ersetzen, d. h. einen Zelltyp mit dem Namen jenes Hormons zu belegen, das er produziert. Da dieses Ziel aber erst in relativ wenigen Fällen erreicht ist, sind unverändert morphologische und funktionelle Bezeichnungen nebeneinander in Gebrauch. Termini wie acidophil und basophil (= cyanophil) oder Vokabeln, die sich auf die Affinität zu einzelnen Farbstoffen beziehen, sind häufig (z.B. orangeophil, erythrosinophil, (P)AF+ (= färbbar durch (*P*ar)*a*ldehyd*f*uchsin), PAS+ (positive Reaktion bei Anwendung der Periodsäure-Schiff-Technik) etc.). STH- und Prolactin produzierende Zellen verhalten sich in der Regel acidophil. Basophil (= mucophil) sind jene Zellen, welche Glykoproteine synthetisieren (TSH, FSH, LH). Das Nomenklatursystem, welches α-Zelle (morphologisch) mit STH-sezernierender Zelle (physiologisch) gleichsetzt und analog hierzu die Beziehungen $\varepsilon \sim$ ACTH, $\eta \sim$ Prolactin, $\delta \sim$ TSH, $\beta \sim$ FSH und $\gamma \sim$ LH verwendet, wird zwar viel benutzt, ist jedoch keineswegs allgemein akzeptiert.

Rückkopplungsmechanismen

Am Beispiel der glandotropen Hormone der Adenohypophyse läßt sich am deutlichsten ein schon mehrfach erwähntes Regulationsprinzip veranschaulichen, das nicht nur in der Endokrinologie, sondern in der gesamten Physiologie eine fundamentale Rolle spielt: die homoiostatische Kontrolle durch Rückkopplung (feedback-control). Dabei sind im einfachsten Fall wenigstens zwei Komponenten, die sich wechselseitig beeinflussen, zu einem Regelkreis zusammengeschlossen. Die Leistung des Regelkreises besteht darin, bestimmte Funktionszustände des Körpers innerhalb mehr oder minder enger Grenzen auf einem bestimmten Nor-

---

* Die Bezeichnungen „basisch" und „sauer" haben hier nichts mit pH-Wert-Bereichen zu tun. Ein basischer Farbstoff ist eine Farbbase oder das Salz einer solchen, ein saurer Farbstoff entsprechend eine Farbsäure oder deren Salz.

malwert zu halten. Abweichungen von diesem „Sollwert" werden durch Gegenreaktionen kompensiert. D.h. Abweichungen dienen als Signale, welche Prozesse in Gang setzen, die eine Beeinflussung in der Gegenrichtung herbeiführen (negative Rückkopplung).

Ein einfaches Beispiel für negative Rückkopplung ist im Wechselspiel zwischen Glukosespiegel des Blutes und Insulinausschüttung aus dem Inselapparat des Pankreas zu sehen. Verschiebungen in der Glukosekonzentration vom Sollwert nach oben werden durch vermehrte Insulinsekretion behoben, indem die spezifischen Insulineffekte die Glukosekonzentration senken.

Die glandotropen Hormone sind mit ihren jeweiligen Erfolgsorganen (z.B. Schilddrüse, Gonaden, steroidogenes Adrenalgewebe) und deren Hormonsekreten in einem Regelkreis verknüpft. Hormonale Hypoaktivi-

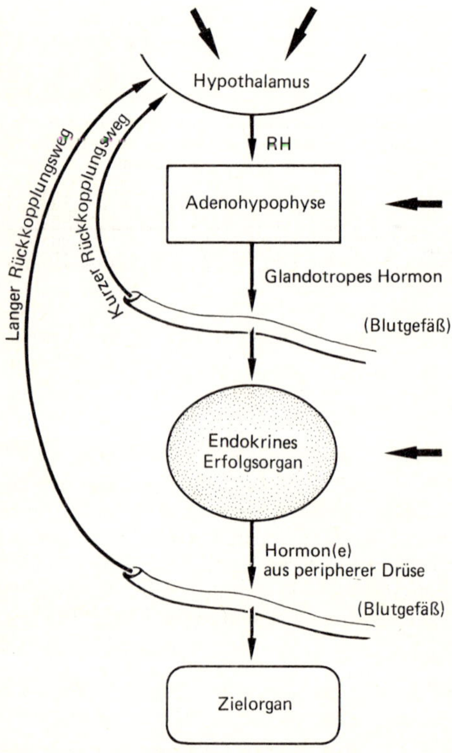

Abb. 89 Schematische Darstellung der Rückkopplungswege zwischen endokrinen Organen.

tät des Erfolgsorgans bedingt eine vermehrte „Glandotropin"-Ausschüttung, welche das entsprechende Zielorgan stimuliert. Die hierdurch gesteigerte Hormonproduktion wird auf dem Blutwege zur Hypophyse zurückgemeldet und hemmt dort die „Glandotropin"-Abgabe. Dies geschieht in einer langen Rückkopplungsschleife (long-loop-feedback), indem das Hormon aus der Peripherie im Hypothalamus die Abgabe von Hypophysiotropinen im Bereich der Eminentia mediana so verändert, daß die Produktion und Sekretion der hypophysären Glandotropine gesenkt wird (Abb. 89). Offenbar besteht aber auch eine direkte Wechselwirkung zwischen den Hormonen der Adenohypophyse und den Releasing-Faktoren aus dem Hypothalamus (s. S. 295 ff.). Man beschreibt sie als kurzschleifige Rückkopplung (short-loop-feedback).
Ebenso wie in technischen Systemen sichert langfristig nur der negative Rückkopplungsmechanismus homoiostatische Stabilität. Wenn in einzelnen Fällen eine positive Rückkopplung beobachtet wird (z. B. Stimulation von LH/FSH-RH-Abgabe (s. S. 171) und vermehrte LH-Ausschüttung bei erhöhtem Östrogenspiegel zum Zeitpunkt der Ovulation), so bleibt grundsätzlich zu bedenken, daß Prozesse, die wir als positive Rückkopplung registrieren, uns vielleicht nur deshalb als solche erscheinen, weil wir das Zusammenwirken mehrerer vermaschter Regelkreise noch nicht durchschauen.
Es versteht sich von selbst, daß die Regelkreise und ihre Rückkopplungsmechanismen durch vielfältige Faktoren, die auf die Einzelkomponenten des Systems einwirken, modifiziert werden können. Hierdurch wird eine flexible Anpassung an die jeweiligen physiologischen Bedürfnisse des Organismus gewährleistet.

Adrenocorticotropes Hormon (ACTH)

Chemie

Das (*a*dreno)*c*ortico*t*rope *H*ormon (ACTH = Corticotropin) ist das in seiner Struktur am längsten bekannte glandotrope Hormon. Es handelt sich bei ihm um ein Polypeptid aus 39 Aminosäureresten. 1955 wurde die Aminosäuresequenz des Corticotropins vom Schaf und vom Schwein ermittelt. Die Totalsynthese des bei Schweinen vorkommenden Hormonmoleküls gelang 1963. Vier Jahre später wurde das Corticotropin des Menschen synthetisiert, nachdem seine Zusammensetzung seit 1961 bekannt war.
Die artspezifischen Unterschiede zwischen den Corticotropinmolekülen sind verhältnismäßig gering. Bei den 4 bisher bekannten Säuger-Corticotropinen beschränken sich die Differenzen ausschließlich auf die Aminosäuren in den Positionen 25–33 (Abb. 90). Die Struktur von ACTH bei Nichtsäugern ist bislang unbekannt.

1 5 10 15
H-Ser-Tyr-Ser-Met-Glu-His-Phe-Arg-Trp-Gly-Lys-Pro-Val-Gly-Lys-

20 25 30
Lys-Arg-Arg-Pro-Val-Lys-Val-Tyr-Pro-Asn-Gly-Ala-Glu-Asp-Glu-

35
Ser-Ala-Glu-Ala-Phe-Pro-Leu-Glu-Phe-OH

Abb. 90 Aminosäuresequenz des ACTH.

Physiologische Wirkungen

Da das steroidogene Adrenalgewebe das Hauptzielorgan für das ACTH ist, äußert sich ein wesentlicher Teil von dessen biologischer Aktivität in den Funktionen dieser Adrenalkomponente. ACTH stimuliert das steroidogene Adrenalgewebe (Hypertrophie bei Überfunktion). Exogen zugeführtes Hormon kann histologische Rückbildungserscheinungen, die am steroidogenen Adrenalgewebe nach Hypophysektomie oder hypophysärer Unterfunktion auftreten, wieder beseitigen. Die Biosynthese von Corticosteroiden wird durch ACTH stimuliert (Abb. 91). Dies gilt in erster Linie für die sogenannten „Glucocorticoide" bzw. deren Vorstufen in der Biosynthesekette. Die unter ACTH-Einfluß sezernierten Steroide sind je nach Art verschieden.
Lange Zeit hat man geglaubt, daß die Sekretion des wichtigsten Mineralocorticoids, des Aldosterons, von der Hypophyse, d.h. von ACTH, unabhängig sei. In der Tat wird die Aldosteron-Abgabe vor allem vom Renin-Angiotensin-System kontrolliert. Aber neuere Untersuchungen haben ergeben, daß unter bestimmten physiologischen Bedingungen, z.B. im operativen Streß nach Hypophysektomie, ACTH die Sekretionsrate des Aldosterons temporär steigert. Allerdings werden hierfür meist höhere Dosen benötigt als zur vermehrten Produktion von Glucocorticoiden. Andere Experimente deuten ebenfalls darauf hin, daß ACTH an dem offensichtlich hochkomplexen Kontrollmechanismus der Aldosteronsekretion (in noch nicht zureichend geklärter Weise) beteiligt ist.
Obwohl synthetisches ACTH für Experimente in beliebigen Mengen zur Verfügung steht, gibt es erhebliche methodologische Schwierigkeiten, ACTH-Aktivität zu messen. Die Resultate schwanken beträchtlich in Abhängigkeit vom jeweils benutzten Testverfahren. Störend ist vor allem die Tatsache, daß die Werte aus biologischen Tests und dem in moderner Zeit zunehmend gebrauchten Radioimmunoassay (RIA) weit auseinanderklaffen. Dies hängt damit zusammen, daß die im biologischen Test gemessene Aktivität durch bestimmte Sequenz-Abschnitte aus dem Gesamtmolekül determiniert wird, während die für die Immunoreaktivität maßgeblichen Teile an anderer Stelle lokalisiert sind. Es kommt hinzu,

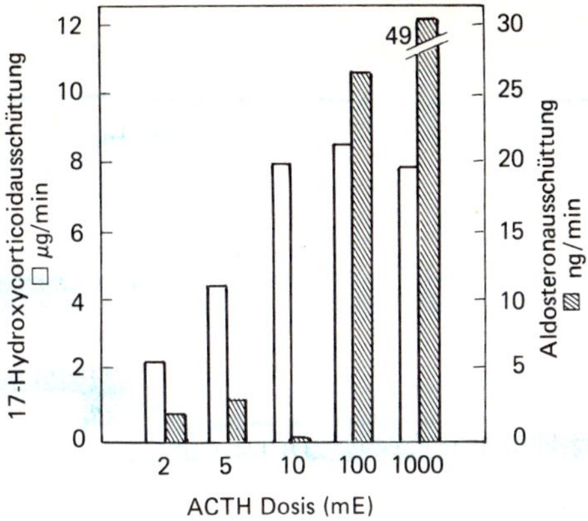

Abb. 91 Wirkungen von ACTH auf die Ausschüttung von 17-Hydroxycorticoiden und Aldosteron bei hypophys- und nephrektomierten Hunden (nach *Mulrow* u. *Ganong*).

daß der im RIA benutzte Antikörper häufig Kreuzreaktionen mit Polypeptiden zeigt, die biologisch keine ACTH-Wirkung haben.
Eines der am häufigsten benutzten biologischen Testverfahren bestimmt die Abnahme von Ascorbinsäure in der Nebenniere nach ACTH-Gaben. Diese Methode erinnert an den OAAD-Test für LH (s. S. 238), aber die Reaktion in den Nebennieren ist hochspezifisch für ACTH. Schon weniger als 1 Minute nach ACTH-Injektion läßt sich Ascorbinsäure im venösen Blut aus den Nebennieren nachweisen. Die physiologische Bedeutung der Reaktion ist nicht bekannt.
Auch das Absinken des Cholesteringehalts der Nebennieren im Anschluß an ACTH-Stimulation läßt sich für Testzwecke einsetzen, wenngleich relativ hohe Dosen für den Versuchserfolg benötigt werden. Obwohl Cholesterin als Vorstufe zur Biosynthese von Corticosteroiden dient und man daher versucht sein könnte, die Cholesterinabnahme in eine direkte Beziehung zur Produktion der Corticosteroide zu setzen, besteht hier sicher kein einfacher Zusammenhang. So läßt sich z. B. bei Ratten nach Zufuhr von ACTH eine stark erhöhte Corticosteronsekretion nachweisen, lange bevor der Cholesteringehalt der Nebennieren deutlich meßbar abnimmt.
Angesichts der Unklarheiten über die Mechanismen der ACTH-Wirkung auf den Ascorbinsäure- und Cholesteringehalt in den Nebennieren gibt man in jüngerer Zeit einem Verfahren den Vorzug, bei dem man isolierte Zellen des steroidogenen Adrenalgewebes in vitro inkubiert und die Steigerung der Produktionsrate von Corticosteroiden in Beziehung zur ACTH-Dosis bestimmt (Sayers u. Mitarb. 1971). Beim Menschen beträgt (die stark schwankende) ACTH-Konzentration im Mittel ca. 2,5 Mikro-Einheiten/ml Plasma (1 Mikro-Einheit entspricht ca. 7×10^{-12} g).

Die biologische Halbwertszeit des ACTH liegt beim Menschen in der Größenordnung von 10–30 Minuten.
Glandotrope Wirkungen der Adenohypophyse auf das steroidogene Adrenalgewebe sind auch bei allen Submammaliern (vielleicht mit Ausnahme der Elasmobranchier und Cyclostomen) in vielerlei Weise nachgewiesen. Dazu gehört die Tatsache, daß die Corticotropinsekretion unter steuernder Kontrolle des Hypothalamus und der in ihm erzeugten Releasing-Stoffe steht (JØRGENSEN 1976). Generell führt Hypophysektomie zu einer deutlichen Atrophie der steroidogenen Adrenalgewebe. Behandlung mit (Säuger-)ACTH kann bei hypophysektomierten oder nichtoperierten Tieren die Nebennierenfunktion aktivieren. Hemmt man die Biosynthese von Corticosteroiden durch geeignete Drogen (z. B. Metyrapon), dann kommt es zu einer adrenalen Hypertrophie – sehr wahrscheinlich durch eine Verminderung der Rückkoppelungshemmung auf die ACTH-Produktion.
Auch bei den Nichtsäugern sind Messungen der Corticosteroidproduktion durch das Adrenalgewebe bzw. eine Bestimmung der im Blut zirkulierenden Corticoide das beste Verfahren zum Nachweis der physiologischen Rolle des ACTH (Abb. 92).
Neben den für das ACTH besonders wichtigen glandotropen Eigenschaften sind noch 2 Effekte zu nennen, die sich wahrscheinlich aus der engen chemischen Verwandtschaft zum Lipotropin und zum MSH (s. S. 269) erklären lassen.
Sowohl beim Menschen als auch bei adrenalektomierten Meerschweinchen kann ACTH eine Zunahme der Pigmentierung auslösen, und zwar vermutlich durch die gleichen Mechanismen, die für das MSH gelten. Das auffällige Dunklerwerden der Haut bei Patienten mit Addisonscher Krankheit (Unterfunktion der Nebennieren) ist aber wohl eher auf die vermehrte Sekretion von β-MSH zurückzuführen. Zwar liegt bei solchen Patienten auch die ACTH-Konzentration im Blut über der Norm, aber die Melanozyten stimulierende Potenz des β-MSH übertrifft die von ACTH bei weitem.
Bei Amphibien vermag reines ACTH (auch bei Fehlen der Nebennieren) die Melanophoren zu beeinflussen und ein Dunklerwerden isolierter Hautstückchen hervorzurufen. Beim Goldfisch fördert ACTH bei Kultur von Schwanzflossengewebe in vitro in den dermalen Melanophoren eine Melanogenese, wohingegen noch kein MSH-Präparat gefunden wurde, welches die gleichen Effekte zustandebringt.
Der zweite extraadrenale Effekt, der Beachtung verdient, sind die lipolytischen Fähigkeiten des Hormons bei einigen Säugern. Bei der Ratte setzt ACTH durch Stimulation eines lipolytischen Enzyms vermehrt unveresterte Fettsäuren aus isoliertem Fettgewebe frei. Diese adipokinetischen Wirkungen sind jedoch offensichtlich mit einer Artspezifität verknüpft: Auch die Melanotropine können lipolytisch agieren; während aber ACTH die Lipolyse im Fettgewebe sowohl bei der Ratte als auch beim

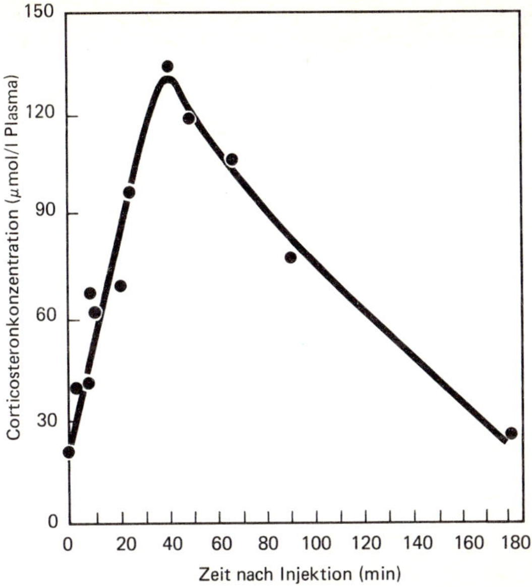

Abb. 92 Plasma-Corticosteron-Konzentrationen bei frisch adenohypophysektomierten Enten nach Injektion einer intravenösen Einzeldosis von 1 IE ACTH (nach *Bradley* u. *Holmes*).

Kaninchen anregt, wirken MSH-Präparate nur auf Fettgewebe des Kaninchens.

Die partiellen Übereinstimmungen im chemischen Aufbau des ACTH, MSH und LPH (Lipotropin) sowie einige Überlappungen in den physiologischen Wirkungen dieser Hormone machen es leicht erklärlich, daß die Suche nach den Beziehungen zwischen chemischer Struktur und biologischen Funktionen an diesen Stoffen besonders intensiv betrieben wurde.

So ist z.B. allen genannten Hormonen eine Heptapeptid-Sequenz – -Met-Glu-His-Phe-Arg-Trp-Gly- – gemeinsam. Eine diesem Oligopeptid zugeschriebene Melanozyten stimulierende Wirkung konnte durch die Synthese von Peptiden mit dieser Sequenz bestätigt werden.

Schließlich muß man sich nur vergegenwärtigen, daß die ersten 13 Aminosäuren des ACTH mit der Aminosäuresequenz von α-MSH identisch sind, um zu verstehen, daß die Melanophoren stimulierende Aktivität der Corticotropine als ein der Molekülstruktur intrinsisches Merkmal anzusehen ist. Allerdings besitzt ACTH nur etwa 5% der Aktivität von α-MSH. Demnach muß es Unterschiede zwischen den Hormonrezeptoren der Melanophoren und der Adrenalzellen geben. Aus der großen Fülle von Einzeluntersuchungen zu den Beziehungen zwischen chemischer Struktur und biologischer Aktivität sei nur als Beispiel erwähnt, daß die bloße Acetylierung der Aminosäuregruppe des Serins in Position 1 die Wirkung des ACTH auf das steroidogene Gewebe auf $^1/_{20}$ reduziert, dafür aber die Melanozyten stimulierende Aktivität auf das 10fache steigert.

Sogar für das bloße Tetrapeptid mit der Sequenz His-Phe-Arg-Trp ließ sich noch Melanophoren stimulierende Aktivität nachweisen. Es scheint das Minimalelement zu sein, welches noch Melanophoren anregen kann. Allerdings besitzt dieses Oligopeptid in dem sehr empfindlichen Test an der isolierten Haut von Amphibien (Dunklerwerden unter Hormoneinfluß) nur noch 1×10^{-8} der Aktivität von α-MSH. Dasselbe Tetrapeptid, es entspricht im ACTH-Molekül dem Segment 6–9, ist aber offensichtlich auch ein wesentlicher Bestandteil zur Stimulation der Steroidogenese. Der Ersatz von nur einer einzigen Aminosäure in diesem Bereich durch eine andere reduziert drastisch die steroidogene Potenz nicht nur des Tetrapeptids, sondern des gesamten ACTH-Moleküls bzw. größerer Teilstücke von ihm. Entsprechendes gilt insgesamt für die Aminosäurereste in den Positionen 6–13.

Man nimmt an, daß der Endabschnitt des ACTH-Moleküls (Positionen 19–39) für die biologische Aktivität des Hormons praktisch bedeutungslos ist. Er verleiht dem Molekül im physiologischen Milieu lediglich ein höheres Maß an Stabilität und ist der immunologisch aktive Teil, auf welchen die bisher bekannten Artunterschiede beschränkt sind. Die Aminosäurereste 15–18 scheinen eine Art Kernstück zu bilden, da sie zusammen mit dem Terminalsegment 1–5 eine ausschlaggebende Rolle für die Bindung des Moleküls an den spezifischen Rezeptor und damit für die Stimulation der Steroidogenese spielen. Die Aminosäurereste in den Positionen 6–13 sind für die biologische Aktivität von besonderer Wichtigkeit, da an keiner anderen Stelle des Moleküls eine Substitution der gegebenen Aminosäuren die steroidogene Aktivität stärker beeinträchtigt als hier (Hofmann 1974; Ramachandran 1973).

Einen interessanten Befund haben Challis und Torosis (1977) in die Literatur eingebracht. Bei Säugern scheint u.a. die Reifung des Feten und seiner Organsysteme in einer noch wenig bekannten Weise von der Entwicklung der Nebenniere abzuhängen. Von mehreren Arten (einschl. Mensch) ist bekannt, daß in der Spätphase der Gravidität die Aktivität der Nebennierenrinde zunimmt und dabei von der fetalen Hypophyse und dem Hypothalamus abhängig zu sein scheint. Aber merkwürdigerweise ließ sich bisher keine Korrelation zwischen gesteigerter Glucocorticoid-Sekretion und einer Erhöhung des ACTH-Gehalts im fetalen Plasma feststellen. Bei Schafsfeten konnte man durch intraarterielle Prostaglandinangaben (PGE_2) die Cortisolkonzentration im fetalen Plasma steigern, während zum gleichen Zeitpunkt das steroidogene Cortexgewebe weder auf endogenes nach exogenes ACTH ansprach. Die oben erwähnten kanadischen Forscher fanden jedoch heraus, daß bei trächtigen Kaninchen die exogene Verabreichung von α-MSH an die Feten binnen einer Stunde die Cortisol-Konzentration im Blut der Feten auf nahezu das Doppelte steigert, während ACTH keine statistisch signifikante Wirkung hervorbringt. Beim adulten Kaninchen reagiert das Cortexgewebe selbst auf hyperphysiologische α-MSH-Mengen nicht, spricht aber erwartungsgemäß deutlich auf ACTH an.

Da (das dem ACTH chemisch nah verwandte) α-MSH beim Schaf und beim Menschen eindeutig in der fetalen Hypophyse nachgewiesen werden konnte, stellt sich die generelle Frage, ob nicht vielleicht auch in anderen Fällen hormonale Kontrollmechanismen im Feten von denen beim Adulttier verschieden sein können.

Schilddrüsenstimulierendes Hormon (TSH)

Chemie

Das glandotrope Hormon der Hypophyse, welches die Schilddrüsenfunktion kontrolliert (Thyreotropin oder *t*hyroid *s*timulating *h*ormone = TSH), ist ein Glykoprotein mit einem Molekulargewicht von ca. 28 000. Wie die beiden chemisch nah verwandten hypophysären Gonadotropine, besteht das Molekül aus 2 Untereinheiten. Das Molekulargewicht von TSH-α (96 Aminosäuren) beträgt 13 600, das von TSH-β (113 Aminosäuren) 14 700. Die Aminosäuresequenz für TSH vom Rind wurde 1971 aufgeklärt (Liao u. Pierce). Zwar wurden auch von anderen Arten mehr oder minder gut gereinigte TSH-Präparate gewonnen und untersucht, aber ihre Analyse ist noch fragmentarisch. Die vorläufige Analyse des TSH vom Menschen (Cornell u. Pierce 1973; Sairam u. Li 1973) scheint zu zeigen, daß die Aminosäuresequenzen der α-Ketten im TSH, LH und HCG nahezu identisch sind.
Erwartungsgemäß scheint die molekulare Struktur des TSH bei Säugern keine größeren Unterschiede aufzuweisen. TSH-Material vom Aal deutet neben größeren Differenzen im Anteil einzelner Aminosäuren auch auf ein höheres Molekulargewicht des Hormons bei Teleostiern.
Der Kohlenhydratanteil von Rinder-TSH macht ungefähr 14% des Gewichts aus und besteht überwiegend aus Mannose und Glucosamin. Aber wie bei den anderen hormonalen Glykoproteinen, so gibt es auch beim TSH noch Unklarheiten über die Zuckerbestandteile des Moleküls.
Über die markanten Ähnlichkeiten zwischen TSH und LH wird an anderer Stelle berichtet (S. 235). „Hybridisierungs"-Versuche mit Untereinheiten anderer Glykoproteine wurden auch beim TSH vorgenommen. Z. B. liefert die Kombination von TSH-β mit HCG-α ein Produkt mit TSH-Aktivität, während TSH-α (oder LH-α) + HCG-β einen Stoff mit gonadotropen Eigenschaften ergibt.

Physiologische Wirkungen

Die Schilddrüse ist spezifisches Zielorgan für das TSH und in deren Stimulation besteht die einzige sicher bekannte physiologische Rolle des Hormons, obwohl es in der Literatur auch Angaben über extrathyreoidale Effekte gibt (z. B. Erhöhung des Sauerstoffverbrauchs und – hiermit korreliert – Temperaturanstieg im sogenannten braunen Fettgewebe bei Kaninchen, Ratte und Meerschweinchen). Verabreicht man intakten Tieren exogenes TSH, dann verstärkt sich binnen kurzem der Blutfluß durch die Schilddrüse (analoge Wirkungen gibt es auch in den anderen Zielorganen der glandotropen Hypophysenhormone), und im apikalen Teil der Zellen des Follikelepithels treten vermehrt Kolloidtröpfchen auf (Thyreoglobulin-Proteolyse!).
Die vermehrte Abgabe von Schilddrüsenhormon läßt sich schon nach 30 Minuten leicht beobachten, wenn die Versuchstiere mit radioaktiv

markiertem Iod (^{127}I oder ^{131}I) vorbehandelt wurden. Merkwürdigerweise tritt eine Steigerung der Kapazität der Schilddrüse als „Iodfalle" erst sehr viel später (ungefähr 8 Stunden nach TSH-Injektion) ein. Eine Zunahme in der Höhe der Epithelzellen (Indiz für starke Schilddrüsenaktivität) sowie eine Erhöhung des Schilddrüsengewichts kann man erst nach einigen Tagen beobachten, wenn hohe TSH-Dosen verabreicht wurden (Abb. 93).

Alle hier aufgezählten TSH-Effekte lassen sich zum Test der Hormonaktivität benutzen. Mit am zuverlässigsten und empfindlichsten ist die Bestimmung der Abgabe von radioaktiv markiertem Iod aus der Schilddrüse. Zu diesem Zweck injiziert man z. B. Mäusen zunächst ^{131}I zusammen mit Thyroxin. Dann setzt man die Tiere auf eine Diät, der Thyroxin oder Schilddrüsenpulver beigemengt ist, um die endogene TSH-Produktion zu drosseln (negative Rückkopplung!). 3 Tage später entnimmt man den Versuchstieren eine Blutprobe zur Kontrolle und injiziert sodann TSH. 2 Stunden später liefert eine zweite Blutprobe erhöhte Werte für ^{131}I, die dem Logarithmus der verabreichten TSH-Dosis proportional sind. In der klinischen Medizin ist die radioimmunologische TSH-Bestimmung gebräuchlich. Die zusätzliche Einführung von TRF (s. S. 298 ff.) in den Versuch gestattet eine differentialdiagnostische Unterscheidung, ob Defekte in der Schilddrüsenfunktion ihre Ursache in der Schilddrüse selbst oder auf dem Niveau der Adenohypophyse haben.

Beim Menschen enthält die Schilddrüse ca. 300 µg TSH. Die Durchschnittswerte im Blutplasma liegen bei 1–2 ng/ml. Die tägliche Sekretionsrate beträgt bei Gesunden ca. 100 µg. Die biologische Halbwertszeit des Hormons liegt bei ungefähr 1 Stunde.

Die Stimulation der „Iodfalle", Synthese von Thyreoglobulin sowie dessen Iodierung sind voneinander unabhängige Prozesse.

Neben der Kontrolle der TSH-Sekretion durch Schilddrüsenhormon im peripheren Blut und TRF aus dem Hypothalamus können auch andere Hormone (z. B. Corticosteroide und Östrogene) die TSH-Abgabe beeinflussen.

Bei Homoiothermen ist die Temperatur der wichtigste Umweltfaktor, welcher die TSH-Sekretion modifiziert. Bei Ratten, welche Kälte ausgesetzt sind, steigt die Schilddrüsenfunktion deutlich binnen einer Stunde.

Gonadotropine

Das follikelstimulierende Hormon (FSH) und das luteinisierende Hormon (LH = ICSH) aktivieren die Gonaden und werden deshalb als (hypophysäre) Gonadotropine bezeichnet. Neben dem ACTH und TSH gehören sie in die Gruppe der glandotropen Hormone. Daß es sich bei den Gonadotropinen um zwei voneinander verschiedene Substanzen handelt, wurde für die Säuger schon vor 35 Jahren mit guten Gründen postuliert und inzwischen vielfältig bewiesen. Nachdem in jüngerer Zeit zwei Gonadotropine sowohl bei einem Reptil als auch bei zwei anuren Amphibien

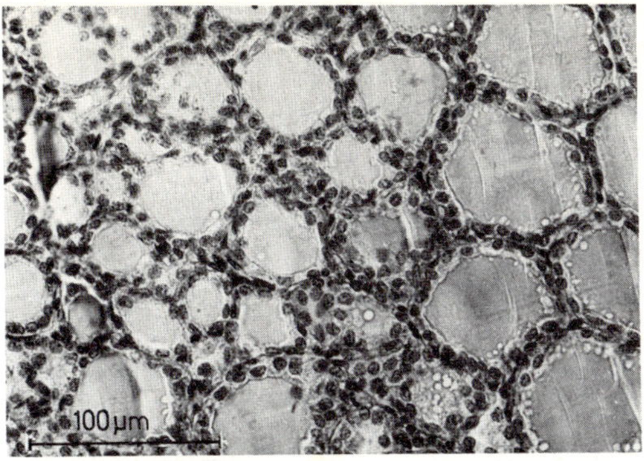

a) Kontrolle,

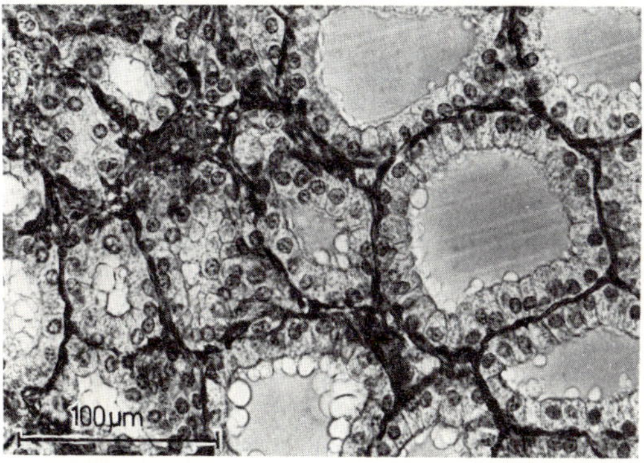

b) Versuchstier.

Abb. 93 Stimulation der Schilddrüse bei juvenilen weiblichen Meerschweinchen durch TSH am 4. Tag nach Versuchsbeginn (Hormondosis: 3 subcutane Injektionen zu je 0,4 IE/Tag).

chemisch voneinander getrennt werden konnten (LICHT u. PAPKOFF 1974a, b; FARMER u. Mitarb. 1977), geht nur noch bei Teleostiern der Streit darüber fort, ob deren Hypophyse eine oder zwei gonadotrope Substanzen produziert (REINBOTH 1972; PETER u. CRIM 1979)). Aber trotz des Fehlens eines endgültigen Nachweises für die Existenz von zwei chemisch unterscheidbaren Hormonen in dieser Gruppe sprechen viele Daten dafür, daß die Knochenfische keine grundsätzliche Ausnahme bilden und auch bei ihnen eine duale Kontrolle der Gonaden erfolgt (SIMON u. REINBOTH 1974; OLIVEREAU 1976; HAIDER u. BLÜM 1977). Daten über die Chemie der Gonadotropine bei Nichtsäugern sind äußerst spärlich. Die Aminosäurezusammensetzung der Gonadotropine beim Huhn soll jedoch der von Säuger-Gonadotropinen sehr ähnlich sein (GODDEN u. SCANES 1975).

Wie in vielen anderen Fällen auch, so schlägt sich in den Namen für die beiden Gonadotropine (neuerdings auch: Follitropin für FSH und Lutropin für LH) eher ein Stück Entdeckungsgeschichte nieder, als daß die früher eingeführten Benennungen heute noch für sich in Anspruch nehmen könnten, in Kurzform ihre physiologische Bedeutung zu umschreiben. Beide Hormone sind, wie das TSH, Glykoproteine, d. h. zum Proteinanteil treten Kohlenhydrate als nichtproteinartige Molekülbestandteile hinzu. Sie sind für die Wirksamkeit der Substanzen unerläßlich. Beim FSH führt z. B. eine Abspaltung der Sialinsäure durch Neuraminidase-Behandlung zum Verlust der biologischen Aktivität.

Da sich eine scharfe Trennungslinie zwischen Proteinen und den „zusammengesetzten" Proteiden nicht immer leicht ziehen läßt, wird im angelsächsischen Sprachgebrauch auf eine terminologische Differenzierung verzichtet, so daß in der einschlägigen Literatur immer nur von „glycoproteins" die Rede ist. Auch wir bedienen uns dieser Ausdrucksweise.

Beide Gonadotropine bestehen aus nicht kovalent gebundenen Untereinheiten (α und β), von denen die β-Untereinheit die Hormonspezifität in sich trägt (s. S. 229). Im biologischen Test sind die Untereinheiten für sich nur wenig wirksam. Aber die biologische Aktivität läßt sich durch Inkubation der Untereinheiten bei geeigneten Versuchsbedingungen wiederherstellen. Dabei kann man α und β Untereinheiten von FSH und LH gegeneinander austauschen. In jedem Falle ist es die β-Untereinheit, welche über den Typ der biologischen Aktivität des Hybrid-Moleküls entscheidet.

Obwohl beide Gonadotropine physiologisch eng zusammengehören (vgl. GREENWALD 1974; STEINBERGER u. STEINBERGER 1974) und eine klare Zuordnung von einigen ihrer Effekte zu einzelnen Prozessen nicht immer durchführbar ist, folgen wir dennoch dem für dieses Buch gewählten Gliederungsschema und werden beide Hormone einzeln behandeln.

Follikelstimulierendes Hormon (FSH)

Chemie

Abgesehen von dem prinzipiellen technischen Problem, die drei hypophysären Glykoproteine chemisch sauber voneinander zu trennen, stellt das FSH bis heute den Biochemiker vor besonders große Schwierigkeiten, da es sehr labil ist und – im Vergleich zum luteinisierenden Hormon – nur in erheblich geringerer Menge in der Hypophyse vorhanden zu sein scheint. Stets ist mit Verunreinigungen durch LH-Aktivität zu rechnen. Diese Erfahrung verlangt eine besonders kritische Interpretation biologischer Testergebnisse, wobei sich die oft zu beobachtende synergistische Wirkung beider Gonadotropine als erheblicher Störfaktor erweist. Zwar ist es gelungen, hochgereinigte FSH-Präparate von mehreren Säugerarten herzustellen (REICHERT u. WARD 1974)), aber nur vom FSH des Menschen wurde bis jetzt auch die Primärstruktur ermittelt (SHOME u. PAR-

LOW 1974a, b). Danach soll die α-Untereinheit aus 89 Aminosäureresten bestehen und mit der α-Untereinheit des LH vom Menschen identisch sein. Die β-Untereinheit besteht aus 115 Aminosäureresten und zeigt eine größere Homologie zur β-Untereinheit des TSH (49 identische Positionen) als zu der des menschlichen LH (39 identische Positionen).
Die biologische Halbwertszeit von Schafs-FSH beträgt in der Ratte ca. 110 Minuten. Das Hormon wird in Leber und Niere inaktiviert.

Physiologische Wirkungen

Bei fast allen Säugern endet die Neubildung von Eizellen (durch Teilung von Oogonien) bereits vor der Geburt oder kurze Zeit danach. Obwohl FSH schon während der Fetalperiode in der Hypophyse nachweisbar ist – bei Schafen, deren Trächtigkeitsperiode ca. 150 Tage dauert, tritt das Hormon bei Feten im Alter von 80–100 Tagen auf –, scheint es an der Bildung der Primordialfollikel nicht beteiligt zu sein. Wohl aber spielt das FSH für das anschließende Follikelwachstum eine wichtige Rolle, und hierauf basiert der für die Messung der biologischen Aktivität vielbenutzte „Steelman-Pohley-Test" (STEELMAN u. POHLEY 1953): Man bestimmt den Gewichtsanstieg des Ovars juveniler Ratten, die mit HCG behandelt wurden. Dieses Hormon hat biologisch ähnliche Eigenschaften wie LH. Bei Verabreichung einer Überdosis spricht das Ovar auf weitere LH-(HCG-) Mengen nicht mehr an und reagiert dann nur noch auf FSH. Auf eine selektive Filterung der FSH-Wirkung kommt es entscheidend an, da LH und FSH bei der Follikelreifung synergistisch wirken. Weitere Einzelheiten der Rolle dieses Hormons im weiblichen Geschlecht wurden schon an anderer Stelle erwähnt (S. 166).
Im männlichen Geschlecht beteiligt sich FSH an der Förderung des Testiswachstums und kontrolliert zumindest die letzte Phase der Spermatogenese, die Reifung der Spermatiden zu Spermien. Da es offensichtlich erhebliche artspezifische Unterschiede bezüglich der Kontrolle der männlichen Gametogenese gibt, ist damit zu rechnen, daß FSH auch mehr oder weniger weit reichende Einflüsse auf den Spermatogeneseablauf hat. Im Testis vieler Wirbeltiere bilden die nach ihrem Entdecker benannten Sertoli-Zellen eine auffällige Komponente der samenerzeugenden Epithelien. Obwohl die Sertoli-Zellen meist als eine Art Nährzellen für die sich entwickelnden Gameten angesehen werden, ist die genaue Funktionsbestimmung aber noch immer unsicher. Allerdings ist inzwischen zweifelsfrei nachgewiesen, daß die Sertoli-Zellen der Ratte spezifische Rezeptoren für FSH besitzen und unter dem Einfluß dieses Hormons ein spezifisches Androgen bindendes Protein (ABP) produzieren (MEANS u. Mitarb. 1976). Die Befunde für eine Beteiligung der Sertoli-Zellen an der Androgenbiosynthese mehren sich (LANCE u. Mitarb. 1977), so daß die Annahme plausibel erscheint, daß FSH auch über eine Stimulation der Androgenproduktion (sekundär?) die Spermatogenese fördert. Die noch

strittige Frage, ob und in welchem Umfang FSH neben (oder statt) LH die Androgenbiosynthese steuert, wird später (S. 237) erörtert.
Hypophysektomie als klassisches Experimentalverfahren der endokrinologischen Forschung liefert gerade zur Erhellung der biologischen Rolle der Gonadotropine keine sehr befriedigenden Auskünfte, da bei dieser Operation stets beide Gonadotropine eliminiert werden und für Substitutionsversuche neben der begrenzten Verfügbarkeit hochgereinigter Gonadotropinpräparate noch eine ganze Reihe von Unsicherheitsfaktoren mit ins Spiel kommen (z. B. art- oder gruppenspezifische Unterschiede).
Testosteron kontrolliert über einen negativen Rückkopplungsmechanismus die Abgabe von Gonadotropinen. Dieser Mechanismus greift jedoch – zumindest beim Menschen – in erster Linie in die LH-Sekretion ein. Die FSH-Sekretion wird nur bei unphysiologisch hoher (pharmakologischer) Testosteron-Dosierung deutlich gesenkt. Andererseits scheint es im Testis einen Faktor (oder Faktoren?) zu geben, der spezifisch die FSH-Abgabe hemmt. Es handelt sich dabei um eine wasserlösliche Substanz, die als Inhibin bezeichnet wird und wahrscheinlich ein Protein mit einem Molekulargewicht zwischen 10000 und 20000 ist (Baker u. Mitarb. 1976). Die Produktion dieses Inhibins in Zellen der Samenkanälchen wird wahrscheinlich durch FSH selbst stimuliert.
Da bei der Frau nach der Menopause der FSH-Spiegel relativ stärker steigt als die LH-Menge, erzeugt das aktive Ovar vielleicht eine ähnliche (oder sogar identische?) Substanz.
Die mögliche Rolle des Inhibins für die normale Wechselwirkung zwischen Hypophyse (und Hypothalamus) und den Gonaden bleibt noch zu beschreiben. Vielleicht bietet sich das Inhibin in der Zukunft als ein Kontrazeptivum für Männer an, wenn es nämlich selektiv die FSH-Sekretion senkt, aber gleichzeitig die Libido und die Potenz des Mannes erhalten bleiben.

Luteinisierendes Hormon (LH)

Chemie

Dieses Glykoprotein hat beim Rind und Schaf ein Molekulargewicht von ca. 30000. Der Kohlenhydratanteil (Hexose, Hexosamin und Fucose) macht ungefähr 13–16% aus, davon entfällt der größte Teil auf die α-Untereinheit. Es scheint eine Besonderheit des LH zu sein, daß es im Vergleich zu den anderen Gonadotropinen (PMS, HCG und FSH) keine Sialinsäure oder nur sehr geringe Mengen dieses Zuckers enthält. Die α-Untereinheit besteht bei Rind und Schaf aus 96, die β-Untereinheit aus 119 Aminosäureresten.
Ein Vergleich gereinigter LH-Präparate von verschiedenen Säugerarten (Schaf, Rind, Schwein, Ratte, Mensch) ergibt, daß bei jeder Species die α- und β-Untereinheit sich erheblich voneinander unterscheiden, aber die

α-Untereinheiten einerseits und die β-Untereinheiten andererseits bei allen Arten einander sehr ähnlich sind. Zwischen LH von Rind und Schaf scheint es keine Differenzen in der Aminosäuresequenz zu geben. Die Abweichungen bei anderen Arten sind nur gering.
Von besonderem Interesse ist die Tatsache, daß LH und TSH chemisch eng miteinander verwandt sind. LH-α und TSH-α des Rindes unterscheiden sich zwar in ihren Kohlenhydratkomponenten, aber die Aminosäurezusammensetzung beider α-Untereinheiten ist identisch. Darüber hinaus bestehen sogar in den beiden hormonspezifischen β-Ketten auffällige Homologien. 37 Aminosäuren sind identisch und die Differenzen zwischen 40 weiteren Aminosäureresten im Kettenverlauf können ohne weiteres auf Grund einer Änderung von nur einer Base im zugehörigen Codon erklärt werden, so daß man annimmt, daß sich beide Hormone von einem gemeinsamen Stamm-Molekül ableiten (PAPKOFF 1973; SAIRAM u. PAPKOFF 1974).

Physiologische Wirkungen

Der Name LH (luteinisierendes Hormon) geht auf Beobachtungen zurück, wonach dieser Stoff eine besondere Rolle für die Funktion und Lebensdauer des Corpus luteum bei weiblichen Säugern spielt (s. S. 171 ff.). Allerdings besteht noch keine Klarheit darüber, in welchem Maße LH hierbei tatsächlich benötigt wird. Denn bei der Frau ist im normalen Zyklusablauf die Progesteronsekretion dann am höchsten, wenn der LH-Spiegel im Blut ein Minimum aufweist (s. Abb. 75). Außerdem gibt es zahlreiche Hinweise auf artspezifische Unterschiede in den Beziehungen zwischen Corpus luteum-Funktion und LH-Produktion.
An der Ovulation ist das LH vermutlich bei allen Wirbeltieren maßgeblich beteiligt. Von Säugern gibt es viele Daten, welche eindeutig belegen, daß unmittelbar vor dem Follikelsprung die LH-Menge im Blute steil ansteigt und binnen kurzem auf ein niedriges Niveau zurückfällt (s. Abb. 75 und 76). Aus diesem Grunde wird das LH häufig auch als Ovulationshormon bezeichnet, wenngleich damit nicht gesagt ist, daß es die einzige für den Eisprung wichtige hormonale Reglersubstanz ist.
Bei Knochenfischen vollzieht sich der Einfluß gonadotroper Hormone auf die Ovulation möglicherweise nur auf indirektem Wege. Es wird vermutet, daß Gonadotropin(e) entweder das steroidogene Adrenalgewebe oder die Eifollikel (bzw. beide?) zur Produktion von C_{21}-Steroiden anregt und erst diese Hormone (z. B. 20β-Hydroxyprogesteron, 11-Desoxycortisol, 21-Desoxycortisol) die Ovulation induzieren (SUNDARARAJ u. GOSWAMI 1977).
Die meisten Säuger ovulieren spontan, d. h. während einer bestimmten Phase des weiblichen Zyklus; bei einigen Arten jedoch (z. B. Kaninchen, Frettchen) erfolgt der Eisprung nur reflektorisch als Reaktion auf den Kopulationsreiz. Aus diesen Beobachtungstatsachen ließen sich einige in-

teressante Versuche ableiten, von denen einige als besonders anschauliche Beispiele für Denkweise und Methodik endokrinologischen Experimentierens erwähnt seien (vgl. SCHWARTZ 1973; LIPNER 1973).

Weibliche Kaninchen wurden zu verschiedenen Zeiten nach der Paarung hypophysektomiert. Erfolgte die Operation 1 Stunde nach dem Geschlechtsakt (oder später), so fand die Ovulation 9–10 Stunden post coitum statt. Nahm man die gleiche Operation früher vor (30 oder 45 Minuten nach der Kopulation), so wurde die Ovulation verhindert, da während dieser kurzen Zeitspanne die Hypophyse noch nicht hinreichende Mengen gonadotroper Hormone ins Blut abzugeben vermochte. Injiziert man normalen Kaninchen LH-Antiserum binnen 2 Stunden nach der Begattung, dann kommt es nicht zum Follikelsprung. Spätere Injektionen bleiben wirkungslos, weil inzwischen – so nimmt man an – schon irreversible Veränderungen am reifen Follikel stattgefunden haben, die zu seinem späteren Aufreißen führen.
Bei reinrassigen Rattenstämmen, die unter streng kontrollierten Beleuchtungsbedingungen gehalten werden (z. B. 14 Stunden künstliches Licht, 10 Stunden Dunkelheit), ist die Zyklusdauer von fast schematischer Regelmäßigkeit. Unter dieser Voraussetzung ließ sich exakt eine kritische Periode zwischen 14 und 16 Uhr bestimmen, während der an einem der Zyklustage die für die Ovulation benötigten Gonadotropine von der Hypophyse sezerniert werden. Da bestimmte Drogen (z. B. Barbiturate) eine LH-Ausschüttung unterdrücken, wird die Ovulation zuverlässig verhindert, wenn am betreffenden Tag die Chemikalie vor 14 Uhr verabreicht wird. Gibt man sie erst nach 16 Uhr, dann platzen, wie bei unbehandelten Kontrolltieren, 10 Stunden später die Follikel. Der Follikelsprung erfolgt auch dann, wenn man chemisch blockierten Tieren von außen LH zuführt, d. h. die hypophysäre Blockade umgeht. Experimente mit LH-Antikörpern während der kritischen Periode bei der Ratte erbrachten ähnliche Resultate wie sie oben für das Kaninchen erwähnt wurden.

Bei weiblichen Säugern spielt das LH eine besondere Rolle für das Zustandekommen einer Gravidität auch dadurch, daß es die Biosynthese von Östrogenen in der Gonade stimuliert, welche ihrerseits für die Implantation der befruchteten Eizelle in die Uterusschleimhaut benötigt werden. Inwieweit LH allein (oder im synergistischen Zusammenwirken mit FSH und Prolactin) über eine Stimulation der endokrinen Aktivität des Corpus luteum graviditatis oder anderer ovarieller Komponenten zur Aufrechterhaltung einer Schwangerschaft – zumindest in deren Frühphase – unerläßlich ist, darüber gehen derzeit die Meinungen noch weit auseinander, zumal hierbei auch artspezifische Unterschiede ins Spiel kommen. Allerdings scheint es für einige Arten (z. B. Schaf, Schwein, Rind, Meerschweinchen, Kaninchen, Mensch) nicht länger zweifelhaft zu sein, daß bei ihnen nicht Prolactin, sondern LH luteotrope Funktionen hat. Bei in vitro-Experimenten mit dünnen Scheiben von Corpus luteum-Gewebe des Rindes genügen 0,01–0,02 μg LH/g Gewebe (also eine Konzentration von weniger als 1×10^{-11} M), um die Progesteronsynthese deutlich zu stimulieren. Bei allen bisher untersuchten Säugerarten ist unstrittig, daß für die Umwandlung des Graafschen Follikels zum Corpus luteum, d. h. zur Luteinisierung der Granulosazellen (sowohl unter morphologischen Aspekten als auch hinsichtlich ihrer Fähigkeit zur Progesteron-Biosynthese) eine vorherige LH-Einwirkung unerläßlich ist. Über die Rolle des Corpus luteum und des von ihm produzierten Progesterons für Aufrechterhaltung und Verlauf der Gravidität bei Säugern finden sich an anderer Stelle weitere Einzelheiten (s. S. 196 ff.).

Die Wirkungen des LH im männlichen Geschlecht kommen im Synonym ICSH (*i*nterstitial *c*ell *s*timulating *h*ormone) sinnfällig zum Ausdruck. Das ICSH stimuliert spezifisch die Aktivität der Leydigschen Zwischenzellen, welche Androgene produzieren. Da die Androgene ihrerseits die Funktion der Anhangsdrüsen des männlichen Genitalapparats der Säuger kontrollieren, lassen sich über diesen Mechanismus indirekt die Effekte des ICSH am lebenden Tier testen (GREEP u. Mitarb. 1941). Entfernt man beispielsweise einer männlichen Ratte die Hypophyse, so atrophiert der Genitalapparat. Die Gewebe der zahlreichen Anhangsdrüsen (Samenblasen, Prostata, Präputialdrüsen, Koagulationsdrüsen, Cowpersche Drüsen) verlieren ihre Funktionstüchtigkeit (die Organe werden kleiner und erleiden eine Gewichtsabnahme), da den interstitiellen Zellen der Testes der gonadotrope Stimulus der Hypophyse fehlt. Injektionen von ICSH (nicht jedoch FSH) beheben die Defekte. Daher kann man die Gewichtszunahme des ventralen Prostatalappens nach ICSH-Verabreichung als zuverlässiges Maß für LH-Aktivität benutzen. Obwohl im klassischen Testverfahren hypophysektomierte juvenile männliche Ratten als Versuchstiere benutzt werden, kommt man zu vergleichbaren Resultaten, wenn man intakte Tiere verwendet, die noch nicht geschlechtsreif (ca. 22 Tage alt) sind.

Die maßgebliche Rolle des LH für die Steroidogenese im Testis der Säuger gilt im wesentlichen als gesichert. Aber die Befunde über den Einfluß der Gonadotropine auf die Androgenbiosynthese bei Submammaliern stekken voller Widersprüche (vgl. CALLARD u. RYAN 1977; LANCE u. Mitarb. 1977; TSUI u. LICHT 1977). Beobachtungen über eine eventuelle FSH- bzw. LH-Spezifität hängen in starkem Maße vom jeweiligen tierischen Untersuchungsobjekt und der Herkunft des Hormons ab. TSUI u. LICHT (1977) vertreten die Meinung, daß – ungeachtet einiger Unterschiede in der steroidogenen Potenz des FSH und LH bei Vertretern der drei Ordnungen der Reptilien – diese Klasse insgesamt keine deutliche FSH/LH-Spezifität zeige. Da jedoch die Steroidogenese bei Anuren nach unserem bisherigen Wissen eher LH-spezifisch ist, sehen die Autoren das Fehlen einer Gonadotropin-Spezifität bei Reptilien nicht als primitives Tetrapoden-Merkmal an. Andere Forscher gelangen zu einer gegenteiligen Auffassung (LANCE u. Mitarb. 1977). Endgültige Klarheit werden erst systematische Vergleiche mit hochgereinigten Hormonpräparaten schaffen können, zumal auch die Daten bei Vögeln Widersprüchlichkeiten zeigen (BROWN u. Mitarb. 1975; TSUI 1976 zit. nach TSUI u. LICHT 1977).

Über die Rolle des ICSH für die Spermatogenese herrscht noch keine volle Klarheit. Man nimmt zwar an, daß neben FSH auch LH für den vollen

Spermatogeneseablauf benötigt wird, aber gegenwärtig steht der endgültige Beweis noch aus, ob die ICSH-Wirkung nur indirekt über Förderung der Androgenbiosynthese erfolgt. Denn Testosteron scheint für die meiotischen Prozesse bei der Spermatogenese unerläßlich zu sein.
Neben anderen gonadotropen Wirkungen des LH verdient eine vergleichend-endokrinologisch bemerkenswerte Besonderheit im Farbdimorphismus bei Vögeln Erwähnung. Bei afrikanischen Webervögeln wird das Erscheinen des für die Männchen charakteristischen Hochzeitskleides mit schwarzen Federn durch LH induziert (WITSCHI 1940). Da LH-Injektionen die Melaninablagerung in Tieren beiderlei Geschlechts (auch wenn sie zuvor kastriert wurden) hervorruft, ist eine indirekte Wirkung über die Gonaden auszuschließen. Die Reaktion kann als hochspezifischer biologischer Test für LH-Aktivität genutzt werden. Da an der Melaninbildung im allgemeinen Tyrosinase beteiligt ist, ist hervorzuheben, daß nur LH (und nicht einmal ACTH oder MSH) in vivo die Tyrosinase-Aktivität in der Haut steigert, aus der die Federn hervorwachsen.
Eine für das LH ebenso empfindliche wie hochspezifische Reaktion ist zur Grundlage des meistgebrauchten biologischen Testverfahrens für dieses Hormon gemacht worden: die Verminderung des Ascorbinsäuregehalts im Ovar der Ratte unter LH-Einfluß (PARLOW 1961). Dabei bedient man sich unreifer Tiere, die durch vorausgehende Injektion von PMS oder HCG pseudogravid gemacht wurden (5–9 Tage). Der Ascorbinsäuregehalt der Ovarien wird 4 Stunden nach Injektion der Testsubstanz gemessen und mit Werten von Kontrolltieren verglichen. FSH und Prolactin haben keinen Einfluß auf den „ovarian ascorbic acid depletion" (= OAAD)-Test.

Die physiologische Bedeutung der Prozesse, welche sich bei der Testreaktion abspielen, ist unklar. Ascorbinsäure bildet zusammen mit Dehydroascorbinsäure ein Redoxsystem, das viele Hydroxylierungsreaktionen vermittelt, die molekularen Sauerstoff benötigen. Ascorbinsäure ist in zahlreichen Geweben in relativ großer Menge zu finden. (Bei Sättigung enthält der menschliche Körper ca. 50 mg Ascorbinsäure/kg.) Seltsamerweise wird die im Testis vorhandene Ascorbinsäure durch LH nicht beeinflußt.

Der eben genannte Test läßt sich gut zur Bestimmung der biologischen Halbwertszeit des LH einsetzen. Sie ist bei diesem Hormon wesentlich kürzer als beim FSH, variiert aber stark von Art zu Art (z. B. 17–30 Minuten bei der Ratte, 65 Minuten beim Menschen, 270 Minuten beim Pferd).

Die Halbwertszeiten der placentaren Gonadotropine (HCG und PMS) liegen erheblich höher und daraus erklärt sich wahrscheinlich auch deren stärkere biologische Aktivität im Vergleich zu den bisher bekannten hypophysären Gonadotropinen. HCG hat bei der Ratte eine Halbwertszeit von 4,9 Stunden, beim Kaninchen 8–25 und bei der nichtschwangeren Frau ca. 6–10 Stunden. Für PMS (überwiegend FSH-Aktivität!) werden bei der Ratte und dem Kaninchen 26 Stunden angegeben, beim Wallach sogar 6 Tage.

Wirkungsspezifität der Gonadotropine

In den beiden vorausgehenden Kapiteln wurde zwar versucht, den beiden gonadotropen Hormonen spezifische Effekte zuzuordnen, aber ein solches Bemühen muß unvermeidlicherweise schematisieren. Es wurde schon darauf hingewiesen, daß synergistische Wirkungen des FSH und LH die Beurteilung von Beobachtungsdaten erschweren. Komplizierend kommt hinzu, daß es Unterschiede in der Rolle der Gonadotropine bei den verschiedenen Wirbeltierklassen zu geben scheint und selbst mit artspezifischen Differenzen zu rechnen ist (LICHT u. Mitarb. 1977). Insgesamt sind die Experimentalbefunde – selbst bei Säugern – auf eine relativ kleine Zahl von Arten beschränkt, und die Resultate lassen sich häufig nur schwer miteinander vergleichen, wenn verschiedene Autoren mit unterschiedlichen Tests gearbeitet haben. Bei Submammaliern scheint das Konstant-Erhalten des Testisgewichts physiologisch oder operativ hypophysektomierter Eidechsen *(Anolis carolinensis)* für FSH spezifisch zu sein, und die Auslösung einer Ovulation in vitro bei *Xenopus* ist ein offenbar typischer LH-Effekt. Hiernach postulieren die genannten Autoren, daß zumindest bei den Tetrapoden generell zwei gonadotrope Hormone gebildet werden, die dem FSH und dem LH der Säuger homolog sind. Aber ihre biologische Aktivität kann variieren. Während es beispielsweise in den frühen Stadien der Gonadenreifung bei Amphibien, Reptilien und Vögeln in beiden Geschlechtern keine strikte Spezifität für die beiden Gonadotropine zu geben scheint, ist bei Amphibien die Ovulation sowie die Progesteronsekretion der Weibchen und die Androgenerzeugung bei den Männchen eher LH-spezifisch, während bei den Reptilien in diesen Beziehungen die Reaktion auf die beiden Gonadotropine wenig unterschiedlich sein soll. Bezüglich der physiologischen Rolle der Gonadotropine ähneln somit die Amphibien stärker den Säugern als Reptilien und Vögeln. Es wird die Hypothese aufgestellt, daß die interspezifischen Differenzen in den Reaktionen der Wirbeltiere auf die Gonadotropine mit Eigenarten der Rezeptoren für die beiden Hormone in den Zielorganen zusammenhängen. Ob (manche?) Reptilien eventuell nur einen gemeinsamen Rezeptor für FSH und LH haben, wird in der Zukunft zu klären sein.

Es spricht vieles dafür, daß die vergleichend endokrinologische Forschung noch während vieler Jahre häufig auf eine Differenzierung zwischen FSH und LH verzichten und generell von gonadotropen Wirkungen sprechen wird, wenn es um die Beschreibung von Zusammenhängen zwischen Gonadenaktivität und Funktionszuständen der Adenohypophyse geht. Dieser Sachverhalt ist aber nicht nur als Ausdruck für Schwierigkeiten in der Anwendung differentialdiagnostischer Techniken zu sehen, sondern weist zugleich auf den Synergismus beider gonadotroper Hormone hin. Dieser kommt beispielsweise deutlich zum Ausdruck, wenn bei Knochenfischen mit jahreszyklischen Fortpflanzungsrhythmen das gesamte Areal der beiden einander eng benachbarten gonadotropen Zelltypen deutliche Größenschwankungen in Beziehung zum Fortpflanzungsgeschehen zeigt (Abb. 94).

Prolactin (PRL)

Prolactin kommt bei allen Wirbeltieren vor. Frühere Vermutungen, daß beim Menschen (bzw. bei Primaten allgemein) die „prolactintypischen" Effekte von Wachstumshormon und placentalem Lactogen nur vorgetäuscht würden, sind überholt. Es ist sichergestellt, daß auch die menschliche Hypophyse Prolactin enthält und es gibt Berichte, wonach schon der menschliche Embryo bereits 5 Wochen nach der Konzeption dieses Hormon produziert.

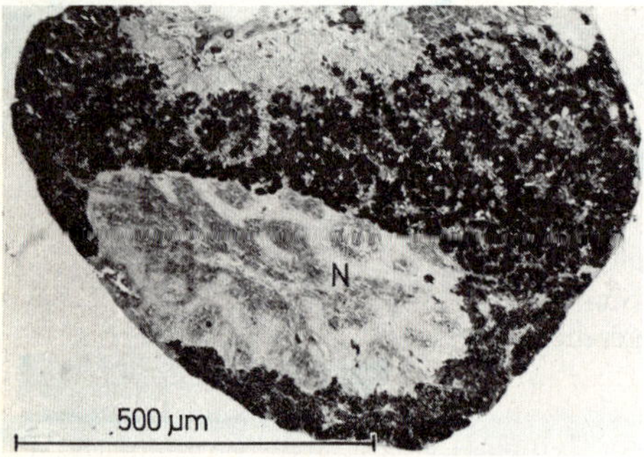

a) Stark hypertrophierte gonadotrope Zellen in der Fortpflanzungszeit im August.

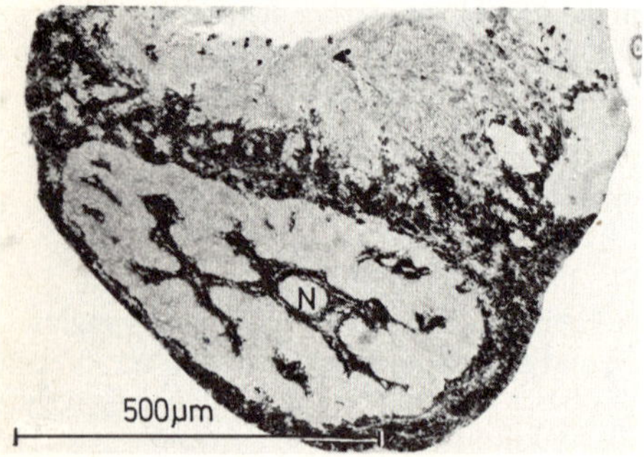

b) Gonadotroper Bereich während der sexuellen Ruheperiode (Dezember) wenig entwickelt.

Abb. 94 Mediane Sagittalschnitte durch die Hypophyse eindes weiblichen Sonnenbarsches *Lepomis macrochirus*. N Neurohypophyse mit Neurosekret (aus: *N. Simon, R. Reinboth*: Advanc. Anat. Embryol. Cell. Biol. 48 [1974] 1).

Chemie

Die Primärstruktur des Prolactins von Schafen und Rindern ist seit wenigen Jahren (1969/70) aufgeklärt. Die chemischen Unterschiede zwischen beiden Molekülen sind gering.
Beim Schafs-Prolactin handelt es sich um ein Protein aus 198 Aminosäureresten mit 3 Disulfidbrücken (Abb. 95). Sein Molekulargewicht beträgt 22550. Die strukturellen Übereinstimmungen zwischen Prolactin, Wachstumshormon und placentalem Lactogen (menschlichem Chorion-Somatomammotropin = HCS) sind so groß, daß man die Evolution aller drei Hormone aus einem gemeinsamen Stamm-Molekül postuliert.

Neuere Untersuchungen über Teleostier-Prolactin (Farmer u. Mitarb. 1977) ergaben, daß das Hormon von *Sarotherodon mossambica* ein Molekulargewicht von ca. 19400 hat. Seine Eigenschaften zeigen Übereinstimmungen mit den Prolactinen und Wachstumshormonen von Säugern. Aber das Fisch-Prolactin stimuliert weder Brustdrüsengewebe bei Säugern noch den Kropfsack von Tauben.

Physiologische Wirkungen

Die Vielfalt der physiologischen Wirkungen des Hormons ist außerordentlich groß (Nicoll 1974). Dies kommt unter anderem darin zum Ausdruck, daß es bei den Teleostiern seine wichtigsten Funktionen in der Osmoregulation entfaltet, während es bei den Säugern in verschiedene Prozesse des Fortpflanzungsgeschehens eingreift. Bei Amphibien spielt Prolactin eine besondere Rolle für das Wachstum und die Metamorphose.

1. Rolle des Prolactins für die Aufzucht der Nachkommenschaft
a) Lactogene Wirkungen. Die stimulierenden Wirkungen des Hormons auf die Brustdrüse weiblicher Säuger haben dem Hormon seinen Namen „Prolactin" eingetragen. Schon 1928 wurde beobachtet, daß Hypophysenextrakte bei pseudograviden Kaninchen mit wohlentwickelten Brustdrüsen Milchabgabe zu induzieren vermochten. Und nur wenig später wurde berichtet, daß rohe Hypophysenextrakte bei Tauben die Produktion von „Milch" im Kropfsack anregten. Es dauerte nicht lange bis klar wurde, daß für beide Phänomene ein und dieselbe Substanz in der Hypophyse verantwortlich ist.
Die Beteiligung des Prolactins bei der Erzeugung von Sekreten zur Ernährung der Nachkommenschaft ist bei Säugern, nicht zuletzt wegen klinischer Interessen, eingehend studiert worden. Die eigentümliche Kropfmilchbildung bei den Columbiden verhalf zur Entwicklung eines einfachen biologischen Tests für Prolactinaktivität. Und in jüngerer Zeit gab es einiges Aufsehen als man entdeckte, daß manche Knochenfische in ihrer Haut ein schleimiges Sekret produzieren, welches der Ernährung der Brut dient. Der Diskusfisch *Symphysodon* gelangte hierdurch zu besonderer Berühmtheit. Es ließ sich nachweisen, daß bei diesem Cichliden und eini-

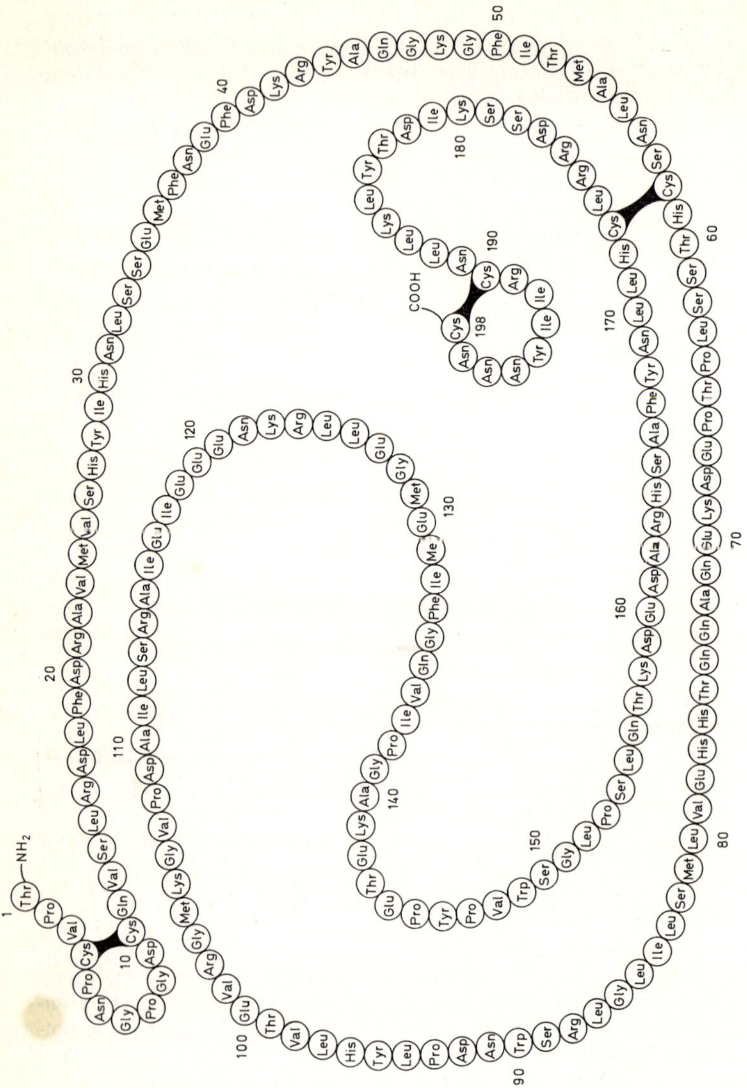

Abb. 95 Aminosäuresequenz des Prolactins vom Schaf.

gen anderen Species Prolactin Zahl und Größe der Schleimzellen in der Haut vergrößert (vgl. Abb. 98). Der Einfluß des Hormons auf das Integument bei Teleostiern ist allerdings auch noch in einem anderen Funktionszusammenhang von Bedeutung (s. S. 250).
Verglichen mit der Komplexität des Laktationsprozesses bei Säugern ist

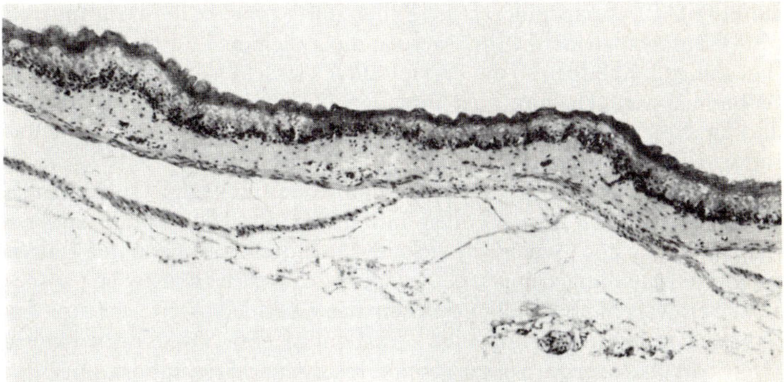

a) Kontrolle

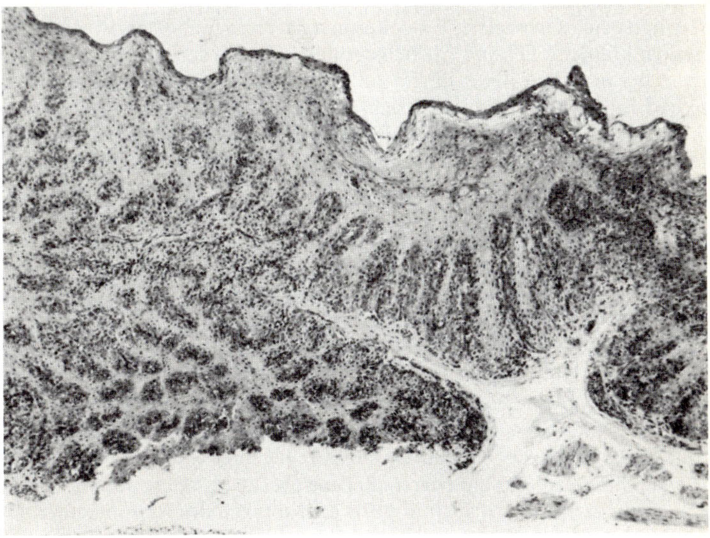

b) hormonbehandelt.

Abb. 96 Stimulation des Kropfsackgewebes von Tauben durch Prolactin (Mikrophotos von Prof. *C. H. S. Nicoll*, Berkeley).

die Kropfmilchbildung bei den Columbiden ein verhältnismäßig einfacher Vorgang. Der Kropfsack der Vögel ist eine Erweiterung der Speiseröhre am Übergang zum Proventriculus. Bei den Taubenvögeln reagiert das Schleimhautepithel des Kropfsacks sehr empfindlich auf Prolactin. Unter dessen Einfluß beginnt es lebhaft zu proliferieren und verdickt sich stark (Abb. 96). Mit zunehmender Entfernung der Tochterzellen von der Basalschicht hypertrophieren die Zellen und sammeln in ihrem Inneren Fett-Tröpfchen an. Schließlich werden die Zellen ins Lumen des Kropfes abgestoßen und bilden so die „Kropfmilch", welche von den Jungen aufgenommen wird. Hormone der Gonaden, Nebennieren und Schilddrüsen sind für diesen Prozeß nicht unbedingt erforderlich, können aber die Reaktion auf das Prolactin verstärken.

Mammogenese. Der sogenannte mammotrope Effekt des Prolactins bei Säugern bedarf zu seiner vollen Entfaltung der Mitwirkung anderer Hormone. Die noch wenig entwickelte Milchdrüse von neonaten Ratten besteht nur aus einigen engen Gängen, die sich von der Brustwarze ausgehend verzweigen. Bis zum Erreichen der Geschlechtsreife wächst das Gangsystem unter zunehmender Verästelung heran. Diese Entwicklung hängt von Östrogenen, Somatotropin, Insulin und Steroidhormonen des Adrenalorgans ab (Abb. 97). Aber es kann noch keine Laktation stattfinden, bevor sich nicht die Alveolen, die primären sekretorischen Strukturen der Drüse, im Verlaufe einer Gravidität entwickeln. An diesem Prozeß beteiligen sich Östrogene, Progesteron und Prolactin synergistisch. Zusätzlich können STH und Corticosteroide einen fördernden Einfluß ausüben. Bei manchen Arten dürfte außerdem placentares Lactogen stimulierend mitwirken. Erst wenn sich der gesamte Drüsenapparat hinreichend ausdifferenziert hat, kann Prolactin gemeinsam mit Corticosteroiden eine volle sekretorische Aktivität gewährleisten. Auch Wachstums- und Schilddrüsenhormon begünstigen neben Insulin, das wahrscheinlich in allen Phasen der Milchdrüsenentwicklung von Bedeutung ist, die Milchsekretion. Diese schematisierende Darstellung der Mammogenese bis hin zur Sekretionsreife ist unvermeidlicherweise eine vergröbernde Skizze, da es im Hinblick auf die beteiligten Hormone je nach Art qualitative und quantitative Unterschiede gibt. Außerdem ist es praktisch kaum möglich, innerhalb dieses von vielen Komponenten gesteuerten Prozesses die Rolle jedes einzelnen Hormons genau abzugrenzen. Sicher können etwa allein Prolactin, STH, Östrogene und Progesteron bei Ratten, denen man Hypophyse, Ovarien und Nebennieren entfernt, eine volle Entwicklung der Milchdrüse mit ihrem Gangsystem und dem lobulo-alveolären Apparat induzieren. Bei entsprechender Behandlung lassen sich ähnliche Resultate auch in vitro an Kulturen des Mammagewebes von Mäusen, Ratten, Meerschweinchen und Kaninchen erzielen. Hingegen bringen Ovarialhormone allein meist keine oder nur geringe Wirkungen auf das Mammawachstum zustande, wenn die Hypophyse mit ihren Sekretionsprodukten ausfällt. Solche Beobachtungen in Verbindung mit

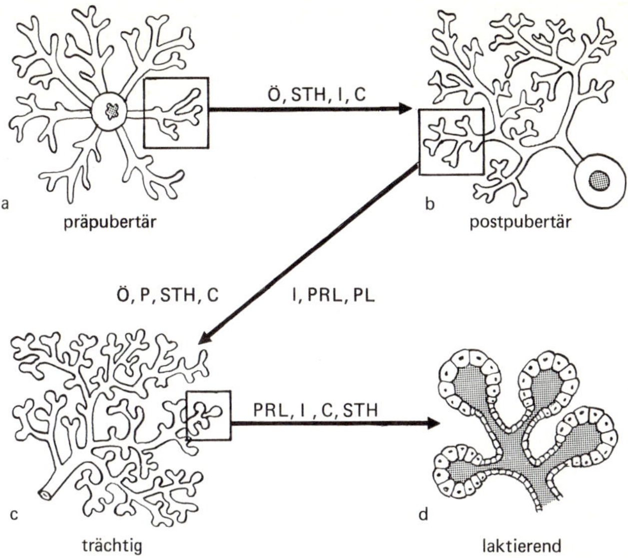

Abb. 97 Schematische Darstellung des hormonalen Synergismus bei der Entwicklung der Milchdrüse und der Laktation bei Ratten und Mäusen (nach *Corner* und *Lyons*).
C Corticosteroide, I Insulin, Ö Östrogen, P Progesteron, PL placentares Lactogen, PRL Prolactin, STH Wachstumshormon.

anderen experimentellen Daten haben die Frage aufgeworfen, ob Ovarialhormone überhaupt für die Mammogenese von ausschlaggebender Bedeutung sind oder ob sie vielleicht nur über eine Stimulation der Prolactin-Sekretion wirken. Hier bleiben noch einige offene Probleme zu klären, wenngleich insgesamt Östrogenen, Progesteron und Insulin ein fördernder Einfluß auf die Mammogenese vermutlich nicht abgesprochen werden kann. Dies gilt vor allem während der Gravidität, wenn auch die Placenta diese Hormone in den Kreislauf sezerniert.

Milchsekretion. Die ersten Anfänge der Milchsekretion durch die alveolären Epithelzellen (Lactogenese) setzen noch während der Schwangerschaft ein und intensivieren sich in deren Endphase. Die Sekretionsrate steigt zur Zeit des Geburtsvorganges steil an und führt schließlich zur Milchabgabe. Für die Lactogenese sind das Prolactin und Corticosteroide die wichtigsten Steuersubstanzen. Für die Milchabgabe post partum (nach der Geburt) ist sehr wahrscheinlich das drastische Absinken der ovariellen und placentaren Steroide im Blute von erheblicher Bedeutung. Denn jene Steroide vermögen die Laktation zu hemmen.

Die fortlaufende Milchproduktion zur Ernährung der Jungen wird als

Galaktopoiese bezeichnet. Es ist schwierig, die hormonalen Faktoren, die für ihre Steuerung verantwortlich sind, von denen zu unterscheiden, welche bei der Lactogenese die Hauptrolle spielen. Kontinuierliche Prolactin-Sekretion erhält das Mammagewebe in einem sekretionsbereiten Zustand (histiotroper Effekt). Daneben dürften aber auch ACTH, STH und TSH die Milchproduktion fördern. Die Aufrechterhaltung der Galaktopoiese hängt bei den meisten Säugern von einer Entleerung der Milch aus der Drüse und der Einwirkung von Saug- oder Melkreizen ab, die reflektorisch die Sekretion von Oxytocin (Neurohypophyse! – s. S. 287 ff.) sowie Prolactin und ACTH veranlassen. Entfällt der nervöse Stimulus aus irgendwelchen Gründen (z. B. durch Fortnahme der Jungen), so verkürzt sich die Laktationsperiode. Sie kann aber auch so manipuliert werden, daß sie länger dauert als es für eine bestimmte Art die Regel ist. Die Ratte liefert normalerweise ungefähr 3 Wochen lang Milch bis zur Entwöhnung der Jungen. Es ist jedoch experimentell gelungen, die Laktationsphase auf 70 Tage auszudehnen, indem man dem mütterlichen Tier alle 10 Tage Junge aus neuen Würfen unterschob. Das Saugen an den Zitzen verlängert reflektorisch die Abgabe von Prolactin und anderer galaktopoietisch wirksamer Hormone.
Vom Menschen wissen wir aus vielfältigen Erfahrungen, daß die Laktationsdauer unter dem Einfluß verschiedenartiger Faktoren innerhalb weiter Grenzen schwanken kann. Es sei nur an die Funktion von Ammen in früheren Zeiten erinnert oder an Naturvölker, bei denen sich die Laktationsperiode von Frauen über mehrere Jahre erstreckt.
Hypophysektomie führt zu einer vorzeitigen Beendigung der Milchsekretion. Bei der Ratte versiegt die Milchabgabe schon binnen weniger Stunden nach der Operation, bei der Ziege dagegen können Wochen vergehen, ehe die Sekretionsprozesse vollständig aufhören. Einer künstlichen Wiederherstellung der Laktationsfähigkeit durch verschiedene Formen hormonaler Substitutionstherapie ist meist nur ein sehr begrenzter Erfolg beschieden.

Während der Laktationsperiode verändert sich die Zusammensetzung der Milch in artspezifisch unterschiedlicher Weise. Die Epithelzellen der Alveolen produzieren bereits während der Gravidität Milchfett, Laktose und vor allem Proteine. Diese Stoffe werden in die Lumina der Alveolen entlassen. Durch Diffusionsprozesse aus dem Blut werden Wasser, Mineralstoffe und Vitamine beigemengt. Diese Vormilch, das Kolostrum, wird erst wenige Tage nach der Geburt zur Normalmilch, die sich u. a. durch einen stark erniedrigten Proteingehalt, aber eine höhere Laktosekonzentration auszeichnet.

b) Entwicklung des Brutflecks bei Vögeln. Bei vielen Vögeln entsteht zur Brutzeit in der hinteren Abdominalregion ein sogenannter Brutfleck. Vor oder während der Eiablage verlieren die Tiere an dieser Stelle die Federn, die Haut wird hochvaskularisiert und ödematös, so daß bei der direkten Berührung zwischen Eiern und dieser Körperregion eine optimale Wärmeübertragung durch das brütende Tier stattfinden kann. Es kann als erwiesen gelten, daß bei weiblichen Vögeln Prolactin gemeinsam mit Östrogenen die Entstehung des Brutflecks induziert. Bei Vertretern der Gattung *Steganopus*, bei denen ausschließlich das Männchen das Brutgeschäft besorgt und einen Brutfleck entwickelt, wirken Prolactin und Androgene zusammen.

c) Brutpflegeverhalten. Die physiologisch bedeutsamen Wirkungen des Prolactins für die Aufzucht der Nachkommenschaft äußern sich bei Teleostiern, Vögeln und Säugern auch im elterlichen Verhalten. Es ist auffällig, daß bei verschiedenen Vogelarten (Haushuhn, Tauben, Truthühnern, Fasanen) bei brütenden Weibchen der Prolactin-Gehalt der Hypophyse stark erhöht ist. Legehennen konnten durch Prolactin-Injektionen dazu veranlaßt werden, sich auf die Eier zu setzen und sie zu bebrüten sowie Gluckenverhalten gegenüber Küken zu zeigen. Allerdings ist noch nicht endgültig geklärt, ob Prolactin der hierfür verantwortliche Primärfaktor ist oder ob nicht Progesteron als Auslöser wirkt und durch dieses Steroid zusätzlich die Prolactinsekretion angeregt wird. Zumindest scheint Prolactin bei mehreren Vogelarten Brut- und Brutpflegeverhalten zu fördern. Wiederum verdient die Gattung *Steganopus* besondere Erwähnung, bei der im Unterschied zu anderen Vögeln eine Art Rollentausch zu bestehen scheint (die Weibchen sind größer, aggressiver und auffälliger gefärbt als die Männchen). Während zur Zeit fortpflanzungsbiologischer Inaktivität die Prolactinmenge in der Hypophyse beider Geschlechter ungefähr gleich groß ist, steigt sie beim Männchen während der Zeit des Brütens auf das Sechsfache an. Beim Weibchen kommt es lediglich zu einer Verdopplung.

Daten über die Rolle des Prolactins für das Pflegeverhalten bei Säugern sind im ganzen noch spärlich. Allem Anschein nach sind bei ihnen neben dem Prolactin auch ovarielle Steroide beim Brutpflegeverhalten mit im Spiele. Beim Kaninchen deuten verschiedenartige Untersuchungen darauf hin, daß Prolactin vorhanden sein muß, wenn es zu normalem Nestbauverhalten kommen soll.

Unter den Fischen mit ihren zahlreichen Besonderheiten eines hochevoluierten Fortpflanzungsverhaltens gibt es einige interessante Befunde über Einflüsse des Prolactins. Makropoden-Männchen, die unter Gonadotropin-Einfluß bzw. nach direkter Zufuhr von androgenem Hormon alle für Schaumnestbau typischen Aktivitäten erheblich steigern, vermögen die als Bauelemente wesentlichen Schleimblasen erst dann zu bilden, wenn zusätzlich durch (Schaf-) Prolactin die Schleimproduktion der Tiere stimuliert wurde. Gleichzeitig intensiviert das Hormon die Bindung des Vaters ans Nest. Bei brutpflegenden Fischen, die zwecks Zufuhr von frischem sauerstoffhaltigen Wasser ihren Laich befächeln (bestimmte Lippfische und Cichliden, Sonnenbarsche, Stichling), regt Prolactin das Fächelverhalten an. Der Versuchserfolg hängt entscheidend von der Dosis ab. Überdosierung des Hormons kann Hemmwirkungen haben (Abb. 98).

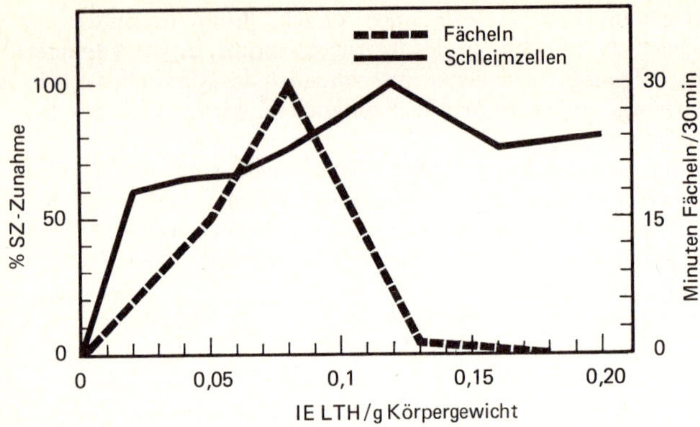

Abb. 98 Abhängigkeit der Fächelintensität und Schleimzellenvermehrung von der Prolactindosis bei *Pterophyllum scalare*. SZ Schleimzellen (nach *Blüm*).

2. Wachstumsfördernde Wirkungen

Aus allen Wirbeltierklassen sind uns Beispiele dafür bekannt, daß Prolactin auf manche Organe oder Gewebe wachstumsfördernde Einflüsse ausübt, wie wir sie im vorausgehenden Kapitel am Beispiel der Milchdrüse und des Kropfsacks bereits kennengelernt haben. In einigen Fällen entfaltet das Prolactin sogar Wirkungen, bei denen es schwerfällt, sie von solchen des somatotropen Hormons zu unterscheiden. Die enge chemische Verwandtschaft zwischen beiden Proteinen macht diesen Sachverhalt verständlich. Nur im Tibiatest an der Ratte (s. S. 263) und im Kropfsacktest an Tauben scheint eine deutliche Spezifität beider Hormone klar faßbar zu sein. Sonst aber können sich beide Hormone, zumindest in vielen Experimenten, weitgehend wechselseitig vertreten, sofern die bisherigen Befunde eine so stark verallgemeinernde Behauptung zulassen. Nicht zuletzt wegen einer Reihe methodischer Unzulänglichkeiten bleibt es jedoch vorerst unklar, welche eventuelle physiologische Bedeutung die häufig beobachtete Überlappung von STH- und Prolactin-Wirkungen haben könnte.

Lediglich in bezug auf die Steuerung des Wachstums von Amphibienlarven und deren Metamorphose neigt man schon heute zu der Annahme, daß das Prolactin eine besondere wachstumsfördernde Rolle spielt, da es bei einer Reihe von Arten das Wachstum der Kaulquappen stärker fördert als STH. Nach der Metamorphose kehrt sich die somatotrope Potenz beider Hormone um (Abb. 99). Bei Kaulquappen stimuliert das Prolactin vor allem das Wachstum des Schwanzes und seines Flossensaums. Gleichzeitig blockiert das Hormon die Metamorphose induzierenden Effekte von Schilddrüsenhormon. Obwohl die Zahl der Arten, bei denen Einflüsse des Prolactins auf das Metamorphosegeschehen untersucht wurden, noch gering ist, ist von verschiedenen Autoren eine interessante

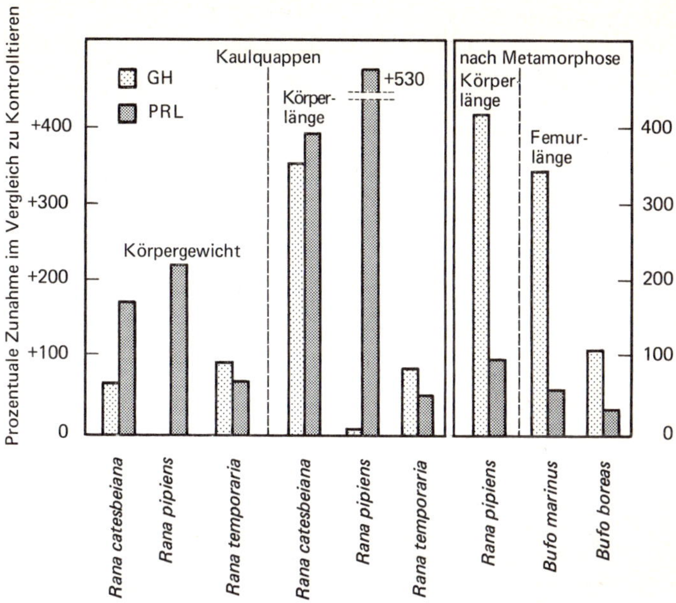

Abb. 99 Einflüsse von Prolactin (PRL) und Wachstumshormon (GH) auf das Wachstum von Anuren vor und nach der Metamorphose (nach *Nicoll*).

Arbeitshypothese aufgestellt worden: Bei larvalen Anuren kann Prolactin die Funktionen eines hochwirksamen Wachstumshormons übernehmen, solange es (wegen fehlender Entwicklung des Pfortadersystems) autonom von der Adenohypophyse sezerniert wird. Wenn jedoch im weiteren Entwicklungsverlauf das Pfortadersystem Hypothalamus und Hypophyse miteinander verbindet, steigen TSH- und STH-Sekretion an, während die Abgabe von Prolactin gehemmt wird. Die vom TSH stimulierte Schilddrüse leitet die Metamorphose ein, und die damit beginnende Resorption larvaler Strukturen wird vom Prolactin nicht länger gehemmt, zumal dessen Gehalt im Blut weiter absinkt. Das Wachstumshormon fördert synergistisch die Wirkungen des Thyroxins, z. B. bei der Entwicklung der Extremitäten. Diese noch nicht bewiesene Hypothese ist vergleichend endokrinologisch deshalb bemerkenswert, weil sie in Analogie zur neuroendokrinen Kontrolle des Wachstums und der Metamorphose bei Insekten steht. Bei ihnen fördert das Juvenilhormon das larvale Wachstum und die Beibehaltung larvaler Strukturen (Vergleich zum Prolactin). Das Ecdyson, dessen Produktion vom Gehirnhormon angeregt wird, löst die Metamorphose aus (Vergleich zum TSH und den Schilddrüsenhormonen).

3. Osmoregulatorische Wirkungen

Hormonale Einflüsse auf den Wasser- und Elektrolythaushalt der Wirbeltiere werden vor allem im Kapitel über das steroidogene Adrenalgewebe behandelt (s. S.122 ff.). Aber an dieser Stelle ist hervorzuheben, daß bei vielen Knochenfischen das Prolactin (bei diesen Tieren auch „Paralactin" genannt) eine Schlüsselrolle bei der Regulation des Wasserhaushalts und des Ionengleichgewichts spielt (Ensor u. Ball 1972).

Die Folgen einer Hypophysektomie auf den Elektrolyt- und Wasserhaushalt bei Teleostiern sind aber stets mit besonders kritischer Sorgfalt zu interpretieren, denn die Operation eliminiert zwei für die Osmoregulation wichtige Hormone: ACTH (mit seinem Einfluß auf das steroidogene Adrenalgewebe) und Prolactin. Die Rolle beider Hormone ist in hohem Maße artverschieden.

Entfernt man dem euryhalinen Zahnkarpfen *Fundulus heteroclitus* die Hypophyse, dann gehen die Tiere bei Haltung in Süßwasser binnen weniger Tage zugrunde. Ähnliche Erfahrungen machte man mit *Gambusia*, *Xiphophorus maculatus*, *Oryzias latipes*, *Sarotherodon (Tilapia) mossambica* und der gegenüber dieser Operation besonders empfindlichen *Poecilia latipinna*. Injektionen von Prolactin geben den Tieren die Fähigkeit zurück, die osmotischen Belastungen des Lebens im Süßwasser zu ertragen. Kein anderes Hormon kann stellvertretend diese Wirkung erbringen. Andere Arten, wie z. B. Aale in der Süßwasserphase, der marine Plattfisch *Platichthys flesus* und der Goldfisch reagieren weniger sensibel auf eine Hypophysektomie. Sie können danach lange Zeit im Süßwasser überleben. Leichtere osmoregulatorische Störungen, die sich jedoch auch bei ihnen einstellen, lassen sich gleichfalls durch Prolactinbehandlung beheben.

Die vom Prolactin kontrollierten osmoregulatorischen Mechanismen sind offensichtlich artverschieden. Die hypophysektomierten Fische verlieren in Süßwasser Elektrolyte, insbesondere Na^+ (Abb. 100). Während aber beispielsweise bei *Sarotherodon (Tilapia) mossambica* der Elektrolytverlust zwei Komponenten hat, einen verminderten Einstrom (Influx) und einen gesteigerten Ausfluß (Efflux) – Prolactin bringt beide zur Norm zurück –, geschieht der bei *Poecilia latipinna* besonders drastische Natriumverlust in Süßwasser praktisch ausschließlich durch erhöhten Efflux. Bei dieser Art (ebenso wie bei *Anguilla* und *Fundulus heteroclitus)* hat Prolactin keinen Einfluß auf den Na^+-Einstrom. Bei Haltung der genannten Fische in Seewasser erhält man naturgemäß andere Daten über die Elektrolytbewegungen. Versucht man zu verallgemeinern, dann ist vielleicht die These erlaubt, daß in den meisten Fällen Prolactin den passiven Na-Ausstrom bei Übertragung der Tiere von Meer- in Süßwasser hemmt und daß es bei den süßwasseradaptierten Fischen deren Elektrolytverlust niedrig hält. Nur bei einigen Arten (z. B. *Sarotherodon*, *Fundulus kansae*) vermag Prolactin auch den aktiven Einstrom von Natrium zu steigern.

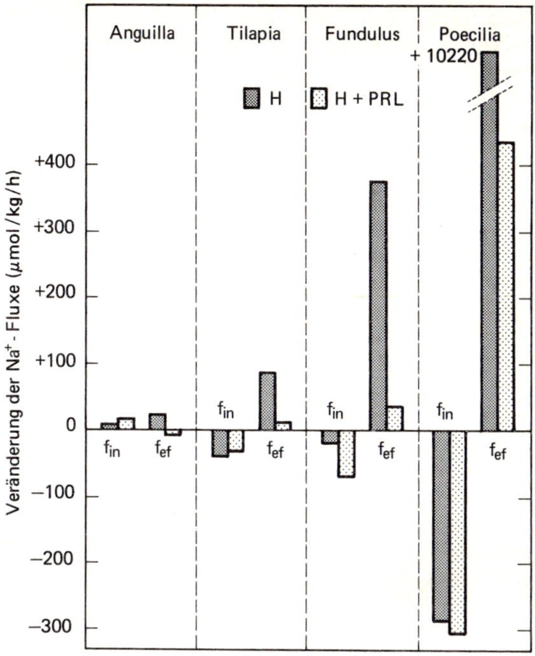

Abb. 100 Einflüsse von Hypophysektomie (H) und Prolactingaben (PRL) auf die Natriumfluxe durch die Kiemen von euryhalinen Teleostiern. f_{in} Influx, f_{ef} Efflux (nach *Nicoll*).

Als Angriffsorte für das Prolactin kommen Kiemen, Haut, Niere und Harnblase in Frage. Die Hauptrolle für die osmoregulatorische Einstellung des Na-Efflux in Süßwasser (bei normalen Fischen bzw. nach Prolactinbehandlung bei vorausgegangener Hypophysektomie) spielen wahrscheinlich die Kiemen. Dabei ist noch ungeklärt, in welchem Maß auch hormonabhängige Veränderungen in der Permeabilität für Wasser am Elektrolytumsatz beteiligt sind. Unsicher ist auch die Rolle der Ionocyten (früher Chlorid-Zellen genannt), die bei marinen Fischen besonders zahlreich und aktiv sind. Nicht zuletzt wegen ihres hohen Gehalts an Na^+-K^+-ATPase sieht man in ihnen die Orte aktiven Elektrolyttransports in Seewasser. Daten über ihre Funktion bei Süßwasserfischen sind widersprüchlich. Es ist denkbar, daß der passive Na^+-Efflux in Süßwasser bei den meisten Arten über andere Zellen des Kiemenepithels verläuft, z. B. über branchiale Schleimzellen. Ein verstärkter Schleimüberzug der Kiemen könnte die Permeabilität für Elektrolyte reduzieren. Der Gedanke an eine Beteiligung der Schleimzellen bei prolactinabhängiger Osmoregulation liegt um so näher, da der Einfluß des Prolactins auf Schleimzellen der Haut von Fischen schon in anderem Zusammenhang genannt wurde (s. S. 247) und bei einigen Teleostier-Arten (z. B. *Gasterosteus*) eine Stimulation branchialer Schleimzellen durch Prolactin erwiesen ist. Obwohl die relative Oberfläche der Haut im Vergleich zu den Kiemen gering ist, spricht manches dafür, daß wenigstens bei einigen Arten auch der Hautschleim bei der Osmoregulation in Süßwasser eine Rolle spielt.

Berichte über Prolactineffekte auf die Niere sind spärlich. Beim Stichling soll Prolactin die Zahl aktiver Glomeruli vergrößern und damit die glomeruläre Filtrationsrate erhöhen mit dem eventuellen Sekundäreffekt einer gesteigerten renalen Na-Resorption. Unabhängig hiervon reduziert Prolactinbehandlung (in vitro) die Permeabilität der Kiemen für Wasser. Es ist biologisch interessant, daß Stichlinge, welche von der Jahreszeit abhängige Laichwanderungen zwischen Meer und Flüssen unternehmen, im Süßwasser sterben, wenn man sie im Winter aus dem Meere fängt. Die Fische überleben jedoch einen solchen Transfer für längere Zeit, wenn ihnen zuvor Prolactin injiziert wird.

Die Rolle des Prolactins als eines „Natrium konservierenden Hormons" (Sodium saving hormone = SSH – FONTAINE 1975) bei Teleostiern wirkt sich auch an der Harnblase aus. Bei Plattfischen reduziert Prolactin die Permeabilität für Wasser und erhoht die Na-Reabsorption an isolierten Harnblasen. Auch der Darm kann Angriffsort für das Hormon sein, denn Experimente an *Anguilla japonica* haben gezeigt, daß Prolactin bei dieser Species die Permeabilität des Darms für Wasser vermindert, somit eine Wasseraufnahme über den Darm herabsetzt und dadurch zu einer Adaptation an Süßwasser beitragen kann.

Die Untersuchungen der möglichen physiologischen Rolle von Prolactin galten überwiegend euryhalinen Fischen. Es steht fest, daß das Hormon auf verschiedene Organsysteme einzuwirken vermag, aber deren jeweiliger Anteil an der osmoregulatorischen Fähigkeit einer Species ist sicher unterschiedlich. Mehrfach wurde nachgewiesen, daß der Prolactingehalt der Hypophyse bei Tieren, die an Süßwasser adaptiert waren, um ein Mehrfaches höher lag als bei Anpassung der Fische an einen Aufenthalt im marinen Milieu.

Über eine eventuelle Rolle des Prolactins bei anderen Fischgruppen ist bislang noch zu wenig bekannt.

Auch über Tetrapoden gibt es in zunehmender Zahl Berichte, nach denen Prolactin osmoregulatorische Funktionen ausüben soll. Von mehreren Amphibien wurde bekannt, daß bei ihnen das Prolactin Natriumverluste (z. B. nach Hypophysektomie) zu verhindern vermag, also ähnliche Effekte ausüben kann, wie wir sie zuvor bei Teleostiern beschrieben haben. Manche Vögel (z. B. Möwen und Enten) können Seewasser trinken und das überschüssige Salz mit Hilfe besonderer Nasal- bzw. Orbitaldrüsen eliminieren. Obwohl die Kontrolle dieser Organe vorwiegend durch Corticosteroide erfolgt (s. S. 101ff.), scheint nach neueren Untersuchungen auch Prolactin – vielleicht synergistisch – beteiligt zu sein, denn Prolactingaben steigern erheblich die Sekretion von Flüssigkeit aus den orbitalen Salzdrüsen bei Enten. Der Prolactingehalt in den Hypophysen von Enten und Möwen, deren Trinkwasser Kochsalz beigegeben war, hatte 5 Tage nach Beginn dieser Behandlung erheblich abgenommen.

Obschon in neuerer Zeit eine Mitwirkung des Prolactins im Wasser- und Elektrolythaushalt der Säuger nicht mehr bestritten werden kann, sind unsere Kenntnisse hierüber doch noch lückenhaft im Vergleich zur Datenfülle über entsprechende Wirkungen der Corticosteroide und der neurohypophysären Peptide. Wechselbeziehungen zwischen Prolactin und jenen Hormonen gestatten es gegenwärtig noch nicht, spezifische osmoregulatorische Funktionen des Prolactins bei Säugern (einschließlich des Menschen) klar zu definieren. Obwohl auch bei Säugern (z. B. bei der Ratte) Prolactin – wie bei anderen Wirbeltieren – die Natriumretention verstärkt, hat es den Anschein, als ob das Hormon primär die Konservierung von Wasser fördert. Für den Biologen ist es sicher besonders interessant, daß bei Rattenweibchen als Reaktion auf Wasserentzug der Prolactingehalt der Hypophyse sinkt, daß lactierende Ratten gegen Dehydrierung wesentlich widerstandsfähiger sind als nicht lactierende Tiere und daß Prolactininjektionen antidiuretisch wirken und das Trinken anregen.

Die Wechselwirkung zwischen Prolactin und der steroidogenen Aktivität des Cortex der Nebenniere ist möglicherweise vor allem unter dem Gesichtspunkt eines allgemeineren Effekts dieses Hormons auf steroidogene Gewebe näher zu prüfen, indem Prolactin durch Hemmung katabol wirksamer Enzyme den Vorrat an Ausgangsmaterialien für die Biosynthese physiologisch wirksamer Steroide aufrechterhält (s. S. 238). Wenn sich endgültig herausstellt, daß das Prolactin bei Säugern generell an der Kontrolle des Elektrolyt- und Wasserhaushalts beteiligt ist, dann erscheint es nicht länger besonders rätselhaft, daß das Hormon auch bei männlichen Tieren zu finden ist. Im Blute des Menschen zirkuliert bei erwachsenen Männern wie bei Kindern ungefähr die gleiche Prolactinmenge wie bei nicht schwangeren Frauen (ca. 7 μg/ml). Während der Schwangerschaft steigt der Prolactinspiegel an und kann beim Stillen Werte bis zu 250 μg/ml erreichen. Die Halbwertszeit des Hormons liegt beim Menschen etwa zwischen 15 und 30 Minuten.

4. Wirkungen auf das Genitalsystem

Das Prolactin ist in der Literatur auch als sogenanntes luteinisierendes bzw. luteotropes Hormon (LTH) bekannt und wird als solches von manchen Autoren zu den gonadotropen Hormonen gezählt. Aber wir schließen uns einer solchen Einteilung nicht an, da sie der ungewöhnlichen Breite des Wirkungsspektrums des Prolactins nicht gerecht wird.

An anderer Stelle (s. S. 195 ff.) wird die Rolle des vom Corpus luteum sezernierten Progesterons für die Implantation der befruchteten Eizelle in die Schleimhaut des Uterus, die Aufrechterhaltung der Gravidität und die zeitweilige Unterdrückung der Ovulationsrhythmen besprochen. Die

Frage, inwieweit Prolactin für die Progesteronsynthese und -abgabe von essentieller Bedeutung ist, gehört zu einem der vielen Streitpunkte in der endokrinologischen Forschung. Weitgehende Einigkeit besteht darüber, daß bei der Ratte, der Maus und dem Hamster Prolactin für die Progesteronsekretion benötigt wird. Weit weniger klar ist die Rolle dieses Hypophysenhormons bei anderen Säugern. Bei Primaten, Kühen, Schweinen, Kaninchen und Meerschweinchen soll es keine besondere Bedeutung für die Progesteronabgabe haben. Aber selbst bei jenen Arten, bei denen man dem Prolactin Funktionen für die Progesteronbildung zuschreibt, deuten neuere Arbeiten darauf hin, daß die luteotropen Wirkungen vermutlich nicht von einem einzigen Hormon abhängen, sondern von einem „luteotropen Komplex" gesteuert werden, zu dem das Prolactin und mindestens eines der beiden hypophysären Gonadotropine (FSH oder LH) – wenn nicht gar beide – gehören.
Radioimmunologische Bestimmungen des Prolactingehalts im Blut im Verlaufe des Menstruationszyklus bei der Frau (vgl. Abb. 75) zeigen zwei unterschiedlich lange Phasen, in denen der Prolactinspiegel deutlich erhöht ist: einen Tag vor dem steilen Anstieg des LH und FSH in der Zyklusmitte (Zeitpunkt der Ovulation) nimmt auch der Prolactingehalt plötzlich zu, und in der zweiten Zyklushälfte geht während der sogenannten Lutealphase eine verstärkte Progesteronproduktion mit einer Erhöhung der Prolactinmenge im Blut parallel.
Es gibt aber auch eine ganze Anzahl von Befunden aus verschiedenen Laboratorien, durch die eine direkte luteotrope Wirkung des Prolactins auf das Säugerovar in Zweifel gezogen wird. Statt dessen läßt sich vermuten, daß Prolactin nur der Bereitstellung genügend hoher Mengen an Steroidvorstufen (vor allem Cholesterinester) dient und obendrein die Induktion von Enzymen hemmt, welche Progesteron zu biologisch inaktiven Steroiden abbauen (z. B. 3β und 20α-Hydroxysteroid-Dehydrogenasen und 5α-Reductase). Demnach würde das Prolactin lediglich die Voraussetzungen schaffen, daß die Gonade auf den Einfluß der Gonadotropine FSH und LH anzusprechen vermag. Umgekehrt soll bei männlichen Ratten und Mäusen Prolactin gemeinsam mit LH Spermatogenese und Androgensekretion anregen. Dies aber würde bedeuten, daß hier das Prolactin die Aktivität bestimmter Enzyme für die Biosynthese männlicher Sexualhormone begünstigt.
Bei vielen Vögeln löst Prolactin antigonadotrope Wirkungen aus. An mehreren Arten ließ sich beobachten, daß Prolactininjektionen die Rückbildung wohlentwickelter Gonaden bewirken kann, und zwar in beiden Geschlechtern. Dieser antigonadale Effekt erstreckt sich dann auch auf Strukturen, die unmittelbar von Gonadenhormonen kontrolliert werden (z. B. Genitaltrakt!). Wird gleichzeitig FSH verabreicht, so läßt sich der negative Einfluß des Prolactins weitgehend kompensieren. Allerdings scheint es beträchtliche Artunterschiede hinsichtlich der Prolactinwirkung bei Vögeln zu geben (vgl. CAMPER u. BURKE 1977).

Ein antigonadaler Effekt des Hormons wurde auch für den Kammolch beschrieben. Bei der Eidechse *Dipsosaurus dorsalis* blockiert es im Ovar die stimulierenden Wirkungen der Gonadotropine. Bei Ratten und Mäusen wird Prolactin für bestimmte luteolytische Prozesse (mit-)verantwortlich gemacht.
Die Rolle des Hormons für die Gonadenfunktion bei Wirbeltieren ist außerordentlich komplex und läßt sich bisher auf keinen gemeinsamen Nenner bringen. Erschwerend kommt hinzu, daß sich die Befunde mehren, wonach die Reaktion auf exogenes Prolactin stark variieren kann, je nach Lage des Zeitpunktes der Hormonzufuhr innerhalb circadianer oder saisonaler Rhythmen.

Wachstumshormon (STH)

Chemie

Das Wachstumshormon (Somatotropin oder *s*omato*t*ropes *H*ormon = STH bzw. englisch: *G*rowth *h*ormone = GH) ist ein Protein mit einem Molekulargewicht von ca. 22000. Seine Aminosäuresequenz wurde für die Hormone vom Menschen, Rind und Schaf in den Jahren von 1969 bis 1972 ermittelt. Das Hormon des Menschen und des Rindes besteht aus 191 Aminosäureresten (Abb. 101). Die Homologie zwischen den Hormonen beider Arten ist überraschend groß. An 131 Positionen sind ihre Aminosäuren identisch (Wilhelmi 1974). Nach den bisherigen Untersuchungen an Säugern scheint es unter chemischen Aspekten eine starke Familienähnlichkeit der Wachstumshormone zu geben.
Ganz besonderes Interesse verdient auch die hohe Übereinstimmung in den Aminosäuresequenzen von menschlichem Wachstumshormon (HGH), placentarem Lactogen (HCS) (s. S. 192 ff.) und – in einem etwas geringeren Grade – dem Prolactin aus der Hypophyse von Schafen. Neben einer weitgehenden Homologie der Aminosäuresequenz an mehreren Stellen des Moleküls (160 von 190 Aminosäureresten stehen bei den beiden Hormonen des Menschen in identischer Position) und der Lage der Disulfidbrücken fällt der einzige Tryptophanrest beim HGH und HCS in Position 86 (bzw. 85) auf. Im Unterschied hierzu besitzt das Prolactin des Schafes 2 Tryptophanreste (in den Positionen 90 und 149). Außerdem enthält es eine dritte Disulfidbrücke. Zwar befinden sich beim Vergleich von allen 3 Hormonen nur 50 Aminosäurereste an der gleichen Stelle, aber für einige der Aminosäuren ist der Prozentsatz homologer Positionen (bezogen auf die Gesamtzahl der jeweiligen Aminosäuren) so auffällig hoch (z. B. beim Cystein 86%, beim Prolin 50%, beim Leucin 45%, etc.), daß es durchaus gerechtfertigt erscheint, daran zu denken, daß alle 3 Hormone sich aus einer gemeinsamen Molekülvorstufe entwickelt haben, zumal sie auch physiologisch durch den Besitz wachstumsfördernder und lactogener Eigenschaften Gemeinsamkeiten aufweisen.

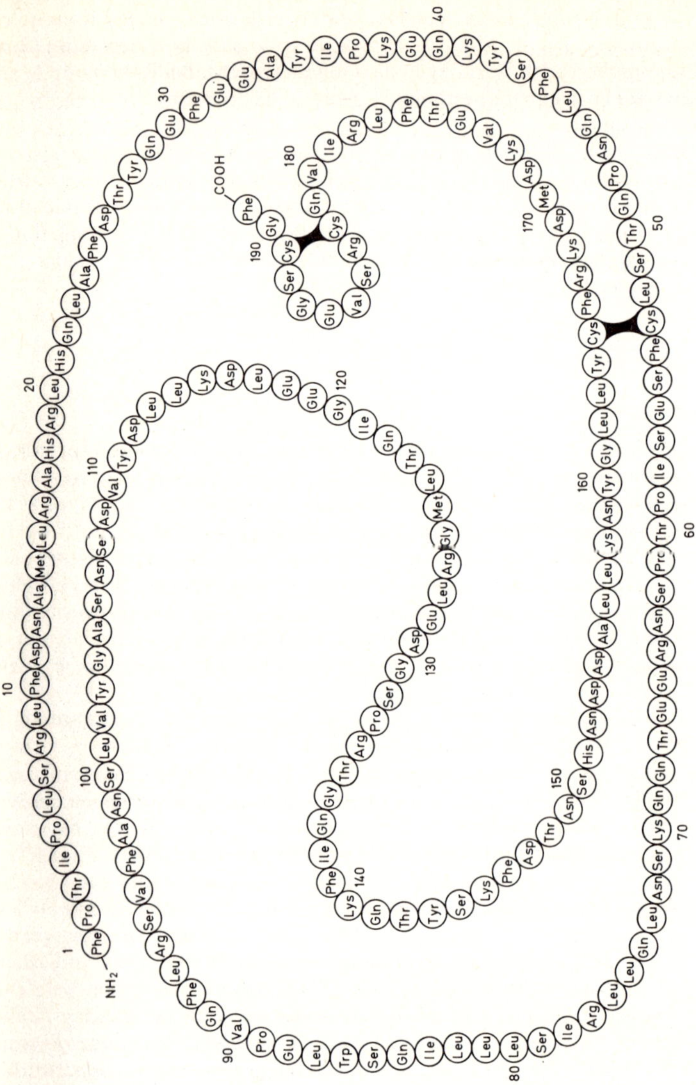

Abb. 101 Aminosäuresequenz des menschlichen Wachstumshormons.

In den letzten Jahren sind hochgereinigte STH-Präparate auch von Nichtsäugern gewonnen worden. Wachstumshormon des Cichliden *Sarotherodon (Tilapia) mossambica* hat gleichfalls ein Molekulargewicht von ca. 22000, unterscheidet sich aber vom Hormon bei Tetrapoden durch einen hohen Serin- und niedrigen Methionin- und Phenylalanin-Gehalt (Farmer u. Mitarb. 1976). Selbst aus Hypophysen des Crossopterygiers *Latimeria chalumnae* wurde eine Substanz isoliert, die den Wachstumshormonen von Tetrapoden verwandt ist. Zwar ist ihre biologische Aktivität im Tibia-Assay an der Ratte (s. unten) relativ gering, aber statistisch signifikant (Hayashida 1977).

Physiologische Wirkungen

Der Name „Wachstumshormon" deutet bereits auf eine seiner wichtigsten physiologischen Wirkungen hin: die Stimulation des postnatalen Wachstums. Wie in zahlreichen anderen Fällen, so stehen uns auch hier die meisten und zuverlässigsten Daten von Beobachtungen an Säugern zur Verfügung. Das Wachstumshormon ist ein Stoffwechselhormon, d. h. es greift in zahlreiche Stoffwechselprozesse ein, und wir können ihm kein besonderes Organ als spezifischen Zielort zuordnen.

Wachstum. Lange bevor es gegen Ende des letzten Jahrzehnts gelang, hochgereinigte Hormonpräparate aus Hypophysenextrakten herzustellen und schließlich die Primärstruktur für das wachstumsfördernde Hormon einiger Säuger (einschließlich des Menschen) aufzuklären, bestand kaum noch ein Zweifel, daß in der Hypophyse eine Substanz produziert werden muß, von deren Vorhandensein ein normaler Wachstumsablauf der Tiere abhängt. Hypophysektomie bei jungen Tieren (z. B. Ratte, Hund) führt zu Zwergwuchs. Die Injektion von Hypophysenextrakten kann diesen Effekt kompensieren oder unter Umständen sogar ein übernormales Wachstum bewirken. So gründet sich auch einer der wichtigsten biologischen Tests für Wachstumshormon auf die Gewichtszunahme juveniler Ratten nach exogener Hormonzufuhr (s. S. 263).

Besonders deutlich äußert sich die Wachstumsförderung des STH am Skelett. Bei Hormonmangel kommt die Knorpelbildung im Bereich der Epiphysenplatten zum Stillstand, die Epiphysenfugen schließen sich vorzeitig. Im Tibiatest (s. S. 263) lassen sich die hier mitspielenden Einflüsse des Wachstumshormons anschaulich demonstrieren.

Obschon die herausragende physiologische Rolle des STH für eine Reihe von Wachstumsprozessen – zumindest bei Säugern – unumstritten ist, so ist es dennoch nicht möglich, diesem Hormon allein eine wohlumschriebene Funktion bei bestimmten Vorgängen zuzumessen. Dies hängt einmal mit der Lückenhaftigkeit unserer gegenwärtigen Kenntnisse zusammen, zum anderen aber mit der außerordentlichen Komplexität des Wachstumsgeschehens. Additive oder synergistische Wirkungen anderer Hormone sind von erheblicher Bedeutung (vgl. z. B. Schilddrüse). Andererseits sind uns Wachstumsvorgänge bekannt, für deren Ablauf kein Wachstumshormon erforderlich, oder nur von untergeordneter Bedeutung ist: z. B. Zunahme der Muskelmasse (Hypertrophie) nach speziellem Training bei Athleten, regeneratives Wachstum bei Wundheilung, Haarwuchs, Wachstum mehrerer hormonabhängiger Drüsen (Gonaden, Schilddrüse, Nebennieren, Anhangsdrüsen des Genitaltrakts), Körperwachstum im Fetalstadium, pathologisches Wuchern von Neoplasmen, etc.

Obwohl – parallel zum Skelettwachstum – auch das Wachstum „weicher Gewebe" (Muskulatur, Bindegewebe, Lymphoidgewebe, etc.) sicher von Wachstumshormon mitgefördert wird, sind für das STH spezifische Effekte am klarsten am Knochen diagnostizierbar. Somatotropin stimuliert in erster Linie die Knorpelbildung (Chondrogenese). Anschließend wird auch die Osteogenese angeregt, bis sich schließlich ein Gleichgewicht zwischen schneller Knorpelbildung und schneller Ossifikation einstellt. Bei der Chondrogenese wird Sulfat in die Knorpelmasse aufgenommen, welches sich dort als Chondroitinsulfat und „freies Sulfat" findet. Die Wirkung des Wachstumshormons bei diesem Prozeß erfolgt jedoch indirekt unter Vermittlung einer im Serum vorhandenen Substanz, die früher als „sulfation factor" bezeichnet und in neuerer Zeit in „Somatomedin" umbenannt wurde (Daughaday u. Mitarb. 1972). Diese Substanz steht in einer bisher noch nicht genügend geklärten Beziehung zum Wachstumshormon. Sie kommt im Serum normaler Ratten und des Menschen vor, aber verschwindet nach Hypophysektomie bei der Ratte bzw. fehlt bei bestimmten Formen hypophysärer Dysfunktion des Menschen. Wahrscheinlich wird Somatomedin – in Abhängigkeit vom Wachstumshormon – von der Leber (vielleicht in auch anderen Geweben) produziert. Seine chemische Natur ist noch nicht aufgeklärt. Vermutlich ist es eine Art Protein mit einem Molekulargewicht zwischen 5000 und 8000. Man hat gute Anhaltspunkte dafür, daß mindestens 3 Somatomedine (A, B und C) existieren.

Bei in vitro-Experimenten hat Wachstumshormon allein keine Wirkung auf isolierten Knorpel (z. B. Rippenknorpel), aber bei Zufügen von Serum, welches normalen oder hypophysektomierten und dann mit GH behandelten Ratten entstammt, wird die Inkorporation von Sulfat gefördert. Somatomedin begünstigt außerdem den Einbau von Uridin in RNA und von Thymidin in die DNA. Es ist wahrscheinlich, daß Somatomedin auch noch andere Effekte des Wachstumshormons vermittelt. Da Somatomedin während längerer Zeit im Plasma verbleibt als das Wachstumshormon (beim Menschen hat es eine Halbwertszeit von nur 10 Minuten), braucht das Hormon nicht kontinuierlich sezerniert zu werden, um seine Wirkungen ausüben zu können.

Da wir auch vom Thyroxin wissen, daß es in starkem Maße Wachstumsprozesse fördert bzw. Fehlen dieses Hormons die körperliche Entwicklung schwer beeinträchtigt, ist es kaum überraschend, daß bei der Ratte nach Hypophysektomie die anschließenden histologischen Veränderungen im Bereich der Epiphysenscheiben solchen Bildern ähnlich sind, die man als Folge einer Thyreoidektomie beobachten kann (Verschluß der Epiphysenfuge durch eine transversale Knochenplatte). Um zwischen den spezifischen Wirkungen von GH und Schilddrüsenhormon auf das Knochenwachstum differenzieren zu können, hat man Ratten zu bestimmten Zeiten nach der Geburt die Schilddrüsen oder die Hypophyse bzw. beide Organe entfernt und die Tiere danach mit den einzelnen Hormonen bzw. einer Kombination beider behandelt. Die Versuchsergebnisse beim Tibiatest sind in Abbildung 102 zusammengefaßt. Es hat sich gezeigt, daß Thyroxin vorwiegend die Reifung am Knochen fördert und das Wachstum nur in geringem Maße stimuliert. STH hingegen regt die Chondrogenese an und steigert das lineare Wachstum. Durch die Kombination beider Hormone läßt sich sowohl bei der Chondrogenese als auch bei der Osteogenese eine Maximalwirkung erzielen.

Stoffwechseleffekte. Somatotropin greift in mannigfacher Weise in Stoffwechselprozesse ein. Eine Sonderung seiner Einflüsse auf Protein- Lipid- und Kohlenhydratstoffwechsel ist wegen der wechselseitigen Verknüpfung der beteiligten Stoffkomponenten schwierig.

Die Verabfolgung von STH stimuliert die Proteinsynthese, vermindert die Konzentration von Aminosäuren und Harnstoff im Blut und hemmt den Abbau von Aminosäuren zu Harnstoff. Das Hormon bewirkt also eine Stickstoffretention. Hypophysektomie bei einer adulten Ratte führt zu einem Verlust an Körperproteinen, der durch GH-Injektionen wieder ausgeglichen werden kann. Selbst bei Tieren, die man hungern läßt, vermag exogene GH-Zufuhr den Verlust von Stickstoff über den Urin zu reduzieren und die Proteine des Körpers zu erhalten. Sehr wahrscheinlich ist das Somatotropin nicht nur während der Wachstumsphase, sondern das ganze Leben hindurch von essentieller Bedeutung für den Proteinhaushalt.

Ein erheblicher Teil dieser Aussagen stützt sich auf Experimente an hypophysektomierten Tieren und Beobachtung der Effekte einer späteren Zufuhr von GH-Präparaten. Hier bleibt jedoch ein grundsätzlicher methodenkritischer Vorbehalt zu machen. Da die Adenohypophyse Produktionsstätte mehrerer Hormone ist, muß man stets mit der Möglichkeit rechnen, daß durch den operativen Eingriff ein hormonales Ungleichgewicht geschaffen wird, welches in den Geweben strukturelle und stoffwechselphysiologische Veränderungen induziert, die möglicherweise die Reaktion auf exogenes Wachstumshormon beeinflussen.

Dennoch ist kaum daran zu zweifeln, daß STH (in vivo und in vitro) die Proteinsynthese und die Aufnahme von Aminosäuren in die Zellen fördert. Dies gilt in besonderem Maße für Muskelgewebe.

An Präparaten vom Zwerchfell der Ratte wurde gezeigt, daß Wachstumshormon die Aufnahme physiologisch bedeutsamer Aminosäuren wie z. B. Glycin, Alanin, Serin, Threonin, Histidin, Prolin, Tryptophan

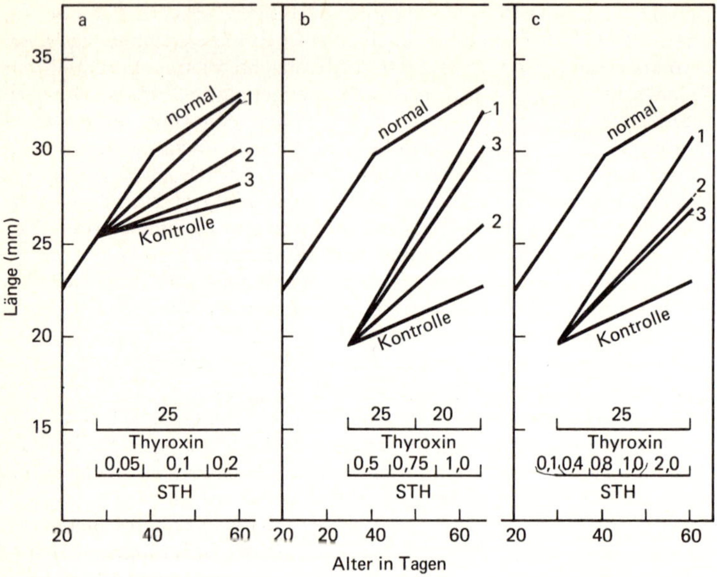

a Hypophysektomie (Alter: 28 Tage)	**b Thyreoidektomie** (Alter: 1 Tag)	**c Thyreoidektomie** (Alter: 1 Tag) **Hypophysektomie** (Alter: 20 Tage)
normal	normal	normal
STH + Thyr. (1)	STH + Thyr. (1)	STH + Thyr. (1)
STH (2)	STH (2)	STH (2)
Thyr. (3)	Thyr. (3)	Thyr. (3)
Kontrolle	Kontrolle	Kontrolle

Abb. 102 Die Zunahme der Tibialänge bei intakten und operierten Ratten, denen die Hypophyse (a) oder die Schilddrüse (b) bzw. beide Organe (c) entfernt worden waren, nach hormonaler Substitutionstherapie in verschiedenen Kombinationen (nach *Simpson* u. Mitarb.).

usw. stimuliert. Hingegen scheint es keine Wirkung auf Valin, Phenylalanin, Leucin, Methionin, Tyrosin, Lysin und einige andere auszuüben. Andere Hormone der Adenohypophyse haben keinen solchen Einfluß auf das Zwerchfell. Wohl aber gehen vom Insulin Wirkungen aus, die denen des Wachstumshormons vergleichbar sind. Allerdings sind die von beiden Hormonen beeinflußbaren Aminosäuren nicht identisch, und der Wirkungsmechanismus für den Aminosäuretransport ist bei beiden Hormonen unterschiedlich. Die Stimulation des Aminosäuretransports ist jedoch nur ein sekundärer Effekt des STH. Denn unter GH-Einfluß setzt zunächst eine vermehrte Proteinsynthese ein, und es wird – und hiervon abhängig – schließlich auch der Transport der Aminosäuren gefördert. Die mit Wachstumsprozessen korrelierte Zellvermehrung in der Skelettmuskulatur spiegelt sich in einer Erhöhung der Gesamtmenge der in ihr enthaltenen DNA wider. Die vermehrte DNA-Synthese ist zumindest teilweise GH-abhängig. Die wachstumsfördernde Wirkung des Insulins hingegen äußert sich überwiegend in einer Zunahme des Cytoplasmas. Frühere Vermutungen, nach denen Insulin das eigentliche „Wachstumshormon" sein solle und hypophysäres GH durch einen vermeintlichen insulinogenen Effekt nur indirekte Wirkungen entfalte, sind inzwischen widerlegt. In Knochen- und Knorpelgewebe hat STH nur über das Somatomedin (und andere Faktoren?) mittelbar eine stimulierende Wirkung auf den Protein- und Nukleinsäure-Stoffwechsel.

Die Einflüsse des STH auf die Bildung von Fetten (Lipogenese) gehen einher mit den Wirkungen des Hormons auf den Glukosestoffwechsel. Denn Glukose stellt im aeroben Kohlenhydratabbau durch oxidative Decarboxylierung in Gestalt der aktivierten Essigsäure Acetatreste als Bausteine für die Fettsäuresynthese zur Verfügung. Glukose liefert außerdem das α-Glycerinphosphat, welches zur Veresterung der Fettsäuren zu deren Speicherform, den Triglyceriden, benötigt wird. Da GH im allgemeinen den Glukosestoffwechsel hemmt, bremst es auch die Lipogenese. Hingegen mobilisiert es die Lipide im Fettgewebe und erhöht deren Verbrauch. Wachstumshormon vermehrt im Hungerzustand den Gehalt freier Fettsäuren im Plasma. Durch erhöhten Abbau der Triglyceride wirkt das Hormon lipolytisch und unterdrückt eine Wiederveresterung der Fettsäuren. Das Wachstumshormon stellt gleichsam dem Stoffwechsel freie Fettsäuren zu beliebiger Verfügung. Die physiologische Bedeutung des GH für den Fettstoffwechsel ist damit allerdings noch nicht geklärt.

Auch für die Beurteilung der Rolle des STH im Kohlenhydrathaushalt bleiben noch zahlreiche Fragen zu beantworten, zumal viele der Effekte, welche dem Hormon zugeschrieben werden, nur am hypophysektomierten Säuger klar zu erkennen sind, d. h. an einem Tier, dem als Folge der Operation auch noch andere wichtige Hormone fehlen. Eine der interessantesten und oft zitierten Beobachtungen geht auf den argentinischen Nobelpreisträger HOUSSAY und seine Mitarbeiter (vgl. HOUSSAY 1936) zurück. Von ihnen wurde festgestellt, daß Hypophysektomie beim Hund (ebenso wie bei der Kröte) eine Hypersensitivität gegenüber exogen zugeführtem Insulin bewirkt, d. h. der hypoglykämische Effekt des Hormons ist beim operierten Tier erheblich stärker (Abb. 103). In dieser Wirkung, die zumindest zum Teil auf den Ausfall des Wachstumshormons zurückzuführen ist, zeigt sich der sogenannte diabetogene Effekt des STH. Es hemmt den Glukosemetabolismus und eine Behandlung mit diesem Hormon vermag einen permanenten (hypophysären) Diabetes herbeizuführen. Wachstumshormon beeinträchtigt die Wirkungen des Insulins auf Glukoseaufnahme und -verbrauch in Muskeln und Fettgewebe, und

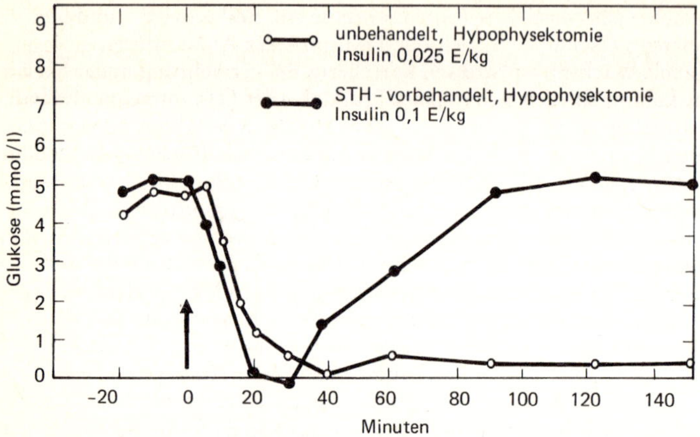

Abb. 103 Veränderung in der Plasma-Glukose-Konzentration nach intravenöser Injektion von Insulin in hypophysektomierte Hunde ohne bzw. mit STH-Vorbehandlung (nach *Altszuler* u. Mitarb.).

es stimuliert die Glukoseproduktion in der Leber mit nachfolgendem Anstieg der Glukosekonzentration im Blut. So ist es nicht überraschend, daß das hypophysektomierte Versuchsobjekt besonders anfällig gegen Hypoglykämie ist und eine längere Fastenperiode nicht übersteht. Umgekehrt aber kann eine Hypophysektomie beim diabetischen Tier die Krankheitssymptome mildern. Merkwürdigerweise gelingt es nicht, bei noch wachsenden jungen Hunden und Katzen mit Hilfe von Wachstumshormon einen Diabetes zu erzeugen.

Es ist bisher nicht gelungen, die verschiedenen stoffwechselphysiologischen Wirkungen des STH auf einen einheitlichen Nenner zu bringen, d. h. eine Art Primäreffekt zu beschreiben; aber die meisten Arbeitshypothesen stimmen wenigstens darin überein, daß man in einer Klärung der Wechselbeziehungen zwischen Wachstumshormon und Insulin eine vordringlich zu lösende Aufgabe sieht (vgl. NSILA – S. 86).

Wirkungs- und Artspezifität der Wachstumshormone. Da die bisherigen Untersuchungen über das Wachstumshormon ganz überwiegend den Säugern (einschließlich des Menschen) galten und hochgereinigte Präparate des hochmolekularen Polypeptids erst seit wenigen Jahren in begrenztem Umfang zur Verfügung stehen, ist es nicht verwunderlich, daß vergleichend endokrinologische Befunde noch äußerst dürftig sind. Aber schon frühzeitig wurde gerade beim Wachstumshormon immer wieder die Frage nach der mutmaßlichen Art- und Wirkungsspezifität des GH bei Wirbeltieren diskutiert. Damit ist ein Problem angesprochen, welches prinzipiell auch für andere Eiweißhormone von großer Bedeutung ist. Indem wir am Beispiel des STH etwas näher darauf eingehen, berühren wir wenigstens einige Fragen zur Physiologie des Wachstumshormons bei Nichtsäugern.

Unter den zahlreichen Stoffen, welche einen Organismus aufbauen, nehmen die Proteine eine Sonderstellung ein. Denn es gibt – von den Nukleinsäuren als genetischem Substrat einmal abgesehen – keine andere Substanzgruppe, in der sich Art- oder Gruppenspezifität deutlicher manifestieren. Selbst das einzelne Individuum ist durch besondere Proteine charakterisiert, wie die Schwierigkeiten bei Transplantationsversuchen lehren.

Wenn eine auf Grund ihrer besonderen biologischen Wirkungen als „Hormon X" definierte Substanz aus mehr oder minder großen Molekülen besteht, in denen Aminosäuren zu Peptiden verknüpft sind, dann ist zwar von vornherein mit art- und gruppenspezifischen Unterschieden zu rechnen, aber damit ist noch nichts gesagt, in welchem Grade derlei Differenzen auf die physiologische Wirkung durchschlagen, wenn man das gereinigte Hormon an dieser oder jener Species testet. Eine vergleichsweise einfache Illustration dieses Problems bieten die neurohypophysären Hormone (s. S. 280 ff.). Dem Streben nach möglichst generellen Aussagen beim Vergleich der Hormonwirkung an verschiedenen Arten steht die fundamentale Schwierigkeit entgegen, daß chemisch reines Hormon immer nur von einer recht begrenzten Zahl von Arten verfügbar ist. Wird ein gegebenes Hormon in seiner Wirkung an einer anderen Art getestet, dann kann man zwar den erzielten Effekt mit der entsprechenden Wirkung an der Spender-Art vergleichen, aber es bleibt unbekannt, ob eine eventuell geringere Wirkung des Hormons auf Differenzen in seiner chemischen Zusammensetzung zwischen beiden Arten zurückzuführen ist oder aber die geprüfte Species im fraglichen Test weniger empfindlich reagiert, also auch auf ihr eigenes Hormon (falls dieses in gleicher Reinheit verfügbar wäre) nicht gleich stark anspricht. Diese mißliche Situation wird noch dadurch kompliziert, daß verschiedene Testverfahren, auch wenn sie auf einer mutmaßlichen physiologischen Hormonwirkung basieren, häufig ganz unterschiedliche Resultate liefern können, wenn man den Wirkungsgrad zum Maßstab nimmt.

Für das Wachstumshormon werden zwei klassische Prüfmethoden gern benutzt. Im Wachstumstest bestimmt man die Zunahme des Körpergewichts bei jungen (70–100 g) hypophysektomierten Ratten nach täglicher subkutaner Injektion der Hormonlösung während 9 oder 10 Tagen. Beim zweiten Versuchsverfahren, dem Tibiatest, ermittelt man die Zunahme in der Breite des proximalen Epiphysenknorpels der Tibia (gleichfalls an 70–100 g schweren hypophysektomierten Ratten) nach 4 täglichen Hormoninjektionen.

In neuerer Zeit bedient man sich zunehmend auch des Radioimmunoassays (s. S. 19 f.), aber dabei darf man niemals übersehen, daß Immunoreaktivität und biologische Aktivität zwei voneinander unabhängige Eigenschaften sind. (Hieraus erklären sich manche Differenzen in Angaben

über die spezifische Aktivität eines Hormons (Zahl der Wirkungs-Einheiten/Gewichtseinheit) – je nachdem, welches Testverfahren zur Aktivitätsbestimmung benutzt wurde (s. S. 190)).
Beim Vergleich mehr oder weniger gut gereinigter Hypophysenextrakte mit STH-Aktivität stellte sich heraus, daß z. B. Rinder-STH beim Menschen unwirksam ist, obwohl die Primärstruktur dieses Hormons chemisch große Ähnlichkeit mit dem Wachstumshormon des Menschen (*H*uman *G*rowth *H*ormone = HGH) hat. Generell scheint Säuger-STH von Subprimaten bei Primaten so gut wie keine biologische Aktivität zu entfalten, während umgekehrt Primaten-GH auch bei niederen Arten wirkt. Der Mensch reagiert nur auf menschliches Hormon und nicht einmal auf STH von anderen Primaten.
Ein teilweise gereinigtes Hormonpräparat aus der Hypophyse des zu den Gadiden gehörenden Köhlers (*Pollachius virens*) vermochte das Wachstum bei hypophysektomierten Zahnkarpfen (*Fundulus*) zu stimulieren, aber war gänzlich wirkungslos in allen Versuchen an der Ratte. Hingegen bewirkte Wachstumshormon von Säugern (Rind, Schwein, Schaf, Mensch) eine Gewichtszunahme und Längenwachstum an hypophysektomierten Zahnkarpfen.

Neuere Arbeiten haben genügende Hinweise erbracht, daß die Ratte ein sehr geeignetes Testobjekt für Wachstumshormone ist. Denn sie reagiert nicht nur auf alle bisher produzierten STH-Präparate von Säugern, sondern auch auf Hypophysenextrakte von anderen Wirbeltieren (Vögel, Reptilien, Amphibien und Fische). Allerdings ist bei den Fischen offensichtlich eine deutliche Unterscheidung zwischen primitiveren Formen (Elasmobranchiern, Chondrostiern, Holostiern) und Lungenfischen einerseits und den höher evoluierten Teleostiern andererseits zu treffen.
In geistreicher Weise ist versucht worden, die Resultate immunochemischer, radioimmunologischer und biologischer Testverfahren zu kombinieren, um der eingangs erwähnten technischen Schwierigkeiten näherungsweise Herr zu werden (HAYASHIDA 1970). Aus dem Blut von Rhesusaffen wurde Antiserum gegen Wachstumshormon von Ratten (RGH) gewonnen. Als man systematisch die Reaktionen zwischen dem im Antiserum enthaltenen Antikörper gegen RGH und Hypophysenextrakten von Vertretern verschiedener Wirbeltierklassen testete, da stellte sich heraus, daß es zwischen RGH-Antiserum und den Hypophysenextrakten stets zu mehr oder weniger starken Präcipitationsreaktionen kam. Auf dieser Grundlage wurde mit Hilfe von Radioimmunoassays die immunochemische Verwandtschaft zwischen Vertretern verschiedener Wirbeltierklassen getestet. Bezogen auf eine Standardkurve (gereinigtes RGH), die mit der für Hypophysenextrakt von der Ratte nahezu kongruent ist, beträgt die durchschnittliche relative Aktivität der Hypophysenextrakte (RGH = 100) für insgesamt 14 Säuger ca. 84%, für 4 Vogel-Arten 33%, 3 Vertreter der Reptilien 29% und für 3 Amphibien 11% (Abb. 104). Die auffällig niedrigen Werte für Teleostier sind statistisch

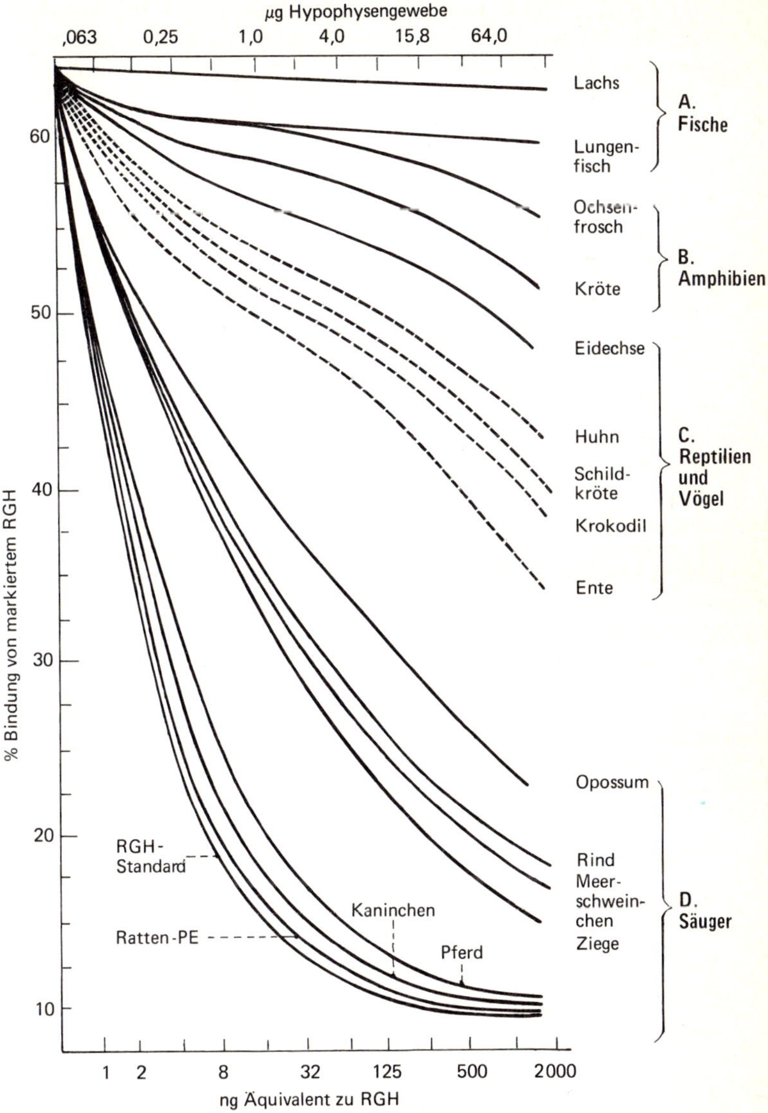

Abb. 104 Diagramm zur immunologischen Verwandtschaft von Wachstumshormon (GH) aus Hypophysenextrakten von Vertretern verschiedener Wirbeltierklassen. Die Hormone wurden radioimmunologisch mit Hilfe von Affenantiserum gegen Wachstumshormon von Ratten (RGH) bestimmt (nach *Hayashida*).

nicht gesichert, aber eine neuere Untersuchung (FARMER u. Mitarb. 1976) ergab, daß es zwischen gereinigtem Wachstumshormon von *Sarotherodon* und einem anderen Barsch (*Phanerodon*) zu einer deutlichen Kreuzreaktion kommt, während eine solche gegenüber Wachstumshormonen von Tetrapoden praktisch ausbleibt.
Daß mit den beiden geschilderten Tests, bei denen stets das Wachstumshormon der Ratte die Bezugssubstanz war, auch tatsächlich ein wachstumsfördernder Stoff in den Hypophysenextrakten anderer Wirbeltiere gemessen wurde, ließ sich in vivo mit Hilfe des Tibiatests in doppelter Weise bestätigen. Zum einen wurde durch Injektion der Hypophysenextrakte die Breite der Epiphysenfuge bei hypophysektomierten Ratten vergrößert. Zum anderen kann man neben dem Hypophysenextrakt an einer anderen Körperstelle auch Antiserum gegen RGH injizieren, und damit gelingt es, den spezifischen Effekt des Wachstumshormons zu unterdrükken: der Antikörper im Serum neutralisiert also die Wirkung der komplementären Substanz aus dem Hypophysenextrakt, wenn man von den Knochenfischen einmal absieht. Daraus ergibt sich der Hinweis, daß bei allen positiven Reaktionen in den Hypophysenextrakten Eiweißkörper enthalten sind, welche mit dem spezifischen Antikörper reagieren. Es sind vermutlich Wachstumshormone, die dem Wachstumshormon der Ratten, immunochemisch gesehen, stark oder doch zumindest hinreichend nahe verwandt sind. Schon aus dem Präcipitationstest läßt sich ablesen, daß der immunochemische Verwandtschaftsgrad – ungefähr parallel zur Stellung der jeweiligen Art im System der Wirbeltiere – mit zunehmender Entfernung von den Säugern abnimmt.
Aus den genannten Beobachtungen ist zu schließen, daß die Hypophyse der meisten Wirbeltiere biologisch wirksames Wachstumshormon enthält, das dem von Säugern bekannten STH chemisch verwandt ist. Wenn die Knochenfische aus dieser Reihe herauszufallen scheinen (im Tibiatest an der Ratte wird von *Sarotherodon*-GH eine 20mal größere Dosis benötigt, um eine dem Rinder-GH vergleichbare Wirkung zu erzielen), so könnte es sein, daß deren Hormon besondere Eigenschaften besitzt, die mit den geschilderten Tests nicht gut erfaßbar sind. Es darf ja nicht übersehen werden, daß es neben der chemischen Spezifität der Hormone auch eine Spezifität für deren Rezeptoren gibt. So gestatten die Daten der Abb. 104 nicht ohne weiteres den Schluß, daß die niederen Wirbeltiere in ihren Hypophysen pro Gewichtseinheit absolut weniger Somatotropin enthalten. Es ist ebenso gut denkbar, daß die Hormone der niederen Vertebraten bei der Ratte weniger stark reagieren. Tatsächlich fallen im Tibiatest die Amphibien, insbesondere die Kröte *Bufo marinus*, aus der Reihe. Während im Radioimmunoassay die relative Aktivität ihres Hypophysenextrakts im Vergleich zu Extrakt von der Ratte nur etwa 13% beträgt, wurde im Tibiatest eine relative biologische Potenz (im Vergleich zu Rinder-STH als Bezugssubstanz) von 2,5 gefunden, und diese befindet sich in der gleichen Größenordnung wie der für Säuger festgestellte Mittelwert

von 2,6. Die entsprechenden Zahlen bei den untersuchten Vögeln liegen im Mittel bei 0,29 und für Reptilien bei 0,31. Es mußten also bei der Verwendung von Hypophysenextrakten von Sauropsiden deutlich höhere Konzentrationen verwendet werden, um einen Effekt zu erzielen, der dem von Extrakten aus Säugerhypophysen nahe kam.
Dennoch scheint einiges für die Vermutung zu sprechen, daß im großen und ganzen die Säuger den höchsten STH-Gehalt in ihren Hypophysen haben. Denn bei Verwendung einer Kröte (*Bufo boreas*) als biologisches Testobjekt (Messung des linearen Längenwachstums unter Hormoneinfluß bei subadulten Individuen) ergaben sich für eine Serie von Tetrapoden Werte, deren Abstufung den Resultaten im Ratten-Tibiatest im wesentlichen vergleichbar ist (NICOLL u. LICHT 1971).
Aber einige Ausnahmen stören das bislang gewonnene Bild. Die Besonderheiten bei Knochenfischen und Primaten wurden bereits erwähnt. Das Meerschweinchen präsentiert sich – einmal mehr – als weiterer Sonderfall. Hypophysenextrakte von dieser Art rufen zwar im Tibiatest an der Ratte die für Säuger charakteristischen Reaktionen hervor, aber hypophysektomierte Meerschweinchen reagieren auf jegliches Wachstumshormon von Säugern (auch auf arteigenes Hormon) bestenfalls kurzfristig nach der ersten Injektion; anschließend verhalten sie sich refraktär. Die hypophysektomierten Tiere setzen sogar nach einer vorübergehenden kurzen Periode mit Gewichtsverlust ihr normales Wachstum fort. Zur Erklärung dieser Merkwürdigkeit wurde die Hypothese aufgestellt, daß das Meerschweinchen eine Art „adulter Fetus" sei, der noch lange nach der Geburt die Fähigkeit zu einem von der Hypophyse unabhängigen Wachstum beibehält.

Lipotropin

Das Lipotropin (= lipotropes Hormon = LPH) – genauer: das β-Lipotropin – ist ein Hormon aus 91 Aminosäureresten. Es hat lipolytische Effekte, aber über seine eventuelle physiologische Rolle ist kaum etwas bekannt. Die Wirkungen im Fettstoffwechsel ähneln denen des ACTH, und mit dem ACTH sowie dem MSH teilt das Lipotropin die Fähigkeit, Melanophoren stimulieren zu können. Diese Übereinstimmungen sind sicher in einer chemischen Verwandtschaft begründet. Allen drei Hormonen ist das Heptapeptid Met-Glu-His-Phe-Arg-Trp-Gly gemeinsam, das sich beim β-Lipotropin in den Positionen 47–53 wiederfindet. Außerdem entspricht die Sequenz 41–58 dem ganzen β-MSH-Molekül.

Solche chemischen Kongruenzen haben das β-Lipotropin in neuerer Zeit besonders interessant gemacht, denn vier der bisher bekannten Endorphine können als Fragmente des β-Lipotropins beschrieben werden (Abb. 105).
Die Endorphine (Abkürzung für *endo*gene M*orphine*) sind Substanzen mit morphinähnlicher Wirkung, die von Wirbeltieren selbst erzeugt werden und vor allem aus dem ZNS, aber auch aus Darmgewebe und Blut extrahierbar sind. (Der Aus-

druck Enkephalin – griech.: im Kopf – ist entdeckungsgeschichtlich zu verstehen, da die beiden Pentapeptide Methionin-Enkephalin (Met-Enkephalin) und Leucin-Enkephalin ((Leu-Enkephalin) zunächst aus Gehirn isoliert wurden. Pharmakologisch (und funktionell?) sind sie ebenfalls als Endorphine anzusehen).
Die Endorphine werden von spezifischen Opiatrezeptoren im Gehirn und Rükkenmark gebunden und dienen möglicherweise dazu, starke Schmerzreize abzuschwächen und in andauernden Streßsituationen Schmerzempfindungen vielleicht sogar auszuschalten. Wahrscheinlich modulieren die Endorphine Erregungsübertragungen, indem sie Opiatrezeptoren an präsynaptischen Nervenendigungen besetzen und damit zu einer Teildepolarisierung der synaptischen Membran führen, so daß ein eintreffender Nervenimpuls nur weniger Transmittersubstanz (z. B. Acetylcholin) freizusetzen vermag.
Trotz der frappanten chemischen Beziehungen zwischen Endorphinen und β-Lipotropin ist das Verhältnis zwischen β-Lipotropin und Endorphinen vorerst ungeklärt. Man kann zwar die Endorphine als enzymatische Abbauprodukte des β-Lipotropins auffassen, aber es ist ganz und gar rätselhaft, wie sie von dort ins Gehirn gelangen. Zu beantworten bleibt auch die Frage, ob die größeren Peptide (z. B. β-Endorphin) eine bestimmte Rolle in der Hypophyse selbst spielen und ihre Opiatwirkung im Gehirn mit den normalen Funktionen jener Stoffe gar nichts zu tun hat (SNYDER 1977). Das β-Endorphin (auch „Lipotropin" C-Fragment genannt) hat von allen Endorphinen die stärkste Opiatwirkung. γ-Endorphin, α-Endorphin und Met-Enkephalin entstehen extracellulär aus β-Lipotropin (AUSTEN u. Mitarb. 1977).

Pars intermedia

Die Pars intermedia ist der Produktionsort für Peptidhormon(e), welches die Pigmentbewegung in den Chromatophoren der Wirbeltiere beeinflußt. Seiner Herkunft nach wird das Hormon als „Intermedin" bezeichnet. Der Name *M*elanophoren-*s*timulierendes *H*ormon (= MSH) charakterisiert eine seiner wichtigsten Wirkungen. Auch der Terminus „Melanotropin" wird verwendet. Da die Kontrolle der Chromatophoren der Wirbeltiere jedoch von mehreren ganz verschiedenartigen Faktoren abhängig sein kann (exogenen Reizen, mehreren Hormonen unterschiedlicher Natur, neurohumoralen Stoffen), verdient der Begriff „Intermedin" den Vorzug, obwohl es im Augenblick nicht möglich ist, nur mit ihm zu arbeiten, da sich vor allem in der biochemischen Forschung die Abkürzung MSH fest eingebürgert hat.
Allerdings ist auch die Bezeichnung „Intermedin" nicht in jedem Falle zutreffend, da z. B. bei solchen Wirbeltieren, die keinen Zwischenlappen besitzen, MSH aus dem Vorderlappen extrahiert werden kann.

Es gibt jedoch auch neuere Untersuchungen, nach denen bezweifelt wird, ob Arten ohne distinkte Pars intermedia (z. B. der Mensch) tatsächlich MSH produzieren. Es wurde nämlich die Hypothese entwickelt, daß die kleineren Peptide α- und β-MSH in vivo nur durch eine spezifische proteolytische Spaltung größerer Moleküle (ACTH und LPH) gebildet werden und dieser Vorgang ausschließlich dort stattfinden kann, wo eine funktionelle Pars intermedia vorhanden ist (LOWRY u. SCOTT 1975).

Chemie des MSH

Aus der Hypophyse von Säugern wurden mehrere MSH-Peptide isoliert und chemisch charakterisiert. Das MSH ist in zwei Hauptformen als α- und β-MSH bekannt. Das α-MSH besteht bei allen bisher untersuchten Säugern (Rind, Schaf, Schwein, Pferd) aus 13 Aminosäuren (Tridecapeptid). Die erste Aminosäure, das Serin, ist acetyliert. α-MSH ist unter allen bekannten Stoffen mit melanotropen Effekten am stärksten wirksam. Die Kettenlänge des β-MSH ist unterschiedlich (das Hormon des Menschen enthält 22, das von Schweinen, Rindern und Pferden 18 Aminosäurereste) (s. Abb. 105 und 106).
Nach neueren Untersuchungen soll β-MSH beim Menschen in vivo gar nicht vorkommen. Es kann ein Extraktionsartefakt sein, das durch Spaltung aus β-LPH entsteht.
Bei einer einzigen Wirbeltierart können mehrere Melanozyten stimulierende Hormone nebeneinander vorkommen. Beim Pferd, bei der Eidechse *Anolis carolinensis* und beim Ochsenfrosch (*Rana catesbeiana*) soll es drei verschiedene MSH-Moleküle geben. Mindestens zwei Intermedin-Typen wurden vom Kabeljau (*Gadus morrhua*) gewonnen.
Künftige biochemische Arbeiten werden zu zeigen haben, ob es sich dabei um Varianten des α- und β-MSH handelt oder ob auch Substanzen vorliegen können, die sich in ihrer Zusammensetzung von den bisher bekannten MSH-Typen stärker unterscheiden. Hormone mit melanotroper Wirkung wurden aus Hypophysen von Vertretern aller Wirbeltierklassen isoliert (Shapiro u. Mitarb. 1972). Aus der Hypophyse (Pars intermedia + Lobus neuralis) des Elasmobranchiers *Squalus acanthias* ließen sich zwei einander sehr ähnliche Peptide vom α-MSH-Typ gewinnen.

Morphologische und funktionelle Grundlagen des Farbwechsels

Das Intermedin ist bei zahlreichen Wirbeltieren die wichtigste Substanz für die Kontrolle ihres Farbwechsels. Das morphologische Substrat für Veränderungen der Körperfärbung sind die Chromatophoren, in deren Innerem Pigmente liegen, welche in zentripetaler oder zentrifugaler Richtung wandern können. Chromatophoren finden sich vor allem in den verschiedenen Schichten der Haut, kommen jedoch auch an anderen Stellen vor (z. B. Peritoneum, Gefäßwände etc.) und können sogar in dieser Lage am Farbwechsel teilnehmen, wenn das Tier mehr oder weniger transparent ist.
Nach der Färbung der in den Chromatophoren enthaltenen Pigmente unterscheidet man zwischen schwarzen bzw. braunen (Melanophoren), weißen (Iridophoren = Leucophoren), gelben (Xanthophoren) und roten (Erythrophoren) Pigmentzellen. Die chemische Natur der Pigmente spielt – mit Ausnahme der Melanine in den Melanophoren – für diese Termino-

1				5					10					15
NH_2-Glu-	Leu-	Ala-	Gly-	Ala-	Pro-	Pro-	Glu-	Pro-	Ala-	Arg-	Asp-	Pro-	Glu-	Ala-
				20					25					30
Pro-	Ala-	Glu-	Gly-	Ala-	Ala-	Ala-	Arg-	Ala-	Glu-	Leu-	Glu-	Tyr-	Gly-	Leu-
				35					40					45
Val-	Ala-	Glu-	Ala-	Gln-	Ala-	Ala-	Glu-	Lys-	Lys-	Asp-	Glu-	Gly-	Pro-	Tyr-
				50					55					60
Lys-	Met-	Glu-	His-	Phe-	Arg-	Trp-	Gly-	Ser-	Pro-	Pro-	Lys-	Asp-	Lys-	Arg-
				65					70					75
Tyr-	Gly-	Gly-	Phe-	Met-	Thr-	Ser-	Glu-	Lys-	Ser-	Gln-	Thr-	Pro-	Leu-	Val-
				80					85					90
Thr-	Leu-	Phe-	Lys-	Asn-	Ala-	Ile-	Val-	Lys-	Asn-	Ala-	His-	Lys-	Lys-	Gly-Gln-COOH

Abb. 105 Aminosäuresequenz des β-Lipotropins vom Schaf und einzelne Sequenzabschnitte, die den Endorphinen, dem MSH und dem γ-Lipotropin entsprechen.
Pos. 1 – 58: γ-Lipotropin
Pos. 41 – 58: β-Melanotropin (MSH)
Pos. 61 – 76: α-Endorphin
Pos. 61 – 91: β-Endorphin
Pos. 61 – 77: γ-Endorphin
Pos. 61 – 65: Met-Enkephalin

		Sequenz
α-MSH	Schwein, Rind, Pferd	H_3C-CO-Ser(1)-Tyr-Ser-Met-Glu(5)-His-Phe-Arg-Trp-Gly(10)-Lys-Pro-Val-NH_2

		1				5					10							
β-MSH	Schwein	H-Asp-	**Glu**-	Gly-	Pro-	Tyr-	Lys-	Met-	Glu-	His-	Phe-	Arg-	Trp-	Gly-	Ser-	Pro-	**Pro**-	Lys-Asp-OH
	Rind, Schaf	H-Asp-	**Ser**-	Gly-	Pro-	Tyr-	Lys-	Met-	Glu-	His-	Phe-	Arg-	Trp-	Gly-	Ser-	Pro-	**Pro**-	Lys-Asp-OH
	Pferd	H-Asp-	**Glu**-	Gly-	Pro-	Tyr-	Lys-	Met-	Glu-	His-	Phe-	Arg-	Trp-	Gly-	Ser-	Pro-	**Arg**-	Lys-Asp-OH

Abb. 106 Aminosäuresequenz des α- und β-MSH.

logie keine Rolle (Bagnara u. Hadley 1973). Xanthophoren und Erythrophoren werden zuweilen als „Lipophoren" zusammengefaßt, da ihre Pigmente vielfach fettlösliche Carotinoide sind.

Die Chromatophoren haben eine feste Gestalt. Ihre Beteiligung an der Farbgebung beruht nicht etwa auf einer Expansion oder Kontraktion der

Zellen, sondern auf einer Dispersion bzw. Aggregation ihrer Pigmente. Der sogenannte physiologische Farbwechsel ist ein transitorischer und reversibler Prozeß, in dessen Verlauf sich der Dispersionsgrad der Pigmente verändert. Er kann sehr schnell (innerhalb von Sekunden) erfolgen oder mehrere Stunden in Anspruch nehmen. Beim „morphologischen Farbwechsel" geschehen die farblichen Veränderungen sehr viel langsamer, da sie mit einer Vermehrung bzw. Reduktion der im Zellinnern vorhandenen Pigmentmenge zusammenhängen.
Beim Farbwechsel reagieren die Chromatophoren auf Hormone oder neurohumorale Stoffe, aber auch auf direkte Außeneinflüsse (Licht, Temperatur). Der Mechanismus des Farbwechsels kann sich noch dadurch komplizieren, daß z. B. die Sekretion von solchen Hormonen, welche direkt auf die Chromatophoren wirken, von anderen Hormonen beeinflußt wird oder daß die Hormonwirkung bzw. Hormonproduktion in einer direkten Wechselbeziehung zu den Lichtverhältnissen im Milieu steht.
Unter den Wirbeltieren ist die Fähigkeit des Farbwechsels am stärksten bei den Poikilothermen ausgeprägt, aber keineswegs auf diese beschränkt (z. B. saisonabhängige Farbtrachten bei Vögeln und Säugern).

Wirkungen des Intermedins

Bei zahlreichen Wirbeltieren, insbesondere bei Fischen, Amphibien und Reptilien, kann man beobachten, daß sie je nach der Farbe des Untergrundes unterschiedlich gefärbt sind und heller oder dunkler erscheinen. Entfernt man bei Amphibien operativ die Pars intermedia der Hypophyse, dann verlieren die Tiere ihre Fähigkeit zum Farbwechsel. Verhindert man bei Amphibienlarven durch einen geeigneten Eingriff die Entwicklung der Pars intermedia, dann werden die Tiere zu hell gefärbten Fröschen, die nicht in der Lage sind, sich farblich einem dunklen Untergrund anzupassen. Da diese Ausfallserscheinung trotz normaler Entwicklung der Partes distalis und neuralis auftritt, ist durch solche Experimente der Nachweis erbracht, daß die Pars intermedia für die Hell- und Dunkeladaptation der Tiere von ausschlaggebender Bedeutung ist. Durch Transplantation von Pars intermedia-Gewebe von erwachsenen Fröschen in normale oder hypophysektomierte Kaulquappen läßt sich ein Dunkelwerden der Haut erzielen. Der gleiche Effekt tritt ein, wenn man Intermedin in die Versuchstiere injiziert oder isolierte Hautstücke in vitro mit MSH behandelt (Abb. 107). MSH bewirkt in den Melanophoren eine Dispersion des Pigments. Zugleich stimuliert es die Produktion und Anreicherung von Melanin in diesen Zellen.
Auch Iridophoren sind am physiologischen Farbwechsel der Amphibien beteiligt. Bei Anpassung an einen dunklen Untergrund ist das Pigment kuglig kontrahiert. Bringt man die Tiere über ein helles Substrat oder nimmt man eine Hypophysektomie vor, dann werden die Iridophoren

Abb. 107 a–b Wirkung von Hypophysenrohextrakt der Knoblauchskröte (*Pelobates fuscus)* auf die Melanophoren in isolierten Schwanzstücken von dunkeladaptierten *Xenopus-laevis*-Larven. Die eingezeichneten Rechtecke sollen den Vergleich im Verhalten einzelner Melanophorengruppen erleichtern.

Kontrolle:

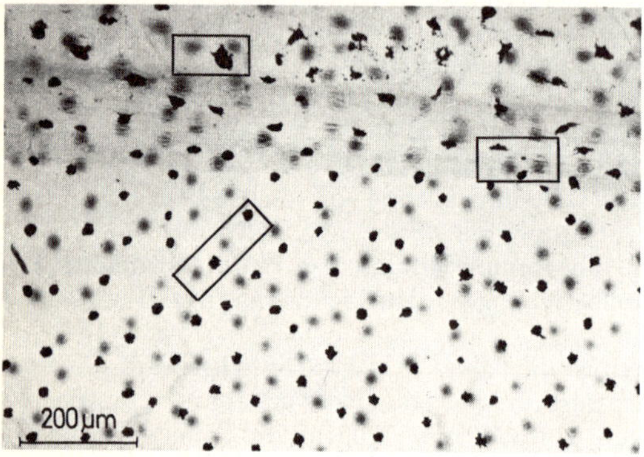

a) Versuchsbeginn,

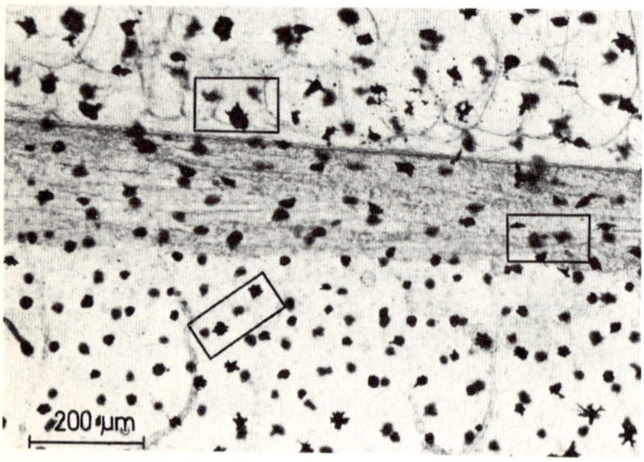

b) 5 Stunden später.

Versuch:

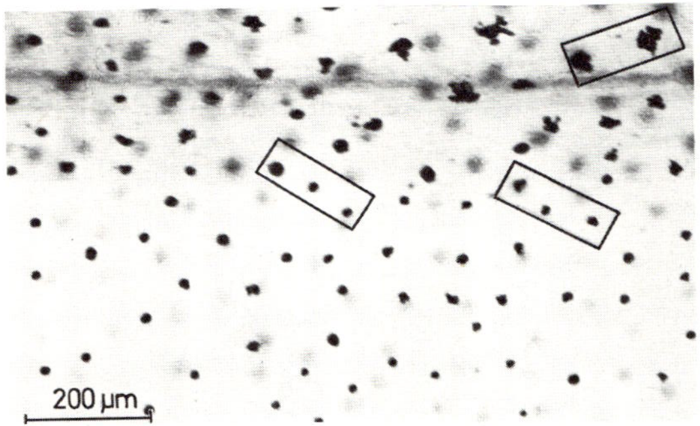

c) Versuchsbeginn; anschließend Zugabe von $^{1}/_{10}$ Hypophyse (0,1 ml Homogenat von 1 Hypophyse in 1 ml Frosch-Ringer-Lösung) zu 4 ml Medium,

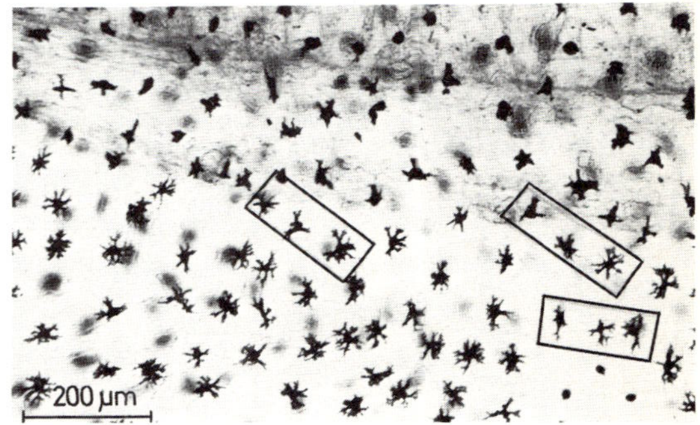

d) 30 Min. später,

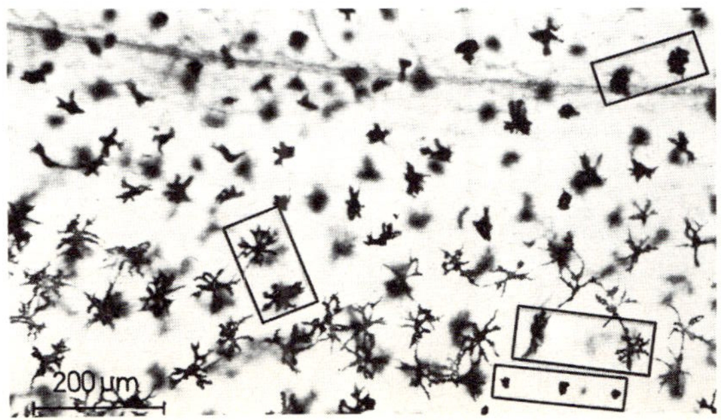

e) nach 90 Min.,

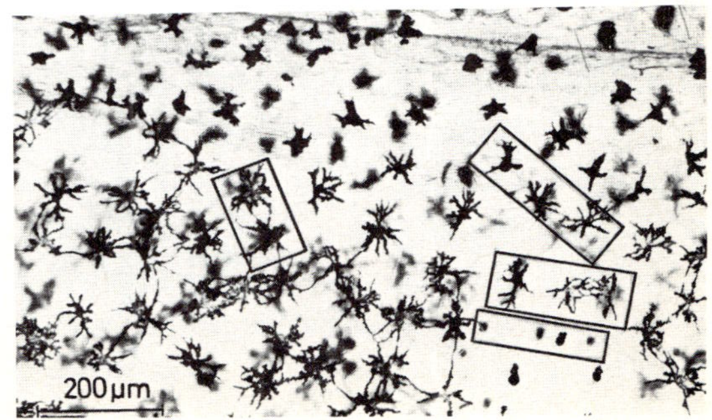

f) nach $4^{1}/_{2}$ Stunden.

sternförmig. Sowohl bei larvalen als auch bei adulten Amphibien bewirkt Intermedin eine Aggregation der reflektierenden Plättchen, die in den Iridophoren enthalten sind. Beim Fehlen des Hormons findet eine Redispersion dieser Organellen aus ihrer perinucleären Lage statt. Im Hinblick auf die Richtung der Pigmentbewegung hat Intermedin in Melanophoren und Iridophoren somit unterschiedliche Effekte. Allerdings sprechen bei Fröschen nicht alle Iridophoren auf hormonale Reize an. Es existiert ein dorsoventraler Gradient. Dorsale Chromatophoren (Melanophoren und Iridophoren) aus der Rückenhaut reagieren schneller und stärker auf Injektion von Intermedin als mehr ventral gelegene Farbzellen. Auf der Bauchseite, auf welcher Melanophoren gänzlich fehlen und nur noch Iridophoren vorhanden sind, läßt sich eine Beeinflussung der Iridophoren durch hormonale Stimuli nicht beobachten.

Eine hormonale Beeinflußbarkeit der Xanthophoren ist bei Amphibien im allgemeinen nicht vorhanden. Am physiologischen Farbwechsel sind diese Zellen bestenfalls nur indirekt beteiligt. Das Pigment in diesen Zellen befindet sich in der Regel im dispersen Zustand und trägt zur Grünfärbung der Frösche bei. Nur bei *Hyla arenicolor* wurde bislang das Pigment der Xanthophoren in aggregiertem Zustand gefunden, und bei dieser Art vermag MSH an isolierten Hautstücken eine Pigmentdispersion herbeizuführen.

Die Kontrollmechanismen für den Farbwechsel bei Fischen sind komplexer als bei Amphibien. Einer der Gründe hierfür mag in der biologischen Tatsache liegen, daß Fische meist wesentlich beweglicher sind als Amphibien und deshalb häufiger in Umgebungen unterschiedlicher Färbung gelangen. Es erscheint darum verständlich, daß bei Fischen eine schneller wirkende Regulation des Farbwechsels auf nervösem Wege von größerer Bedeutung ist als die relativ langsamen Farbveränderungen unter dem Einfluß fluktuierender Sekretionsraten von Hormon. Gleichwohl kann ein bestimmter MSH-Spiegel im Blute nach längerem Aufenthalt über einem Untergrund mit ungefähr gleichartigen Helligkeitsverhältnissen adaptive Reaktionen auf nervösem Wege fördern. Die Chromatophoren der Amphibien haben keine direkte nervöse Versorgung.

Über die Rolle des Intermedins bei Fischen bestehen noch viele Unklarheiten, da es sowohl erhebliche artspezifische Differenzen zu geben scheint und noch andere Hormone (s. S. 215) für den Farbwechsel dieser Tiere wichtig sind. Auch das Zusammenspiel zwischen nervöser und hormonaler Kontrolle bedarf vieler eingehender Untersuchungen, bevor sich beispielsweise entscheiden läßt, ob unter definierten Bedingungen Pigmentdispersion in Melanophoren auf nervöse Erregung oder MSH-Wirkungen zurückzuführen ist.

Bei Cyclostomen scheint MSH offenkundig „typische“ melanindispergierende Wirkungen zu haben. Entsprechendes gilt wohl auch für die Elasmobranchier, bei denen eine Hypophysektomie zu einer bleibenden Aufhellung bei Haien führt, die durch Injektion von Hypophysenextrakten

oder sogar durch Injektion von Blut dunkler Tiere (vorübergehend) rückgängig gemacht werden kann.
Im Unterschied zu den Amphibien reagieren jedoch bei Fischen sowohl Xanthophoren als auch Erythrophoren deutlich auf Intermedin. Sowohl in vitro als auch in vivo fördert Intermedin eine Dispersion des Pigments in jenen Zellen. Es ist aber noch nicht gesichert, ob tatsächlich dieses Hormon unter physiologischen Bedingungen eine maßgebliche Rolle spielt. Von den wenig untersuchten Elasmobranchiern wird angegeben, daß bei ihnen die Xanthophoren (wie die Melanophoren) mit einer Pigmentdispersion auf Stimulation durch Intermedin reagieren. Es ist derzeit unbekannt, ob bei ihnen die Iridophoren unter endokriner Kontrolle stehen. Auch bei den Knochenfischen ist die Reaktion der in dieser Gruppe weit verbreiteten Iridophoren nur ungenügend erforscht. Den wenigen Beobachtungsdaten nach zu urteilen, scheinen die Reaktionen der Iridophoren denen der Melanophoren parallel zu gehen, d. h. auf hellem Untergrund ist das Pigment der Iridophoren dispers, das der Melanophoren aggregiert. Vermutlich spielen für die physiologische Kontrolle auch bei den Iridophoren nervöse Faktoren eine größere Rolle als Hormone.
Bei Reptilien (*Anolis*) bewirkt die Injektion von Gewebe der Pars intermedia (der gleichen Art oder von Fröschen) in hypophysektomierte Tiere ein Dunklerwerden der Haut innerhalb weniger Minuten. Auch in vitro werden isolierte Stückchen von *Anolis*-Haut dunkler, wenn das Medium Extrakte aus Zwischenlappen oder MSH enthält. Ähnliche Versuche an anderen Reptilien sprechen für eine Melanindispersion unter Intermedineinfluß. Bei *Anolis* hat das Hormon auf Xantho- und Iridophoren keine Wirkung. Daten von anderen Arten sind bisher nicht bekannt.
Vögel haben keine Pars intermedia und in der Regel dürfte bei ihnen Intermedin für die Färbung des Integuments und ihres Gefieders keine Rolle spielen, obwohl zumindest in einigen Fällen MSH (oder nur Stoff mit MSH-Aktivität?) im Hypophysen-Vorderlappen vorkommen kann.
Bei Säugern ist die physiologische Rolle des Intermedins besonders schwer zu beurteilen, da sich oft nicht sicher entscheiden läßt, ob bestimmte Reaktionen (zum Teil pathologischer Art) des Integuments den Einflüssen von ACTH oder MSH zuzuschreiben sind. Immerhin wurde an Mäusen beobachtet, daß Transplantation eines Hypophysentumors auf hypophysektomierte Tiere ein Dunklerwerden ihres Fells herbeiführte, ohne daß gleichzeitig die Tätigkeit des steroidogenen Cortexgewebes gefördert wurde, so daß in diesem Falle an einen spezifischen MSH-Effekt zu denken ist. Auch von anderen Nagern sind MSH-Wirkungen bekannt. Allerdings scheint vor allem bei Säugern eine bestimmte genetische Konstitution Voraussetzung dafür zu sein, ob ein Individuum auf MSH anspricht oder nicht.
Das weiße Winterkleid von Wieseln (*Mustela erminea*) scheint unter hormonaler Kontrolle zu stehen. Nach Hypophysektomie erwerben braune Sommertiere ein weißes Winterfell. Die gleiche Operation bei

weißen Wintertieren verändert die Färbung nicht. Behandelt man die Tiere aber mit MSH (oder ACTH) und stimuliert ihren Haarwuchs durch Auszupfen, dann wächst pigmentiertes Haar nach, wie es für das Sommerkleid typisch ist.
Auch beim Menschen kann MSH ein Dunklerwerden der Haut herbeiführen durch Pigmentdispersion und Stimulation der Melaninsynthese. Diese Reaktion ist in Hautgebieten, welche dem Sonnenlicht ausgesetzt sind, besonders stark. Die Funktion dieses „physiologischen Farbwechsels" ist jedoch unbekannt. Vielleicht handelt es sich dabei nur um den Rest eines stammesgeschichtlichen Erbes. Die Deutung der Befunde beim Menschen wird zusätzlich erschwert, weil auch andere Hormone (ACTH, Progesteron und Östrogene) die Pigmentsynthese beeinflussen können.

Kontrolle der Intermedinsekretion

Wenn die inzwischen allgemein anerkannte Lehrmeinung korrekt ist, daß der physiologische Farbwechsel bei Wirbeltieren auf hormonalem Wege in erster Linie durch das MSH bewerkstelligt wird, dann stellt sich die Frage, wie die adaptiven Farbveränderungen durch Variationen im Gehalt eines einzigen Hormons zustande kommen. An anderer Stelle wird die mutmaßliche Rolle hypothalamischer Stoffe für die MSH-Sekretion kurz erörtert (s. S. 308). Zumindest bei Amphibien sprechen viele Befunde für eine Hemmung der Pars intermedia durch den Hypothalamus. Eine Analyse der einschlägigen Experimente läßt allerdings die Deutung zu, daß die steuernden neuralen Elemente keine neurosekretorischen Nerven sind. Sowohl bei Amphibien und Fischen als auch bei einigen Säugern wurden mit besonderen Techniken adrenergische Nervenendigungen im Bereich der Pars intermedia nachgewiesen, so daß mit der Möglichkeit zu rechnen ist, daß Catecholamine als neurohumorale Transmittersubstanzen die MSH-Zellen in der Pars intermedia hemmen (Fingerman 1970).
Im Augenblick bietet sich für die Wirbeltiere noch kein generalisierbares Konzept, um den Anteil von adrenergen, cholinergen und neurosekretorischen Neuronen bei der Regulation der Funktionen der Pars intermedia zu beurteilen. Möglicherweise überwiegt bei Poikilothermen mit der Fähigkeit zu schnellen Farbwechselreaktionen ein adrenerger Steuerungsmechanismus, während an langsameren (morphologischen) Farbveränderungen in erster Linie hypothalamische Substanzen vom Releasingtyp beteiligt sind.

Biologische Tests für Intermedinaktivität

Für die Beurteilung der Wirkung verschiedener physiologischer Faktoren auf die Chromatophoren kann man sich verschiedener Verfahren bedienen, die jedoch alle den Grad der Pigmentverteilung in den Chromatophoren als Parameter benutzen. Häufig wird ein (auch auf andere Chromatophoren anwendbarer) „Melanophoren-Index" benützt, bei dem mehrere Stufen der Pigmentaggregation und -dispersion unterschieden werden (Abb. 108). Dieses morphologische Kriterium ist jedoch schwer objektivierbar. Darum werden in neuerer Zeit in zunehmendem Maße photoelektrische Methoden verwendet, indem man, beispielsweise, den Remissionsgrad eines definierten pigmenthaltigen Gewebestückes bestimmt (Abb. 109). Diese Technik läßt sich insbesondere an isolierten Hautstücken in vitro relativ leicht durchführen. Allerdings birgt auch dieses Verfahren besondere Probleme in sich, vor allem dann, wenn in dem Gewebsmaterial mehrere Chromatophorentypen vorkommen, die auf die gleiche Behandlung unterschiedlich reagieren. In solchen Fällen sind zusätzliche morphologische Beobachtungen unerläßlich.

In vitro-Techniken haben im Vergleich zu Testversuchen an lebenden Tieren den Vorteil, daß bei ihnen der Einfluß nervöser Faktoren auf die Pigmentverteilung während des Versuchsablaufs keine Rolle spielt, aber sie sind nur wenig spezifisch, da außer dem Intermedin auch andere Substanzen die Pigmentverteilung verändern können.

Angesichts der schon erwähnten chemischen Verwandtschaft zwischen MSH-Peptiden und ACTH überrascht es nicht, daß Corticotropin eine deutlich stimulierende Wirkung auf Chromatophoren hat (s. S. 226 ff.). Bei Fischen vermag Prolactin allein solche Effekte herbeizuführen oder Intermedinwirkungen zu verstärken. Bei Poikilothermen können Catecholamine (Adrenalin, Noradrenalin) und Acetylcholin die Pigmentdispersion in unterschiedlicher Richtung beeinflussen (Aggregation bzw. verstärkte Dispersion). Das zum Intermedin antagonistisch wirksame Melatonin (s. S. 212 ff.) spielt als Störfaktor für Testverfahren zur Bestimmung von Chromatophoren stimulierender Aktivität praktisch keine Rolle.

Die besondere Wirksamkeit von MSH auf die Chromatophoren-Aktivität läßt sich daraus erschließen, daß das Intermedin schon in geringsten Mengen zu deutlich meßbaren Effekten führt. Froschhaut (*Rana pipiens*)

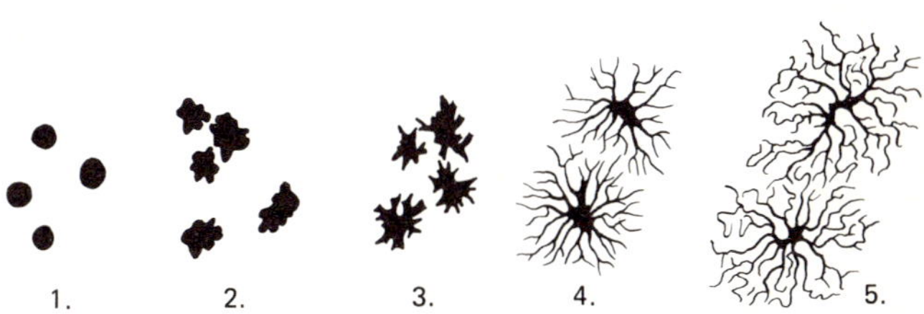

Abb. 108 Melanophorenindex zur Bestimmung des Dispersionsgrades von Melanin in den Melanophoren der Schwimmhäute beim Frosch (nach *Hogben* u. *Slome*).

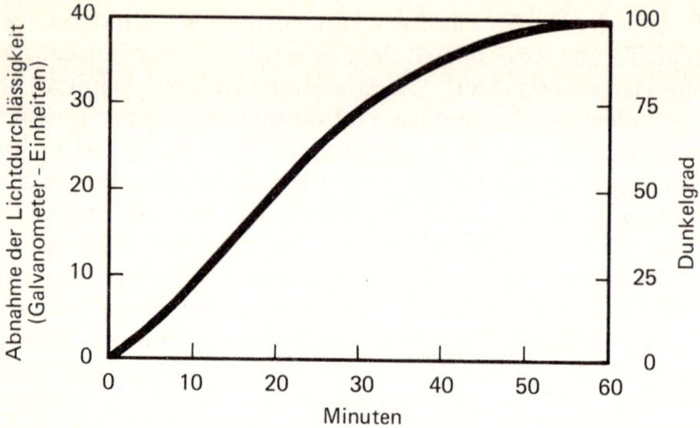

Abb. 109 Wirkung von MSH auf die Melanophoren isolierter Froschhaut, die vor Beginn des Versuches hell war (nach *Novales*).

zeigt bereits ein deutlich meßbares Dunkelwerden, wenn Intermedin in der geringen Konzentration von 10^{-11}M geboten wird. Bei Fröschen ist die Pars distalis der Adenohypophyse (die unter anderem ACTH enthalt) erheblich größer als die Pars intermedia. Homogenisiert man beide (voneinander trennbaren) Hypophysenteile, so sind verdünnte Homogenate aus Pars intermedia-Gewebe wesentlich stärker wirksam als gleich verdünntes Material aus der Pars distalis. Noch $^1/_{4000}$ des Zwischenlappens eines Frosches läßt an in vitro-Präparaten von Froschhaut biologische Aktivität erkennen.

Neurohypophyse* (Pars nervosa)

Die Hormone der Neurohypophyse unterscheiden sich von allen anderen Hormonen der Wirbeltiere dadurch, daß bei ihnen Produktionsstätte und Abgabeort in den Blutkreislauf räumlich relativ weit voneinander getrennt sind. Der im wissenschaftlichen Sprachgebrauch fest eingebürgerte Gruppenbegriff für diese Wirkstoffe ist nur historisch zu rechtfertigen. Er wurde zu einer Zeit geprägt, als das Konzept der Neurosekretion noch unbekannt war. Die Einsicht, daß die neurohypophysären Hormone hypothalamischen Ursprungs sind, also (wie die Releasing-Hormone auch) eher den Namen „Zwischenhirnhormone" verdienten, ist nomenklatorisch nicht zum Durchbruch gekommen.

* Im allgemeinen Sprachgebrauch werden die Termini „Neurohypophyse" und „pars nervosa" (obwohl anatomisch nicht korrekt – vgl. Abb. 12 c) meist synonym benutzt.

Die Neurohypophyse ist auch funktionell von der Adenohypophyse grundverschieden. Sie ist als Neurohämalorgan bloßer Empfangs-, Speicher- und Abgabeort für die Substanzen, die ihr durch axonalen Transport vom Hypothalamus zugeleitet werden.
Um begrifflicher Verwirrung vorzubeugen, sei an dieser Stelle nochmals auf die prinzipiellen Unterschiede zwischen Neurotransmittern („neurohumors") und Neurohormonen hingewiesen, die trotz ihrer Herkunft aus Nervengewebe alle hormontypischen Merkmale zeigen.
Die Neurotransmitter (insbesondere Acetylcholin und Noradrenalin, daneben Serotonin, Dopamin und andere) beschränken sich in ihrer Aktivität auf den synaptischen Transfer von Signalen (agieren also nur über Strecken im Nanometerbereich) und sind wegen ihrer spezifischen Aufgaben notwendigerweise äußerst kurzlebig. Das heißt spezifische Mechanismen sorgen für ihre schnelle Inaktivierung. Die Neurotransmitter sind Produkte „gewöhnlicher" Nervenzellen, während neurosekretorische Neurone stärker spezialisiert sind und nicht in synaptischen Kontakt mit anderen Neuronen treten, obwohl sie, wie gewöhnliche Neurone, auch Impulse transportieren können.
Auf ultrastrukturellem Niveau fällt an den neurosekretorischen Fasern vor allem ihr Gehalt an relativ großen (100–300 nm) elektronendichten Granula auf, die von einer Membran umgeben sind. Auch chemisch sind die Neurosekrete von den Neurotransmittern deutlich verschieden, so daß man die neurosekretorischen Fasern, die in erster Linie Peptide abgeben, als „peptiderg" den bekannten cholin- oder adrenergen Neuronen gegenüberstellen kann.
Die neurosekretorischen Granula werden in proximo-distaler Richtung transportiert mit einer Geschwindigkeit in der Größenordnung von ca. 1–3 mm/h und häufen sich in den erweiterten Faserenden an, von wo sie freigesetzt werden. Der Mechanismus der Stoffabgabe ist noch nicht endgültig geklärt. Der Produktionsort der Neurosekrete im Zwischenhirn liegt in anatomisch wohlumschriebenen Kerngebieten (Anhäufungen der Perikaryen von Neuronen). Der neurosekretorische Apparat eines Wirbeltiers, besteht aus den neurosekretorischen Kernen im Hypothalamus und den zugehörigen Fasertrakten, die zur Neurohypophyse ziehen, wo die Enden der Neuronen in Verbindung zum Gefäßsystem treten (Neurohämalorgan).
Bei den Anamniern repräsentieren die paarigen Nuclei praeoptici die neurosekretorischen Zentren. (Bei den Fischen ist daneben der Nucleus lateralis tuberis von Bedeutung – Abb. 110).
Bei den Amnioten lassen sich der Nucleus supraopticus und der Nucleus paraventricularis voneinander unterscheiden. Beide sind gleichfalls paarig (vgl. Abb. 13).
Das Neurosekret, welches mit Hilfe einer Reihe von Färbemethoden sichtbar gemacht werden kann, ist ein Protein (van Dyke-Protein) und nicht das physiologisch wirksame Hormon. Neuere Untersuchungen ha-

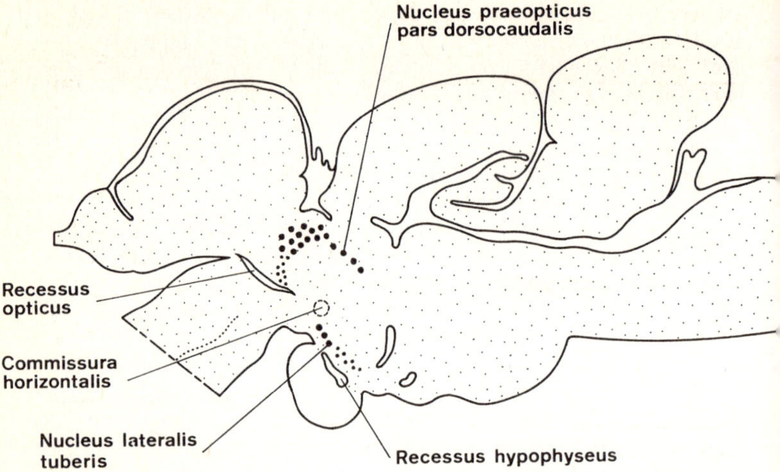

Abb. 110 Schema eines paramedianen Sagittalschnittes durch das Gehirn des Sonnenbarsches *Lepomis cyanellus* (aus: *N. Simon, R. Reinboth*: Advanc. Anat. Embryol. Cell Biol. 48 [1974] 1).

ben ergeben, daß das van Dyke-Protein ein Komplex aus aktiven Neurohormonen (bei Säugern Oxytocin und Vasopressin) und mindestens einem inaktiven Protein, einer Art Trägerprotein ist, das als Neurophysin bezeichnet wird. Sowohl Neurophysin als auch die eigentlichen Hormone lassen sich am Bildungsort in den gleichen subcellulären Organellen nachweisen. Bei ein und derselben Species können mehrere Neurophysine vorkommen. Es sind Polypeptide aus 95 Aminosäureresten (Chauvet u. Mitarb. 1976), die sich bei Rind, Schwein und Schaf nur in 2–4 Positionen voneinander unterscheiden. Vermutlich gibt es bei den einzelnen Arten für jedes neurohypophysäre Hormon ein spezifisches Neurophysin (vgl. Seif u. Robinson 1978).

Chemie und Vorkommen der neurohypophysären Hormone

Die Hormone der Neurohypophyse sind ausnahmslos zyklische Nonapeptide (Abb. 111). Es ist auch gerechtfertigt, sie als Oktapeptide einzustufen, wenn man die beiden über eine Disulfidbrücke miteinander verbundenen Cysteine (Pos. 1 und 6) als 1 Cystin zählt.
Die Neurohormone wurden an Vertretern aller Wirbeltierklassen untersucht. Die meisten Wirbeltiergruppen produzieren zwei oder mehrere dieser Hormone. Es ist anzunehmen, daß jedes Hormon von einem besonderen Zelltyp gebildet wird. Bei den primitivsten Vertebraten, den

Allgemeine Struktur
Variationen in den Positionen 3, 4 und 8 markiert durch (X)

1	2	3	4	5	6	7	8	9	
Cys	Tyr	(X)	(X)	Asn	Cys	Pro	(X)	Gly	(NH_2)

(Disulfidbrücke S–S zwischen Position 1 und 6)

	Aminosäuren in den Positionen 3	4	8
Basische Peptide			
Arginin-Vasopressin (AVP)	Phe	Gln	Arg
Lysin-Vasopressin (LVP)	Phe	Gln	Lys
Arginin-Vasotocin (AVT)	Ile	Gln	Arg
Neutrale Peptide			
Oxytocin (OXY)	Ile	Gln	Leu
Mesotocin (MST)	Ile	Gln	Ile
Isotocin (Ichthyotocin) (ICT)	Ile	Ser	Ile
Glumitocin (GLT)	Ile	Ser	Gln
Valitocin (VAT)	Ile	Gln	Val
Aspartocin (AST)	Ile	Asn	Leu

Abb. 111 Aminosäuresequenzen der neurohypophysären Peptidhormone.

Cyclostomen, wurde bisher allerdings nur eine neurohypophysäre Substanz, das Arginin-Vasotocin (AVT) gefunden, das mit Ausnahme der Säuger, bei allen übrigen Wirbeltieren vorkommt. Die größte Variabilität scheint bei den Elasmobranchiern zu bestehen (Tab. 6). Es wird die Hypothese vertreten, daß die beiden neurohypophysären Stoffe durch Verdopplung eines „Stammgens" entstanden sind und an diesen beiden Genabkömmlingen Mutationen erfolgten.
Die geringen Unterschiede in den Aminosäuren der Hormongruppe (sie beschränken sich auf die Positionen 3, 4 und 8) machen die ganze Substanzfamilie zu einem hochinteressanten Untersuchungsobjekt sowohl für den Molekularbiologen als auch den Evolutionsforscher (Barrington 1972; Acher 1974; Heller 1974; Sawyer 1977). Theoretisch bereitet es keine besonderen Schwierigkeiten, – vom AVT ausgehend – einen Molekülstammbaum der bisher bekannten Nonapeptide zu entwerfen, der durch schrittweise Veränderungen (Punkt-Mutationen) in den entsprechenden Basentripletts (Codone) für die einzelnen Aminosäuren plausibel gemacht werden kann. Es ist allerdings eine ganz andere Frage, wie sich die natürlich vorkommenden Neurohormone tatsächlich entwickelt haben, da in einigen Fällen zu postulieren ist, daß Veränderungen am genetischen Code zugleich an 2 Stellen erfolgen müssen, wenn eine Aminosäure durch eine andere ersetzt wird (z. B. Serin im Isotocin durch Glutamin im Mesotocin).
Für den Endokrinologen eröffnet sich die faszinierende Chance, vielleicht

Tabelle 6 Verteilung der neurohypophysären Hormone bei Wirbeltieren (nach *Heller* und *Acher*).

Klassifikation	Zahl der untersuchten Arten mit pharmakologischer Charakterisierung der Hormone	(teilweiser) chemischer Identifizierung der Hormone	gefundene Hormone*
Cyclostomata	3	–	AVT
Elasmobranchii			
Selachii	15	5	AVT, GLT, VAT, AST
Holocephali	1	1	AVT, OT
Actinopterygii			
Chondrostei	4	2	AVT, ICT
Holostei	2	–	AVT, ICT
Teleostei	10	8	AVT, ICT
Dipnoi	3	2	AVT, MST
Amphibia			
Urodela	2	–	AVT, MST
Anura	10	2	AVT, MST
Reptilia	8	3	AVT, MST
Aves	6	3	AVT, MST
Mammalia			
Monotremata	1	1	AVP, OT
Marsupialia	4	–	AVP, OT
Eutheria	34	8	AVP, LVP, OT

*AVT Arginin-Vasotocin, GLT Glumitocin, VAT Valitocin, AST Aspargtocin, OT Oxytocin, ICT Ichthyotocin, MST Mesotocin, AVP Arginin-Vasopressin, LVP Lysin-Vasopressin.

in den Hormonen der Neurohypophyse modellhaft eine Substanzgruppe kennenzulernen, bei der eine erstaunliche chemische Stabilität in einer langen Stammesgeschichte (AVT!) mit einer allmählich adaptiven Spezialisierung in den Zielorganen verknüpft ist. Unterschiede in den biologischen Funktionen würden sich damit – zumindest zum Teil – auf eine bloße Diversifikation verschiedener Rezeptororte für das gleiche Molekül bzw. einen ähnlichen Molekültyp reduzieren (vgl. S. 318 ff.).

Physiologische Wirkungen

Läßt man sich auf den Versuch ein, die bisher bekannt gewordenen physiologischen und pharmakologischen Effekte der Hormone der Neurohypophyse bei Wirbeltieren grob zusammenzufassen, so stößt man auf die Tatsache, daß als Effektoren in erster Linie semipermeable Membranen (Nierenkanälchen, Harnblase, Hautbestandteile) und kontraktile Elemente (Muskeln) fungieren. Diese Tatsache macht man sich in biologischen Testverfahren für die natürlich vorkommenden Nonapeptide und synthetische Präparate einschließlich deren Derivate zunutze.

Bei den Säugern, die aus naheliegenden Gründen am besten untersucht sind, lassen sich die beiden Aktivitäten den von Mammaliern bekannten Peptiden Arginin-Vasopressin (AVP) und Oxytocin (OXY) zuordnen.* Nur so ist es verständlich, daß man häufig vereinfachend zwischen oxytocisch und vasopressorisch aktiven Substanzen unterscheidet, obwohl sich die Termini in ihrem eigentlichen Wortsinn nur für sehr spezifische Wirkungen bei wenigen Arten sinnvoll anwenden lassen und obendrein die Beobachtung eines entsprechenden Effekts in einer geeigneten Versuchsanordnung keineswegs immer schon brauchbare Hinweise auf die natürlichen physiologischen Funktionen gibt.

Die eventuellen Funktionen des Arginin-Vasotocins (AVT), dem wir erstmals bei den Cyclostomen begegnen, sind – ebenso wie die der anderen Neurohormone auch – bei allen aquatischen Wirbeltieren noch weitgehend unklar. Es kommt hinzu, daß Vasotocin, welches bei allen Tetrapoden (mit Ausnahme der Säuger) quantitativ das wichtigste Hormon ist, in der Neurohypophyse von Fischen in der Regel nur in einer 10fach geringeren Konzentration zu finden ist.

Unter den Wirbeltieren ist erstmals beim Übergang vom Wasser- zum Landleben, also innerhalb der Gruppe der Amphibien, eine wichtige Rolle neurohypophysärer Hormone nachweisbar. Im Jahr 1921 wurde erstmals von BRUNN beobachtet, daß Frösche, denen man Hypophysenmaterial injizierte, schnell an Gewicht zunehmen, wenn man sie in Wasser hielt („Brunn-Effekt" = „water-balance response").

Es ist inzwischen nicht mehr daran zu zweifeln, daß zumindest bei einigen Amphibien Vasotocin eine physiologische Wirkung auf den Wasserhaushalt hat. Im Experiment reagieren die meisten Amphibien auf die Injektion von Vasotocin mit einer mehr oder weniger starken Wasserretention. Terrestrische Arten sprechen besser auf eine solche Behandlung an als im Wasser lebende Formen. Als Angriffsorte für das Hormon kommen die Niere (Reduktion des Urinflusses und der Natriumabgabe), die Harnblase (Förderung der Reabsorption von Wasser und Na^+), die Haut (Förderung der Aufnahme von Wasser und Natrium aus dem flüssigen äußeren Milieu ins Innere) und eventuell der Darm (Reabsorption von Wasser und Na^+ aus den Bestandteilen des Darminhalts) in Frage. Es bleibt noch zu klären, inwieweit alle oder welche Rezeptororte bei den verschiedenen Arten auf Vasotocin ansprechen.

---

* Obwohl KARLSON in seinem ‚Kurzen Lehrbuch der Biochemie' zu Recht darauf hinweist, daß der Name Oxytocin sprachlich schlecht gewählt ist (die Silbe Oxy- suggeriert fälschlich einen Hinweis auf Sauerstoffgehalt) und das bessere Wort Ocytocin vorschlug (griech. ὠκύς = schnell, τόκος = Geburt), hat sich der Terminus in der Literatur nicht durchgesetzt. Wir verwenden deshalb unverändert den gängigen Namen Oxytocin, zumal auch die übrigen Namen für die Nonapeptide philologischen Kriterien nicht durchweg standhalten.

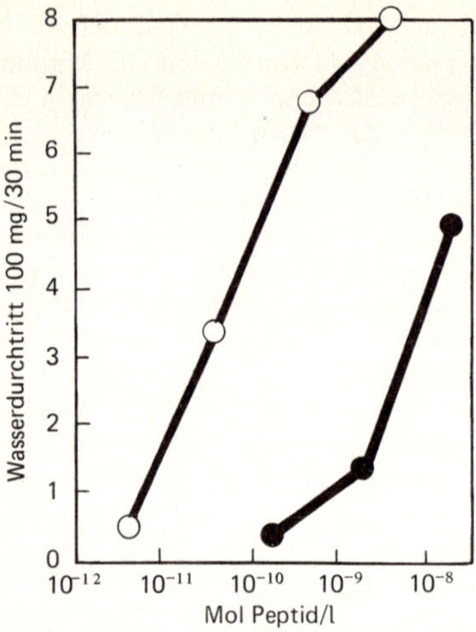

Abb. 112 Einfluß von Vasotocin (○) und Oxytocin (●) auf den Wassertransport an der isolierten Harnblase von *Bufo marinus* (nach *Bentley*).

Bei Urodelen verändert sich in der Regel weder an der Haut noch an der Blase (Ausnahme: Feuersalamander) die osmotische Permeabilität bei Gegenwart von Vasotocin. Hingegen zeigen sich antidiuretische Wirkungen an der Niere. Bei dem im Wasser lebenden *Xenopus* bleibt Vasotocin ohne Einfluß auf den Wassertransport, aber der Na^+-Transport durch die Haut steigt an. Auch die Größenordnung der Reaktionen sowie die Sensitivität gegenüber dem Hormon zeigen beträchtliche artspezifische Differenzen. Z. B. reagiert die Kröte *Bufo bufo* 10mal empfindlicher als der Wasserfrosch *Rana esculenta*. Die stärkste Wasseraufnahme unter AVT-Einfluß wurde mit 53 g Wasser/100 g anfängliches Körpergewicht für *Hyla hyla* angegeben (zum Vergleich: 8 g bei *Triturus alpestris*). Der Einfluß der neurohypophysären Peptide auf den Wassertransfer bei Amphibien läßt sich leicht in vitro an der Haut und an Harnblasengewebe geeigneter Arten testen (Abb. 112).

Die Vasotocinmenge in der Neurohypophyse (10^{-8} bis 10^{-9} M/kg Körpergewicht) entspricht in der Größenordnung den von anderen Tetrapoden bekannten Werten.

Bislang gibt es keine zureichenden Beweise, daß bei Amphibien neurohypophysäre Hormone auch für den Elektrolythaushalt eine maßgebliche Rolle spielen.

Über eventuelle physiologische Funktionen des Mesotocins ist erst wenig bekannt. Bei Anuren hat es offenbar diuretische Wirkungen (Pang 1977). Bei den Säugern sind Vasopressin und Oxytocin die beiden neurohypophysären Hormone. Im Falle des Vasopressins handelt es sich dabei in der

Regel um das Arginin-Vasopressin (AVP). Nur bei den Suiformes (Schwein, Flußpferd, Pekari, Warzenschwein) enthält das Vasopressin in Position 8 anstelle von Arginin Lysin und ist deshalb als Lysin-Vasopressin (LVP) zu bezeichnen. Bei ein und derselben Art können allerdings sowohl AVP als auch LVP nebeneinander vorkommen.
Die gerade bei den neurohypophysären Peptiden häufig angestellten evolutionstheoretischen Überlegungen haben auch eine entwicklungsphysiologische Komponente. Das von HAECKEL (1866) aufgestellte und seither stark umstrittene biogenetische Grundgesetz (nach dem die Ontogenese die Phylogenese in verkürzter Form rekapitulieren soll) erhält eine bemerkenswerte Stützung (?) durch neuere Daten über Nonapeptide in der fetalen Neurohypophyse von Säugern (PERKS 1977). Man hat bei zwei Arten, dem Hausschaf und der Robbe *Callorhinus ursinus,* das Vorkommen des „primitiven" AVT in der fetalen Neurohypophyse entdeckt. Pharmakologische Untersuchungen, vor allem am fetalen Meerschweinchen, rechtfertigen die Hypothese, daß dieses Peptid – ganz ähnlich den bei Anuren bekannten Effekten – im Dienste der Wasseraufnahme stehen könnte. Bei den Säugern fördert nämlich das AVT, ebenso wie das AVP, die Passage von Wasser aus dem mütterlichen Organismus zum Feten hin, und zwar auf extraplacentarem Wege über Dottersack, Amnion, fetale Haut und die Harnblase. Inwieweit diese pharmakologischen Wirkungen eine physiologische Rolle spielen, das ist eine noch offene Frage.

Vasopressin

Der Name Vasopressin geht auf die Beobachtung zurück, daß dieses Hormon den Blutdruck verändern kann, und zwar wirkt es bei Säugern in der Regel blutdruckerhöhend (über eine Kontraktion der glatten Muskulatur in den Gefäßwänden), während das entsprechende Hormon – AVT – bei Vögeln und manchen Reptilien den Blutdruck senkt. Trotz dieses deutlich meßbaren Effekts spielt die vasopressorische Substanz sehr wahrscheinlich keine physiologische Rolle bei der Regulation des Blutdrucks. Einer der Gründe hierfür ist darin zu sehen, daß die Hormonmengen, die für Blutdruckänderungen benötigt werden, größer sind als sie normalerweise aus der Neurohypophyse entlassen werden. Die pressorische Wirkung ist somit als bloßer pharmakologischer Effekt anzusehen. Nichtsdestotrotz bleibt es interessant, daß bei stärkeren Blutungen, die mit einem Blutdruckabfall einhergehen, prompt Vasopressin ins Blut entlassen wird. Dieses Phänomen ist besonders eingehend an Ratten, Kaninchen und Hunden untersucht worden.
Eine vergleichend physiologische Synopsis der vasomotorischen Wirkungen der neurohypophysären Peptide innerhalb der Wirbeltierreihe (CHAN 1977) verrät mehr über künftige Forschungsaufgaben als über die (mögliche) physiologische Rolle dieser Stoffe.Die wichtigste Funktion des Vasopressins besteht zweifellos darin, den Wasserhaushalt zu regulieren, in-

dem es in den distalen Teilen der Nierenkanälchen deren Permeabilität für Wasser erhöht. Wasser wird reabsorbiert (vgl. AVT-Wirkungen auf die Blase der Amphibien!) und so der Urinfluß vermindert. Dieser antidiuretische Effekt hat dem Vasopressin den Namen *a*nti*d*iuretisches *H*ormon (ADH) eingetragen, der dessen physiologischen Aufgaben besser gerecht wird. Zerstört man auf experimentellem Wege den hypothalamisch-hypophysären Fasertrakt in der Nähe des Nucleus supraopticus, dann atrophieren dessen Neuronen und bei dem behandelten Tier entwickelt sich ein Diabetes insipidus. Für ihn ist die Produktion großer Mengen eines stark verdünnten Urins (Polyurie!) und – damit zusammenhängend – eine vermehrte Wasseraufnahme charakteristisch (Polydipsie). Bei einem besonderen Rattenstamm (Brattleboro) kommt erblicher Diabetes insipidus vor, der auf das Fehlen von AVP zurückzuführen ist.

Generell dient das ADH (als AVP, LVP und AVT) bei allen Wirbeltieren (mit Ausnahme der Fische) der Konservierung von Wasser. Bei Laborratten, die unter normalen Bedingungen gehalten werden, ist die im Blut zirkulierende ADH-Menge gering. Sie steigt jedoch binnen 24 Stunden auf das 10fache an, wenn man den Tieren kein Trinkwasser bietet. Gleichzeitig wird der Urin stark hyperosmotisch.

Die antidiuretischen Potenzen des Vasopressins unterscheiden sich bei verschiedenen Arten. Beim Hund, dessen ADH das AVP ist, besitzt das LVP nur etwa $^1/_6$ der Aktivität des natürlichen Hormons. Beim Menschen ist LVP etwa halb so aktiv wie AVP. Beim Schwein, dessen natürliches Hormon das LVP ist, erweist sich in der Wirkung auf die Niere diese Substanz um etwa $^1/_3$ weniger wirksam als exogen zugeführtes AVP. Solche Zahlenvergleiche weisen darauf hin, daß es schwierig sein dürfte, dem jeweiligen Vorhandensein von AVP bzw. LVP eine spezifische adaptive Rolle für den Wasserhaushalt der Säuger zuzumessen.

An Vögeln liegen Beobachtungen vor, wonach AVT auch bei ihnen den Wasserhaushalt beeinflußt und in seinen Wirkungen dem Vasopressin der Säuger vergleichbar ist. Beim Haushuhn vermindert die Injektion neurohypophysärer Peptide die Urinsekretion durch Reabsorption von Wasser in den Nierenkanälchen. Es ist strittig, ob bei Vögeln der antidiuretische Effekt zusätzlich durch Reduktion der Filtrationsrate in den Glomeruli zustande kommt. Die Kenntnisse über die eventuelle physiologische Rolle des AVT bei Vögeln sind im ganzen noch sehr spärlich. Es fehlen auch zuverlässige Hinweise darauf, daß Vasotocin unter dem Einfluß osmotischer Stimuli ins Blut abgegeben wird, obwohl bei mehreren Arten gezeigt wurde, daß der Gehalt an Peptiden in der Neurohypophyse in Abhängigkeit von unterschiedlichen osmotischen Bedingungen schwankt und beim Haushuhn eine Neurohypophysektomie Polydipsie (Symptom für einen Diabetes insipidus?) verursacht.

Bei Reptilien wurde an einigen Arten festgestellt, daß Vasotocin sowohl die glomeruläre Filtrationsrate senkt als auch die Wasserreabsorption in den Nierentubuli steigert. Aber angesichts der Formenmannigfaltigkeit innerhalb dieser Wirbeltierklasse sind gegenwärtig Verallgemeinerungen solcher Daten nicht zulässig. Denn von allen Tetrapoden sind die Reptilien bislang am wenigsten hinsichtlich der Rolle neurohypophysärer Peptide untersucht worden (vgl. Bentley 1974).

Zumindest bei Süßwasserfischen ist es von vornherein biologisch nicht sinnvoll, nach eventuellen antidiuretischen Wirkungen neurohypophysärer Hormone zu suchen, da diese Tiere natürlicherweise unter Wasserüberschuß „leiden" und große Mengen eines stark verdünnten Urins produzieren. Es stellt sich eher die Frage, ob die neurohypophysären Peptide vielleicht den Elektrolythaushalt beeinflussen, in dem bei Süßwasserarten und marinen Formen die Kiemen eine zentrale Rolle spielen (s. S. 250 ff.). Beim Goldfisch bedingen sowohl AVT als auch Isotocin eine Erhöhung des Na^+-Einstroms über die Kieme. Aber nur beim Isotocin kommt es hierbei zu einem Nettogewinn an Natrium, da das AVT zugleich auch den Na^+-Efflux steigert.

Obwohl es keinen definitiven Hinweis auf eine physiologische Rolle jener Hormone bei den Fischen gibt (zumal es bei ihnen bisher auch nicht gelungen ist, die entsprechenden Peptide im peripheren Blut zu messen), erscheinen aber jene zahlreichen Beobachtungen interessant, nach denen gerade bei Fischen immer wieder deutliche hämodynamische Effekte der Neurohormone festzustellen waren.

Z. B. führt bei *Scylliorhinus canicula* die Injektion von nur wenigen Nanogramm AVT oder Glumitocin zu einem Anstieg des Blutdrucks in der ventralen Aorta um 10–30%. Isotocin ist etwas weniger wirksam. Dagegen hat Isotocin im Bulbus arteriosus des Aals eine stärkere pressorische Wirkung als Vasotocin. Perfundiert man beim Aal ein isoliertes Kiemenpräparat mit AVT oder Isotocin, so sinkt die Durchflußrate durch Erhöhung des Widerstandes in der Kieme beträchtlich ab. Isotocin war hierbei mit einer Konzentration von nur 10–100 μg/Liter (10^{-14}–10^{-13} M) etwa 10mal wirksamer als Vasotocin. Lysin-Vasopressin blieb im gleichen Präparat selbst bei Konzentrationen von 10^{-8} M wirkungslos. Der Effekt von AVT und Isotocin ließ sich antagonistisch durch Adrenalin aufheben.

Da jene hämodynamischen Veränderungen bei so niedrigen Hormonkonzentrationen eintreten, welche in der Größenordnung mit „physiologischen" Effekten neurohypophysärer Hormone bei Säugern vergleichbar sind, erscheint es lohnend, bei Fischen weitere Forschungen auf die Frage zu konzentrieren, ob in dieser Wirbeltierklasse eine phylogenetisch alte Rolle der Neurohormone in einer Regulation des Blutflusses durch spezifische Kapillarbetten (Kiemen!) besteht und auf diese Weise andere Effekte (z. B. Elektrolytaufnahme und -abgabe durch Kiemen und Nieren) sekundär vermittelt werden. Für die Kiemen wurde von Maetz und Rankin ein hypothetisches Modell entwickelt (vgl. Abb. 66). Danach soll unter dem Einfluß der neurohypophysären Peptide der Blutfluß durch die

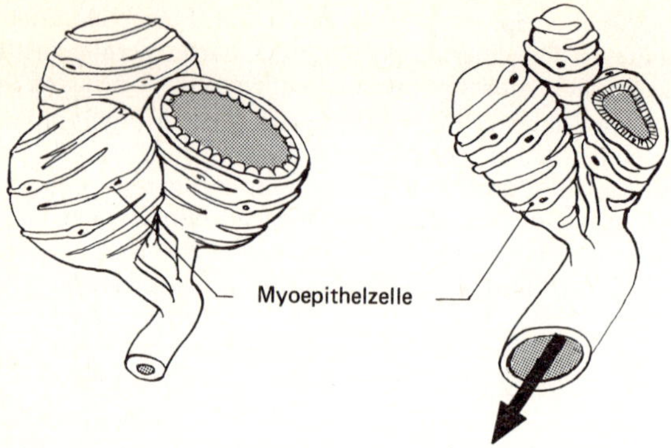

Abb. 113 Schemazeichnung zur Milchejektion durch Kontraktion der Myoepithelialzellen, welche die Alveolen der Milchdrüse umgeben (nach *Schmidt*).

Kiemenfilamente so gesteuert werden, daß durch Kontraktion der Pfeilerzellen in den Lamellen das Blut hauptsächlich durch den zentralen Teil zwischen den einzelnen Lamellen fließt, während unter Adrenalinwirkung der Blutstrom über die nicht kontrahierten Lamellen erfolgt. Beim Aal konnte man in situ beobachten, daß nach intravenöser Injektion von Neurohormonen die Lamellen farblos und schlaff erscheinen, hingegen nach Adrenalingaben rot aussehen und wohlaufgerichtet sind. Die kontraktilen Elemente der Gefäße im Kiemenbogen wie auch in den Filamenten könnten Angriffsort für die Peptide sein.

Oxytocin

Die wichtigsten Wirkungen des Oxytocins bei Säugern bestehen in einer Stimulation der Myoepithelzellen der Milchdrüse und einer Steigerung der Kontraktilität des Uterus. Die Myoepithelzellen sind spezialisierte Muskelzellen, welche die Alveolen umgeben, aus denen die Milch sezerniert wird. Verabfolgt man Oxytocin, so kontrahieren sich diese Zellen und treiben aus einer sekretionsfähigen Milchdrüse die Milch (galaktagoger Effekt) in die Ausführgänge (Abb. 113). Fehlt Oxytocin, so akkumuliert sich bei den meisten Säugern die Milch am Produktionsort und schließlich atrophiert die Milchdrüse.
Der Einfluß des Oxytocins auf die Milchabgabe weiblicher Säuger ist ein schönes Beispiel für einen neuroendokrinen Reflexbogen, indem der Saugreiz (bzw. Melkbewegungen) in den peripheren Rezeptoren nervöse Impulse produziert, die über afferente Bahnen durch das Rückenmark zum Mittelhirn und weiter zum Hypothalamus geleitet werden, und dort nimmt die Abgabe von Oxytocin in den allgemeinen Kreislauf ihren Anfang (Abb. 114). Wie alle Reflexe, so kann auch dieser mit Stimuli ver-

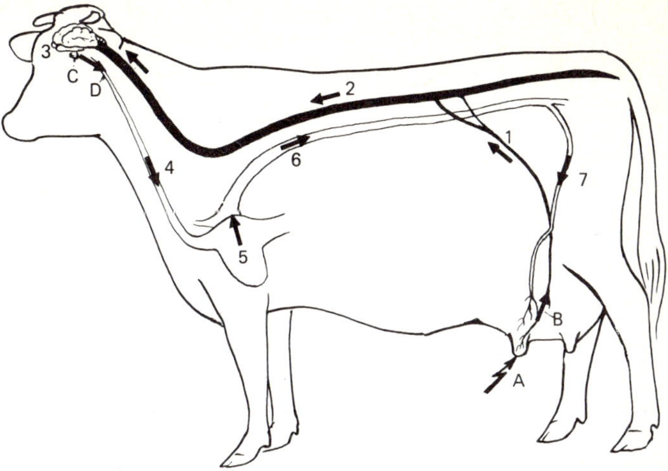

Abb. 114 Der neuroendokrine Reflexbogen bei der Milchabgabe der Kuh (nach *Schmidt*).
A Melkreiz, B nervöser Impuls über den Inguinalnerv (1), 2 Rückenmark, 3 Gehirn, C Hypophyse, D Hormonabgabe, 4 Jugularvene, 5 Herz, 6 Aorta, 7 Pudentalarterien.

schiedener Art (taktile, visuelle, akustische Reize etc.) verknüpft werden, so daß die Milchaustreibung unter Oxytocin-Einfluß als bedingter Reflex erfolgt. Die Wirksamkeit des neuroendokrinen Reflexbogens ist auch daran erkennbar, daß eine Hemmung der Oxytocin-Abgabe über das Zentralnervensystem eintreten kann, etwa bei Schmerz, Angst, starker Erregung usw. Hierbei dürfte in der Regel das Adrenalin eine wichtige Rolle spielen, von dem bekannt ist, daß es ein starker Hemmer für die Abgabe und die Wirkungen des Oxytocins ist. Zusätzlich ist dabei in Betracht zu ziehen, daß Adrenalin auch die Tätigkeit glatter Muskulatur (Myoepithelzellen!) hemmen kann.

Der zweite wichtige Angriffsort für Oxytocin ist die Muskulatur des Uterus. Das Hormon steigert die Frequenz der Kontraktion und den Muskeltonus und setzt das Ruhe-Membranpotential der Uterusmuskeln herab. In der klinischen Medizin wird Oxytocin zur Auslösung von Uteruskontraktionen benutzt, um auf diese Weise die Ausstoßung der Frucht zu erleichtern. Obwohl man vermutet, daß bei Säugern Oxytocin für den Geburtsvorgang von Bedeutung ist, ist noch nicht sichergestellt, daß Anwesenheit des Hormons für diesen Prozeß generell unerläßlich ist. Ebenso ist es noch strittig, daß der Förderung des Spermienaufstiegs im weiblichen Genitaltrakt unter Oxytocineinfluß eine physiologische Rolle zukommt. Oxytocin kommt auch in der Neurohypophyse männlicher Säuger vor. Aber es ist so gut wie nichts darüber bekannt, ob und – gegebenenfalls –

welche Aufgaben diese Substanz im männlichen Organismus erfüllt. Vielleicht spielt es bei der Ejakulation des Samens eine Rolle.

Funktionen, die den eben beschriebenen Wirkungen des Oxytocins der Säuger bei anderen Wirbeltieren analog sind (oxytocischer Effekt), sind zwar wiederholt beschrieben worden, aber im großen und ganzen noch unzureichend erforscht. Es gibt Angaben, daß neurohypophysäre Peptide auch in der Fortpflanzungsbiologie von Vögeln und Reptilien eine Rolle spielen können. Vasotocin stimuliert bei Vögeln, Reptilien und Amphibien (La Pointe 1977) Kontraktionen des Ovidukts und fördert die Eiablage. Ähnliche Angaben liegen auch für andere Arten vor. In analogen Versuchen erwiesen sich Oxytocin bzw. Mesotocin stets als weniger wirksam.

Bei Haushähnen und Taubenmännchen erhöhte sich die sexuelle Aktivität der Tiere während 30 Minuten unmittelbar im Anschluß an Vasotocininjektionen.

Immer wieder wird in der einschlägigen Literatur auch der Fall des Zahnkarpfens *Fundulus heteroclitus* zitiert, bei dem synthetisches Oxytocin in beiden Geschlechtern den sogenannten Laichreflex auszulösen vermag. Hierbei werden während einer artspezifischen Körperhaltung von beiden Geschlechtspartnern die Gameten abgegeben. Experimente in vitro haben gezeigt, daß bei ovoviviparen Teleostiern Vasotocin Ovarkontraktionen fördern kann und die Sensitivität der Reaktion im Verlaufe der Trächtigkeitsperiode ansteigt. Nach neueren Untersuchungen (Pickford u. Strecker 1977) ist Arginin-Vasotocin (AVT) bei *Fundulus* ungefähr doppelt so wirksam wie Oxytocin und 10mal stärker als Isotocin. Der Laichreflex wird zwar spezifisch nur von neurohypophysären Peptiden ausgelöst, aber ihre physiologische Rolle bei dieser Reaktion ist damit noch nicht geklärt.

Generell scheint bei allen Tetrapoden – Säugern ausgenommen – der Ovidukt insbesondere auf Vasotocingaben anzusprechen, wobei allerdings artspezifische Unterschiede sowohl in der „Unterscheidungsfähigkeit" der Rezeptoren für verschiedene Peptide als auch in den Schwellenwerten zu bestehen scheinen. Von Seepferdchen, welche „Taschenbrutpflege" treiben, wurde berichtet, daß sowohl Oxytocin als auch Isotocin ein Zusammenpressen des Brutbeutels der Männchen auslösen. Kopulationsstellungen hingegen wurden nicht beobachtet (Fiedler 1974). Zweifellos verdient die Untersuchung des oxytocischen Effekts der einzelnen neurohypophysären Peptide bei den Nichtsäugern vermehrte Aufmerksamkeit in der Forschung.

Ein bisher eher vernachlässigtes Kapitel der vergleichenden Endokrinologie bilden die (eventuellen) Einflüsse neurohypophysärer Hormone auf den Stoffwechsel bei Wirbeltieren (George 1977). Die möglicherweise bedeutsame Rolle dieser Peptide zeigt sich am Beispiel der Zugvögel. Es fällt nämlich auf, daß bei solchen Arten eine markante Anhäufung von (histologisch) nachweisbarem Neurosekret kurz vor Beginn der Wanderung drastisch abfällt. Neurohypophysäre Hormone als Auslöser für stoffwechselphysiologische Regelvorgänge beim Vogelzug? Der Aufbau von energiereichen Fettvorräten ist die Regel bei Zugvögeln, und gerade bei Vögeln ist bekannt, daß das in ihrer Neurohypophyse vorkommende AVT starke lipolytische Eigenschaften entfaltet. Bei Vögeln (und anderen Nichtsäugern) bewirkt es einen Anstieg der freien Fettsäuren und energieliefernder Glukose im Plasma.

Aus allem bisher Gesagten läßt sich unschwer ableiten, daß die – chemisch gesehen – relativ geringfügigen Unterschiede zwischen den natürlichen Neurohormonen den Experimentator vor eine schwierige Aufgabe stellen, wenn es nämlich darum geht, eine Aussage zu treffen, ob die Wirkungen eines gegebenen Hormons als „physiologisch" angesehen werden dürfen oder der beobachtete Effekt als „pharmakologisch" einzustufen ist. Es ist kaum überraschend, daß beispielsweise Oxytocin teilweise auch antidiuretische Effekte zuwege bringt und umgekehrt AVP oxytocische Wirkungen hat. Zumindest eine Orientierungshilfe bei der Interpretation einzelner Versuchsergebnisse bietet die Empfindlichkeit des jeweiligen Tests. Wenn beispielsweise definitionsgemäß in 0,5 mg eines internationalen Standardpräparates (aus pulverisiertem acetongetrockneten Gewebe des Hypophysen-„Hinterlappens" von Rindern) je 1 internationale Einheit (IE) oxytocinartige und antidiuretische Aktivität enthalten sind und in einem Vergleichsversuch mit synthetischen Substanzen das AVP bei der Ratte eine antidiuretische Aktivität von 465 IE/μmol besitzt, dagegen nur 17 IE/μmol, wenn man seine Effekte auf den Uterus prüft, dann ist es sicher richtig, zu vermuten, daß dem AVP die spezifischen ADH-Wirkungen zuzuschreiben sind. Denn umgekehrt besitzt – wiederum im Test an der Ratte – 1 μmol Oxytocin die Aktivität von 450 IE bei seiner Wirkung auf den Uterus, aber die gleiche Menge entspricht nur 5 IE, wenn man die antidiuretische Aktivität testet.

Freilich sprechen die Zahlen nicht immer eine so eindeutige Sprache wie in dem hier gewählten Beispiel. Aber ein Blick auf Abb. 112 verdeutlicht das geschilderte Problem noch einmal graphisch und demonstriert, daß zwei verschiedene Peptide bei unterschiedlicher Dosierung ähnliche Wirkung haben können.

Die neurohypophysären Peptide werden in den Geweben (Leber, Nieren) sehr schnell inaktiviert. Bei Mammaliern beträgt die biologische Halbwertszeit weniger als 5 Minuten. Bei Nichtsäugern kann sie für AVP, Oxytocin und AVT 3–20mal höher liegen.

Urophyse und kaudales neurosekretorisches System

Die Unsicherheiten bezüglich der Frage, ob die Beobachtungen über den Einfluß neurohypophysärer Hormone auf Wasserhaushalt und Osmoregulation bei Fischen (s. S. 286 f.) physiologische Bedeutung haben oder nur pharmakologische Kuriositäten sind (vgl. MAETZ u. LAHLOU 1974), wird dadurch kompliziert, daß bei diesen Wirbeltieren in eigentümlicher Analogie zum hypothalamo-neurohypophysären System ein (noch weniger gut erforschtes!) kaudales neurosekretorisches System (Urophyse) hinzukommt, dessen peptidartige Sekretionsprodukte sich zwar chemisch von den neurohypophysären Hormonen unterscheiden, die aber in ihrer biologischen Wirkung Parallelen zu den neurohypophysären Faktoren zeigen.

Es ist nicht bekannt, ob beide neuroendokrinen Systeme vielleicht im gemeinsamen Zusammenwirken lebenswichtige biologische Aufgaben erfüllen.

Unser Wissen über die eventuelle physiologische Rolle des kaudalen neurosekretorischen Systems gehen bis heute nicht sehr weit über das hinaus, was FRIDBERG u. BERN (1968) in einem Übersichtsreferat zusammengetragen haben. Eine Reihe histologischer, neurophysiologischer und pharmakologischer Experimente erbrachten Hinweise auf eine mögliche Beteiligung der Urophyse an der Osmoregulation bei Fischen.

Bei der zu den Heringsfischen gehörenden *Albula vulpes* zeigten sich deutliche Unterschiede in der Menge von färbbarem Neurosekretmaterial in der Neurohämalregion in Abhängigkeit vom Habitat der Tiere: bei Fischen aus salzhaltigen Gewässern mit starken Variationen in ihrer Salinität waren die Mengen von färbbarem Sekret erheblich größer als in der Urophyse von Individuen aus dem offenen Meer. Generell ist die Farbreaktion im kaudalen neurosekretorischen System bei marinen Arten schwächer, woraus man eventuell auf eine ständige Abgabe von sekretorischem Material bei diesen Formen schließen kann. Bei den euryhalinen Arten *Sarotherodon mossambica* (Cichlide) und *Gasterosteus aculeatus* (Stichling) beobachtete man einen Anstieg der Mortalität, wenn man den Tieren die Urophyse entfernt hatte und sie von Süßwasser in salzhaltiges Milieu umsetzte. Wie bei *Albula* so ist auch bei *Sarotherodon* das neurosekretorische Material in den Urophysen geringer, wenn die Tiere in Seewasser gehalten werden.

Die kaudalen neurosekretorischen Neurone sind zur Weiterleitung von Impulsen befähigt. Ihre Aktionspotentiale dauern ungefähr 10mal länger als die normaler Neurone. Es besteht offensichtlich eine Beziehung zwischen elektrischer Aktivität der kaudalen Zellen und Hormonabgabe aus der Urophyse. Elektrische Stimulation führt zu ähnlichen histologischen

Bildern wie sie bei Tieren auftreten, die an Seewasser adaptiert sind. Wenn man die Kiemen von *Sarotherodon (Tilapia) mossambica*, welche aus Süßwasser kommen, einer Salzlösung aussetzt, dann erhöht sich die Frequenz spontaner Entladungen in den neurosekretorischen Zellen. Bietet man anschließend Leitungswasser, dann sinkt die Spontanaktivität. Die Neurone des kaudalen neurosekretorischen Apparates reagieren auf Veränderungen der Natriumkonzentration, nicht jedoch auf Schwankungen des osmotischen Druckes an sich. Die Frequenz der Aktionspotentiale wird durch Natriumlösungen (unabhängig vom jeweiligen Anion) modifiziert. Chloridlösungen mit anderen Kationen als Natrium bleiben im großen und ganzen wirkungslos. Aus Experimenten dieser Art ließ sich ermitteln, daß es mindestens zwei Typen reaktionsfähiger Neurone gibt: einige werden durch hohe Na^+-Konzentrationen aktiviert, andere durch Na^+-freie Lösungen. Eine kleine Gruppe neurosekretorischer Fasern reagiert überhaupt nicht auf osmotische Veränderungen. Bei *Fundulus heteroclitus* und *Albula vulpes* lassen sich auch morphologisch zwei Typen von Neuronen auf Grund unterschiedlicher Größen der Elementargranula in den Axonendigungen unterscheiden.
Obwohl es sicher ist, daß die wirksamen Substanzen von Urophysenextrakten nicht mit neurohypophysären Peptiden identisch sind, scheint die pharmakologische Aktivität der Stoffe aus der Urophyse wenigstens zum Teil der von Arginin-Vasotocin ähnlich zu sein. Homogenate aus Urophysen von *Mugil sp.* führen bei Kröten der Gattung *Bufo* zu einem länger andauernden antidiuretischen Effekt (Wasserretention) als Hypophysenextrakte von der gleichen Art. Jedoch eine Wirkung auf Wasser- und Natriumbewegungen durch die Wand der Harnblase von Kröten ließ sich nicht feststellen. Urophysenmaterial von *Mugil* und Aalen bewirkte außerdem einen deutlichen Anstieg des Blutdrucks bei Aalen. Und auch hierin zeigen sich Ähnlichkeiten mit den neurohypophysären Nonapeptiden, wobei man jedoch nicht ohne weiteres auf chemische Übereinstimmungen schließen darf. Besonders interessant sind Versuchsergebnisse am stenohalinen Goldfisch. Urophysenextrakte stimulierten bei ihm – ähnlich wie neurohypophysäre Faktoren – den Na^+-Einstrom über die Kiemen, der von renaler Diurese und einer Verminderung der Na^+-Exkretion begleitet war.
In jüngerer Zeit ist es gelungen, das biologisch aktive Material aus der Teleostierurophyse näherungsweise zu charakterisieren. Es scheint sich um mehrere Komponenten (Proteine und Polypeptide) zu handeln, die man insgesamt als Urotensine bezeichnet (Zelnik u. Lederis 1973). Die chemische Charakterisierung von Urotensin I und II als niedermolekulare Polypeptide hat Fortschritte gemacht (Lederis 1977). Injiziertes Urotensin I senkt den Blutdruck bei Ratten. Urotensin II wirkt kontrahierend auf verschiedene Arten glatter Muskulatur (z. B. Harnblase bei Forellen, Genitaltrakt bei mehreren Teleostierarten), aber es kann auch den Blutdruck sowie die Diurese bei Aalen steigern. Urotensin III fördert die Natrium-

aufnahme über die Kiemen beim Goldfisch. Urotensin IV erhöht in vitro den Durchtritt von Wasser durch die Blasenwand von Kröten. Es ähnelt in seinen Wirkungen dem Vasotocin und ist diesem – vielleicht! – auch chemisch verwandt, wenn nicht sogar mit ihm identisch. Keines der Urotensine konnte bisher im peripheren Blut von Fischen nachgewiesen werden.

Da das venöse Blut der Urophyse direkt in das Nierenpfortadersystem gelangt, liegt es nahe, an osmoregulatorische Einflüsse auf dem Niveau der Niere zu denken.

Insgesamt deuten die bisherigen Befunde auf eine Beeinflussung der Osmoregulation bei Fischen auch durch die Urophyse. Sie kann aber eventuell noch andere endokrine Funktionen haben, wie z. B. beim Laichen durch Einwirkung ihrer Sekrete auf die glatte Muskulatur der Gonodukte.

Releasing-Hormone

Die Extraktion, chemische Reinigung, Strukturaufklärung und Synthese von Wirkstoffen aus Hypothalamusgewebe, welche die sekretorische Aktivität der Adenohypophyse steuern, bilden eines der faszinierendsten Kapitel der modernen Endokrinologie. Eine große Zahl sehr verschiedenartiger Beobachtungen lieferte immer wieder deutliche Hinweise darauf, daß die Adenohypophyse, die von vielen Autoren als „übergeordnetes Kontrollorgan" („master-gland") für andere endokrine Drüsen angesehen wurde, in ihren Leistungen ihrerseits von höheren Zentren abhängig sein mußte. Aber die Art und Weise dieser Verbindung blieb sowohl unter anatomischen als auch funktionellen Gesichtspunkten lange Zeit rätselhaft. Von vielen Forschern wurden große Mühen darauf verwendet, nervöse Verbindungen zwischen Gehirn und Adenohypophyse aufzuzeigen. Die Resultate solcher Untersuchungen blieben dürftig. Selbst in Fällen, bei denen es mit einiger Zuverlässigkeit gelang, nervöse Elemente im Bereich der Adenohypophyse histologisch sichtbar zu machen, waren diese so spärlich, daß ihre geringe Zahl nicht ausreichte, um die offenbar mit großer Präzision funktionierende Feinsteuerung der Aktivität der vielen unterschiedlichen Zelltypen dieses Organs plausibel machen zu können. Erst der mit Hilfe zahlreicher verfeinerter Untersuchungstechniken sicher geführte Nachweis, daß im Hypothalamus produzierte Stoffe auf einem hochspezialisierten Blutwege ins Kapillarsystem der Adenohypophyse gelangen und dort spezifische Wirkungen entfalten, lieferte ein ungemein fruchtbares Erklärungskonzept für ganze Bündel von bis dahin ungelösten Fragen und schenkte der endokrinologischen Forschung viele Impulse. Zugleich wurde aufs neue die nicht überschätzbare Tragweite des einst nicht nur umstrittenen, sondern manchmal sogar lächerlich gemachten Konzepts neurohumoraler Wirkungen des Nervensystems in imponierender Weise bestätigt.

Die Arbeiten des englischen Anatomen Harris sind mit der Erkenntnis der stofflichen Beeinflussung der Aktivität der Adenohypophyse durch Substanzen hypothalamischer Herkunft unlösbar verbunden. Kurz vor seinem Tode gab er in einer Vorlesung einen anschaulichen Überblick über die Geschichte dieser Entdeckung (Harris 1972).

Einige der wichtigsten Beobachtungen, welche eine direkte Abhängigkeit der Funktionen der Adenohypophyse vom Zentralnervensystem und insbesondere vom Hypothalamus als maßgeblichen Integrationsort vegetativer Funktionen demonstrieren, seien kurz aufgezählt:

1. Umwelteinflüsse (z. B. Temperaturverschiebungen, Änderungen der täglichen Lichtperiode, Menge des Nahrungsangebots etc.), die nur durch eine Mittlerfunktion von Sinnesorganen und Zentralnervensystem erklärbar sind, vermögen die Tätigkeit der Adenohypophyse nachhaltig zu beeinflussen.

2. Operative Verpflanzung der Hypophyse aus ihrem normalen Sitz an eine andere Stelle des Körpers (ektopische Transplantation) bewirkt Veränderungen des Aktivitätszustandes der verschiedenen Zelltypen der Adenohypophyse. Rückverpflanzung des Organs an seinen früheren Ort stellt den Ausgangszustand jener Zellen wieder her.
3. Drogen mit spezifischen Effekten auf das Zentralnervensystem verändern die Leistungen der Adenohypophyse.
4. Intrahypothalamische Implantation von Hormonen, deren Bildung von glandotropen Hormonen der Hypophyse kontrolliert wird (insbesondere Steroide), hemmen die Tätigkeit der Hypophyse.
5. Experimentelle Läsionen in bestimmten Bereichen des Hypothalamus können spezifisch die sekretorische Aktivität bestimmter Zelltypen des Drüsenteils der Hypophyse modifizieren.
6. Elektrische Stimulation verschiedener Regionen des Hypothalamus kann die Ausschüttung von Hypophysenhormonen auslösen.

Es ist das Verdienst des rumänischen Anatomen Popa, als erster die Existenz eines besonderen hypophysären Pfortadersystems beim Menschen näher beschrieben zu haben (Popa u. Fielding 1930). Hierauf aufbauend entwickelte insbesondere Harris in Zusammenarbeit mit Green (1951) die Hypothese, daß der Hypothalamus die Funktionen der Adenohypophyse durch neurohumorale Mechanismen kontrolliert. Voraussetzung für diese Annahme war die Beendigung eines langjährigen Streites über die Richtung des Blutflusses in dem erwähnten hypophysären Pfortadersystem. An lebenden Tieren konnte gezeigt werden, daß das Blut vom Hypothalamus über den Hypophysenstiel zur Hypophyse fließt. Deshalb ließ sich postulieren, daß von Nervenfasern im Hypothalamus neurohormonale Stoffe in die Kapillaren des Primärplexus der Pfortadergefäße im Bereich der Eminentia mediana abgegeben werden und über die Portalvenen zu den Zellen der Adenohypophyse gelangen (vgl. Abb. 13). Diese Hypothese erlaubte die Planung gezielter Experimente zu ihrer Bestätigung. Sie lieferte das morphologische und funktionelle Substrat zur Deutung der oben erwähnten Beobachtungstatsachen, und sie fand schließlich ihre definitive Bestätigung durch die erfolgreiche Isolierung und Charakterisierung der geforderten hypothalamischen Substanzen, für welche der Terminus „*r*eleasing-*F*aktoren" (engl.: to release = freisetzen, auslösen) und die Abkürzung RF in die Fachsprache eingeführt wurden.

Es ist vermutlich ein müßiger Streit, ob es gerechtfertigt ist, diese Stoffe als Hormone (*R*eleasing-*H*ormon = RH) anzusehen. Ihre Bildung in winzigen Mengen (Nanogramm-Bereich) durch bestimmte Zellen, ihre hohen spezifischen Wirkungen auf einzelne Zelltypen und der Transport von der Bildungsstätte zum Zielort auf dem Blutwege – all dies entspricht den Charakteristika, welche in der Definition des Begriffs „Hormon" enthalten sind.

Im Unterschied zu den „klassischen Hormonen" zirkulieren aber die RF-Substanzen nicht bzw. nur zum kleineren Teil im allgemeinen Körperkreislauf. Ihre physiologische Wirkung ist in erster Linie an einen kurzen Transportweg von nur wenigen Millimetern Länge gebunden. Im übrigen jedoch fungieren sie wie Hormone als chemische Boten und ihr Wirkungsgrad ist – wie bei den Hormonen – innerhalb bestimmter Grenzen dosisabhängig. Das besonders schnelle Erreichen eines Wirkungsmaximums der Releasing-Stoffe (nach weniger als 30 Minuten) ist zwar auffällig, jedoch nicht außergewöhnlich. Die Bezeichnung Releasing-Hormone wird daher in der einschlägigen Literatur zunehmend verwendet. Dennoch ergeben sich terminologische Probleme.

Der Wortbestandteil „release" suggeriert die Vorstellung, daß diese Stoffe einen stimulierenden Effekt auf ihre Zielgewebe haben. Im Falle der Releasing-Substanz für Prolactin zeigten sich jedoch eindeutig hemmende Wirkungen, so daß es zweckmäßig erscheinen könnte, zwischen releasing- und inhibiting-Faktoren (IF) zu differenzieren. Harris (1972) selbst plädierte für eine Beibehaltung des Begriffes „release" in dem Sinne, daß damit lediglich die Kontrolle der Hormonabgabe (stimulierend oder hemmend) gemeint wird. Es ist zu vermuten, daß die Fachsprache noch für längere Zeit die verschiedensten Bezeichnungen nebeneinander gebrauchen wird.

Einstweilen ist es noch üblich, die verschiedenen hypophysiotropen Substanzen mit einem Namen zu belegen, der den Überbegriff Releasing-Faktor (RF) bzw. Releasing-Hormon (RH) mit dem Namen des Hormons kombiniert, das vom hypothalamischen Sekretionsprodukt spezifisch kontrolliert wird. Beispiele: TRF = Thyr(e)otropin releasing factor, Prolactin release inhibiting factor = PIF, Luteinisierungshormon releasing factor = LH-RF, etc. Die IUPAC-IUB Commission on *B*iochemical *N*omenclature (CBN) hat 1974 eine neue Nomenklatur für Peptidhormone vorgeschlagen*. Hiernach sind die Hypophysiotropine mit stimulierender Wirkung als Liberine, die hemmend wirkenden Substanzen als Statine zu bezeichnen. Obwohl sich diese Termini noch nicht allgemein durchgesetzt haben, werden sie hier in den einzelnen Kapiteln zumindest genannt.

Während die biochemische Erforschung der Releasing-Hormone schon sehr weit vorangeschritten ist, steckt die genaue Lokalisierung der sekretorischen Zellen des Hypothalamus, ihre Identifizierung und die Erforschung der einzelnen Fasertrakte, welche die Sekrete zum Kapillarnetz im Bereich der Eminentia mediana führen, noch in den Kinderschuhen. Auf der physiologischen Ebene ist die Frage, welche Mechanismen im ZNS die Abgabe der Releasing-Hormone steuern, eines der Hauptprobleme, welches gegenwärtig Gegenstand intensiver Forschungen ist.

Obwohl die oben erwähnten Argumente zugunsten einer hypothalamischen Steuerung der Tätigkeit der Adenohypophyse durch Releasing-Hormone für alle Wirbeltiere gelten dürften (Dodd u. Mitarb. 1971), bezieht sich die Mehrzahl der einschlägigen Arbeiten auf Säugetiere (einschließlich des Menschen). Soweit die Struktur von Releasing-Hormonen bereits aufgeklärt worden ist, gilt dies sogar ausschließlich für Säuger.

---

* Europ. J. Biochem. 55 (1975) 485–486

In neuerer Zeit beschäftigt man sich zunehmend mit der Frage, ob die Bedeutung der Releasing-Hormone auf ihre hypophysiotropen Wirkungen beschränkt ist. Es mehren sich die Befunde, wonach diese Peptide durch direkte Beeinflussung des Zentralnervensystems auch Verhaltensweisen zu steuern und ähnlich (oder gleich?) wie Neurotransmitter neurophysiologische Membraneffekte auszulösen vermögen (Moss 1979).

Thyrotropin-Releasing-Hormon (TRH)

Der Thyr(e)otropin Releasing Factor (TRF) (= Thyroliberin) ist das erste hypophysiotrope Hormon, das als chemisch reine Substanz in kristalliner Form aus tierischem Hypothalamusgewebe gewonnen werden konnte. Praktisch gleichzeitig mit der Aufklärung seiner Struktur im Jahre 1969 gelang auch seine Synthese (GUILLEMIN u. Mitarb. 1971). Es wurde damit zum ersten voll synthetisch hergestellten Releasing-Hormon. Für die Erforschung des TRF wurden von GUILLEMIN (Nobel-Preis 1977) und seinen Mitarbeitern in den USA im Verlaufe von mehreren Jahren ca. 5 Millionen Hypothalamus-Fragmente von Schafen aufgearbeitet, das entspricht einer Menge von rund 7 Tonnen Frischgewebe (GUILLEMIN u. BURGUS 1972). 270000 Hypothalamus-Fragmente lieferten 1 mg chemisch reines TRF. Das Hormon ist ein Tripeptid aus Pyro-Glutaminsäure, Histidin und Prolinamid (pGlu-His-Pro-NH_2) (Abb. 115).
Eine andere amerikanische Forschergruppe, SCHALLY und seine Mitarbeiter, kamen unabhängig am Ende zum gleichen Ergebnis über den Aufbau des TRF nach der Extraktion von ca. 250000 Hypothalamus-Fragmenten von Schweinen (BØLER u. Mitarb. 1969).
Soweit derzeit bekannt ist, gibt es für das TRF bei Säugern keine artspezifischen Unterschiede. Auch am Menschen zeigt das aus Schweinen und Schafen gewonnene Präparat eine vergleichbare biologische Aktivität. Untersuchungen mit Hilfe von Radioimmunoassays haben ergeben, daß TRF im Hypothalamus von Vertebraten aller Wirbeltierklassen zu finden ist. Mengenangaben sind – wie für andere Releasing-Hormone auch – vorerst allerdings noch mit Zurückhaltung zu interpretieren, da die Daten von Autor zu Autor erheblich schwanken. Nur um die Größenordnungen

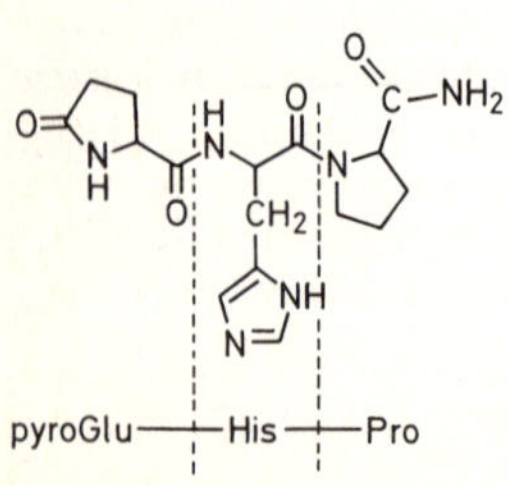

Abb. 115 Aminosäuresequenz des TRH.

zu verdeutlichen sei erwähnt, daß im Hirngewebe von Ratten die Hauptmenge auf den Bereich der Eminentia mediana mit ca. 38 ng/mg entfällt. Im Pfortaderblut normaler Ratten wurden 20–700 pg TRH/ml gefunden. Die Werte im peripheren Blut liegen wesentlich niedriger. Die maximale Sekretionsrate über das Pfortaderblut soll 3 pg/min betragen.
Das TRF stimuliert – in Abhängigkeit von der Dosis – die Abgabe von TSH aus der Hypohyse ins periphere Blut, und dieses Hormon fördert seinerseits die Freisetzung von Schilddrüsenhormonen aus der Thyreoidea. Wenn zuvor radioaktiv markiertes Iod für die Biosynthese der Schilddrüsenhormone zur Verfügung gestellt wurde, kann selbst nach Verabreichung geringster Dosen von TRF (noch bei 0,1 ng) eine statistisch signifikante Zunahme radioaktiv markierten Schilddrüsenhormons beobachtet werden. Die biologische Halbwertszeit von TRH im Blut beträgt nur 4 Minuten.
Da die radioimmunologische Bestimmung von TSH im Blut inzwischen zu einer Routinemethode vervollkommnet werden konnte und synthetisches TRH in beliebigen Mengen zur Verfügung steht, hat dieses Hypophysiotropin bereits Eingang in die klinische Praxis gefunden. Durch Bestimmung des Plasmaspiegels des Hypophysen-Hormons vor und nach Stimulierung vermittels Releasing-Hormon kann man gegebenenfalls die

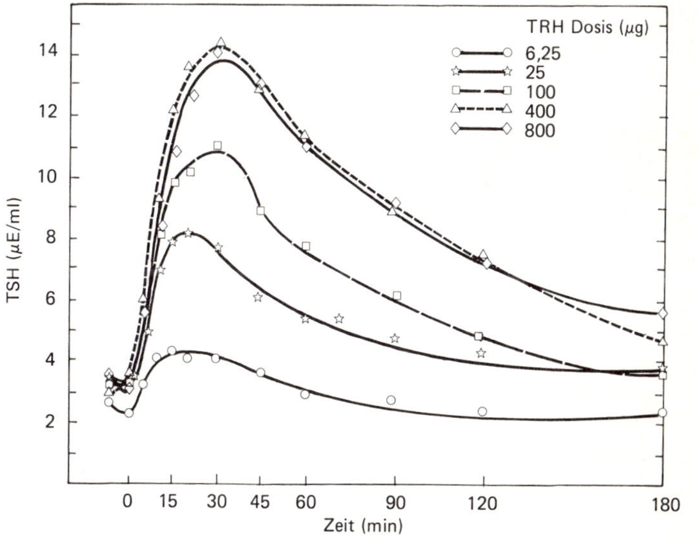

Abb. 116 Veränderungen der TSH-Konzentration im Serum beim Menschen nach intravenöser Injektion unterschiedlicher Dosen von synthetischem TRH (nach *Snyder* u. *Utiger*).

Ebene einer endokrinen Störung lokalisieren. Eine intakte Hypophyse wird nach TRH-Gaben innerhalb weniger Minuten dosisabhängig vermehrt TSH in den Kreislauf abgeben (Abb. 116).
Zwischen TSH und den Schilddrüsenhormonen besteht ein Rückkopplungsmechanismus (s. S. 229ff.). Es war eine lange Zeit strittige Frage, ob der Rückkopplungsmechanismus als Hemmung der TSH-Sekretion durch Schilddrüsenhormon im peripheren Blut zu interpretieren war, d. h. als direkte Wirkung der iodierten Aminosäuren auf die Hypophyse oder unter Vermittlung des ZNS. Experimente mit TRH entschieden das Problem vermutlich endgültig: während TRH in bestimmten in vitro-Experimenten die Abgabe von TSH aus Hypophysengewebe veranlassen kann, läßt sich dieser Prozeß durch bloßen Zusatz von Thyroxin verhindern. Allerdings kann eine Erhöhung der TRF-Konzentration die Blokkade der TSH-Abgabe unter Einfluß von Thyroxin überwinden, und umgekehrt vermag auch Thyroxin die TRF-Abgabe zu hemmen. Aber diese antagonistischen Wechselwirkungen sind nur von sekundärer Bedeutung. Dies geht allein schon daraus hervor, daß TRF zwar innerhalb von Sekunden die Abgabe von TSH zu stimulieren vermag, aber Thyroxin in vivo erst nach Stunden die Aktivität von TRF-Gaben hemmt. An in vitro-Präparaten mit Hypophysengewebe macht sich die Hemmwirkung von Thyroxin schon nach weniger als 15 Minuten bemerkbar.
Die Details in den Wirkbeziehungen zwischen Hypothalamus (TRF) – Adenohypophyse (TSH) und Schilddrüse sind noch nicht voll geklärt. Es wird vermutet, daß TRF konstant vom Hypothalamus zur Hypophyse abgegeben wird und dort die Sekretion von TSH in Abhängigkeit von der Menge an Schilddrüsenhormonen (Thyroxin, Triiodthyronin) stimuliert. Die Basalsekretion von TRF durch den Hypothalamus kann jedoch durch äußere Reize (z. B. Kälteeinwirkung) akut erhöht werden und dadurch den Hemmeffekt der peripheren Schilddrüsenhormone auf die Aktivität der TSH-Zellen kurzfristig überspielen, so daß durch vermehrte TSH-Ausschüttung der Spiegel an Schilddrüsenhormon in die Höhe getrieben wird. Dieser wirkt schließlich nach geraumer Zeit auf das für die TRF-Produktion maßgebliche Zentrum im Hypothalamus zurück. Es ist zu vermuten, daß das TRF weniger eine Synthese des TSH fördert, sondern bereits vorhandenes TSH aus den thyreotropen Zellen der Hypophyse freisetzt.
Trotz des offenbar generellen Vorkommens von TRH bei Wirbeltieren ist über dessen eventuelle physiologische Wirkungen bei Nichtsäugern erst wenig bekannt.
Einige Untersuchungen an mehreren Knochenfischarten sprechen dafür, daß bei ihnen die TSH-Produktion in der Hypophyse vom Hypothalamus her nicht gefördert, sondern gehemmt wird. Man vermutet darum in dieser Gruppe hypothalamische Kontrollfunktionen durch einen „inhibiting factor" TIF (Peter u. McKeown 1975).

Gonadotropin-Releasing-Hormon (LH/FSH-RH)

Nachdem auf Grund zahlreicher Experimente schon seit langem die Existenz einer hypothalamischen Kontrolle der Gonadotropinsekretion zu vermuten war, fand diese Hypothese ihre endgültige Bestätigung erst durch Arbeiten der Forschergruppe um SCHALLY (Nobelpreis 1977) in den USA (SCHALLY u. Mitarb. 1972). Diesen Wissenschaftlern gelang 1971 sowohl die Strukturaufklärung als auch die Synthese eines Releasing-Faktors für Gonadotropine aus Hypothalamusgewebe von Schweinen (MATSUO u. Mitarb. 1971 a, b). Es handelt sich um ein Decapeptid (Abb. 117) . Sowohl die Reindarstellung als auch die Synthese des Hormons wurden bald darauf von anderen Arbeitsgruppen bestätigt, wobei sich zeigte, daß es bei den bisher untersuchten Säugern (Schwein, Schaf, Mensch) keine artspezifischen Unterschiede in der Molekülstruktur gibt. Auch die Wirkungen des Releasing-Hormons bei einer größeren Anzahl von Arten (insbesondere verschiedenen Nagetieren) lassen eine Artspezifität vermissen.
Der hypothalamische Releasing-Faktor vermag innerhalb weniger Minuten sowohl den LH- als auch den FSH-Spiegel im peripheren Blut drastisch zu erhöhen (Abb. 118). Dies geschieht in erster Linie durch eine gesteigerte Gonadotropinausschüttung. Das Hypothalamushormon vermag jedoch auch die Biosynthese der Gonadotropine in den entsprechenden Zellen der Adenohypophyse anzuregen. Bereits 0,002 μg Releasing-Hormon haben einen statistisch signifikanten Effekt in vivo. Die Wirkungen der natürlichen und synthetischen Substanz sind praktisch identisch. Bei der Ratte wurden im Diöstrus und Östrus ca. 60 pg LH-RH/ml Plasma des Pfortadersystems gefunden. Die Sekretionsrate

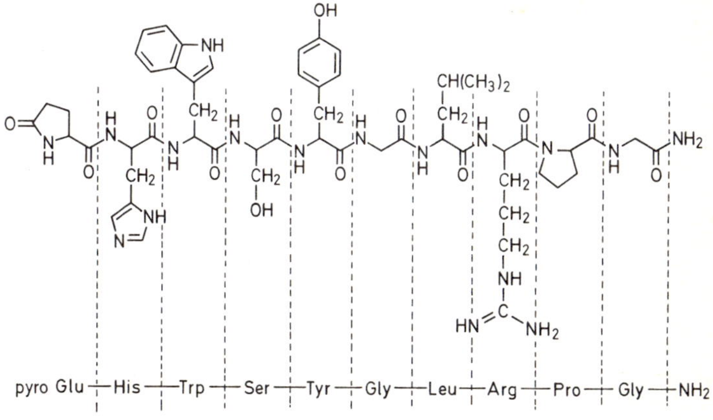

Abb. 117 Aminosäuresequenz des LH/FSH-RH.

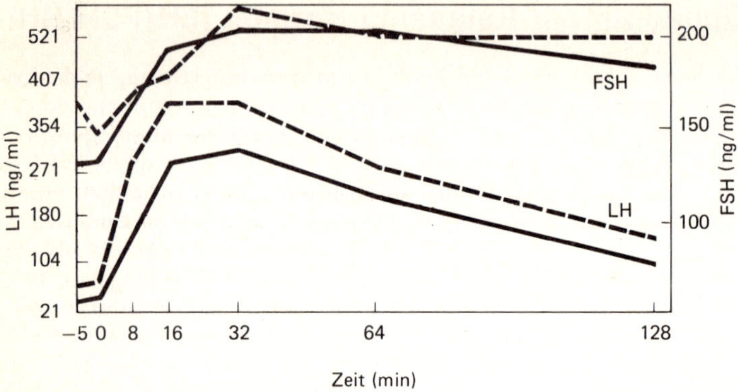

Abb. 118 Anstieg des LH- und FSH-Spiegels nach Verabreichung von synthetischem LH-RH (150 µg). Männer: ausgezogene Linie, Frauen: gestrichelte Linie (nach *Kastin* u. Mitarb.).

wird auf weniger als 1 pg/min beziffert. Die biologische Halbwertszeit beträgt ca. 4 Minuten.

Das Releasing-Hormon für Gonadotropine (Gonadoliberin) ist sehr wahrscheinlich eine einheitliche Substanz, d. h. ein und derselbe Stoff kontrolliert die Abgabe der zwei distinkten gonadotropen Hormone LH und FSH. Die Abkürzungen LH-RH/FSH-RH (LH/FSH-RH) bzw. Gn-RH tragen diesem Sachverhalt Rechnung. Wenn in einschlägigen Arbeiten entweder nur von LH-RH (Luliberin) bzw. FSH-RH (Folliberin) die Rede ist, dann bezieht sich die jeweilige Aussage (meistens) auf die Effekte des Wirkstoffes auf das eine bzw. andere Gonadotropin. Es ist bisher nicht gelungen, spezifische Releasing-Faktoren für die beiden Gonadotropine ausfindig zu machen. Das ursprüngliche Einheitskonzept, wonach ein freisetzendes Hypothalamushormon die Abgabe von jeweils nur einem Hormon aus der Adenohypophyse bewirkt, scheint zumindest für das LH/FSH-RH nicht zu gelten. In der großen Zahl von verschiedenartigen Testverfahren für LH und FSH (s. S. 233 ff.) setzt auch das synthetische Decapeptid bei vergleichbarer Dosierung beide Gonadotropine frei. Immunoreaktives LH/FSH-RH wurde im Hypothalamus des Huhns und bei Amphibien nachgewiesen, konnte jedoch bei Fischen bisher nicht gefunden werden. Es gibt Berichte, nach denen Gn-RH die Gonadenfunktion auch bei Amphibien und Fischen aktivieren kann.

Geht man davon aus, daß eine einzige hypothalamische Substanz die Abgabe von zwei verschiedenen glandotropen Hormonen kontrolliert, deren Mengenverhältnis mit dem jeweiligen physiologischen Zustand (Phase des Fortpflanzungszyklus) variiert, dann erhebt sich sofort die Frage, durch welchen Mechanismus solches möglich ist. Eine befriedigende Antwort steht noch aus. Der Schlüssel zur Lösung dieses Problems

ist möglicherweise in Rückkoppelungswirkungen der im Blut zirkulierenden Steroide auf dem Niveau der Hypophyse und des Hypothalamus zu suchen.
Neuere Arbeiten einer kanadischen Forschergruppe zielen in diese Richtung und lieferten aufschlußreiche Resultate (LABRIE und Mitarb. 1979). Die Autoren haben in vitro-Kulturen von Zellen der Adenohypophyse mit Steroidhormonen behandelt und anschließend gemessen, wieviel LH bzw. FSH unter GnRH-Einfluß abgegeben wurde. Es stellte sich heraus, daß Östrogene eine stimulierende Wirkung sowohl auf die FSH als auch LH-Sekretion ausüben, während Androgene zwar die FSH-Abgabe fördern, die LH-Sekretion jedoch hemmen. Der Einfluß von Progesteron auf die LH-Produktion von Zellen, die mit Östradiol vorbehandelt waren, erfolgt biphasisch (Stimulation am Anfang, nachfolgende Hemmung), während das gleiche Hormon die FSH-Abgabe ausschließlich stimuliert. Neben den Sexualsteroiden kontrollieren aber auch einander ähnliche Hemmstoffe (Inhibine) aus Testes und Ovarien die Gonadotropin-Sekretion. Nach Ovarektomie kommt es durch einen Rückkopplungseffekt auf das GnRH über den Hypothalamus zu einem Anstieg der Gonadotropin-Sekretion. Dabei erscheint es überraschend, daß die FSH-Menge schneller steigt als der LH-Spiegel, weil nämlich unter Normalbedingungen GnRH die Sekretion des LH stärker stimuliert als die von FSH. Inkubiert man aber Hypophysenzellen der Ratte mit Follikelflüssigkeit von Schweinen (die Steroide werden zuvor daraus entfernt), dann ist eine deutliche Hemmung der spontanen FSH-Abgabe zu verzeichnen, während sich die LH-Basalsekretion nicht verändert. Die Annahme eines ovariellen Hemmers, der in erster Linie die FSH-Sekretion beeinflußt, beseitigt die vermeintliche Widersprüchlichkeit in den Beobachtungsdaten. Im Unterschied zu den Sexualsteroiden wirkt Inhibin ausschließlich auf dem Niveau der Hypophyse.
Es sei jedoch betont, daß trotz des bisherigen Mißlingens, zwei chemisch verschiedene Gonadotropin-Releasing-Hormone zu finden, eine Reihe biologischer Daten zugunsten der Existenz zweier distinkter Stoffe sprechen (MCCANN 1974).
Über das Zusammenwirken von Gn-RH, Adenohypophyse und dem Ovar als endokriner Drüse wurden in jüngerer Zeit Hypothesen entwickelt, die davon ausgehen, daß während eines ganzen Östruszyklus bei der Ratte weniger statistisch signifikante Schwankungen in der Abgabe von Releasing-Hormon die maßgebliche Rolle spielen, sondern letztlich eine unterschiedliche Sensitivität der Adenohypophyse gegenüber Gn-RH den Zeitpunkt der Ovulation determiniert (FINK u. Mitarb. 1975; COOPER u. MCCANN 1975; FINK 1979).
Es läßt sich zeigen, daß während der einzelnen Phasen des Östruszyklus die Adenohypophyse unterschiedlich stark mit einer LH-Sekretion auf intravenöse Injektion von LH/FSH-RH (= Gn-RH) reagiert (Abb. 119). Die Sensitivität der Adenohypophyse ist während der Proöstrus-Phase

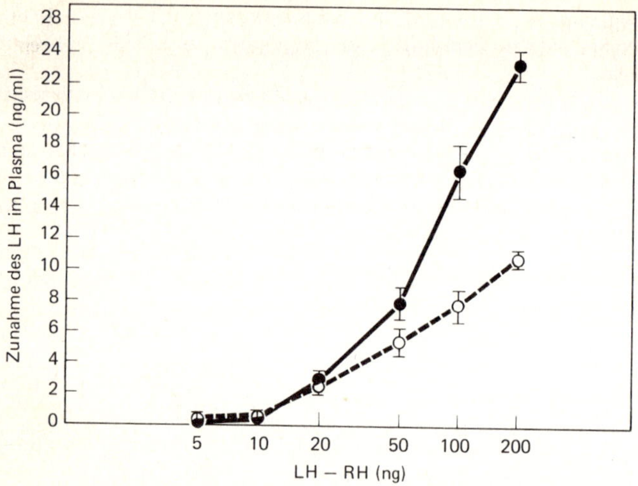

Abb. 119 Einfluß von synthetischem LH-RH auf die LH-Konzentration im Plasma (10 Minuten nach intravenöser Injektion) während der Proöstrusphase (●) und am Tag 1 des Diöstrus (○) (nach *Cooper* u. *McCann*).

deutlich größer als an den beiden Diöstrus-Tagen. Die allmähliche Zunahme der ovariellen Steroide (Östradiol-17β und Progesteron) soll beim Übergang in den Proöstrus die Reaktivität der Hypophyse gegenüber LH/FSH-RH dermaßen steigern, daß sie in einer zweiten Phase am Nachmittag des Proöstrus-Tages auf eine erhöhte Abgabe von LH/FSH-RH mit einer maximalen Ausschüttung von LH reagieren kann. Danach wäre Östradiol-17β Kontroll-Faktor, indem es die Hypophyse für eine Maximalwirkung des endogenen Gn-RH-Anstiegs empfänglich macht. Es ist sogar denkbar, daß selbst bei konstantem oder nur leicht steigendem Gn-RH-Spiegel in den hypophysären Pfortadergefäßen der präovulatorische LH-Anstieg lediglich vom Zeitverlauf in der Erhöhung der hypophysären Reaktionsbereitschaft abhängt.

Im klinischen Bereich wurde das hypothalamische Gonadotropin-Releasing-Hormon schon jetzt wiederholt erfolgreich zur Behebung von Fertilitätsstörungen unterschiedlicher Art eingesetzt. Auch in der Geburtenkontrolle kommt diesem Stoff in der Zukunft möglicherweise eine erhebliche Bedeutung zu, indem z. B. seine Verabreichung in einer bestimmten Phase des Menstruationszyklus das für die Implantation des Eies in den Uterus notwendige Gleichgewicht der von den Gonadotropinen gesteuerten Steroidproduktion entscheidend verändert oder auch dadurch, daß man mit Hilfe von Gn-RH-Gaben an einem bestimmten Zyklustag den Zeitpunkt der Ovulation genau festlegt.

Die Erforschung von Releasing-Substanzen für Gonadotropine bei

Nichtsäugern steckt noch in den Anfängen. Es ist nicht auszuschließen, daß in diesen Wirbeltierklassen das die Gonadotropin-Sekretion regulierende Releasing-Hormon chemisch vom Decapeptid der Säuger verschieden ist, obwohl immunochemische und chromatographische Ähnlichkeiten der Gonadoliberine mehrerer Säuger und des Huhns festgestellt wurden (Jeffcoate u. Mitarb. 1974). Beim Goldfisch waren Hypothalamus-Rohextrakte der gleichen Art bei der Freisetzung von gonadotropem Hormon ähnlich wirksam wie synthetisches LH/FSH-RH (Crim u. Mitarb. 1976).

Hypothalamische Steuerung der STH-Sekretion

Entgegen früheren Vorstellungen, wonach die Abgabe von somatotropem Hormon vom Hypothalamus her stimuliert wird (und zwar über ein Growth Hormone Releasing Hormone (= GHRH) = Somatotropin Releasing Hormone (= SRH) = Somatoliberin), besteht heute, zumindest für Säuger, kein Zweifel, daß ein dualer regulatorischer Mechanismus im Spiele ist. Zwar wurde aus Hypothalamusgewebe ein Decapeptid isoliert, welches in vitro die Sekretion von STH fördert, aber da es bisher nicht gelang, diese Resultate in vivo zu reproduzieren, dürfte das mutmaßliche GHRH von jenem Peptid verschieden sein. Dagegen ist das zweite Hypothalamushormon, welches die STH-Sekretion beeinflußt, in seiner chemischen Struktur aufgeklärt (Burgus u. Mitarb. 1973). Dieses Somatostatin genannte Tetradecapeptid (Abb. 120), welches auch erfolgreich synthetisiert wurde, hemmt die Abgabe von Wachstumshormon aus der Hypophyse (*G*rowth *H*ormone-*R*elease *I*nhibiting *H*ormone (GH-RIH) = *G*rowth Hormone *I*nhibiting *F*actor [GIF]). Es hat aber darüber hinaus ein ungemein breites biologisches Wirkungsspektrum bei allen Säugern, an denen es bislang getestet wurde. Außer seinen Effekten auf die STH-Sekretion hemmt es auch einige andere hypophysäre Polypeptide, insbesondere das TSH. Beim Menschen und bei der Maus kann eine durch TRH induzierte TSH-Sekretion durch vorhergehende Behandlung mit Somatostatin total blockiert werden. Die vielleicht am meisten überraschende Entdeckung war der Befund, daß Somatostatin sowohl den Glukagon- als auch den Insulinspiegel im Blut drastisch senkt. Insbesondere die Glukagon produzierenden α-Zellen reagieren hochempfindlich auf Somatostatin (sekundäre Hypoglykämie!), so daß sein Einfluß auf die Insulinabgabe aus den endokrinen Pankreaszellen vielleicht dadurch zu erklären ist, daß Glukagon als Stimulans für die Insulinsekretion ausfällt.

H-Ala-Gly-Cys-Lys-Asn-Phe-Phe-Trp-Lys-Thr-Phe-Thr-Ser-Cys-OH

Abb. 120 Aminosäuresequenz des Somatostatins.

Auch die Abgabe von Gastrin wird durch Somatostatin gehemmt. Wie andere hypophysiotrope Hormone des Hypothalamus, so hat auch Somatostatin nur eine kurze biologische Halbwertszeit von wenigen Minuten. Es ist lediglich dann wirksam, wenn es auf intravenösem Wege verabfolgt wird.

Prolactin-Hemmfaktor (PIF)

Die schon seit mehr als 20 Jahren bekannte Beobachtung, daß ektopische Transplantation der Hypophyse von ihrem natürlichen Sitz unter die Nierenkapsel zu einer kontinuierlichen Prolactin-Sekretion führt, während die gleiche Operation die Abgabe von FSH, LH, TSH, ACTH und STH aus der Hypophyse in der Regel drastisch reduziert, war der erste Hinweis darauf, daß die Hypophyse der Säuger das Prolactin autonom sezernieren kann. Zugleich weist dieses Experiment aber auch darauf hin, daß die Prolactin-Abgabe aus der Hypophyse in situ unter hemmenden Einflüssen steht. Denn die Menge des Prolactins aus der Hypophyse liegt unter den geschilderten Experimentalbedingungen erheblich höher als in bestimmten Phasen des Fortpflanzungs-Zyklus weiblicher Tiere. Eine große Anzahl von anderen Versuchen läßt ebenfalls darauf schließen, daß die Prolactin-Sekretion der Hypophyse vom Hypothalamus her gehemmt wird. Die Existenz eines hypothalamischen Hemmungsfaktors (*P*rolactin *I*nhibiting *F*actor = PIF = Prolactostatin) bei Säugern gilt als gesichert (MEITES u. CLEMENS 1972). Seine Struktur ist noch unbekannt.
Eine besondere Schwierigkeit der Erforschung des PIF liegt darin, daß eine größere Zahl verschiedener Stoffe (z. B. Catecholamine, Östrogene, Drogen unterschiedlicher Art), aber auch exogene Reize (z. B. Saugreiz auf das lactierende Säugerweibchen, Streß) auf die Prolactin-Sekretion wirken, und zwar in der Regel über den Hypothalamus. Das Vorkommen und die eventuelle physiologische Wirkung eines Prolactin-Releasing-Faktors (PRF = Prolactoliberin) bei Säugern ist derzeit noch ungewiß. Es sind Experimente gemacht worden, in denen TRF die Fähigkeit zeigte, die Prolactin-Abgabe zu stimulieren, aber die bisherigen Beobachtungen reichen nicht hin, um nähere Beziehungen zwischen TRF und dem mutmaßlichen PRF zu begründen, zumal sich die bisher beschriebenen Wirkungen des TRF auf die Prolactin-Sekretion am leichtesten durch indirekte Beeinflussung über das TSH-Schilddrüsensystem erklären lassen.
Die PIF-Sekretion selbst wird vermutlich in erster Linie durch biogene Amine des Hypothalamus kontrolliert. Stimuli, die einen Anstieg der Prolactin-Ausschüttung herbeiführen (Saugreiz, Streß, Sexualhormone, Drogen), bedingen gleichzeitig ein Absinken hypothalamischer Catecholamine und des PIF-Gehalts. Umgekehrt bewirken Substanzen, die die Prolactin-Sekretion vermindern (in erster Linie Prolactin selbst), einen Anstieg der Catecholamine des Hypothalamus sowie seines PIF-Gehalts.

Da die Implantation von mehreren Hypophysen unter die Nierenkapsel oder Injektion von Prolactin das Gewicht der Hypophyse in situ sowie die Prolactin-Konzentration bei reifen Rattenweibchen reduziert, ist eine Autoregulation der Prolactin-Sekretion durch Prolactin selbst zu vermuten. Dabei scheint der Regulationsapparat als feed back-Mechanismus stärker über den Hypothalamus als direkt auf die Hypophyse selbst zu wirken. Das Prolactin hemmt seine eigene Sekretion sehr wahrscheinlich durch Aktivierung dopaminerger Neurone, und daran schließt sich eine vermehrte Abgabe von PIF über das Pfortadersystem an die Adenohypophyse an. Neueste Untersuchungen machen es sogar wahrscheinlich, daß Dopamin selbst der wichtigste, wenn nicht gar der einzige Hemmfaktor für die Prolactinsekretion ist (LABRIE u. Mitarb. 1979). Dabei ist besonders interessant, daß die schon länger bekannte stark stimulierende Wirkung von Östrogenen auf die Prolactinsekretion über eine antidopaminerge Aktivität dieser Hormone auf dem Niveau der Adenohypophyse zustande kommt. Der Nachweis wurde sowohl in vivo als auch in vitro geführt.

Generell wird die Hypothese vertreten, daß Catecholamine im Hypothalamus, vor allem in der Eminentia mediana, als Neurotransmitter für die Kontrolle der Abgabe hypothalamischer hypophysiotroper Hormone fungieren. Da vielfach eine reziproke Beziehung zwischen der Prolactin-Sekretion und den beiden Gonadotropinen LH und FSH zu bestehen scheint, kann jene Hypothese erklären, daß Prolactin (durch Aktivierung dopaminerger Nerven) vermehrte LH/FSH-RH-Abgabe bewirkt und damit eine Erhöhung von LH und FSH im Blut.

Im Unterschied zu den Säugern spielt bei den Vögeln für die Kontrolle der Prolactin-Sekretion ein Prolactin-Releasing-Faktor (Prolactoliberin) die ausschlaggebende Rolle. Die Hypophyse der Vögel bedarf für die Abgabe von Prolactin einer hypothalamischen Stimulation. Bei den übrigen Wirbeltieren legen bisher gemachte Untersuchungen an Amphibien und Knochenfischen die Annahme einer Hemmwirkung des Hypothalamus auf die Prolactin-Sekretion nahe. Aber gerade bei Fischen scheint Vorsicht bei der Deutung der bisherigen experimentellen Daten über die hypothalamische Kontrolle der Adenohypophyse geboten, da die Untersuchungstechniken vielfach zu wünschen übrig lassen, die große Artenmannigfaltigkeit bisher nicht ausreichend berückichtigt werden konnte und vielleicht allgemein die Aktivität der Adenohypophyse weniger stark vom Hypothalamus her gesteuert wird als dies in anderen Wirbeltierklassen der Fall ist (BALL u. Mitarb. 1972). Neben hemmenden Einflüssen des Hypothalamus auf die Prolactinsekretion sind wegen der besonderen Rolle des Prolactins für die Osmoregulation bei den Knochenfischen auch noch andere Kontrollmechanismen mit im Spiel (NAGAHAMA u. Mitarb. 1975). Bei Elasmobranchiern ist es eine noch gänzlich offene Frage, ob bei ihnen der Hypothalamus überhaupt irgendwelche Releasing-Hormone produziert.

MSH-Hemmfaktor (MIF)

Die Befunde über Hypothalamus-Substanzen, welche die Abgabe von MSH aus der Hypophyse von Säugern und Amphibien hemmen sollen (*M*SH Release *I*nhibiting *F*actor = MIF = Melanostatin bzw. *M*SH *R*elease *I*nhibiting *H*ormone = MRIH), sind gegenwärtig noch stark kontrovers, obwohl die Gruppe von SCHALLY aus dem Hypothalamus von Rindern ein Tripeptid (Pro-Leu-Gly-NH_2) isoliert und dann auch synthetisiert hat, von dem 10 ng ausreichen, um beim Aufpinseln auf die Hypophyse eines Frosches, der nach Zerstörung des Hypothalamus dunkel geworden war, eine Aufhellung herbeizuführen (SCHALLY u. KASTIN 1972). Andere Autoren teilen aber nicht die Überzeugung, daß es sich bei dem genannten Peptid tatsächlich um das physiologisch wirksame Agens handelt.

Neben dem Hemmfaktor scheint es (nur ?) bei Knochenfischen (BAKER u. BALL 1975) auch ein Hormon zu geben, welches die MSH-Sekretion vom Hypothalamus her stimuliert. Die chemische Natur dieses mutmaßlichen MRF (*M*elanotropin-*R*eleasing-*F*actor = Melanoliberin) ist nicht bekannt. HADLEY und BAGNARA (1975) sind der Meinung, daß es bisher keine zwingenden Hinweise für irgendeine Art Steuerung der MSH-Sekretion durch hypothalamische Releasing-Hormone gibt. Vielmehr scheint die häufig beobachtete hypothalamische Hemmwirkung auf eine MSH-Abgabe aus der Hypophyse von Neuronen bewerkstelligt zu werden, welche die Pars intermedia versorgen und Catecholamine (Dopamin oder Noradrenalin) enthalten. Nur bei Eidechsen, deren Pars intermedia nicht innerviert ist, mag Neurosekretion eine peptiderge Rolle spielen.

Corticotropin-Releasing-Faktor (CRF)

Obwohl die Suche nach dem stofflichen Agens des Hypothalamus, welches die Sekretion des ACTH aus der Hypophyse kontrolliert (Adreno-Corticotropin-*R*eleasing-*F*actor = CRF = Corticoliberin], eine besonders lange Geschichte hat, waren in diesem Falle die Bemühungen um Identifizierung eines steuernden Hypothalamus-Hormons bislang am wenigsten erfolgreich. Der wichtigste Grund für das Ausbleiben brauchbarer Ergebnisse liegt vor allem darin, daß eine ganze Menge verschiedenartiger Stoffe (u. a. auch Oxytocin und Vasopressin) eine ACTH-Sekretion zu stimulieren vermögen und daß es – das eine hängt mit dem anderen zusammen – an spezifischen Tests für den CRF fehlt. Mutmaßliche Besonderheiten in der Molekülstruktur des CRF bedeuten eine weitere Komplikation. Denn offenbar handelt es sich beim CRF (= CRH) aus Hypothalamus-Extrakten um ein Polypeptid, das sehr instabil ist. Experimentelle Eingriffe von jener Art, wie sie im einleitenden Kapitel aufgezählt wurden (s. S. 295 ff), scheinen jedoch von den Knochenfischen (FRYER u. PETER 1977) bis zu den Säugern die Annahme eines hypothalamischen CRH zwingend zu fordern, obwohl innerhalb der einzelnen Wirbeltierklassen mit beträchtlichen Artunterschieden zu rechnen ist und außerdem – zumindest teilweise – eine vom Hypothalamus unabhängige „Basal-Sekretion" von ACTH stattfinden kann.

Extrahypothalamisches Vorkommen der hypophysiotropen Hormone

Im Zuge der fortschreitenden Verfeinerung der verschiedenartigen Testverfahren für hypophysiotrope Hormone hat man in Erfahrung gebracht, daß diese Substanzen in beachtlicher Menge auch außerhalb des engeren Hypothalamusbereichs im Gehirn zu finden sind (vgl. REICHLIN u. Mitarb. 1976). Es ist deshalb nicht auszuschließen, daß ihnen allgemein eine bisher noch nicht näher bekannte Bedeutung für die Regulation nervöser Gewebe zukommt. Bei der Ratte, bei der – bezogen auf die Hormonmenge pro Gewichtseinheit des Gewebes – z.B. die Konzentration an TRH im Hypothalamus am höchsten ist, kommen 80% des gesamten TRH in der extrahypothalamischen Gehirnmasse vor, und es ist anzunehmen, daß dort auch Biosynthese-Prozesse ablaufen. Bei niederen Wirbeltieren wurde extrahypothalamisches TRH in besonders hohen Mengen gefunden. Andere Orte, an denen bei verschiedenen Säugern TRH nachgewiesen wurde, sind das Rückenmark, Epiphyse und Neurohypophyse. Beim Menschen und der Ratte ist TRH außerdem im Urin und in der Cerebrospinalflüssigkeit festgestellt worden.
Es ist eine vorerst noch offene Frage, ob extrahypothalamisches TRH eventuell als Neurotransmitter fungiert.
Auch für LH/FSH-RH zieht man auf Grund bestimmter Beobachtungen (u. a. Beeinflussung der Impulsrate einzelner Neuronen, Anregung der sexuellen Aktivität bei Ratten beiderlei Geschlechts) Neurotransmitter-Funktionen in Erwägung. Schaf, Rind und Schwein sollen eine außergewöhnlich hohe Konzentration an LH/FSH-RH in ihren Epiphysen haben. Auch in verschiedenen extrahypothalamischen Gehirnbezirken konnte LH/FSH-RH bei mehreren Säugern nachgewiesen werden.
Selbst für das erst seit kurzem bekannte Somatostatin gibt es Daten über extrahypothalamisches Vorkommen (Gehirn, Epiphyse, Inselapparat des Pankreas, Magen, Zwölffingerdarm und Jejunum). Die Konzentrationen liegen dabei so hoch (z.B. 11,5 pg/μg Protein im Inselgewebe), daß eine Entstehung der Substanz in situ anzunehmen ist. Über die physiologische Rolle des Somatostatins an diesen Orten ist noch nichts bekannt, obschon auch hier – neben anderen Aufgaben – an Neurotransmitterfunktionen zu denken ist.

Wirkungsweise der Hormone

Sämtliche Wirkungen aller uns bis heute bekannten Hormone manifestieren sich letzten Endes in Veränderungen des Stoffwechselgeschehens in den Zellen. Alle Stoffwechselprozesse sind als Synthese-, Umbau- und Abbauvorgänge zu verstehen, deren Verlauf durch das Eingreifen von Enzymen gesteuert wird. In eine einzige Stoffwechselkette (ein solcher Begriff ist allerdings stets eine stark vereinfachende Abstraktion) greifen mehr oder minder zahlreiche Enzyme nach- bzw. nebeneinander ein. Liefe ein bestimmter enzymatisch gesteuerter Prozeß mit maximaler Wirkgeschwindigkeit aller beteiligten Enzyme ab, so würde dieses sehr schnell zu einer totalen Entgleisung im Stoffwechselgeschehen führen. Daß solches normalerweise nicht geschieht, liegt daran, daß innerhalb einer solchen Kette die Enzyme in ihrer Aktivität auf mannigfache Weise kontrolliert werden. So kann z.B. die Tätigkeit von Enzymen durch andere Stoffe (die ihrerseits u.U. wiederum Enzyme sind) gehemmt oder gefördert werden oder ein bestimmtes Enzym steht nur in begrenzter Menge zur Verfügung, indem durch genetische Induktion oder Repression seine Syntheserate beeinflußt wird. Auch die Inaktivierung oder sogar Zerstörung von Enzymen spielt als geschwindigkeitsbegrenzender Faktor bei Stoffwechselprozessen eine Rolle. Vorgänge dieser Art vollziehen sich innerhalb der Zelle, also intracellulär. Die Regulation von Stoffwechselprozessen geschieht allerdings auch auf intercellulärem Wege, wofür wir gerade die Hormone, aber auch das Zentralnervensystem bzw. ein Zusammenwirken beider Kontrollinstanzen beispielhaft kennengelernt haben. Wir erinnern uns dabei, daß die Hormone in sehr spezifischer Weise wirken, d. h. nur bestimmte Organe oder Zellen sprechen auf ein Hormon in charakteristischer Weise an; andere bleiben von ihm unbeeinflußt. Da wir wissen, daß unter Umständen schon kleine chemische Veränderungen an einem Hormonmolekül oft zu drastischen Veränderungen seiner biologischen Wirkung führen, muß man annehmen, daß in der Zelle bestimmte Strukturen gegeben sein müssen, mit denen die jeweils wirksame Substanz in eine selektive Wechselwirkung tritt und auf diese Weise das Hormon als eine Art extracelluläres Signal „erkennt", womit die Induktion der typischen Hormonwirkung ihren Anfang nimmt. Diese komplementären Strukturen in der Zelle, bei denen es sich um Proteine handelt, bezeichnet man generell als Rezeptoren. Das Auffinden sowie die Lokalisierung und chemische Identifizierung solcher Rezeptoren ist in der modernen Endokrinologie zu einem ihrer wichtigsten Forschungsgebiete geworden (vgl. THOMAS 1973).

Wenn man im täglichen Sprachgebrauch von bestimmten Wirkungen einzelner Hormone redet, so muß man sich deutlich vor Augen halten, daß wir bei dieser Art sprachlicher Verständigung ein überaus grobes Raster anlegen. Wenn man beispielsweise sagt, daß die gonadotropen Hor-

mone FSH und LH synergistisch die Produktion von Östrogenen im Ovar der Säugetiere stimulieren, so ist das zwar eine durchaus zutreffende Feststellung, die jedoch keinerlei Aussagen darüber enthält, in welcher Weise dies geschieht. Nur der Fachmann impliziert mit dieser Aussage die Tatsache, daß lediglich bestimmte Zellen innerhalb des Säugerovars die Sexualhormone produzieren und daß ihre Biosynthese aus bestimmten Vorstufen unter Beteiligung einer großen Anzahl von Enzymen erfolgt. Wenn wir weiterhin behaupten, daß z.B. Östrogene beim Säugetier charakteristische Wirkungen auf die Uterusschleimhaut haben, dann ist auch damit ein bestimmter Sachverhalt klar umschrieben, aber von den physiologischen Prozessen, die hierbei eine Rolle spielen, ist keine Rede.
An Hand dieser zwei willkürlich gewählten Beispiele wird verständlich, daß die Endokrinologen seit langem auf der Suche sind, ob es einen oder einige wenige generelle Mechanismen gibt, mit deren Hilfe es möglich ist, die Vielfalt der Hormonwirkungen nach einem umfassenden Schema zu erklären. In der Tat haben die großen Fortschritte auf dem Gebiet der Molekularbiologie in den letzten 15 Jahren zur Entwicklung von Denkmodellen geführt, die inzwischen an vielen Stellen auch schon experimentell erhärtet sind.
Karlson brachte seine Untersuchungen über das Verpuppungshormon Ecdyson der Insekten mit dem Modell von Jacob und Monod über die Regulation der Genaktivität in Verbindung und entwickelte eine Theorie zum Wirkungsmechnismus von Steroidhormonen (vgl. Karlson u. Sekeris 1973). Es geht dabei um Hormoneffekte, die Transkriptionsvorgänge im Zellkern beeinflussen. Die Arbeitsgruppe um den Nobelpreisträger Sutherland untersuchte den Mechanismus der Glukosefreisetzung aus der Leber durch Adrenalin und Glukagon und entdeckte damit die fundamentale Rolle des cyclischen Adenosinmonophosphats (cAMP) als „zweiten Boten“ (second messenger) für hormonale Steuerungsprozesse (vgl. Sutherland 1972; Major u. Kilpatrick 1972).

Hormonwirkung auf Transkriptionsvorgänge im Zellkern

An den Riesenchromosomen der Speicheldrüsen von Dipteren-Larven (*Drosophila, Chironomus*) läßt sich beobachten, daß in bestimmten Phasen der Entwicklung spezifische Banden, welche besondere Genloci repräsentieren, ihre scharfen Konturen verlieren, anschwellen und einen sogenannten „Puff“ bilden. Er kann später wieder zurückgebildet werden und andere Bänder beginnen zu „puffen“. In den Puffregionen wird die Desoxyribonukleinsäure (DNS [engl. DNA, s. S. 62]) aktiv und dient als Matrize zur Synthese komplementärer RNA-Moleküle. RNA-Polymerase katalysiert diesen Prozeß, bei dem die in der DNA enthaltene genetische Information auf RNA „überschrieben“ (transkribiert) wird.

Als es bei der Zuckmücke *Chironomus* gelang, durch Injektion von nur 10^{-5} μg Ecdyson (s.S.358f.) binnen weniger Minuten charakteristische Puff-Muster an den Riesenchromosomen zu erzielen (CLEVER u. KARLSON 1960), da war die entscheidende Brücke zwischen Hormoneffekt und dem eben geschilderten molekularbiologischen Fundamentalprozeß der Proteinsynthese geschlagen.

Wenn es korrekt ist, daß Puffbildung an Riesenchromosomen ein Indiz für Stimulation der Transkription der DNA und damit der Biosynthese von RNA ist, dann ist als unmittelbare Folge dieses Prozesses die Induktion spezifischer Proteine zu erwarten (z.B. Neubildung eines Enzyms oder Erhöhung des Spiegels bestimmter Enzyme durch eine gesteigerte Syntheserate). Dieses Konzept ist inzwischen durch zahlreiche Experimente mit einer ganzen Reihe von Steroidhormonen untermauert worden.

Da das Vorkommen von Riesenchromosomen ein seltener Ausnahmefall ist und hormonal induzierte Aktivierungen am genetischen Substrat im Regelfall optisch nicht wahrnehmbar sind, hat man sich erfolgreich verschiedener Typen biochemischer Experimente bedient, um den geschilderten Grundvorgang – hormonale Beeinflussung der Transkription der DNA im Zellkern – näher zu untersuchen.

So läßt sich z.B. an Zellen, die spezifisch auf Östrogene ansprechen, unter

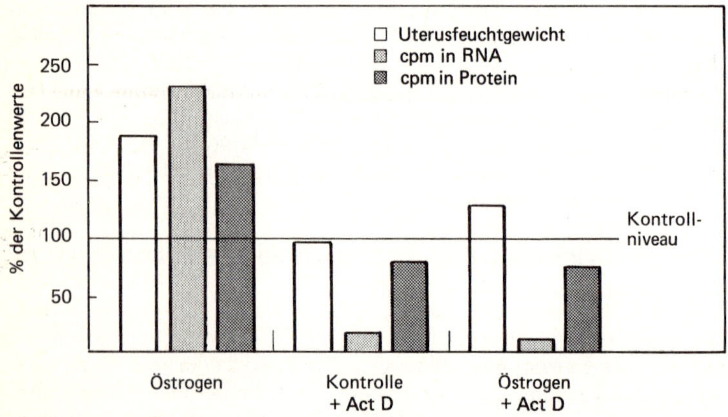

Abb. 121 Einfluß von Actinomycin D auf die Wirkung von Östradiol bei Ratten. Gruppen von je 3 Tieren wurden 375 μg Actinomycon D bzw. eine Kontrollösung injiziert und 30 Minuten später 10 μg Östradiol bzw. eine Kontrollösung. 2–3 Stunden nach der Hormonbehandlung wurden markiertes Uridin (^{3}H) und markiertes Glycin (^{14}C) gegeben. Die Versuchstiere wurden 4 Stunden nach der Hormonbehandlung getötet und die Veränderung der Inkorporationsrate des Uridins in die RNS und des Glycins in die Proteinfraktion bestimmt (cpm = counts per minute = vom Zähler registrierte radioaktive Zerfälle) (nach *Ui* u. *Mueller*).

dem Einfluß von Östradiol schon nach 2 Minuten ein deutlich vermehrter Einbau radioaktiv markierter Bausteine in nukleäre RNA beobachten. Oder umgekehrt: Vorbehandlung mit Hemmern der RNA-Synthese (z. B. Puromycin, Actinomycin D) kann die Hormonwirkung unterdrücken (Abb. 121). Solche und andere Versuche haben für alle Gruppen von Steroidhormonen (Corticoide, Androgene, Östrogene, Gestagene) immer wieder Beweise dafür geliefert, daß sie die RNA-Synthese zu stimulieren vermögen und die Synthese von Proteinen fördern.

Der beschriebene hormonale Wirkungsmechanismus ist zwar für Steroide besonders charakteristisch, beschränkt sich jedoch nicht nur auf diese Stoffgruppe. Auch andere Hormone (z.B. Schilddrüsenhormone und STH) fördern die Proteinsynthese auf dem hier geschilderten Wege. Das Bild bei den Nichtsteroiden ist jedoch weniger klar, zumal bei Peptidhormonen in erster Linie an die Mittlerfunktionen des Adenylat-Cyclase-Systems zu denken ist.

Mit den bisherigen Darlegungen ist freilich noch nicht die Frage beantwortet, auf welche Weise das Hormon die Induktion der RNA und des Proteins bewirkt. Nach den Untersuchungen von JACOB* und MONOD* (1961) an dem Darmbakterium *Escherichia coli* extrapolierte man auch für höhere Organismen, daß durch einen geeigneten Induktor (hier: ein Hormon!) ein spezifisches Repressormolekül vom sogenannten Operator-Gen entfernt und der Repressor hierdurch inaktiviert wird.

Durch die Derepression wird nach dem Jacob-Monod-Modell das entsprechende Gen bzw. eine Gengruppe zur Transkription freigegeben und die Synthese von spezifischer mRNA und korrespondierendem Protein herbeigeführt.

Inzwischen hat man herausgefunden, daß die Steroidhormone keine Derepression verursachen, sondern über die Kopplung mit spezifischen cytoplasmatischen Rezeptorproteinen eine positive Regulation ausüben (O'MALLEY u. SCHRADER 1976). Die Rezeptorproteine sind sowohl für die einzelnen Steroidhormone als auch für die hormonal ansprechbaren Zellen der Erfolgsorgane spezifisch.

Bislang am besten untersucht ist der als Östrophilin bezeichnete Östrogenrezeptor mit einem Molekulargewicht von ca. 200 000. Ähnliche Rezeptorproteine sind für andere Steroidhormone bei mehreren Tierarten charakterisiert worden.

Die derzeit vertretene Hypothese zum Primäreffekt der Steroidhormone auf den genetischen Apparat geht davon aus, daß pro Rezeptormolekül zwei Moleküle Hormon gebunden werden und als Hormon-Rezeptor-Komplex in den Kern eindringen, wo er sich an bestimmten Stellen des Chromatins anheftet und die Transkriptionsaktivität an einzelnen Genen stimuliert.

---

* Nobelpreis für Medizin 1965

Die chromosomalen Proteine setzen sich aus zwei Hauptklassen zusammen, den alkalischen Histonen, die von Zelle zu Zelle bzw. sogar von Organismus zu Organismus einander sehr ähnlich sind, und den sauren Nichthistonen, die sich durch eine starke Heterogenität auszeichnen. Es ist daher nicht überraschend, daß eine bestimmte Fraktion dieser Nichthistone als „Akzeptor" für die Hormon-Rezeptor-Komplexe dient.
Das Rezeptormolekül selbst ist ein Dimer, welches aus zwei Untereinheiten A und B besteht, die sich in ihren physikalischen Eigenschaften nicht unterscheiden, wohl aber in ihrem Bindungsverhalten zum Chromatin.

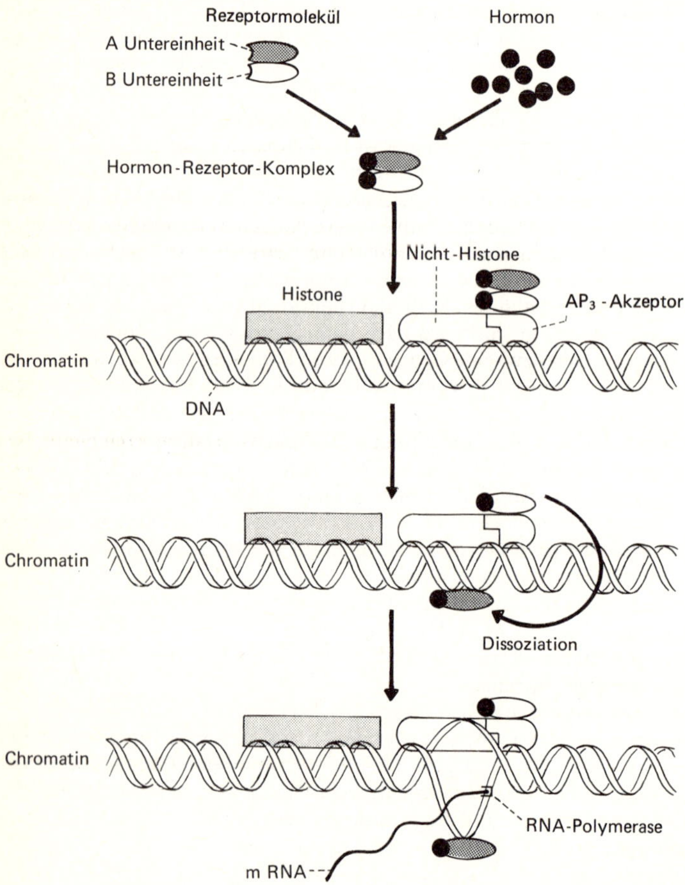

Abb. 122 Schema des Mechanismus der Genaktivierung durch Steroidhormone. Erläuterungen im Text (nach *O'Malley* u. *Schrader*).

Jede Untereinheit besitzt einen Bindungsort für ein Steroidmolekül (z.B. Progesteron). Durch die Bindung zwischen Steroid und Rezeptor wird die Struktur des Rezeptors in einer bisher noch nicht geklärten Weise verändert und das Molekül aktiviert. Der aktivierte Hormonrezeptor dringt in den Kern ein und bindet sich an einen Akzeptorort auf dem Chromatin (Abb. 122). Diese Bindung erfolgt ausschließlich über die B-Untereinheit. Sodann dissoziiert das Dimer und setzt die A-Untereinheit frei, die allein (im Unterschied zur B-Untereinheit) in eine direkte Funktionsbeziehung zur DNA treten kann. Es bedarf ebenfalls noch der Klärung, ob das A-Protein bei diesem Vorgang spezifische Nucleotid-Sequenzen „erkennt" und sich entsprechend orientiert.
Wie aber vollzieht sich die Aktivierung des vom Hormon-Rezeptor-Komplex „ausgewählten" DNA-Segments oder anders gesagt, wie wird das Gen zur Tätigkeit veranlaßt? Der erste Schritt in der Prozeßkette, die am Ende zur Protein-Synthese führt, besteht sehr wahrscheinlich in einer Bindung von RNA-Polymerase an die DNA. Auf Grund der Untersuchungen an Bakterien nimmt man an, daß sich das Enzym an besondere Stellen, die sogenannten Anfangsorte, bindet und dort die Gen-Transkription beginnt. Mit Hilfe von fein ausgeklügelten Experimentiertechniken fand man heraus, daß die Zahl der nukleären Initiationsorte pro Zelle in Relation zur Zahl von Hormon-Rezeptor-Komplexen in den Kernen steigt und fällt und folglich die Zahl synthetisierter RNA-Moleküle verändert. Hierin liegt das Wesen des hormonalen Einflusses auf den genetischen Apparat. Wenn derzeit auch noch nicht bekannt ist, auf welche Weise der Hormon-Rezeptor-Komplex den zuvor inaktiven „Anfangsort" verändert und dadurch dem Eingreifen der RNA-Polymerase zugänglich macht und zusätzlich auch die Frage zu beantworten bleibt, wie das jeweilige Gen wieder abgeschaltet wird, wenn genügend RNA produziert worden ist, so mag dennoch das Schemabild helfen, die verkürzt und vereinfacht dargestellte Hypothese zum molekularen Wirkungsmechanismus der Steroidhormone zu veranschaulichen.

Hormonwirkungen über das Adenylatcyclase-cAMP-System

Die Adenylatcyclase (früher: Adenylcyclase) ist ein im Tierreich weit verbreitetes Enzym vieler Gewebe. Auch bei Bakterien kommt es vor, offenbar jedoch nicht bei höheren Pflanzen. Das Enzym, ein Bestandteil der Zellmembranen, ist für die Synthese von cyclischem 3′,5′-Adenosinmonophosphat (cAMP) verantwortlich, das aus Adenosintriphosphat (ATP) entsteht (Abb. 123). Wegen der im 3′,5′-Phosphatring gegebenen Ringspannung ist das Molekül thermodynamisch instabil und deshalb im Zellinnern nur in geringen, schnell änderbaren Konzentrationen vorhanden.

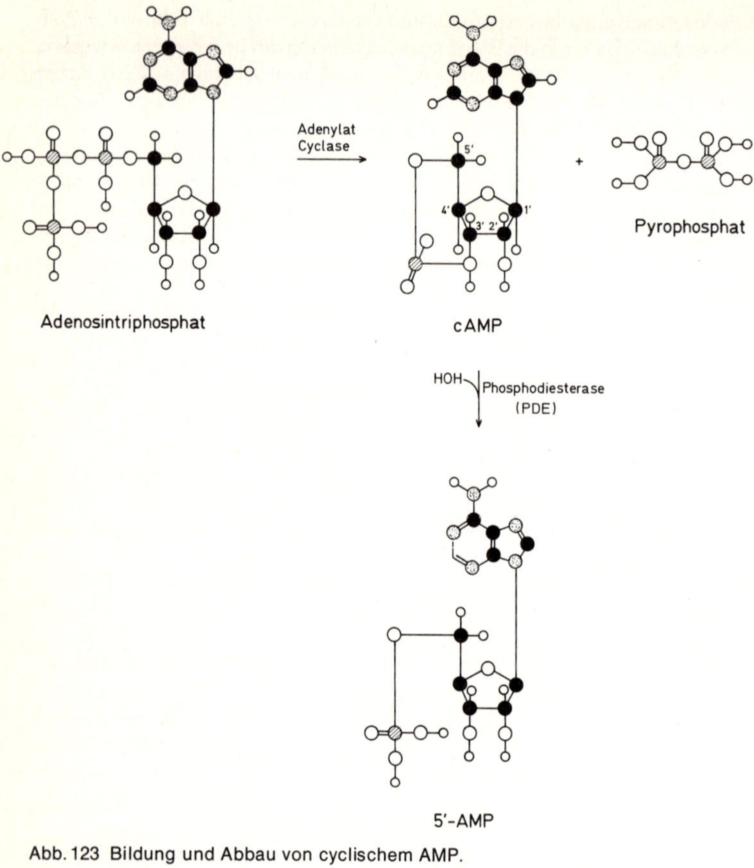

Abb. 123 Bildung und Abbau von cyclischem AMP.

Die Geschichte des cAMP begann im Jahre 1957, als es von SUTHERLAND und einem Mitarbeiter in Leberhomogenaten entdeckt wurde. Zugleich stellte sich heraus, daß es in gleicher Weise wie die Hormone Adrenalin und Glukagon die glykogenolytischen Enzyme zu aktivieren vermag. Dies wurde der Grundstein für die Hypothese, daß cAMP die Wirkung zahlreicher Hormone vermittelt, d.h. als zweiter (dem jeweiligen Hormon nachgeordneter) Bote (second messenger) fungiert.

Entscheidend für das Verständnis dieses Mechanismus war der andere Befund, daß beim Zusatz von Adrenalin zu Präparaten, die ausschließlich Cytoplasma von Leberzellen enthielten, die Zugabe von Adrenalin keine Glykogenolyse in Gang setzt, obwohl im Cytoplasma das hierfür benötigte Phosphorylasesystem vorhanden ist. Dieser Sachverhalt erklärt sich aus der Tatsache, daß die Hormone an spezifischen Rezeptoren der Zellwand angreifen und in der Zellwand die dort lokalisierte Adenylatcyclase aktivieren, welche ihrerseits cAMP produziert, das dann in der Leber (oder auch Skelettmuskelzelle) die Phosphorylaseaktivität fördert (Abb. 124).

Obwohl die Primärreaktionen (Bindung des Hormons als erster Bote an einen Membranrezeptor, Aktivierung der Adenylatcyclase an der Innenseite der Membran und Beschleunigung der Bildung von cAMP) aus ATP in den Zielorganen vieler Hormone ähnlich sind, kann allerdings der physiologische Endeffekt je nach Art des reagierenden Systems unterschiedlich sein.

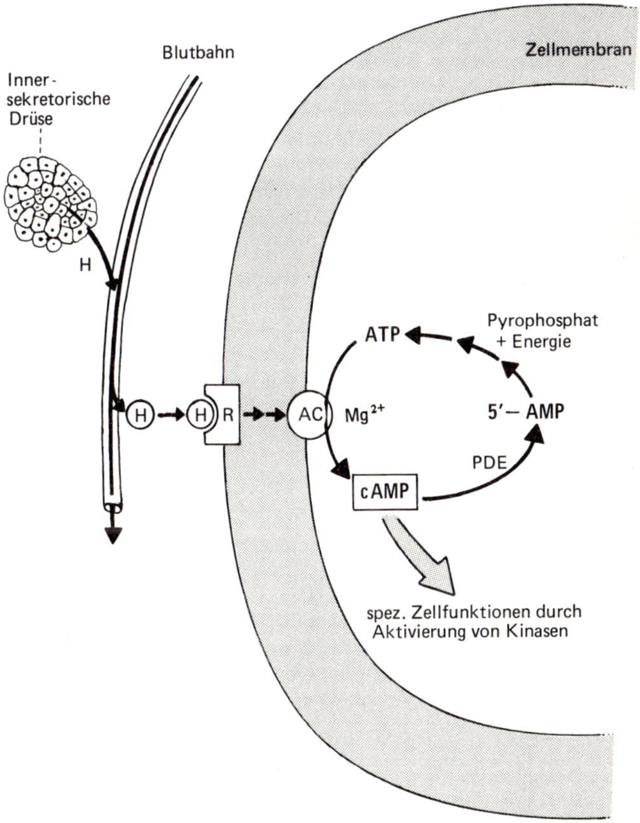

Abb. 124 Schema zur Veranschaulichung des Adenylatcyclaseweges der Hormonwirkung (nach *Bär*).

Da im gleichen Jahr, in dem das cAMP entdeckt wurde, auch seine Synthese gelang, ließ sich in der Folgezeit relativ einfach zeigen, daß das cAMP, welches im Vergleich zu dem für die Stoffwechselprozesse so wichtigen ATP nur etwa $^1/_{1000}$ von dessen Konzentration erreicht, die hormontypischen Effekte für sich allein imitieren kann. Bei vielen Zellen, die als Wirkungsorte für Hormone (in erster Linie Peptidhormone und Aminosäurederivate) bekannt sind, steigt die Menge an cAMP nach einem Hormonreiz oftmals schlagartig an (Abb. 125). Bei der Bildung von cAMP aus ATP entsteht aus einem Molekül ATP ein Molekül cAMP + ein Molekül Pyrophosphat. Das ATP im Zellinnern steht für diesen Vorgang in reicher Menge zur Verfügung. Das cAMP wirkt auf verschiedene Enzyme, wahrscheinlich Proteinkinasen (= Fermente, die die Phosphatübertragung von ATP auf Proteine katalysieren), innerhalb der Zelle ein und löst auf diese Weise die hormontypischen Effekte in der Zelle aus. Ein anderes intracelluläres Enzym, die 3′,5′-Nucleotid-Phosphodiesterase (PDE) kann cAMP zu AMP hydrolisieren und damit die Tätigkeit des cAMP regulieren.

Wenn mit dieser Grundvorstellung hormonabhängige Stoffwechselprozesse wie beispielsweise Lipolyse, Glykogenolyse, Permeabilitätsveränderungen, Proteinsynthese und andere Prozesse erklärt werden sollen, so stellt sich natürlich sofort die Frage, wie denn die Spezifität der Wirkung eines bestimmten Hormons auf bestimmte Zelltypen und bestimmte Prozesse verständlich werden soll. Die Antwort hierauf ist relativ einfach; sie liegt in der Spezifität des Rezeptors, der an die Adenylatcyclase gekoppelt ist. Nur ein bestimmtes Hormon kann jeweils mit einem bestimmten Re-

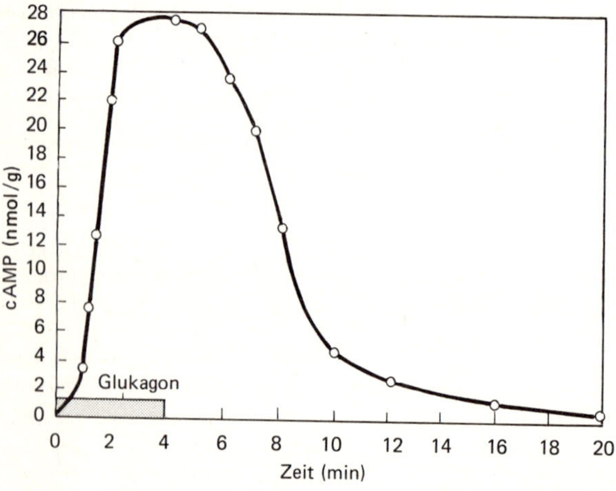

Abb. 125 Wirkung einer Glukagoninfusion auf die cAMP-Bildung bei einer durchströmten Rattenleber (nach *Jensen* u. *Jacobson*).

zeptor wie ein Schlüssel mit einem Schloß in Wechselwirkung treten. Und wenn man annimmt, daß die verschiedenen Zellen unterschiedliche Enzymausstattungen besitzen, so ist es verhältnismäßig leicht vorstellbar, daß je nach den Eigenarten des Rezeptors oder der Rezeptoren einer Zelle von einem Hormon nur bestimmte Reaktionen ausgelöst werden können.

In der Wirkkette Hormon - Rezeptor - Adenylatcyclase - cAMP bereitet die Untersuchung der Adenylatcyclase die relativ größten Schwierigkeiten, da die Aktivität des Enzyms unmittelbar von der Unversehrtheit der Membran, an welche es gebunden ist, abhängt. Da es bisher noch nicht gelungen ist, das Enzym in ausreichendem Maße zu reinigen und anzureichern, ist man für Aktivitätsmessungen der Adenylatcyclase darauf angewiesen, sie aus der Bildung von radioaktivem cAMP aus vorher markiertem ATP abzulesen. Hierbei hat sich gezeigt, daß bei der Entstehung eines einzigen Moleküls cAMP 1000 bis 10000 Moleküle ATP durch ATPasen zu ADP und Phosphat hydrolysiert werden. Dies erklärt sich dadurch, daß in den Membranen außer der Adenylatcyclase auch ATPasen (ATP spaltende Enzyme) in großem Überschuß vorhanden sind. Die Adenylatcyclase selbst ist nicht der eigentliche Hormonrezeptor, da nämlich nach bestimmten experimentellen Eingriffen ein Verlust der Hormonempfindlichkeit des untersuchten Systems herbeigeführt werden kann, ohne daß dabei die Adenylatcyclase-Aktivität verloren geht. In welcher Weise Rezeptoren und Adenylatcyclase miteinander gekoppelt sind, ist weitgehend unbekannt, aber man hat doch wenigstens herausfinden können, daß *verschiedenen* Rezeptorsystemen nur ein *einziges* Adenylatcyclasesystem zuzuordnen ist. Für die Entwicklung dieser Vorstellung gaben Untersuchungen über die hormonale Beeinflussung des Stoffwechsels im Fettgewebe von Ratten wichtige Hinweise. Man weiß, daß die Lipolyse, der Fettabbau, durch drei Hormone, nämlich Adrenalin, Glukagon und ACTH, stimuliert werden kann und alle drei Hormone die Adenylatcyclase-Aktivität in Fettgewebe erhöhen. Würde man annehmen, daß diesen drei Hormonen drei verschiedene Adenylatcyclase-Systeme zugeordnet sind, dann wäre zu erwarten, daß es bei Zugabe von verschiedenen maximal wirksamen Hormonkonzentrationen an ein geeignetes Untersuchungssystem zu einer additiven Stimulation der cAMP-Bildung kommen müßte. Aber eine solche Additivität ließ sich bisher nicht nachweisen, und deshalb ist die Annahme eines einzigen Adenylatcyclase-Systems die wahrscheinlichere. Leichter ist es, die Spezifität der Rezeptoren aufzuzeigen, da es nämlich möglich ist, beispielsweise die Wirkung von einem der drei Hormone zu blockieren, ohne dadurch die Wirksamkeit der beiden anderen Hormone zu beeinträchtigen.

Der cAMP-Spiegel in den Zellen wird (unter anderem) durch das Zusammenspiel von Adenylatcyclase und Phosphodiesterase kontrolliert, indem die Adenylatcyclase die Bildung von cAMP katalysiert, während umgekehrt die Phosphodiesterase seine Hydrolyse fördert (vgl. Abb. 124). Ob Hormone auch die Phosphodiesterase-Aktivität beeinflussen, ist bisher nicht bekannt. Da beispielsweise Insulin die Stimulierung der cAMP-Bildung durch Adrenalin in intaktem Gewebe hemmt, wäre es denkbar, daß dieser Effekt des Insulins durch eine Aktivierung der Phosphodiesterase zustande kommt, aber der experimentelle Nachweis hierfür ist bislang nicht gelungen. Dagegen kennt man eine Reihe von Pharmaka (Methylxanthine), welche Diesterasen direkt hemmen und auf

diese Weise die Wirkung von Hormonen potenzieren. Dazu gehören beispielsweise Theophyllin und Coffein.
Viele, wenn nicht sogar alle, intracellulären Wirkungen des cAMP lassen sich auf eine Beschleunigung der durch Proteinkinasen katalysierten Reaktionen zurückführen. Hierbei wird der endständige Phosphatrest des ATP auf Serinreste im Protein übertragen. cAMP kann die Aktivität von Proteinkinasen bis auf das 10fache steigern, selbst wenn es nur in ganz geringen Konzentrationen (etwa 10^{-8} bis 10^{-6} mol/l) vorhanden ist.

Die Verwendung von cAMP als zweiten Boten im Experiment zwecks Imitation bestimmter Hormonwirkungen wird dadurch erschwert, daß das cAMP die Membranwände der Zellen nur schwer zu durchdringen vermag, so daß die exogene Zuführung von cAMP entweder gar keine Wirkungen zeigt oder nur bei Verwendung unphysiologisch hoher Konzentrationen. Diese Eigenschaft hängt mit der negativen Ladung des Phosphatrestes im Molekül zusammen. Führt man lipophile Seitengruppen in das cAMP-Molekül ein, so wird die Permeabilität durch die lipoidreichen Zellmembranen hindurch erleichtert. Viele solcher cAMP-Derivate wurden bereits erfolgreich getestet und eröffnen dem Pharmakologen ganz neue Wege, die sich eines Tages möglicherweise auch in der therapeutischen Praxis in der Medizin bezahlt machen werden. Wenn dies nicht schon heute der Fall ist, so liegt das in erster Linie daran, daß das cAMP,welches in nahezu allen Geweben auftritt und dort eine Vielzahl von Wirkungen hat, beispielsweise bei einer intravenösen Injektion die im Regelfall erwünschte organspezifische Wirkung kaum entfalten kann. Hier werden künftige Untersuchungen zeigen müssen, ob es gelingt, durch geeignete Derivatbildung die selektiven Eigenschaften einer solchen Substanz zu erhöhen.

Wie schon erwähnt, bezieht sich die Hypothese über die Rolle des cAMP als zweiter Bote vor allem auf Proteo- und Peptidhormone sowie Aminosäurederivate. Die hierbei postulierte Interaktion zwischen Hormon und spezifischem Rezeptor an der Zelloberfläche und der membrangebundenen Adenylatcyclase trägt auch der Tatsache Rechnung, daß es sich bei den genannten Hormonen vielfach um hochmolekulare Stoffe handelt, die nicht als solche ins Zellinnere eindringen können. (Unterschied zu den niedermolekularen Steroiden!) Die Art des Hormoneffekts variiert in Relation zu den Zielgeweben. Man nimmt an, daß letzten Endes der jeweils hormonspezifische Effekt immer über die Phosphorylierung bzw. Dephosphorylierung von Proteinen unter Beteiligung von Proteinkinasen in einer für die Effektorzellen charakteristischen Weise zustande kommt, indem sich durch diese Prozesse die Proteinkonfiguration und damit die Fähigkeit zur Wechselwirkung mit anderen Substanzen verändert. Die genaue Natur der cAMP-abhängigen Wirkungen auf der molekularen Ebene bleibt jedoch für jedes einzelne Hormon genauer zu erforschen. Ein Bericht über Daten an einzelnen Hormonen würde den Rahmen dieses Buches sprengen (vgl. Major u. Kilpatrick 1972; Robison u. Mitarb. 1971; Labrie u. Mitarb. 1979). Im Falle der Stimulation der Corticosteroidsynthese durch ACTH könnte das Resultat der Phosphorylase-Aktivierung in einer von Cholesterin-Esterase vermittelten Produktionszunahme an freiem Cholesterin bestehen, welches als wichtigste Vorstufe für die Steroidogenese dient. Welche auch immer die genauen molekularen Reaktionsabläufe sein mögen, die engen Beziehungen zwischen ACTH-Dosis, cAMP-Konzentration und Corticosteroidogenese-Rate ließen sich sowohl in vivo als auch in vitro in zahlreichen Versuchen demonstrieren (Abb. 126).

In vielen Fällen wurde beobachtet, daß Ca-Ionen einen starken Einfluß auf den cAMP-Stoffwechsel ausüben können (vgl. RASMUSSEN 1975). Häufig vermag Ca^{++} cAMP-Wirkungen zu imitieren, oder cAMP-Effekte sind calciumabhängig bzw. werden von Calcium verstärkt. Das heißt auch Ionen sind als „zweite Botenstoffe" in Betracht zu ziehen. Das Zusammenspiel von Ca^{++} und cAMP scheint

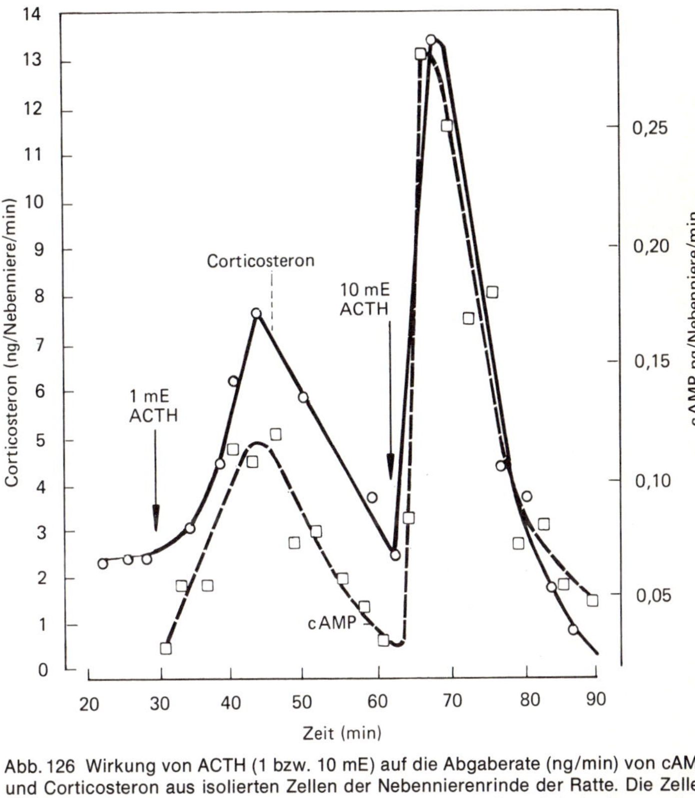

Abb. 126 Wirkung von ACTH (1 bzw. 10 mE) auf die Abgaberate (ng/min) von cAMP und Corticosteron aus isolierten Zellen der Nebennierenrinde der Ratte. Die Zellen sind einer Nebenniere äquivalent gesetzt und wurden mit einem Inkubationsmedium kontinuierlich superfundiert. Für die Bestimmungen wurden Superfusatfraktionen während je einer Minute gesammelt (nach *Schulster* u. *Jenner*).

sehr komplex zu sein und ist obendrein in den einzelnen Geweben vermutlich verschieden.
Als Beispiel für das Eingreifen von Ca-Ionen und cAMP in die Regulation cellulärer Vorgänge sei erwähnt, daß die Glykogenolyse im Skelettmuskel sowohl durch Adrenalin als auch durch erhöhte Calciumzufuhr ausgelöst werden kann. Auf dem hormonal induzierten Stoffwechselweg erfordert die Aktivierung des Phosphorylasekinasephosphats als einer der notwendigen Stoffwechselschritte (nach Aktivierung von Proteinkinase durch cAMP) eine intracelluläre Ca^{++}-Konzentration, die niedriger liegt als 10^{-6} M. Ein solcher Wert ist charakteristisch für den entspannten Muskel.
Bei der durch Ca^{++} vermittelten Glykogenolyse sind höhere Calciumkonzentrationen (10^{-6}–10^{-5} M) erforderlich, um Phosphorylase-Kinase zur Bildung von Phosphorylase b zu aktivieren. Konzentrationen dieser Größenordnung werden bei der Muskelkontraktion beobachtet.
Der Unterschied zwischen der hormonal und ional induzierten Glykogenolyse erklärt sich damit aus einer unterschiedlichen Sensitivität der phosphorylierten (aktivierten) und nicht phosphorylierten (inaktiven) Form der Phosphorylase-Kinase gegenüber Calcium. Die phosphorylierte Form (= Phosphorylasekinase - PO_4) besitzt eine höhere Aktivität bei niedrigeren Calciumkonzentrationen.
Die Wechselbeziehungen zwischen Calciumionen und der Aktivität von Adenylat-Cyclase sind bisher nur bruchstückhaft bekannt. Im allgemeinen fördert Ca^{++} in niedriger Konzentration die Enzymaktivität. Höhere Ca^{++}-Konzentrationen hemmen die Cyclasetätigkeit und senken den cAMP-Spiegel.

Außer Hormonen können auch andere Stoffe die Aktivität des Adenylat-Cyclase-Systems nachhaltig beeinflussen. Von besonderem Interesse sind hierbei die Prostaglandine, da auch sie an einer Reihe von Hormonwirkungen beteiligt sind und die Bildung von cAMP in verschiedenen Geweben teils erhöhen, teils vermindern. Obwohl die Rolle der Prostaglandine im Gesamtgebiet der Endokrinologie noch viele Unklarheiten birgt, soll diese eigenartige Stoffgruppe in einem besonderen Kapitel kurz behandelt werden (S. 324 ff.).

Cyclisches Guanosinmonophosphat (cGMP)

Neben dem cAMP ist ein weiteres Nucleotid mit Reglerfunktionen bekannt geworden, das cyclische Guanosin-3′,5′-Monophosphat (cGMP). Während die intracelluläre cAMP-Konzentration sich zwischen 0,1–1 μMol cAMP pro Gramm Gewebe bewegt (= ca. 10^{-7} bis 10^{-6} M cAMP), macht der Gehalt an cGMP normalerweise nur $^1/_{10}$ bis $^1/_{50}$ dieser Menge aus. Das cGMP entsteht aus Guanosintriphosphat (GTP) durch die Einwirkung von Guanylatcyclase, die sowohl im Cytoplasma als auch in den Zellmembranen vorkommt.
Es ist auffällig, daß cGMP in der Regel Prozesse stimuliert, die den von cAMP geförderten Mechanismen entgegengesetzt sind (vgl. GOLDBERG 1975). Dieser Antagonismus kommt u.a. darin zum Ausdruck, daß

cAMP-Produktion durch Adrenalin und andere Catecholamine gefördert wird, während Acetylcholin die Bildung von cGMP stimuliert.

Die hormonphysiologische Bedeutung des cGMP ist noch weitgehend unklar, aber es hat den Anschein, als ob das cGMP vor allem an solchen Leistungen beteiligt ist, wo verschiedene Hormone in den Zellen der Zielorgane einander entgegengesetzte Effekte haben. Dort verändern sich die Mengen an cAMP und cGMP in jeweils gegenläufiger Richtung. So geht zum Beispiel der durch Adrenalin oder Glukagon verursachte Glykogenabbau mit einer Konzentrationserhöhung von cAMP einher, aber bei der von Insulin geförderten Glykogensynthese scheint cGMP als Mittlersubstanz zu fungieren.

Es ist fraglich, ob im Falle des Insulins cAMP überhaupt als spezifischer intracellulärer Botenstoff fungiert. Denn cAMP senkt die für dieses Hormon besonders charakteristischen Aktivitäten wie Glykogenese, Proteo- und Lipogenese.

Obwohl gegenwärtig noch viel zu wenig über die Rolle des cGMP für die Funktionen des endokrinen Systems bekannt ist, erscheint es bemerkenswert, daß in jedem bisher untersuchten System, in dem man cGMP als Vermittler für einen Hormoneffekt verantwortlich macht, das Hormon unwirksam bleibt, wenn Ca-Ionen in der extracellulären Flüssigkeit fehlen. Es hat sich gezeigt, daß die Aktivität isolierter Guanylatcyclase bei Erhöhung der Ca^{++}-Konzentration zunimmt, während hohe Ca-Ionen-Konzentrationen Adenylatcyclase-Aktivität hemmen. Für beide Enzyme ist das Ca^{++}-Optimum verschieden. Dadurch wird plausibel, daß die relativen Konzentrationen von cAMP und cGMP durch freies intracelluläres Calcium beeinflußbar sind. Künftige Forschungen werden Aufschluß darüber bringen, ob es in der Wechselbeziehung zwischen Ca^{++} und cGMP vielleicht gerechtfertigt und zweckmäßig ist, das Calcium als „zweiten" und das cGMP als „dritten" Boten zu bezeichnen.

Prostaglandine

Die Prostaglandine repräsentieren eine Gruppe von Stoffen, die nach dem heutigen Kenntnisstand sicher nicht als Hormone im klassischen Sinne verstanden werden können, bei denen man jedoch ernsthaft die Frage diskutiert, ob sie nicht eventuell als Komponenten eines neuartigen hormonähnlichen Systems zu betrachten sind (BERGSTRÖM 1967). Andere Autoren stellen sie – ebenfalls unter funktionellen Aspekten – in die Nähe der Vitamine. Chemisch gesehen sind die Prostaglandine (PG) mehrfach ungesättigte Fettsäuren mit 20 C-Atomen, mehreren funktionellen Hydroxyl- oder Ketogruppen und einem Cyclopentanring. Das vollständig gesättigte Grundskelett der Prostaglandine wird als Prostansäure bezeichnet. Sie entstehen aus mehrfach ungesättigten essentiellen Fettsäuren (Abb. 127), der Dihomo-γ-Linolensäure (= 8,11,14-Eicosatriensäure) und der Arachidonsäure (= 5,8,11,14-Eicosatetraensäure) über cyclische Endoperoxide als Zwischenstufen. Die Prostaglandine unterscheiden sich neben der Zahl und Position von Doppelbindungen durch verschiedenartige Substitutionen durch Sauerstoff an C-9 (meist Carbonyl), C-11 und C-15 (meist Hydroxyl), sowie durch die Stereochemie an C-8 und C-12. Nach strukturellen Merkmalen im Cyclopentanring differenziert man zwischen den Haupt-Typen A (ungesättigte Ketone), E (Hydroxyketone) und F (1,3-Diole).

Der Begriff Prostaglandine ist eine nicht besonders geglückte Erfindung. Sie geht darauf zurück, daß man am Anfang der 30er Jahre in der Samenflüssigkeit von Säugetieren pharmakologisch hochwirksame Substanzen entdeckte, von denen man zunächst vermutete, daß sie in der Prostata gebildet werden. Heute weiß man, daß die Prostaglandine in allen Geweben, in denen man nach ihnen suchte, und in Körperflüssigkeiten vorkommen.

Der Erforschung der physiologischen Rolle der Prostaglandine steht die Schwierigkeit im Wege, daß diese Substanzen nur in geringen Mengen gebildet und sehr schnell abgebaut werden. Man schätzt, daß der Mensch sie nur in Bruchteilen eines Milligramms pro Tag synthetisiert. Es ist von hohem theoretischen Interesse, daß die Arachidonsäure als eine der wichtigsten Prostaglandinvorstufen aus Phospholipiden entsteht, die bekanntlich ein wesentlicher Baustoff der Zellmembran sind. Es spricht alles dafür, daß die Prostaglandine in den Zellen nicht gespeichert werden, sondern erst unmittelbar bei Bedarf im Bereich der Zellmembran entstehen. Die Prostaglandine sind chemisch mit den essentiellen Fettsäuren (Vitamin F) verwandt. Krankheitserscheinungen, die bei Fehlen der essentiellen Fettsäuren zu beobachten sind, können jedoch nicht durch Verabreichung von Prostaglandinen beseitigt werden. Es ist allerdings erwähnenswert, daß nur solche Fettsäuren eine Mangelkrankheit zu beheben vermögen, die auch als Vorstufen in der Biosynthese von Prostaglandinen

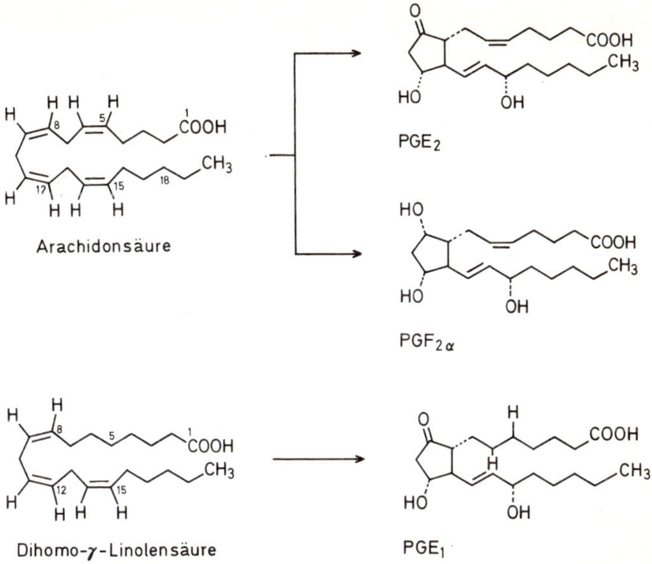

Abb. 127 Die Prostaglandinvorstufen Arachidon- und Dihomo-γ-Linolensäure mit 3 von ihnen abgeleiteten Prostaglandinen.

eine Rolle spielen. Diese Beobachtung legt die Vermutung nahe, daß ein Teil der Stoffwechselstörungen, die beim Fehlen essentieller Fettsäuren auftreten, damit zusammenhängen könnte, daß die Biosynthese von Prostaglandinen gestört ist.

Den Endokrinologen interessieren jedoch andere Aspekte der mutmaßlichen Funktion von Prostaglandinen. Die physiologische Rolle der Prostaglandine ist allerdings noch nicht befriedigend geklärt. In pharmakologischen Tests vermögen sie in Konzentrationen von weniger als 10^{-9} g/ml die glatte Muskulatur von Eingeweiden zu stimulieren. Wohl bekannt sind auch ihre Wirkungen auf das Kardiovaskularsystem. In jüngerer Zeit findet die Beeinflußbarkeit der Aktivität peripherer Nerven durch Prostaglandine zunehmendes Interesse.

Die Informationen über die Wirkungen von Prostaglandinen auf endokrine Drüsen stecken noch voller Widersprüche (FLACK 1973; PHARRIS u. BEHRMAN 1973; BEHRMAN 1979). Geringe Mengen dieser Stoffe wurden im Hypothalamus, in den Nebennieren, in Ovarien und Testes sowie in der Schilddrüse gefunden. Generell scheinen Prostaglandine die Tätigkeit von Drüsenzellen (auch exokrinen) beeinflussen zu können. Durch Einwirkung auf den Hypothalamus können sie indirekt die Abgabe von STH, ACTH, Prolactin, FSH und LH bewirken. In der Regel sind hierbei Prostaglandine der E-Serie stärker wirksam als die der F-Serie. PGE_1 fördert die Abgabe von TSH bei Inkubation von Hypophysengewebe in vitro. Auch die Synthese und Abgabe von Wachstumshormon aus der Hypophyse kann in vitro durch Prostaglandine dosisabhängig verstärkt werden. Mehrere Prostaglandine steigern die Hormonbildung in steroidogenem Adrenalgewebe. In der Schilddrüse vermag PGE_1 – ähnlich wie TSH – die Akkumulation von Iod in organischer Form zu erhöhen.

Viel diskutiert ist die luteolytische Aktivität des $PGF_2\alpha$, durch welche die Produktion von Progesteron vermindert wird. Sie ist als Hemmung der Prolactinwirkung zu verstehen. Dieser Effekt konnte bei mehreren Säugern sowohl in vivo als auch in vitro nachgewiesen werden und macht die Prostaglandine als eventuelles Mittel zur Geburtenkontrolle interessant. Tatsächlich wurden bei Primaten (einschließlich des Menschen) Prostaglandine zur Herbeiführung eines therapeutischen Abortus bereits erfolgreich eingesetzt (Roth-Brandel u. Mitarb. 1970). Beim Menschen kommt es hierbei vermutlich weniger auf die Hemmung der Progesteronsynthese an, sondern auf die Fähigkeit der Prostaglandine, den graviden Uterus zur Kontraktion zu bringen (Bygdeman u. Wiqvist 1971). Es gibt aber auch (noch ungesicherte) Befunde, nach denen Prostaglandine (PGE-Gruppe) luteotrop agieren, d. h. die Produktionsrate von Progesteron im Corpus luteum erhöhen. Prostaglandine sind auch in den präovulatorischen Follikeln von Säugern zu finden. Es ist nicht bekannt, welcher Zelltyp diese Stoffe produziert. Die Prostaglandinsynthese in den Follikeln wird durch Gonadotropine (vorwiegend von LH, aber auch von FSH) induziert. Sowohl bei der Ratte als auch beim Kaninchen wurde nachgewiesen, daß Hemmer der Prostaglandinsynthese (Indomethacon und Aspirin) die Ovulation blockieren. In Verbindung mit den Ergebnissen aus anderen Experimenten dürfte es kaum noch zweifelhaft sein, daß den Prostaglandinen eine wichtige Mittlerfunktion beim Ovulationsprozeß zukommt, wenn auch ihr Wirkort und der Wirkungsmechanismus gegenwärtig noch unbekannt sind. In anderen Zusammenhängen bleibt es zu klären, ob und in welchem Umfang hier erwähnten Wirkungen der Prostaglandine eine physiologische Bedeutung zukommt. Eine der Hypothesen, die dabei zu prüfen ist, besteht in der Annahme, daß in allen endokrinen Organen Prostaglandine als Vasodilatoren fungieren können.

Obwohl es Hinweise darauf gibt, daß Prostaglandine – ähnlich wie typische Hormone – zumindest ein Stück weit auf dem Blutwege transportiert werden können, bevor sie ihre Wirkungen entfalten, sind ihre Bildungsorte zu unspezifisch, um sie zu den Hormonen in dem von uns definierten Sinne zu zählen. Aber als Modulatoren physiologischer Prozesse haben die Prostaglandine sehr wahrscheinlich auch für die Endokrinologie eine große Bedeutung. Zahlreiche Experimentalbefunde deuten darauf hin, daß in vielen Fällen Prostaglandine ihre Effekte in solchen Systemen entfalten, in denen cAMP (bzw. cGMP) als Mittlersubstanz für Hormonwirkungen fungiert.

So fand man z. B., daß PGE_1 eine Lipolyse, die durch Adrenalin in Gang gesetzt wird, zu hemmen vermag. Lipolytische Prozesse laufen unter Beteiligung von cAMP ab. Mit dem Nachweis, daß die Hemmung der Lipolyse durch das Prostaglandin direkt mit einer Hemmung der Bildung von cyclischem AMP einhergeht, tauchte der Gedanke auf, daß eine Wechselwirkung zwischen cAMP und Prostaglandinen eine Art gemeinsamer Nenner sein könnte, um den Mechanismus einer Vielzahl von Prostaglandinwirkungen zu erklären. Allerdings ist zu beachten, daß in den bislang untersuchten endokrinen Organen die Einwirkung von Prostaglandinen in der Regel zu einer Erhöhung der intracellulären cAMP-Menge führt.

Eine Reihe von Untersuchungen über die Rolle von Prostaglandinen im Säugerovar legen die Hypothese nahe, daß die gonadotrope Wirkung des LH (obligatorisch?) durch Prostaglandine vermittelt wird, indem diese das Adenylatcyclase-System aktivieren und mit einer Vermehrung des cAMP die Progesteronbildung steigern. Falls sich diese Vermutung endgültig bestätigt und analog auf die Wirkung anderer Hormone übertragen werden kann, wären die Prostaglandine als „drittes Botensystem“ anzusehen.

Die luteotropen Wirkungen des PGE_1 und PGE_2 stehen im Gegensatz zu den luteolytischen Effekten des $PGF_2\alpha$. Da sich die Effekte von LH und PGE_1 bei gleichzeitiger Applikation nicht summieren, darf man vielleicht auf einen gemeinsamen Angriffspunkt schließen. Wegen der ungleichen Molekularstruktur des Prostaglandins und des LH ist es jedoch unwahrscheinlich, daß sie über den gleichen Rezeptor wirken. Plausibler ist die Annahme, daß sie den gleichen Mittler (Adenylatcyclase?) benutzen. Für die Hypothese der Zwischenschaltung von cyclischen Nucleotiden als Signalüberträger spricht die Beobachtung, daß sich Prostaglandineffekte und Reaktionen, die durch das cAMP- (bzw. das Ca^{++}-cGMP-)System ausgelöst werden, gleichen (Abb. 128).

Die mögliche intracelluläre Modulation von Hormonwirkungen durch Prostaglandine (vor allem der Gruppen E und F) läßt sich am schon erwähnten Beispiel der Lipolysehemmung durch PGE veranschaulichen. Die Stimulation der Adenylatcyclase (Erhöhung des cAMP-Gehaltes) in den Fettzellen durch Adrenalin führt zur Spaltung von Triglyceriden und Abgabe freier Fettsäuren. Die lipolytische Wirkung hat u. a. ein gesteigertes Angebot von Arachidonsäure zur Folge, welche die Synthese von PGE_2 (über Prostaglandinsynthetase) stimuliert. Dadurch wird ein negativer Rückkopplungsmechanismus geschlossen, denn PGE_2 (und PGE_1) hemmen die Bildung von cAMP (Losert 1975).

Am Beispiel der luteolytischen und luteotropen Effekte haben wir gesehen, daß verschiedene Prostaglandine gegensätzliche Effekte haben können. Wahrscheinlich stehen diese zu unterschiedlichen cyclischen Nucleotiden in Beziehung. An Rindervenen wurde gezeigt, daß PGE_2 den cAMP-Spiegel erhöht und Vasodilatation verursacht, während $PGF_2\alpha$ den cGMP-Gehalt vermehrt und Vasokonstriktion hervorruft.

Für die künftige vergleichend-endokrinologische Forschung sollten die Prostaglandine – trotz aller technischer Schwierigkeiten – ein lockendes und lohnendes Untersuchungsobjekt sein.

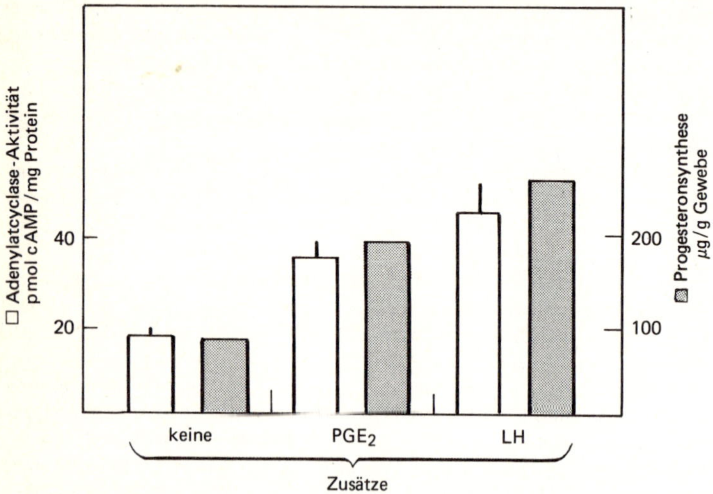

Abb. 128 Vergleich der Wirkungen von PGE_2 und LH auf die Adenylatcyclaseaktivität und Progesteronsynthese der Corpora lutea vom Rind (nach *Marsh*).

Kallikrein-Kinin-System

Die Prostaglandine (s. oben) werden vielfach – wie die physiologisch wirksamen Komponenten des Renin-Angiotensin-Systems (s. S. 133 ff.) – als „Gewebshormone" bezeichnet, da sie ihre Wirkung in nächster Umgebung des Ortes ihrer Bildung (oder Freisetzung) entfalten. Ob dieser Terminus zweckdienlich ist oder nicht – darüber läßt sich streiten.
Zu den Gewebshormonen zählt man auch das Kallikrein-Kinin-System, dessen eventuelle physiologische Bedeutung noch sehr unklar ist, wenn auch einige seiner Stoffe starke pharmakologische Wirkungen zeigen können (WERLE 1973). Das Kallikrein, eine hochmolekulare Substanz mit blutdrucksenkender Wirkung erhielt seinen Namen, als man diesen Stoff auch in der Bauchspeicheldrüse (griech.: „kallikreas") fand, nachdem er 1925 im Urin des Menschen entdeckt worden war.
Das Kallikrein ist ein Enzym, welches α_2-Globuline angreift und aus diesen inaktiven Vorstufen (Kininogenen) die Kinine freisetzt. Sie sind niedermolekulare pharmakologisch hochaktive Peptide. Am bekanntesten sind das Kallidin, ein Dekapeptid, und das Nonapeptid Bradykinin. Während bei den Säugern Kinine nur in Form des Kininogens im Plasma und der interstitiellen Gewebsflüssigkeit gespeichert sind (im Blut des Erwachsenen liegt der Bradykininspiegel unter 2μg/l), enthalten die Gifte von Insekten (z.B. Wespen und Hornissen) freie Kinine in hoher Konzentration. So überrascht es nicht, daß die Kinine beim Menschen (und anderen Säugern) eine hohe Schmerzwirkung haben (biologisches Warnsignal durch körpereigene Substanzen?) und bei lokaler Verabreichung alle Arten von Entzündungssymptomen auszulösen vermögen.
Die Kinine werden durch Carboxy- und Aminopeptidasen („Kininasen") rasch abgebaut. Kininasen kommen im Blutplasma und praktisch allen Geweben vor. Das Kallikrein ist in mehreren Organen (Pankreas, Darmwand, Niere, Speicheldrüsen, Zunge, Uterusschleimhaut) sowie im Plasma, Harn, Schweiß und Speichel sicher nachgewiesen.
Die auffälligste Wirkung der Kinine besteht in ihrer Fähigkeit, die glatte Muskulatur zu erregen und insbesondere das Ileum des Meerschweinchens und den Uterus der Ratte zur Kontraktion zu bringen (biologische Nachweisverfahren!). Bei intravenöser Injektion wirken sie blutdrucksenkend (Erweiterung der Arteriolen, Verengung der Venolen insbesondere im Lungenbereich). Sie steigern die Herzfrequenz und erhöhen die Permeabilität der Kapillaren.
Die insgesamt noch widersprüchlichen Befunde schließen die Möglichkeit ein, daß die Kinine andere Mittlersubstanzen (z.B. Adrenalin, Noradrenalin, ADH, PGE_2, etc.) freisetzen und sowohl im Verdauungstrakt, im Nervensystem (peripher und zentral) und bei der Sekretion exokriner Drüsen eine Rolle spielen.

Vergleichende Endokrinologie bei Wirbellosen

Mit der Entdeckung (bzw. Wiederentdeckung) neurosekretorischer Prozesse und der theoretischen Weiterentwicklung solcher Beobachtungen zum generellen Konzept der Neurosekretion (vgl. SCHARRER u. SCHARRER 1963) nahm die Endokrinologie der Wirbellosen ihren Anfang und ist im Verlaufe von kaum drei Jahrzehnten zu einem für Einzelpersonen fast nicht mehr überschaubaren Wissens- und Forschungsgebiet geworden.

Wenn auch die chemische Koordination physiologischer Prozesse durch Neurosekrete als phylogenetisch älteste Form hormonaler Steuerung bei den Wirbellosen eine überragende Rolle spielt und vom morphologischen Substrat her der Endokrinologie der Wirbellosen eine größere Geschlossenheit zu geben scheint, so darf man unter keinen Umständen dem Irrtum anheimfallen, daß der hormonale Kontrollappparat bei Invertebraten „einfacher" sei. Selbst wenn man davon absieht, daß im Laufe der Jahre auch mehr und mehr epitheliale Gewebe als innersekretorische Produktionsorte bei Wirbellosen erkannt wurden, so bleibt vor allem daran zu denken, daß allein die enorme Formenmannigfaltigkeit bei den Wirbellosen mit ihrer hohen Diversität vom einfach strukturierten Hohltier bis zum hochspezialisierten Insekt Generalisierungen verbietet. Die Erforschung der Physiologie der Wirbellosen hat allein von der vielfach geringen Körpergröße ihrer Objekte her mit erheblichen Schwierigkeiten zu kämpfen. Für die Endokrinologie der Invertebraten bedeutet dies u. a., daß man in der Mehrzahl der Fälle weit davon entfernt ist, einzelne Hormone als distinkte chemische Stoffe definieren zu können. Damit entfallen vorerst noch wichtige Experimentiermöglichkeiten, welche der Endokrinologie bei Wirbeltieren viele Fortschritte beschert haben. Andererseits wurden aber gerade an Wirbellosen auch schon Einsichten gewonnen, welche der Hormonphysiologie bei Wirbeltieren kräftige Impulse gaben und auf der Ebene der Molekularbiologie eine generalisierende Hypothesenbildung ermöglichten (s. S. 311ff.).

Unsere Beschränkung auf eine gedrängte Zusammenfassung der wichtigsten endokrinologischen Befunde an Anneliden, Insekten, Crustaceen, Mollusken und Echinodermen kann nicht aus dem Forschungsgegenstand heraus gerechtfertigt werden. Allein didaktische Erwägungen im Rahmen des begrenzten Umfanges dieses Buches begründen das hier gewählte Vorgehen.

Während relativ langer Zeit schien die hormonale Steuerung von Entwicklungs- und Fortpflanzungsprozessen eine Art Generalthema für die Endokrinologie bei den Wirbellosen zu sein. Aber hier hat inzwischen eine Wandlung eingesetzt. Stoffwechselphysiologische Wirkungen von Hormonen werden in zunehmendem Maße bekannt, und wir haben guten Grund zu der Annahme, daß die chemische Koordination physiologischer Leistungen bei Wirbellosen von gleicher Bedeutung ist wie bei Wirbeltieren. Differenzen zwischen beiden Gruppen sind keine Frage irgendeines Prinzips, sondern bloßer Ausdruck für Unterschiede in der Biologie jener Tiere.

Anneliden

Polychaeta

Die meeresbewohnenden Polychaeten sind jene Annelidengruppe, der bisher die meisten endokrinologischen Arbeiten gewidmet wurden. Die mutmaßlichen Hormone, von denen bisher kein einziges rein dargestellt, geschweige denn in seiner chemischen Zusammensetzung aufgeklärt wurde, sind wahrscheinlich alle neurosekretorischer Natur. Epitheliale Hormondrüsen sind bislang nicht bekannt. Produktionsort für die Neurosekrete ist überwiegend das im Prostomium gelegene Oberschlundganglion (Gehirn), aber auch die ventral gelegene Bauchganglienkette ist vermutlich endokrin aktiv. Seit der historisch bedeutsamen Entdeckung neurosekretorischer Zellen (Drüsennervenzellen) im Gehirn von *Nereis virens* durch B. Scharrer (1936) sind zahlreiche neurosekretorisch tätige Zellen bei vielen Anneliden-Arten beschrieben worden. Aber eine exakte Zuordnung distinkter Zellen zu spezifischen Hormonwirkungen ist noch nicht gelungen. Die eventuelle Rolle eines bei Polychaeten beschriebenen „Infracerebral-Komplexes" gibt noch viele Rätsel auf (Baskin 1976).

Trotz dieser wenig befriedigenden Situation lassen die Ergebnisse zahlreicher Experimentaluntersuchungen keinen Zweifel daran zu, daß bei den Anneliden Wachstums-, Regenerations- und Fortpflanzungsprozesse hormonal gesteuert werden (vgl. Golding 1974).

Wachstum und Regeneration

Klassische Untersuchungsobjekte für das Regenerationsvermögen niederer Tiere sind die zu den Plathelminthen gehörenden Süßwasser-Turbellarien. Schon bei ihnen läßt sich experimentell eine Beteiligung neurosekretorischer Prozesse an diesen Vorgängen nachweisen (vgl. Lender 1973). Aber auch die höher evoluierten Anneliden besitzen in der Regel ein beachtliches Regenerationsvermögen. Hierbei gibt es allerdings erhebliche Artunterschiede. Am weitesten verbreitet ist die Regenerationsfähigkeit im kaudalen Körperbereich. Jedoch sind von allen Annelidengruppen auch Beispiele dafür bekannt, daß ein neuer Kopf regeneriert werden kann. Der röhrenbewohnende Polychaet *Chaetopterus* vermag sogar aus jedem einzelnen der ersten 14 Körpersegmente ein vollständiges Individuum neu zu bilden.

Für das Regenerationsgeschehen bei den Anneliden spielt bei vielen Arten das Gehirn eine herausragende Rolle. Wenn man beispielsweise bei *Nereis diversicolor* das Gehirn operativ entfernt, dann stellen junge Tiere sofort ihr Wachstum ein, und hirnlose Tiere sind unfähig, amputierte Körpersegmente am Hinterende zu regenerieren. Pflanzt man jedoch das Gehirn eines wachsenden Artgenossen in das operierte Tier ein, dann wird das Wachstum wieder aufgenommen und die Regenerationsfähigkeit kehrt zurück. In der Regel wird die gleiche Zahl von Segmenten regeneriert, die bei der Amputation verlorenging. Ausgedehnte Untersuchungen zur Frage, welche Faktoren die Segmentzahl determinieren, haben ergeben, daß es nicht auf die Menge an neurosekretorischem Hormon aus dem Gehirn ankommt. So kann man z. B. einer partiell amputierten *Nereis*, die sich bereits in Regeneration befindet, das Vorderende entfernen und das verbleibende Reststück einem Wirt aufpfropfen, an dessen Hinterende man anschließend Segmente wegschneidet. Das aufgepflanzte Wurmstück setzt seine Regeneration mit der gleichen Rate fort, welche es unmittelbar vor der experimentellen Vereinigung beider „Teil"-Tiere erreicht hatte, und auch der Wirt regeneriert neue Segmente. Führt man das Experiment so durch, daß man innerhalb einer Versuchsreihe in den Einzelexperimenten die zum Aufpfropfen benutzte Zahl von Segmenten aus den Spendertieren konstant hält, aber die Zahl der amputierten Segmente beim Wirt variiert, dann ist drei Wochen nach der Operation die Zahl der regenerierten Segmente am Pfropfstück stets die gleiche, aber der Umfang des Regenerats beim Wirtstier schwankt in Parallele zur Zahl der am Hinterende amputierten Segmente. Demnach können in ein und demselben hormonalen Milieu die Regenerationsrate und damit die Zahl der innerhalb eines bestimmten Zeitraumes regenerierten Segmente unterschiedlich sein.

Wenn auch das Gehirn (bzw. ein implantiertes Gehirn ohne Verbindung zum Nervensystem des Wirts) für Wachstum und Regeneration zumindest bei den Nereiden unerläßlich ist, so haben seine Sekrete offenbar keine Regulierfunktion für die Segmentbildung. Man nimmt deshalb an, daß die Segmentproliferation von Unterschieden in der physiologischen Kompetenz des Blastems für das „Gehirn"-Hormon abhängt. Je mehr Segmente entfernt werden, desto stärker reagiert das Blastem auf eine gleichbleibende Hormonmenge. Man spricht in solchen Fällen gerne von einem Axialgradienten des Wachstumspotentials, der beim intakten Tier von vorn nach hinten abnehmen soll. Aber damit wird das Problem nur verschoben. Denn die Natur solcher Gradienten, die man auch in anderen Tiergruppen beschreibt, ist unbekannt.

Die Befunde über die Beteiligung eines Gehirnhormons an Regenerationsvorgängen bei Nereiden dürfen allerdings nicht für alle Polychaeten verallgemeinert werden. In jüngerer Zeit sind mehrere Gruppen bekannt geworden, bei denen Regeneration auch hormonunabhängig erfolgen kann (Olive u. Moore 1975).

Fortpflanzung und Epitokie

Polychaeten erreichen ihre volle Geschlechtsreife erst nach Abschluß ihres somatischen Wachstums. Bei vielen Arten ist der Übergang zur Fortpflanzungsaktivität mit mehr oder weniger tiefgreifenden Veränderungen in der Morphologie des Wurmkörpers verbunden, den man in solchen Fällen generell als Hetero-Form (z. B. im Falle der Gattung *Nereis* als *Heteronereis*) bezeichnet. Die Umgestaltungen vollziehen sich nur in der hinteren Körperregion, die als epitoke Körperpartie bezeichnet wird, weil in ihr die Gonaden liegen. Die epitoke Metamorphose erstreckt sich in erster Linie auf die Parapodien, welche sich vergrößern, Hautmuskelschlauch und Darm hingegen atrophieren. Bei den Männchen vergrößern sich die Sinnesorgane des Kopfes. Bei vielen Arten kann sich der epitoke Teil ablösen, freischwimmend werden und häufig sogar einen neuen Kopf entwikkeln (Stolon-Bildung).

Bei vielen Polychaeten stehen Oogenese und Spermatogenese unter dem hemmenden Einfluß eines Gehirnhormons (vgl. Hauenschild 1974, 1975). In solchen Fällen führt frühzeitige Entfernung des Gehirns zu einer Förderung des Oocytenwachstums und einem vorzeitigen Einsetzen der Spermatogenese. Allerdings erreichen die Eizellen unter diesen Bedingungen nicht ihre normale Größe oder können sich nach Befruchtung nicht normal entwickeln. Implantiert man das Gehirn einer unreifen *Nereis* in ein hirnlos gemachtes Individuum, dann wird ein vorzeitiges Oocytenwachstum verhindert.

Verschiedenartige Detailuntersuchungen legen die Vermutung nahe, daß die endokrine Aktivität des Gehirns im Prostomium während der juvenilen Phase am höchsten ist, im Verlauf der geschlechtlichen Entwicklung allmählich abnimmt und kurz vor Erreichen des fortpflanzungsfähigen Endstadiums völlig erlischt. Dabei schlägt die ursprüngliche Hemmwirkung des Gehirnhormons bei starker Konzentration in einer frühen Altersphase nach Einsetzen der epitoken Metamorphose bei stark erniedrigter Konzentration zu einer Förderung der späten Oogenese und Vollendung der Epitokie um (Abb. 129). Auch die Spermatogenese wird durch eine allmähliche Abnahme des hemmenden Gehirnhormons kontrolliert.

In Experimenten an *Nereis diversicolor* unternahmen Durchon u. Porchet (1971) den Versuch einer Quantifizierung der Hormonwirkung. Sie definierten als 1 „Diversicolor-Einheit" die Hormonmenge, die im Extrakt aus 2 Prostomien von sexuell undifferenzierten *Nereis diversicolor* enthalten ist, wenn sie in einem isolierten männlichen Parapodium derselben Art bei jeweils erneutem Zusatz im Abstand von drei Tagen die Spermatogenese einen Monat lang unterdrückt. Sodann wurde diejenige Extraktmenge bestimmt, die bei Aufarbeitung von Prostomien anderer Arten in unterschiedlichen Entwicklungsstadien beider Geschlechter mindestens erforderlich ist, um die gleiche hemmende Wirkung auf die

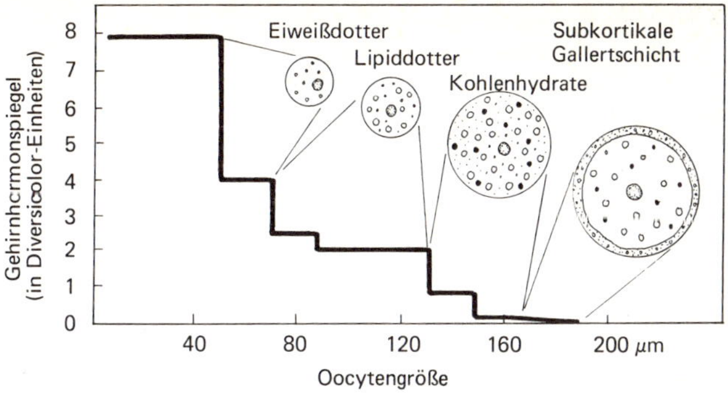

Abb. 129 Abnahme des Hormongehalts im Gehirn von weiblichen *Perinereis cultrifera* in Beziehung zu Größe und Entwicklungszustand der Oocyten (nach *Hauenschild*).

Spermatogenese zu erzielen. Auf diese Weise konnte festgestellt werden, daß z.B. bei Weibchen von *Perinereis cultrifera* der Hormongehalt von 8 Einheiten zu Beginn des Oocytenwachstums auf 0,1 absinkt, wenn die Oocyten eine Größe von 150 µm erreichen. Bei Tieren mit 200 µm großen Eiern ist gar kein Hormon mehr nachweisbar. Es gibt Hinweise, daß das Erlöschen der inkretorischen Funktion durch eine von den heranwachsenden Geschlechtsprodukten ausgehende Hemmwirkung auf das Gehirn zustande kommt. Die von reifen und fast reifen Oocyten erzeugte Substanz ist ein kleines Molekül und sehr wahrscheinlich kein Peptid (Porchet u. Cardon 1976).

Es gibt jedoch auch Arten, bei denen das Gehirn stimulierende Wirkungen auf die Fortpflanzungsaktivität hat. Bei Weibchen von *Arenicola marina* wird der Zeitpunkt der Fortpflanzung durch ein phasenspezifisches gonadotrop wirksames Inkret bestimmt, welches im Prostomium ausschließlich während der Fortpflanzungsperiode gebildet wird. Entfernung des Gehirns vor dem prospektiven Ablaichtermin verhindert das Ablaichen der Tiere, da die Eizellen in der Prophase der ersten meiotischen Teilung verharren, und bei den Männchen kommt bei hirnlosen Tieren die Spermatogenese zum Stillstand. Die Injektion von Gehirnextrakten behebt in beiden Geschlechtern die genannten Defekte, sofern die verwendeten Prostomien von fortpflanzungsbereiten Spendern stammen (Howie 1963). Bei dem Nephtyiden *Nepthys hombergi* erzeugt das Supraösophagialganglion ein „Laichhormon", das die Abgabe der Geschlechtsprodukte initiiert (Olive 1977a). Bei dem Phyllodociden *Eulalia viridis* wurde vom gleichen Autor (1970) gezeigt, daß es bei fehlendem Prostomium niemals zu einer Vitellogenese in den Eiern kommt, und daß in der Entwicklung bereits weiter fortgeschrittene Eier (40–100 µm ∅) degenerieren. Es wird daher geschlossen, daß bei dieser Art sowie bei An-

gehörigen anderer Familien das Gehirn ein gonadotropes Hormon produziert, welches die Vitellogenese fördert. Auch beim Palolowurm *Eunice viridis* scheint das Gehirn ein Reifungshormon zu erzeugen.
Bei den Sylliden ist über eine eventuelle hormonale Funktion des Prostomiums erst wenig bekannt. Hingegen führt bei ihnen eine Entfernung des Proventriculus zu einer vorzeitigen Stolonisierung. Da jedoch die Reimplantation eines Proventrikels die verfrühte Stolonisation nicht verhindert, ist die hormonale Funktion dieses Organs noch strittig.

Eigenschaften und Herkunft des Gehirnhormons

Obwohl in den bisher geschilderten Experimenten vielfach mit ganzen Prostomien gearbeitet wurde, besteht kein Zweifel, daß die wirksame Substanz als Neurosekret dem Cerebralganglion entstammt. Denn ein aus dem Prostomium herauspräpariertes Gehirn übt als Implantat die gleiche Wirkung aus wie ein ganzes Prostomium. (Die zuweilen gebrauchte Bezeichnung „Juvenilhormon" eilt nicht nur dem gegenwärtigen Kenntnisstand voraus, sondern ist wahrscheinlich sogar unzweckmäßig, weil sie bestenfalls nur für die Verhältnisse bei den Nereiden gültig ist und selbst bei diesen der Hormoneffekt sich nicht auf eine Erhaltung der Juvenilität beschränkt.)
Das Gehirnhormon ist weder art- noch gattungsspezifisch. Allerdings sind quantitative Unterschiede hinsichtlich Wirksamkeit bzw. Ansprechbarkeit bisher nicht auszuschließen. Hinweise auf Geschlechtsspezifität gibt es derzeit nicht. Erste Versuche zur Reinigung des hemmenden Gehirnhormons deuten darauf hin, daß es sich bei der wirksamen Substanz um eine wasserlösliche dialysierbare Substanz mit niedrigem Molekulargewicht handelt.
Wahrscheinlich ist für die Regenerationsvorgänge und die geschlechtliche Entwicklung – zumindest bei den Nereiden – ein und dieselbe Substanz verantwortlich. Bei einer solchen Annahme ist es am leichtesten verständlich, daß sich bei Nereiden Reifung und Regeneration wechselseitig ausschließen. Metamorphosierende Individuen sind außerstande, ein abgeschnittenes Hinterende zu regenerieren, während sich noch kurz vor Beginn der Metamorphose durch starkes Zurückschneiden des Wurms eine kaudale Regeneration erzwingen läßt. In diesem Fall kommt die geschlechtliche Entwicklung für einige Zeit vollkommen zum Stillstand.
Die Hormonsekretion steht sehr wahrscheinlich sowohl unter endogener als auch exogener Kontrolle. Unter den exogenen Faktoren spielt die Photoperiode sicher eine besonders wichtige Rolle. Für eine Lunarperiodizität in der Fortpflanzungsaktivität bei Polychaeten ist der Palolowurm das bekannteste Beispiel. Beim pazifischen Palolo (*Eunice viridis*) vollzieht sich der Fortpflanzungsakt einmal im Jahr bei allen Tieren zur gleichen Zeit, und zwar in der Nacht des letzten Mondviertels zwischen Mitte Oktober und Mitte November.

Wenn auch – wie schon erwähnt – die Zuordnung bestimmter neurosekretorischer Zellen zu speziellen physiologischen Prozessen noch nicht gelungen ist, so ist es doch erwähnenswert, daß beim Palolo die Anzahl neurosekretorisch färbbarer Zellen im Gehirn etwa 4 Wochen vor dem Schwärmen vorübergehend auf mehr als das 10fache des davor und nach dem Schwärmen beobachteten Wertes ansteigt.

Oligochaeta

Bei den Oligochaeten sind neurosekretorische Zellen unterschiedlichen Typs sowohl im Gehirn als auch in den Ganglien der Bauchkette durch verschiedene Autoren bei mehreren Arten beschrieben worden. Aber physiologische Zusammenhänge zwischen neurosekretorischen Funktionen und physiologischen Leistungen sind bei den Vertretern dieser Klasse bislang weit weniger klar als für einige Polychaeten.

Im Blick auf die eventuelle endokrine Kontrolle von Regenerationsprozessen steckt die einschlägige Literatur voller ungelöster Widersprüche. Es bleibt noch zu verifizieren, ob die Unterscheidung zwischen sogenannten homodynamischen und amphidynamischen Arten mehr Ordnung in eine zunächst verwirrende Vielfalt bringen kann. Als homodynamisch werden solche Species bezeichnet, die sich direkt entwickeln (z. B. *Eisenia foetida*), während amphidynamische Arten eine von der Jahreszeit abhängige (diapauseähnliche) Ruhephase durchlaufen (z. B. *Allolobophora (= Lumbricus) terrestris*). In dieser „Ästivations“-Periode sind die Tiere gänzlich inaktiv. Bei homodynamischen Arten erfolgt die Regeneration von verlorenen Segmenten am hinteren Körperende auch bei Tieren, denen das Gehirn entfernt wurde. Gehirnhormone scheinen demnach nicht an Regenerationsprozessen beteiligt zu sein. Bei amphidynamischen Arten jedoch leitet die operative Entfernung des Gehirns die „Diapause“-Phase ein und fördert eine Segmentproliferation. Hieraus wäre auf hormonale Hemmwirkungen zu schließen, welche vom Gehirn ausgehen. Es ist denkbar, daß der Eintritt der Diapause und Regenerationsvorgänge von ein und demselben Hormon kontrolliert werden, aber die Sensitivitätsschwelle gegenüber dem Hormon in beiden Fällen verschieden ist. Ob ein solches unitarisches Konzept sogar noch ausreicht, um auch die endokrine Kontrolle der Fortpflanzungsprozesse einzuschließen (Förderung der Fortpflanzungsaktivität, aber Hemmung von Diapause und Regenerationsvorgängen), läßt sich derzeit noch nicht entscheiden.

Insgesamt sind die gegenwärtig verfügbaren Informationen über die Beteiligung hormonaler Einflüsse am Fortpflanzungsgeschehen bei Oligochaeten ein wenig reicher und lassen Zweifel an der „1-Hormon-Hypothese“ berechtigt erscheinen. Bei *Eisenia foetida* lassen sich auf Grund ultrastruktureller Kriterien mindestens drei verschiedene neurosekretori-

sche Zelltypen unterscheiden (HERLANT-MEEWIS 1975). Histophysiologische Untersuchungen sprechen dafür, daß bei dieser Species eine der Zellarten eine spezifische Rolle für die Spermatogenese in den Testes dieser zwittrigen Art spielt.
Insbesondere von Lumbriciden gibt es eine größere Zahl von Berichten, nach denen das Gehirn (neben dem Subösophagialganglion) die Fortpflanzungsaktivität stimuliert. Operative Entfernung des Cerebralganglions blockiert die Fortpflanzung. Außenfaktoren (wie z. B. Hunger, niedrige Temperaturen, usw.) können ähnliche Wirkungen haben, so daß postuliert wird, daß exogene Stimuli über neurosekretorische Zellen im Gehirn das Fortpflanzungsgeschehen steuern. Im Unterschied zu den Befunden an Polychaeten wirkt (wirken) bei den Oligochaeten Hormon(e?) aus dem Gehirn stimulierend auf die Reproduktion.
Nach den Erkenntnissen über hormonale Einflüsse auf die Keimzelldifferenzierung bei Crustaceen (s. S. 351 ff.) hat man sich auch bei den zwittrigen Oligochaeten die Frage gestellt, ob vielleicht bei ihnen ebenfalls Hormone die Richtung der Keimzelldifferenzierung (mit-)bestimmen. Einige Experimente an *Eisenia foetida* scheinen zugunsten einer ovariellen Autodifferenzierung zu sprechen und das Vorkommen einer androgenen Substanz anzudeuten, deren Herkunft jedoch ungeklärt ist. RELEXANS (1975), der präsumptive Ovarial- und Testis-Bezirke von undifferenzierten *Eisenia* für Transplantationsversuche verwandte, zieht auf Grund seiner Resultate jene These in Zweifel. Er vermochte in den transplantierten Gonaden beiderlei Geschlechts Sexualinversionen zu erzielen, und zwar in Korrelation zum Transplantationsort. Er postuliert deshalb die Existenz sexualspezifischer Induktorsubstanzen und einen trophischen Einfluß von Catecholaminen aus dem ventralen Nervenstrang auf die Realisierung der männlichen Potenz.
Diese Widersprüchlichkeiten werden hier nur deshalb ausdrücklich erwähnt, um deutlich zu machen, daß die Forschung auf diesem Gebiet noch in sehr unsicheren Anfängen steckt.
Von einigen Autoren wurden Experimente durchgeführt, die darauf hindeuten, daß bei den Oligochaeten das neurosekretorische System vermutlich auch auch an osmoregulatorischen Prozessen beteiligt ist und beim Regenwurm das Cerebralganglion einen hyperglykämischen Faktor enthält (LAWRENCE u. Mitarb. 1972).

Hirudinea

Die Egel sind jene Untergruppe der Anneliden, von denen wir bisher am wenigsten über endokrine Funktionen wissen. Ihre enge Verwandtschaft zu den Oligochaeten (Clitellata!) scheint sich aber darin zu zeigen, daß auch bei diesen Ringelwürmern das Gehirn offenkundig gonadotrope Wirkungen ausübt. Bei „enthirnten“ Tieren ist die Zahl von Keimzellhaufen wesentlich geringer als bei Kontrollindividuen. Umgekehrt erhöht die Injektion von Gehirnhomogenaten die Gametenzahl bei hirnlosen Blutegeln.

Crustaceen

Endokriner Apparat

Die Crustaceen besitzen – ähnlich wie die Insekten – ein kompliziertes endokrines System, das sowohl aus neurosekretorischen als auch epithelialen Drüsenkomponenten besteht (Abb. 130). Die folgende kurze Beschreibung orientiert sich an Befunden bei Malakostraken (insbesondere Dekapoden), da diesen die meisten Untersuchungen galten.
Neurosekretorische Zellen finden sich im gesamten Nervensystem verteilt, konzentrieren sich aber zu organartigen Komplexen (neurosekretorischen Zentren), vor allem in den Augenstielen. Die hinter dem Gehirn gelegenen Postcommissuralorgane und die Pericardialorgane im Herzbereich fungieren in erster Linie als Neurohämalorgane, welche neurosekretorische Produkte speichern, möglicherweise aber auch modifizieren und dann als Neurohormone ins Blut abgeben. Die Postcommissuralorgane

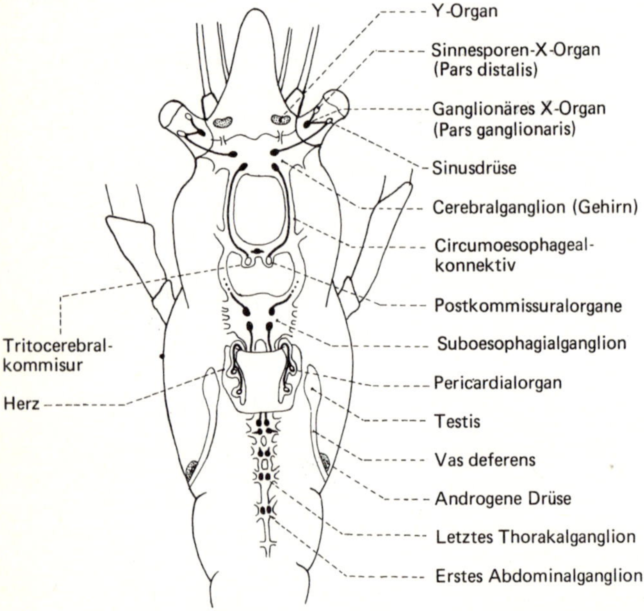

Abb. 130 Schema des endokrinen Systems bei einem männlichen Decapoden. Neurosekretorische Zellen: schwarz, Neurohämalorgane: weiß, epitheliale Drüsen: punktiert (nach *Gorbman* u. *Bern*).

empfangen Neurosekret von Axonendigungen aus dem Gehirn und von Ganglien in den Ösophagialkonnektiven, während die Perikaryen neurosekretorischer Zellen aus der ventralen Ganglienkette ihre Produkte an die Pericardialorgane abgeben.
Besonders kompliziert ist die endokrine Organisation der Augenstiele mit deutlichen artspezifischen Unterschieden. Ihre neurosekretorischen Zentren, die sogenannten (ganglionaren) X-Organe, stehen mit den optischen Ganglien in Verbindung. Bei Arten, denen Augenstiele fehlen, liegen X-Organe in der Kopfregion. Am weitesten verbreitet sind X-Organe im Bereich der Medulla terminalis (Abb. 131). Es gibt jedoch auch Arten (z. B. *Gecarcinus lateralis*), bei denen ein weiteres X-Organ in der Medulla interna vorkommt. Von diesen X-Organen verlaufen Axone zu einem als Sinusdrüse bezeichneten Organ, in welchem auch neurosekretorische Axone enden, die ihren Ursprung im Gehirn haben. Die Sinusdrüse ist ein Neurohämalorgan. Der enge morphologische und funktionelle Zusammenhang zwischen diesen X-Organen und Sinusdrüse erklärt den häufigen Gebrauch des Terminus „X-Organ-Sinusdrüsenkomplex" in der einschlägigen Literatur. Von den ganglionären X-Organen ist das Sinnesporen-X-Organ streng zu unterscheiden, da es lediglich als Neurohämalorgan fungiert und von neurosekretorischen Axonen aus der Medulla terminalis versorgt wird (Abb. 131a und b).
Neben den neurosekretorischen Zellen und Zentren sind bei den Crusta-

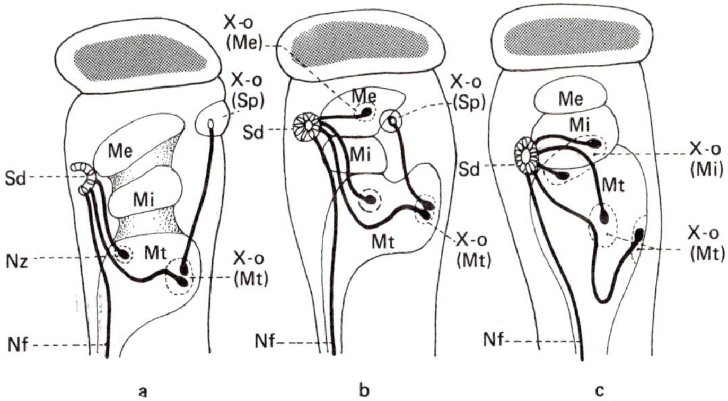

Abb. 131 Anordnung der neurosekretorischen Zellgruppen in den Augenstielen verschiedener Crustaceen (nach *Gorbman* u. *Bern*).
a) *Lysmata seticaudata,*
b) *Palaemon serratus,*
c) *Gecarcinus lateralis.*
Die schwarzen Bezirke stellen neurosekretorische Zellen dar, die offenen Ovale deren Axonendigung. Me, Mi, Mt Medulla externa, interna und terminalis, Nf Axon, Nz neurosekretorische Zellgruppe, Sd Sinusdrüse, Sp Sinusporus, X-o X-Organ.

ceen drei epitheliale innersekretorische Drüsen zu unterscheiden: die Y-Organe, die im Antennen- oder Maxillarsegment gelegen sind, die androgenen Drüsen als Anhangsdrüsen im kaudalen Bereich des Vas deferens bei männlichen Tieren sowie die Ovarien der Weibchen. Die Testes produzieren keine Hormone. In rudimentärer Form kommen androgene Drüsen auch bei Weibchen vor, aber nur bei männlichen Tieren gelangen sie zu voller Funktion.
Die Natur der Sekretionsprodukte der hier genannten Organe wird im Zusammenhang mit der Darstellung der physiologischen Leistungen des endokrinen Systems erörtert.

Hormonphysiologie

Endokrine Kontrolle der Häutungsprozesse

Das feste Exoskelett der Crustaceen erfordert in bestimmten Zeitabständen Häutungsvorgänge, um ein Wachstum der Tiere zu ermöglichen. Auch entwicklungsbedingte Formveränderungen manifestieren sich in der Häutungsphase. Im Unterschied zu den Insekten beschränken sich Häutungen bei Krebsen nicht auf die Periode bis zum Erreichen des Adultstadiums, sondern finden bei vielen Arten während ihres ganzen Lebens statt. Die derzeit verfügbaren Kenntnisse über die hieran beteiligten Mechanismen beschränken sich nahezu ausschließlich auf die Decapoden, und unter diesen ganz überwiegend auf Krabben (Willig 1974). Bei der Häutung wird das verkalkte Exoskelett abgeworfen und der Tierkörper dehnt sich durch Wasseraufnahme über den Verdauungstrakt aus, bevor die nachfolgende Cuticula erhärtet (vgl. Bliss 1968). Das physiologische Wachstum, d. h. die Zunahme des Körpertrockengewichts findet in den Häutungs-Zwischenperioden statt, wenn die ursprünglich durch bloße Wasseraufnahme bedingte Gewichtserhöhung allmählich durch Gewebsneubildung kompensiert wird. Hormone aus den Augenstielen kontrollieren das Häutungsgeschehen. Da die operative Entfernung der Augenstiele vorzeitige Häutungen in Gang setzt, wurde postuliert, daß von diesen Organen eine Hemmwirkung auf die Häutung ausgeht. Inzwischen weiß man, daß der hemmende Effekt indirekt über die Y-Organe zustande kommt. Die neurosekretorischen Zellen der X-Organe produzieren Hormon, welches durch axonalen Transport in die Sinusdrüse gelangt und von dort aus die Y-Organe blockiert (häutungshemmendes Hormon = *M*o[u]lt *I*nhibiting *H*ormone = MIH). Die Y-Organe sind die Lieferanten des Häutungshormons, welches aber nur dann ausgeschüttet wird, wenn das hemmende Neurosekret aus den Augenstielen fehlt. Ausschaltung der Y-Organe bei *Carcinus* blockiert Häutungen auf Dauer. Aber die Häutungszyklen verlaufen wieder normal, wenn man Y-Organe in die operierten Tiere reimplantiert. Bei Einpflanzung unzähliger Y-Organe in normale Tiere wird die Periode zwischen den Häutungen verkürzt. Die Meerspinne *Maia* gehört zu jenen Brachyuren, bei denen keine Häutung mehr stattfindet, wenn die Tiere geschlechtsreif geworden sind, und die Y-Organe atrophieren zu diesem Zeitpunkt. Bei der Strandkrabbe *Carcinus maenas*, die sich noch drei Jahre nach Erreichen der Fortpflanzungsfähigkeit in mehr oder weniger regelmäßigen Zeitabständen häutet, bleiben die Y-Organe auch nach der letzten Häutung funktionsfähig, so daß zusätzliches Häuten durch Entfernung der Augenstiele ausgelöst werden kann. Offenbar werden unter normalen Bedingungen die Y-Organe durch kontinuierliche Produktion von häutungshemmendem Hormon in den X-Organen inaktiviert. Das MIH ist möglicherweise ein Peptid und vermutlich nicht art- oder gruppenspezifisch.

Von Krebsen sind inzwischen 5 Häutungshormone, nämlich 20-Hydroxyecdyson (= Crustecdyson = β-Ecdyson = Ecdysteron = Iso-Inokosteron), 2-Deoxy-20-Hydroxyecdyson, Callinecdyson A (Makisteron), Callinecdyson B (Inokosteron) und Ecdyson (= α-Ecdyson), bekannt. Aber es ist noch nicht geklärt, welches (bzw. welche) dieser Ecdysteroide in vivo als Häutungshormon(e) wirken, zumal mehrere nebeneinander in ein und derselben Art vorkommen können (Abb. 132). Man neigt dazu, dem Crustecdyson eine besonders wichtige Rolle zuzumessen, da es in relativ großen Mengen vorkommt, weit verbreitet ist und Injektionen dieses Steroids erwiesenermaßen Häutungsvorgänge in Gang setzen (z. B. DALL u. BARCLAY 1977). Aber genauere Untersuchungen aus jüngster Zeit machen deutlich, daß es zumindest voreilig wäre, Crustecdyson allein als d a s Häutungshormon bei Krebsen anzusehen. Es mehren sich die Befunde, wonach wenigstens zwei Ecdysteroide eine qualitativ verschiedene Rolle in den einzelnen Phasen des Häutungszyklus spielen könnten (GILGAN u. Mitarb. 1977). Hierbei ist von besonderem Interesse, daß bei Inkubation isolierter Y-Organe von *Pachygrapsus crassipes* und *Cancer antennarius* in vitro ausschließlich α-Ecdyson als Sekretionsprodukt gebildet wurde (CHANG u. O'CONNOR 1977). Andererseits ist bekannt, daß verschiedene Zielorgane für Ecdysteroide in ihren Mitochondrien eine 20-Hydroxylase besitzen, welche α-Ecdyson rasch zu Crustecdyson konvertiert. Es bleibt künftigen Untersuchungen vorbehalten, hier zu klären, ob α-Ecdyson spezifische Hormonwirkungen hat oder vielleicht nur Vorstufe für andere Ecdysteroide ist. Künftige Untersuchungen werden sich zunehmend mit dem Schicksal einzelner Ecdysteroide in den Zielgeweben (bei Krebsen insbesondere den Mitteldarmdrüsen =Hepatopankreas) beschäftigen müssen. Es mehren sich die Hinweise darauf, daß nur dort Enzymsysteme vorhanden sind, welche ein Molekül in seine biologisch aktive Form umwandeln (GORELL u. Mitarb. 1972).

Der Crustecdysonspiegel in der Körperflüssigkeit der Krabben steigt nach Aufhören der Abgabe von häutungshemmendem Neurosekret allmählich an und löst das Einsetzen von Häutungsprozessen, die Proecdysis, aus, welche in einer Aktivierung der Epidermiszellen, ihrer Ablösung von der

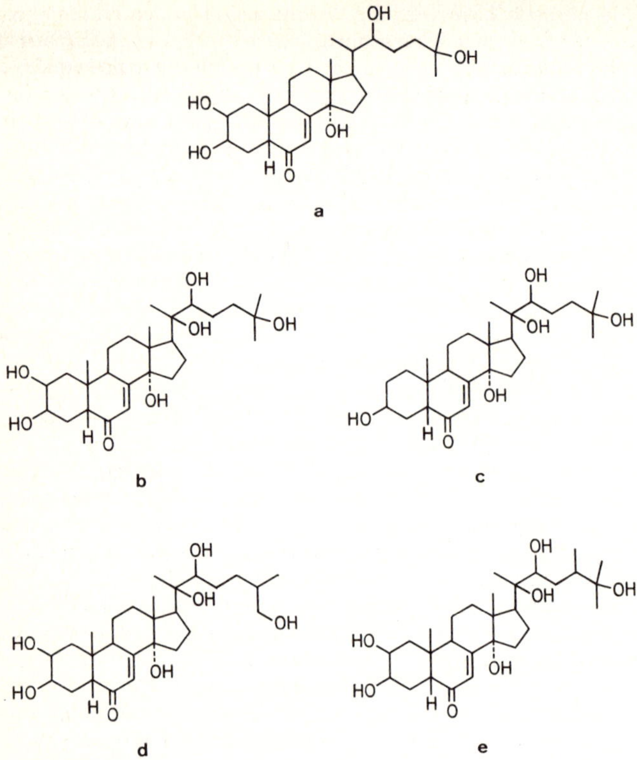

Abb. 132 Strukturformeln von Ecdysteroiden.
a) α-Ecdyson, b) Crustecdyson, c) 2-Desoxycrustecdyson, d) Inokosteron, e) Makisteron A.

Cuticula (Apolyse) und der beginnenden Sekretion eines neuen Exoskeletts besteht. In dieser Phase werden die Tiere inaktiv, nehmen keine Nahrung mehr auf und bestreiten ihren Stoffwechsel mit Hilfe von Reservestoffen aus dem Hepatopankreas.
Die Epidermiszellen spielen für die Häutung eine zentrale Rolle. Sie speichern Glykogen, vermehren sich durch mitotische Teilungen und gehen zu einer lebhaften Proteinsynthese über. Zumindest Mitoseaktivität und Proteinbildung sind mit einem steigenden Crustecdysonspiegel korrelierbar (McWhinnie u. Mitarb. 1972).
Das Hepatopankreas, welches (wie die Leber der Wirbeltiere) Verdauungsenzyme produziert, Reservestoffe speichert und sich lebhaft am Intermediärstoffwechsel beteiligt, zeigt ebenfalls verstärkte Proteinsynthe-

se. Es spielt eine Mittlerrolle für die Calcifizierung der Cuticula (insbesondere der Endocuticula), indem es zeitweilig Calcium speichert. Das vermehrte Blutcalcium, welches bei zunehmendem Anstieg der Crustecdysonkonzentration beobachtet werden kann, stammt wahrscheinlich zum Teil aus dem Hepatopankreas, teils aus der alten Cuticula. Bei Süßwasserkrebsen bilden sich während der Häutungsvorbereitung im Vorderteil des Magens „Magensteine" (Gastrolithen) aus, welche aus Calciumkarbonat bestehen. Auch sie dienen als Calciumspeicher und werden nach der Häutung wieder aufgelöst. Bei mehreren Arten ließ sich Gastrolithenbildung durch Injektion von Crustecdyson induzieren.
Welchen spezifischen Anteil Ecdysone an der Kontrolle einzelner Prozesse im Häutungsgeschehen haben, ist noch unklar. Sicher sind neben ihnen vielfach auch neurosekretorische Hormone aus den Augenstielen beteiligt. Dies gilt insbesondere für die vermehrte Lipidsynthese im Hepatopankreas während der frühen Vorhäutungsphase. Da Entfernung der Augenstiele den Lipidgehalt im Hepatopankreas erhöht, aber weder die Ausschaltung der Y-Organe noch Crustecdyson die Lipid-Synthese-Rate verändern (Bollenbacher u. Mitarb. 1972), ist zu schließen, daß ein von den Y-Organen unabhängiger neurosekretorischer Faktor hemmend in den Lipid-Metabolismus eingreift. Die zuvor beschriebene zweigliedrige Ereigniskette – Sekretion von häutungshemmendem Hormon aus den Augenstielen/Beeinflussung der Y-Organe – reicht offenkundig allein nicht aus, um die Kontrolle aller am Häutungsgeschehen beteiligten Mechanismen zu umschreiben. Hinweise hierfür ergeben sich auch aus anderen Befunden, unter denen insbesondere Beobachtungen zur Steuerung des Wasser- und Ionenhaushalts Erwähnung verdienen.
Bei *Carcinus* vergrößert sich das Volumen der Tiere um ca. 80% bei jeder Häutung; bei Tieren ohne Augenstiele kann die Zunahme sogar 180% betragen, und zwar allein auf Grund höheren Wassergehalts. Injiziert man Sinusdrüsenextrakte, so wirken sie einer abnormen Wasseraufnahme entgegen bzw. diese ist geringer als bei einer normalen Häutung. Das Hormon, welches den Wasserhaushalt reguliert, ist eindeutig vom häutungshemmenden Hormon verschieden. Denn für die Wirksamkeit von Sinusdrüsen-Extrakt auf die Wasseraufnahme ist es ohne Belang, in welchem Stadium des Häutungszyklus sich die Spendertiere befinden. Decapoden sind in der Lage, Ort und Zeitpunkt für den Abwurf des Exoskeletts je nach Milieubedingungen aktiv zu variieren, d.h. die „Ecdysis" kann unabhängig vom Fortschreiten der Proecdysis-Prozesse hinausgezögert werden. In dem Augenblick, in welchem das Tier Wasser aufnimmt und anschwillt, platzt die alte Cuticula auf. Auch dieser Sachverhalt spricht für die Unabhängigkeit der Hormone, welche die Häutung hemmen und die Wasseraufnahme kontrollieren. Bei *Carcinus* bewirkt Augenstielentfernung eine Beschleunigung der Proecdysis sowie vermehrte Wasseraufnahme zur Abstoßung des alten Exoskeletts. Nach der Operation können mehrere Häutungen in kürzeren Zeitabständen auf-

einander folgen. Unter solchen Bedingungen ist es möglich, daß nicht genügend Zeit verbleibt für die Neubildung von Geweben während der Intervalle zwischen zwei Häutungen. Noch ehe das bei der letzten Häutung aufgenommene Wasser durch neues Zellmaterial verdrängt ist, kommt es zu erneuter Wasserzufuhr, so daß die Tiere am Ende an einer Art „Gewebsverdünnung" zugrunde gehen.

Bei der Landkrabbe *Gecarcinus*, welche ganz anderen Milieubedingungen unterworfen ist, spielen hormonal bedingte Permeabilitätsveränderungen für Wasser und Ionen im Vorderdarm eine besondere Rolle (MANTEL 1968).

Es gibt bisher kein einheitliches Konzept zur hormonalen Kontrolle des Wasser- und Ionen-Haushalts bei den Crustaceen, zumal noch keine Klarheit über Herkunft und Natur der hieran beteiligten Neurosekrete besteht. Für einzelne Arten wird das Vorkommen sowohl von diuretisch als auch antidiuretisch wirksamem Hormon postuliert. Wenn auch – wie das Beispiel von *Carcinus* zeigt – Wasserbewegungen für das Häutungsgeschehen von besonderer Bedeutung sind, so ist darüber hinaus generell eine hormonale Steuerung des Hydromineralhaushalts bei Krebsen zu vermuten.

Angesichts der beträchtlichen Artunterschiede in der Lebensweise von Crustaceen ist jedoch mit erheblichen Verschiedenheiten in den Regulationsmechanismen zu rechnen (KAMEMOTO 1976). Als Effektororgane für die Osmoregulation kommen der Magen-Darm-Trakt, Kiemen, Antennendrüse und das intracelluläre Kompartiment ins Spiel.

Wirkungen des hyperglykämischen Hormons

Entfernt man Decapoden die Augenstiele, so steigt der Zuckergehalt in der Hämolymphe stark an. Das hierfür verantwortliche hyperglykämische Hormon (HGH) ist an die Sinusdrüse gebunden. Versuche an hochgereinigten Präparaten haben ergeben, daß es sich um ein Polypeptid mit einem Molekulargewicht von ca. 7000 handelt und daß es zumindest gruppenspezifische Unterschiede zwischen den Hormonen von verschiedenen Arten gibt. Zum Beispiel ist Brachyuren-HGH bei Macruren nur wenig wirksam und umgekehrt (KELLER 1975).

Die hyperglykämische Reaktion ist sehr stark. Beispielsweise erhöhen bei *Orconectes* 4×10^{-3} Augenstieläquivalente die Blutglukose von 8 auf 18 mg/100 ml. Der Maximalwert wird bei verschiedenen Arten ungefähr 2 Stunden nach der Injektion erreicht und fällt danach rasch wieder ab. Umgekehrt läßt sich bei einer Reihe der bislang untersuchten Arten eine Hypoglykämie nach Entfernung der Augenstiele bzw. der Sinusdrüsen beobachten. (Vermutungen über das Vorkommen eines besonderen hypoglykämischen Hormons haben sich experimentell noch nicht bestätigt.)

Obwohl bei Krebsen die Glukose nur einen Teil des im Blut vorhandenen

Zuckers ausmacht (Zahlenangaben schwanken zwischen 20 und 75%), scheint das HGH in besonders starkem Maße diese Fraktion zu erhöhen. Die Hormonwirkung beruht vermutlich auf einer Mobilisierung von Gewebsglykogen, wobei Muskulatur (beim Flußkrebs insbesondere der Abdominalmuskel) als Hauptzielorgan fungiert. Bei Inkubation von Muskelfasern in vitro mit Augenstielextrakt wird Glukose freigesetzt. Bei Verwendung von Hepatopankreasgewebe unter gleichen Bedingungen findet keine Glukoseabgabe statt. Es ist jedoch nicht auszuschließen, daß unter physiologischen Bedingungen auch die Mitteldarmdrüse ein Angriffsort für das hyperglykämische Hormon ist.
Das HGH wirkt über eine Beeinflussung der Enzymsysteme des Glykogenstoffwechsels. Es aktiviert die Phosphorylase und hemmt die Glykogensynthetase.
Die physiologische Rolle einer hormonalen Steuerung der Blutzuckerkonzentration bei Krebsen läßt sich noch nicht endgültig beurteilen, zumal noch viel zu wenig über den normalen Stoffwechsel dieser Tiere bekannt ist. Unstrittig ist, daß Milieu-Einflüsse unterschiedlichster Art, welche man als Streßfaktoren deuten kann (z.B. Asphyxie, längere Manipulationen, Haltung bei hoher Individuendichte, etc.), eine Hyperglykämie-Reaktion hervorrufen. Frühere Beobachtungen über tagesrhythmische Blutzuckerschwankungen bei Winkerkrabben wurden in eingehenden Untersuchungen am Flußkrebs *Orconectes limosus* bestätigt. Dabei zeigte sich, daß der Blutglukosespiegel gegen Ende der Nachtperiode am höchsten ist (Abb. 133) und daß für die Aufrechterhaltung des endogenen Rhythmus der Licht-Dunkel-Wechsel als Zeitgeber fungiert (Hamann 1974). Bei selektiver Entfernung der Sinusdrüse schwindet der Blutzuk-

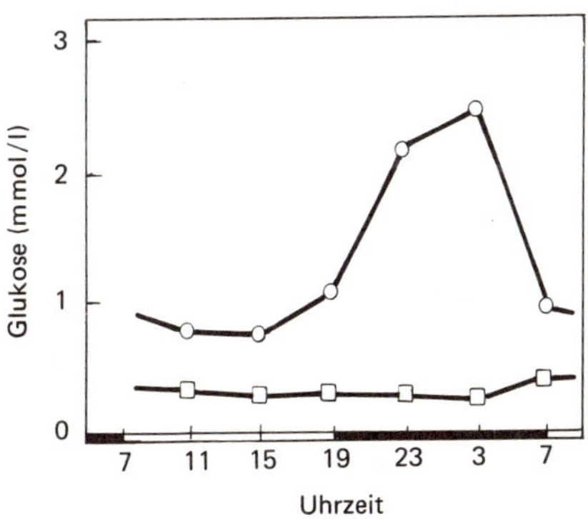

Abb. 133 Glukosekonzentration in der Hämolymphe des Flußkrebses von *Orconectes limosus* (nach *Hamann*).
○ Normaltiere,
□ Tiere, deren Sinusdrüse entfernt wurde.

kerrhythmus vollständig, der Blutzuckerspiegel bleibt permanent auf einem niedrigen Niveau – ein eleganter Beweis für die wichtige Rolle der Sinusdrüse. Angesichts der engen Beziehung des X-Organ-Sinusdrüsen-Komplexes zu den optischen Ganglien ist zu postulieren, daß hier das Licht als Außenreiz über eine nervöse Erregung in eine hormonale Reaktion umgesetzt wird.

Steuerung von Pigmentbewegungen

Zahlreiche Krebse besitzen ein ausgeprägtes Farbanpassungsvermögen. Die hieran beteiligten Pigmente liegen überwiegend in Chromatophoren des Integuments. Nach der generell üblichen Einteilung ist zwischen Melanophoren (braun oder schwarz), Erythrophoren (rot), Leucophoren (weiß) und Xanthophoren (gelb) zu unterscheiden. Die Chromatophoren der Krebse können ein, zwei oder mehrere Pigmente enthalten, und entsprechend unterscheidet man zwischen mono-, di- und polychromatischen Farbzellen. Polychromatische Chromatophoren sind charakteristisch für die Natantia. Es gibt Hinweise, daß sie eine Art Syncytium aus physiologisch distinkten Untereinheiten sein können mit voneinander unabhängigen Pigmentbewegungen. Diese Komplexität erschwert begreiflicherweise die experimentelle Analyse außerordentlich. Da sich trotz intensiver Suche keine Anhaltspunkte für eine nervöse Kontrolle der Farbzellen bei Krebsen entdecken ließen, war die erste Mitteilung über inkretorische Vorgänge beim Farbwechsel von *Crangon crangon* um so interessanter (KOLLER 1925). Diese Veröffentlichung ist unter historischen Gesichtspunkten von ganz besonderem Gewicht, da in ihr der erste eindeutige Hinweis auf das Vorkommen von Hormonen auch bei Wirbellosen gegeben wurde.

Trotz intensiver Studien ließ sich bis zum heutigen Tage für keine einzige Art die hormonale Kontrolle der Pigmentbewegungen zuverlässig ermitteln. Nur einige allgemeine Prinzipien konnten herausgearbeitet werden. Substanzen, welche Chromatophoren aktivieren, indem sie entweder Dispersion des in ihnen enthaltenen Pigments bewirken oder umgekehrt eine Pigmentkonzentration, werden generell als Chromatophorotropine bezeichnet. Sie sind Neurosekrete und kommen sowohl in den Augenstielen (X-Organ-Sinusdrüsenkomplex) als auch in den Thorakal-, Cerebral- und Abdominalganglien sowie im Postcommissuralorgan vor. Heute besteht kein Zweifel mehr daran, daß einzelne Chromatophoren nicht nur auf ein einziges, sondern auf zwei oder mehrere voneinander verschiedene Hormone reagieren, so daß an den Farbwechselphänomenen bei einer einzigen Art mit Sicherheit mehrere Hormone beteiligt sind, zumal erwiesen ist, daß im Falle konzentrierender oder dispergierender Effekte einer bestimmten (hochgereinigten) Substanz deren bloßes Fehlen nicht zur antagonistischen Wirkung – also Pigmentkonzentration bzw. -dispersion – führt.

Auch die Pigmentwanderung in der Retina der Ommatidien der Komplexaugen wird hormonal gesteuert. Jedes Ommatidium wird von zwei Typen von Pigmentzellen, den distalen und proximalen Farbzellen, umgeben. Nahe der Basalmembran ist außerdem das sogenannte reflektierende Pigment lokalisiert. Im helladaptierten Auge schützen distales und proximales Pigment das hochempfindliche Rhabdom vor einer zu starken Lichteinwirkung.

Das reflektierende Pigment liegt überwiegend unterhalb der Basalmembran (Abb. 134). Für die Dunkeladaptation vollziehen sich ausgedehnte Pigmentbewegungen: distales und proximales Pigment ziehen sich in ent-

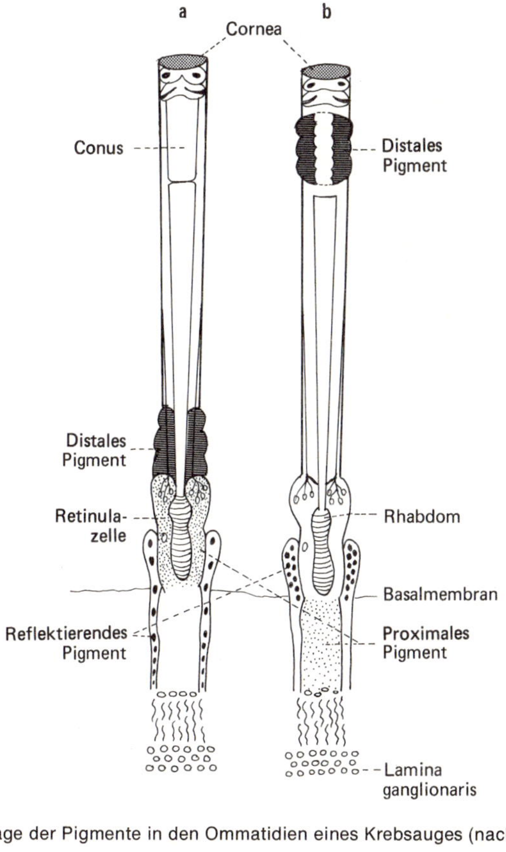

Abb. 134 Lage der Pigmente in den Ommatidien eines Krebsauges (nach *Carlisle* u. *Knowles*).
a) Helladaptiert,
b) dunkeladaptiert.

gegengesetzter Richtung weit zurück und machen das Rhabdom frei, während sich das reflektierende Pigment über die Basalmembran distad zum Rhabdom hin bewegt, so daß es Licht über die eigene Cornea sowie die benachbarter Ommatidien empfangen kann.
Untersuchungen an *Palaemonetes* haben ergeben, daß die Augenstiele zwei Hormone enthalten, die die Bewegung des distalen Retinapigments antagonistisch beeinflussen (*d*istal *r*etinales *P*igment-*H*ormon = DRPH). Bei Tieren, die derart adaptiert waren, daß sich das Pigment in einer Mittelstellung zwischen Hell- und Dunkelanpassung befand, wurde nach Injektion von Augenstielextrakt zunächst eine 2–3$^1/_2$ Stunden dauernde Lichtanpassung und danach eine 3$^1/_2$–6 Stunden anhaltende Dunkelanpassung beobachtet. Der unterschiedliche Zeitverlauf beider Reaktionen weist auf die Existenz zweier verschiedener Kontrollfaktoren hin. Das für die Lichtadaptation verantwortliche DRPH ist ein Peptid aus 18 Aminosäuren (Octadecapeptid) mit einem Molekulargewicht von ca. 2000. Die nähere biochemische Analyse zeigt, daß es in mehreren voneinander unterscheidbaren Molekülformen existiert (molekularer Polymorphismus). Die Aufarbeitung von Gewebsextrakten von *Pandalus borealis* ermöglichte die Aufklärung der Aminosäuresequenz von einer der vier Molekülversionen (Fernlund 1976).
Das der Lichtadaptierung dienende DRPH wirkt bei der Winkerkrabbe *Uca* zugleich dispergierend auf die Pigmente in Melanophoren, Erythrophoren und Leucophoren (Abb. 135). Aber die Meinungen darüber, ob *M*elanin *d*ispergierendes *H*ormon (MDH = *b*lack *p*igment *d*ispersing *h*ormone: BPDH) und DRPH identisch oder voneinander verschieden (wenngleich chemisch sehr ähnlich) sind, gehen derzeit noch auseinander (Fingerman u. Mitarb. 1974; Kleinholz 1975).

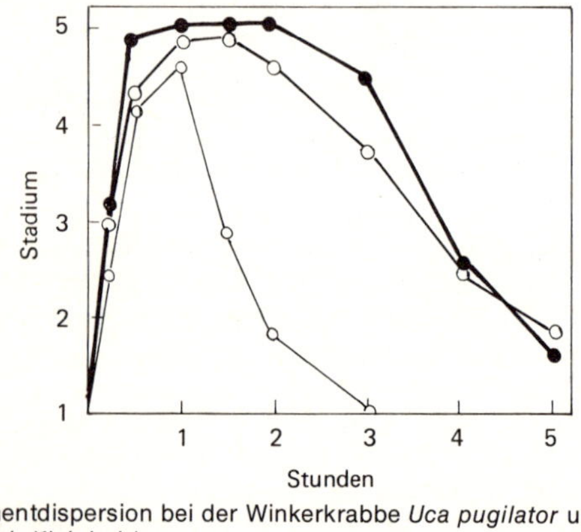

Abb. 135 Pigmentdispersion bei der Winkerkrabbe *Uca pugilator* unter dem Einfluß von DRPH (nach *Kleinholz*).
Melanophoren: obere Linie, Erythrophoren: mittlere Linie, Leucophoren: untere Linie.

Die biochemischen Trennungsversuche für einzelne Chromatophorotropine ergaben, daß *P*igment *k*onzentrierende *H*ormone (PCH) einerseits und dispergierende Hormone (PDH) andererseits zwei verschiedene Molekülfamilien zu sein scheinen. Die dispergierenden Peptide sind höhermolekular als die konzentrierenden. Unter den konzentrierenden Hormonen ist die Sequenzaufklärung beim „rotes Pigment konzentrierenden Hormon" (RPCH = ECH: *e*rythrophore *c*oncentrating *h*ormone) von *Pandalus* gelungen. Auch seine Synthese konnte bewerkstelligt werden. Es handelt sich um ein Octapeptid mit einem Molekulargewicht von ca. 1000. Die biologische Aktivität des Syntheseproduktes ist die gleiche wie die des gereinigten Präparats aus Augenstielen (FERNLUND u. JOSEFSSON 1972). Das analoge Hormon von *Leander adspersus* hat sehr wahrscheinlich die gleiche Zusammensetzung (CARLSEN u. Mitarb. 1976). Die Isolierung und Charakterisierung eines dritten Chromatophorotropins, welches Pigment in den Leucophoren konzentriert (LCH = WPCH), zeichnet sich ab. Allerdings wirkt auch das RPCH auf die Pigmente in Leucophoren konzentrierend (JOSEFSSON 1975). Der Erkenntnisfortschritt auf diesem schwierigen Gebiet hängt von der Gewinnung reiner Extraktfraktionen und ihrer Prüfung in eindeutigen Testmodellen ab.

Einfluß der Pericardialorgane auf den Herzschlag

Bei den meisten Krebsen ist die Herztätigkeit neurogen, d. h. sie unterliegt der Kontrolle durch einen nervösen Schrittmacher, der bei diesen Tieren im dorsalen Herzganglion lokalisiert ist. Hemmende und stimulierende Fasern beeinflussen über die Neuronen des Herzganglions den Herzschlag. Zusätzlich kann aber auch neurosekretorisches Hormon aus dem Pericardialorgan auf die Herztätigkeit wirken. Wenn man isolierte Herzen perfundiert und dem Medium wäßrigen Extrakt aus dem Pericardialorgan beimischt, dann erhöht sich die Herzamplitude und oftmals auch die Herzfrequenz. Die besondere Rolle des Pericardialorgans, welches die Merkmale eines Neurohämalorgans besitzt, ließ sich auch auf anderem Wege zeigen. Man isolierte Pericardialorgane, reizte sie elektrisch, und anschließend wurde das Salzmedium, welches sie während des Experiments umgab, biochemisch untersucht bzw. auf seine biologische Wirksamkeit im Vergleich zu nicht gereizten Kontrollpräparaten geprüft. Dabei stellte sich eindeutig heraus, daß keinesfalls Dopamin bzw. 5-Hydroxytryptamin die biologisch wirksamen Stoffe sein können, obwohl beide (als Neurotransmitter) in den Axonendigungen von Pericardialorganen nachweisbar sind. Die herzstimulierenden Effekte aus dem Pericardialorgan sind auf ein (?) Peptid zurückzuführen (BERLIND u. COOKE 1970). Man bezeichnet es vorläufig als Pericardialorgan-Hormon (POH).

Steuerung von Gonadenfunktionen

Bei Krebsen besteht ein auffälliger Antagonismus zwischen Fortpflanzungs- und Häutungsaktivität. Besonders klar sind solche Befunde im weiblichen Geschlecht. Die Fortpflanzung vollzieht sich in den Zwischenhäutungsperioden und alterniert folglich mit den Häutungen. Wenn bestimmte Arten sich das ganze Jahr über oder nur zu bestimmten Jahreszeiten bzw. sogar nur einmal im Jahr häuten, dann variieren auch die Fortpflanzungszyklen artspezifisch in entsprechender Weise. Im Falle von *Palaemonetes serratus* befinden sich die Ovarien den Sommer über in einer Ruhephase, die Dotterbildung (Vitellogenese) vollzieht sich im Oktober und das erste Laichen findet im November statt. Auf jede Häutung folgt sodann Eiablage bis Mai/Juni. Entfernt man jedoch den Tieren die Augenstiele im Sommer, dann setzt sofort Vitellogenese ein. Nach der anschließenden Häutung werden Eier abgelegt. Implantiert man aber die Extrakte von Augenstielen in Weibchen, denen diese Organe zuvor entfernt waren, dann wird eine frühzeitige Vitellogenese verhindert. Ähnliche Befunde gibt es von zahlreichen Garnelen und Krabben (SOCHASKY 1973).

Versuche dieser Art legen die Annahme nahe, daß in den Augenstielen ein Hormon gebildet wird, welches die Gonadenaktivität hemmt (GIH = gonad *i*nhibiting *h*ormone).

An Isopoden gibt es Beobachtungen, wonach parallel zur Oocyten-Entwicklung histologisch erkennbare Zyklen in den Augenstielen ablaufen und Ovarektomie zu einer Hypertrophie der Sinusdrüsen führen soll.

Die wiederholt gestellte Frage, ob es sich beim GIH und MIH um zwei voneinander verschiedene Hormone handelt, ist mit großer Wahrscheinlichkeit positiv zu beantworten, obwohl beim GIH – im Unterschied zum MIH – nicht einmal ansatzweise Daten zu seiner chemischen Charakterisierung bekannt sind (KLEINHOLZ 1976). Hinweise auf die Unterschiedlichkeit der beiden Hormone ergeben sich aus einer Reihe von Experimentalbefunden. Zum Beispiel wäre – im Falle stofflicher Identität – kaum zu erklären, daß bei *Carcinus* nach der letzten Häutung die Y-Organe durch MIH permanent gehemmt werden (s. S. 343), aber die Tiere sich normal fortpflanzen. Weitgehend unbeantwortet ist die Frage nach dem Wirkungsmechanismus des GIH. Wenn etwa bei den Weibchen das GIH die Synthese von Lipoproteinen (Dotterbestandteil!) im Hepatopankreas kontrollieren sollte, dann wäre gar nicht das Ovar das unmittelbare Zielgewebe für das Hormon.

Vermutlich ist das GIH auch nicht allein verantwortlich für die Kontrolle der Gonadenaktivität. Zum einen scheint Crustecdyson an der Oocytenentwicklung bei jungen Weibchen beteiligt zu sein, und zum anderen üben bei einigen Krabbenarten Gehirn und Thorakalganglien einen stimulierenden Einfluß auf die Ovarien aus.

Es gibt bisher keine Anhaltspunkte dafür, daß die Hormone, welche die Geschlechtsaktivität kontrollieren, sexualspezifisch sind.

Eine eigentümliche epitheliale Hormondrüse wurde 1954 erstmals von CHARNIAUX-COTTON bei dem Amphipoden *Orchestia gammarellus* (Familie: Talitridae) beschrieben. Das gleiche Organ hat man inzwischen bei allen darauf untersuchten Malakostraken gefunden. Wegen der spezifischen Funktionen seines Sekretionsproduktes bei *Orchestia* und einer Reihe anderer Arten wurde die Bezeichnung „androgene Drüse“ vorgeschlagen. Sie ist ein paariges Organ, welches meist in unmittelbarer Nähe des Endabschnitts der Spermidukte liegt.

Die chemische Natur des *a*ndrogenen *H*ormons (AH) bei Krebsen ist noch unbekannt. Auffällig ist jedoch, daß beim amerikanischen Hummer nach Inkubation von androgenem Drüsengewebe in vitro Testosteron als Konversionsprodukt von Androstendion gefunden wurde (GILGAN u. IDLER 1967). Und bei der Reiterkrabbe *Ocypoda platyaris* vermochten sowohl eine bestimmte Lipidfraktion aus Drüsenextrakt wie auch exogenes Testosteron in Weibchen ähnliche Wirkungen auszulösen wie Implantate von androgenen Drüsen. Dennoch ist keineswegs gesichert, ob die wirksame Substanz tatsächlich ein Steroid ist, und es kann nicht ausgeschlossen werden, daß auch ein Protein (zusätzlich?) als hormonaler Wirkstoff eine Rolle spielt.

Die Funktionen der androgenen Drüse wurden in erster Linie an *Orchestia* und einigen anderen Malakostraken-Arten in eingehenden Experimentalstudien erarbeitet. Die hierbei gewonnenen Befunde sind zwar vergleichend endokrinologisch von größtem Interesse, sie dürfen jedoch nicht einmal für alle Malakostraken verallgemeinert werden. Insbesondere bei den normalerweise getrenntgeschlechtlichen Dekapoden ist die biologische Aufgabe der androgenen Drüse noch weitgehend unbekannt.

Die Angehörigen der Gattung *Orchestia* sind normalerweise getrenntgeschlechtlich. Es hat sich jedoch gezeigt, daß bei diesen Tieren das phänotypische Geschlecht experimentell leicht manipulierbar ist. Dabei stellte sich zugleich heraus, daß neben der androgenen Drüse auch das Ovar wichtige endokrine Aufgaben hat. Die Chemie seines Sekretionsproduktes, des Ovarialhormons (= OH), ist derzeit noch gänzlich unbekannt.

Wenn man bei männlichen *Orchestia* die androgenen Drüsen experimentell entfernt, dann entstehen aus den primären Keimzellen im Testis keine Spermatocyten, sondern Oocyten, und wenn bereits Spermatogenese im Gange war, dann kommt sie zum Stillstand. Ovarien in männlichen Tieren ohne androgene Drüsen erfahren keine Veränderung, und zwar selbst dann nicht, wenn die Testes noch vorhanden sind. Aus diesen und anderen Experimenten ist zu schließen, daß das Hormon der androgenen Drüsen für die Entwicklung der Testes und den Fortgang der Spermatogenese unerläßlich ist. Wenn es fehlt, dann entwickeln sich die primären Keimzellen spontan zu Oocyten.

Implantiert man jedoch die androgenen Drüsen eines Männchens in Weibchen, dann wandeln sich deren Ovarien schnell in Testes um. Testes allein haben nicht einen solchen Effekt. Sie sind hormonal inaktiv.

Aus allen bisher bekannten Experimentaldaten ist zu folgern, daß die Ausbildung der primären Geschlechtscharaktere – Testis bzw. Ovar – durch Vermittlung der androgenen Drüsen erfolgt. Bei genetischen

Männchen entwickeln sich die androgenen Drüsen, und deren Hormon induziert die Entwicklung der Geschlechtsorgane zu normalen Testes. Bei genetischen Weibchen bleibt die Entwicklung androgener Drüsen aus, und als Folge ihres Fehlens werden die Gonaden zu normalen Ovarien. Die sekundären männlichen Geschlechtscharaktere werden von der direkten Wirkung androgenen Hormons auf die Gewebe kontrolliert. Wenn man bei Männchen von *Orchestia* die androgenen Drüsen entfernt und gleichzeitig sexualtypische Abschnitte von Extremitäten (z. B. Zange am 2. Gnathopoden) amputiert, dann werden die verlorenen Extremitätenglieder in einer geschlechtsneutralen Form regeneriert.

Bei weiblichen *Orchestia* zählen – wie bei vielen anderen Krebsen auch – vor allem die Oostegiten zu den permanenten sekundären Geschlechtsmerkmalen. Diese werden durch Ovarialhormon (OH) induziert. Implantiert man das Ovar eines jungen oder reifenden Weibchens in ein Männchen, dessen androgene Drüsen entfernt wurden, dann erscheinen bei der ersten oder zweiten Häutung nach der Operation Oostegiten. Vermutlich gibt es bei *Orchestia* sogar zwei verschiedene Ovarialhormone. Eines von ihnen wird offenbar nur intermittierend während der Vitellogenesephase erzeugt und ist verantwortlich für die Ausbildung der ovigeren Haare an den Oostegiten. Sie treten bei der Häutung auf, welche einer Eiablage vorausgeht und werden in Phasen sexueller Ruhe durch Haare ersetzt, die denen von juvenilen Tieren gleichen.

Ein Schema, das vorerst jedoch nur für die Talitriden Gültigkeit beanspruchen darf, faßt die Wirkungen von androgener Drüse und Ovarialhormon(en) zusammen (Abb. 136). Dabei ist zu beachten, daß die Genome der beiden Geschlechter sich allein in der genetischen Kontrolle über die Entwicklung der androgenen Drüsen voneinander unterscheiden. Die weibchendeterminierenden Gene lassen die androgenen Drüsen nicht zur Entfaltung kommen, und infolge der Abwesenheit von androgenem Hormon läuft eine ovarielle Selbstdifferenzierung ab. Umgekehrt inaktiviert androgenes Hormon die für ovarielle Selbstdifferenzierung maßgebliche Genwirkung.

Die generellen Aussagen über die endokrinen Funktionen von androgener Drüse und Ovar vermögen auch die funktionelle Protandrie bei einigen Garnelen (z. B. *Pandalus borealis, Lysmata seticaudata*) zu erklären. Unabhängig von spezifischen Details in der Biologie und der Gonadenorganisation der jeweiligen Art wird der Übergang zur weiblichen Phase dadurch plausibel, daß der sexuelle Funktionswechsel mit einer Degeneration der androgenen Drüse korreliert ist (Charniaux-Cotton 1975). Bei dem protandrischen Isopoden *Meinertia oestroides* hängt der Geschlechtswechsel ebenfalls mit einem Schwinden der androgenen Drüse zusammen. Am Beispiel der Isopoden werden allerdings Unterschiede zu den für die Talitriden beschriebenen Verhältnissen deutlich.

Transplantiert man bei Isopoden die androgene Drüse eines reifen Männchens auf ein reifes Weibchen, dann erscheinen zwar äußere männliche

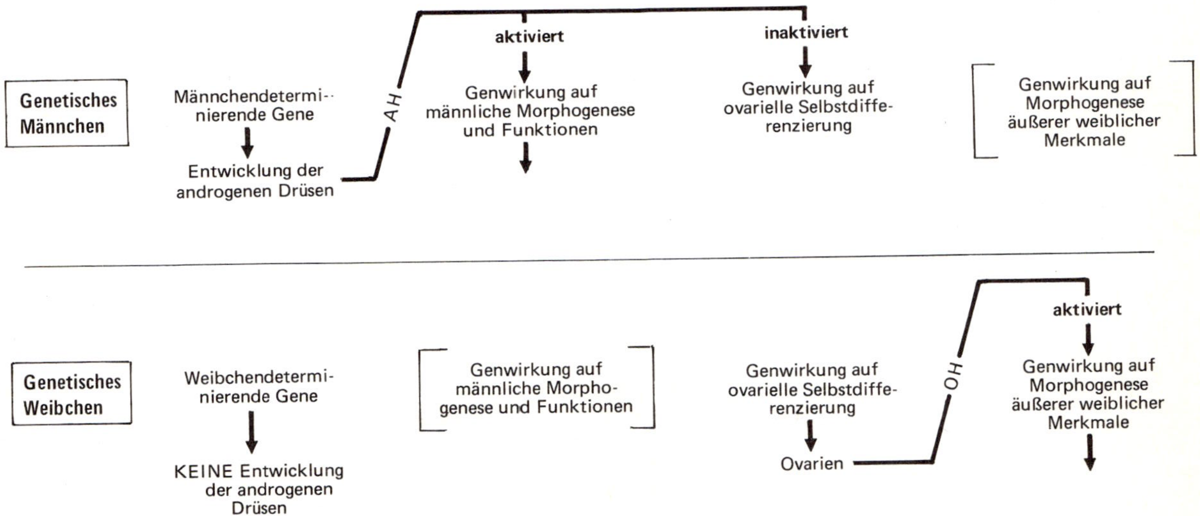

Abb. 136 Kontrolle der Geschlechtsdifferenzierung bei Talitriden. Erläuterungen im Text (nach *Charniaux-Cotton*).

Geschlechtscharaktere (Spermidukte, Penis), aber die Ovarien wandeln sich nicht in Testes um. Dieses geschieht nur dann, wenn der Empfänger sexuell noch nicht ausdifferenziert ist. Auf diese Weise maskulinisierte Weibchen ließen sich mit normalen Weibchen paaren und erzeugten eine rein weibliche Nachkommenschaft. Im Unterschied zu *Orchestia* hängt der Erfolg der experimentellen Geschlechtsumwandlung davon ab, daß sich die eigenen Anlagen der androgenen Drüsen bei den Weibchen auf Grund hormonaler Stimulation durch das Drüsenimplantat voll entwickeln.

An *Meinertia* hat sich außerdem gezeigt, daß das androgene Hormon allein nicht ausreicht, um die männliche Gonade funktionstüchtig zu erhalten. Es muß vielmehr ein neurosekretorisches Hormon aus dem Gehirn hinzukommen, um die Spermatogeneseaktivität zu gewährleisten. Die Produktion des noch unbekannten Gehirnfaktors hängt direkt von der androgenen Drüse ab. Mit Erreichen der weiblichen Phase geht die Fähigkeit zur Erzeugung jenes Gehirnhormons irreversibel verloren. Kultiviert man männliche Gonaden in vitro in Assoziation mit einem Gehirn, dann bleibt Spermatogenese erhalten oder setzt sogar neu ein, wenn das Gehirn von einem männlichen Spender stammt. Das Gehirn eines Weibchens hingegen löst schnelle Degeneration aus.

Auch bei Amphipoden existiert ein Gehirnfaktor, der bei männlichen Tieren zyklisch produziert wird und bei Weibchen fehlt. Im Gegensatz zu den Isopoden kann jedoch auch bei Weibchen von *Orchestia* die Erzeugung des Gehirnhormons wieder in Gang gebracht werden, wenn man das Gehirn der Einwirkung von androgenem Hormon aussetzt (BERREUR-BONNENFANT 1971).

Bei gonochoristischen Dekapoden scheinen die Spermatogonien rein genetisch als solche determiniert zu sein, und Spermatogenese findet auch ohne die Mitwirkung von androgenem Hormon statt. Die Rolle der androgenen Drüse bei diesen Tieren bleibt zu klären.

Insekten

Endokrines System

Die taxonomische Verwandtschaft zwischen Krebsen und Insekten – beide gehören zum Stamm der Arthropoden – kommt in vielen Ähnlichkeiten der Organisation ihres endokrinen Apparates deutlich zum Ausdruck (vgl. HIGHNAM u. HILL 1977). Grundsätzlich ist auch bei den Insekten zwischen neurosekretorischen Zellen (bzw. deren Anhäufung in neurosekretorischen Zentren) und zugehörigen Neurohämalorganen einerseits sowie epithelialen Hormondrüsen andererseits zu unterscheiden (Abb. 137).

Im Gehirn befinden sich mehrere Gruppen neurosekretorischer Zellen. Über Axone stehen sie mit den Corpora cardiaca in Verbindung, die als das wichtigste Neurohämalorgan fungieren. Sie produzieren jedoch zusätzlich in besonderen Zellen eigene Hormone. Die neurosekretorischen Zellen des Gehirns bilden zusammen mit den Corpora cardiaca das cerebrale neurosekretorische System.

Die paarigen Corpora allata und die Prothoraxdrüsen (bzw. deren Äquivalente) sind epitheliale Drüsen, die sich als ektodermale Einstülpungen

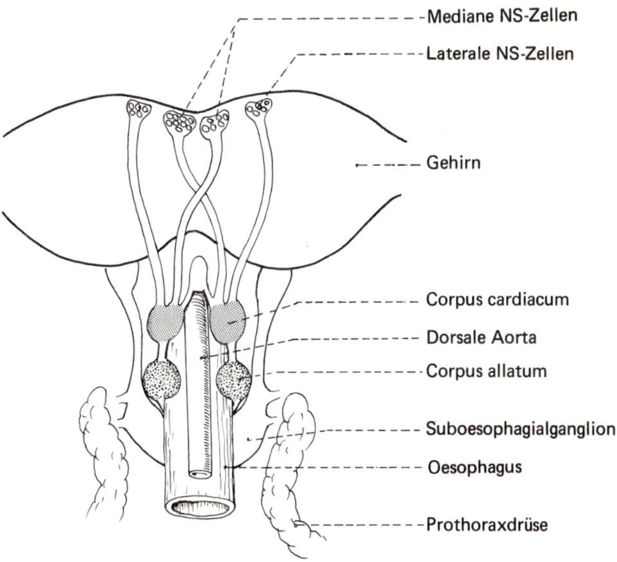

Abb. 137 Schematische Darstellung des endokrinen Systems der Insekten.

in der Region der ersten und zweiten Maxillartaschen bilden. Die Corpora allata stehen über Nerven mit den Corpora cardiaca und dem Subösophagialganglion in Verbindung. Die Thoraxdrüsen werden vom Subösophagialganglion und Thorakalganglien nervös versorgt.
Die hier gegebene Aufzählung schematisiert in starkem Maße und läßt zum Teil beträchtliche Art- bzw. Gruppenunterschiede außer acht. Zum Beispiel finden sich bei einigen Insekten anstelle der Thorakaldrüsen die ihnen homologen Ventraldrüsen, welche in der Kopfregion verbleiben. Bei Schaben existieren Thorakal- und Ventraldrüsen nebeneinander.
Bei vielen Insekten verschmelzen die ursprünglich paarigen Corpora cardiaca und Corpora allata zu einem einzigen Organ. Ihre weitestgehende Kondensierung ist bei Dipterenlarven zu finden, wo ein einziges Corpus allatum (dorsal von der Aorta), ein einziges Corpus cardiacum (auf der Ventralseite dieses Gefäßes) sowie die Nervenbindungen zwischen beiden, welche von Homologen der Ventraldrüsen umhüllt werden, insgesamt den Weismannschen Drüsenring bilden.

Bei den geflügelten Insekten degenerieren und verschwinden die Prothoraxdrüsen während oder kurz nach der letzten Häutung. Bei den apterygoten Arten bleiben sie erhalten und bieten daher die Voraussetzung für das Vorkommen von Häutungen im Adultstadium (s. S. 360 ff.).

Die neurosekretorischen Zellen des Gehirns lassen sich nach Topographie, Größe und färberischen Eigenschaften unterscheiden, ohne daß es bisher durchweg gelingt, zwischen jenen Zelltypen auch funktionell zu differenzieren. Neben neurosekretorischen Axonen ziehen auch „normale“ Fasern von den neurosekretorischen Zellen zu den Corpora cardiaca. In den ventralen Ganglien kommen ebenfalls neurosekretorische Zellen vor. Gemeinsam mit den ihnen assoziierten kleinen Neurohämalorganen werden sie als perisympathische (periviscerale) Organe zusammengefaßt, deren physiologische Bedeutung aber in den meisten Fällen noch nicht geklärt ist.

Chemie der Hormone

Die für kommerzielle Zwecke genutzten Massenzuchten des Seidenspinners *Bombyx mori* bieten ein vorzügliches Ausgangsmaterial für die Präparation von Organextrakten. Im Jahre 1954 gelang Butenandt u. Karlson die Reindarstellung von 25 mg Häutungshormon in kristalliner Form aus 500 kg Puppen von *Bombyx*. Sie nannten die Substanz Ecdyson, konnten aber wegen der geringen Menge mit den damals verfügbaren Methoden die Struktur noch nicht aufklären. Erst einige Jahre später wurden aus ca. 4 Tonnen *Bombyx*-Puppen (1000 kg Trockengewicht) 250 mg Ecdyson isoliert, und das Hormon konnte endgültig als Steroid definiert werden. Es handelte sich dabei um das α-Ecdyson (vgl.

Abb. 132) (KARLSON u. Mitarb. 1963). Das Hormon wird in den Prothoraxdrüsen aus Cholesterin gebildet. Insekten sind nicht in der Lage, Cholesterin aus einfachen Bausteinen selbst zu synthetisieren. Sie nehmen es entweder direkt mit der Nahrung auf oder konvertieren Phytosterine zu Cholesterin. Bei *Bombyx* kommt neben α-Ecdyson auch β-Ecdyson, wenngleich in wesentlich geringeren Mengen, vor. In anderen Arten überwiegt β-Ecdyson. 20,26-Dihydroxyecdyson (= 26-Hydroxy-β-Ecdyson) ist ein weiteres Ecdysteroid bei Insekten. α-Ecdyson wird bei allen Insekten schnell zu β-Ecdyson hydroxyliert. Es spricht manches dafür, im α-Ecdyson eine Art Vorstufe für β-Ecdyson zu sehen, welches im in vitro-Test bei experimenteller Puppenhäutung eine deutlich höhere Aktivität besitzt. Noch ist aber nicht endgültig geklärt, ob dem α-Ecdyson nicht spezifische Funktionen zukommen, welche das β-Ecdyson nicht übernehmen kann.

Das sogenannte Juvenilhormon (Neotenin) der Insekten ist unter biochemischen Aspekten eines der interessantesten endokrinen Sekretionsprodukte im Tierreich. Es entstammt den Corpora allata und ist mit den Fettsäuren verwandt. Das erste Juvenilhormon wurde definitiv durch RÖLLER und seine Mitarbeiter als ein Isoprenoid-Derivat der Mevalonsäure bei dem Schmetterling *Hyalophora cecropia* charakterisiert (RÖLLER u. Mitarb. 1967). Inzwischen wurden weitere Juvenilhormone bekannt (Abb. 138) und aus Isopren und Farnesolderivaten auch synthetisiert. Wegen der stark lipophilen Eigenschaften nimmt man an, daß Juvenilhormon in Bindung an ein Protein oder Lipoprotein in der Hämolymphe zirkuliert. In der relativ langen und schwierigen Entdeckungsgeschichte des Juvenilhormons wurden zahlreiche Verbindungen mit Juvenilhormonaktivität unterschiedlichen Grades gefunden. Auf Beobach-

a

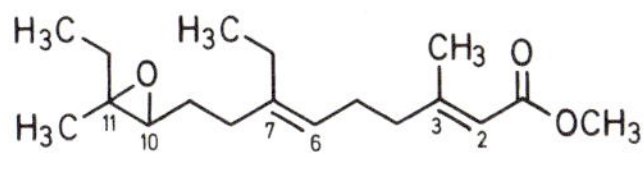

b

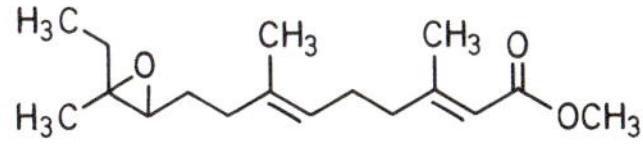

c

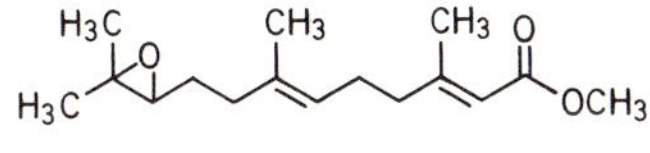

Abb. 138 Natürlich vorkommende Juvenilhormone (JH) bei Insekten.
a) C_{18}-JH = JH I (bei *Hyalophora cecropia*),
b) C_{17}-JH = JH II (bei *Hyalophora cecropia*),
c) C_{16}-JH = JH III (bei *Schistocerca, Periplaneta* und *Protoparce*).

tungen dieser Art basieren bemerkenswerte Möglichkeiten einer biologischen Schädlingsbekämpfung (s. S. 386 ff.).
Die Biochemie der neurosekretorischen Hormone der Insekten ist ein bislang noch weitgehend unklares Kapitel der Endokrinologie der Wirbellosen. Das adipokinetische Hormon (s. S. 382) von Heuschrecken ist gegenwärtig das einzige Neurohormon der Insekten, dessen Struktur aufgeklärt und durch Synthese bestätigt wurde (BROOMFIELD u. HARDY 1977). Es ist ein Dekapeptid mit überraschenden chemischen Ähnlichkeiten mit Releasing-Hormonen bei Wirbeltieren. Von allen übrigen Neurosekreten mit spezifischer Hormonwirkung dürfte mehr oder weniger feststehen, daß es sich um Proteine oder Polypeptide handelt. Aber noch zu viele Fragen bleiben offen, so daß eine Erörterung von Einzelheiten an dieser Stelle wenig sinnvoll ist.

Physiologie der Hormone

Endokrine Steuerung der Häutung

Bei Insekten vollzieht sich die Entwicklung von der Larve bis zum nicht mehr wachstumsfähigen Adultstadium (Imago) je nach taxonomischer Gruppe als unvollständige bzw. vollständige Metamorphose (Hemi- bzw. Holometabolie). Bei den hemimetabolen Arten sind die einzelnen Metamorphoseschritte durchweg klein. Von Häutung zu Häutung wird das Tier dem Adultus zunehmend ähnlicher. Bei holometabolen Formen ist auf dem Weg über die Puppe ein drastischer Entwicklungssprung eingeschaltet. Sowohl bei hemi- als auch bei holometabolen Species wird das gesamte Metamorphosegeschehen von einer fein abgestimmten Balance zwischen mehreren Hormonen kontrolliert. Neurosekretorische Zellen in der Pars intercerebralis sezernieren das Gehirnhormon, welches die Prothoraxdrüsen aktiviert und deshalb auch als thorakotropes oder Aktivierungs-Hormon bezeichnet wird. Das Gehirnhormon gelangt über die neurosekretorischen Axone in die Corpora cardiaca und wird von dort ins Blut abgegeben.
Auf diesem Wege erreicht es die Prothoraxdrüse bzw. deren Äquivalente. Jene Organe geben dann ihrerseits Häutungshormon (Ecdyson) ab, welches auf die Epithelialzellen einwirkt und in ihnen die mit der Häutung verbundenen Veränderungen in Gang setzt. (Die Primärwirkung besteht in einer Trennung der epidermalen Zellschichten von der darüber liegenden (alten) Cuticula (Apolyse). Danach folgen die Bildung der neuen Cuticula und Wachssekretions-Vorgänge, an denen auch neuroendokrine Faktoren beteiligt sind.) Neben den Prothoraxdrüsen werden die Corpora allata aktiv. Sie sezernieren bei allen Häutungen (mit Ausnahme der letzten) das Juvenilhormon (Neotenin), welches die Beibehaltung von Juvenilcharakteren gewährleistet. Abb. 139 faßt den endokrinen Regelme-

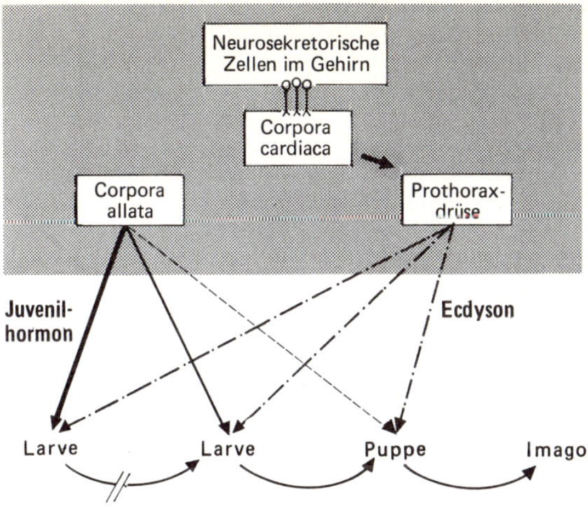

Abb. 139 Beteiligung von Juvenilhormon und Ecdyson an der Entwicklung holometaboler Insekten.

chanismus bei der Metamorphose schematisch zusammen. Der Aufklärung dieser Wechselbeziehungen liegen unzählige Experimente an einer ganzen Reihe verschiedener Arten zu Grunde.

Wenn man die neurosekretorischen Zellen des Gehirns entfernt oder durch Kauterisierung bzw. mit Hilfe von Röntgenstrahlen zerstört, dann kommt es nicht zur Häutung, vorausgesetzt, daß der Eingriff innerhalb des jeweiligen Larvalstadiums früh genug erfolgt. Implantiert man jedoch neurosekretorische Zellen oder ganze Gehirne in so behandelte Individuen, dann wird der Entwicklungsstillstand aufgehoben und eine Häutung setzt ein.

Aber das Gehirnhormon allein reicht für das Zustandebringen der Häutung nicht aus. Die Aktivierung der Prothoraxdrüse durch Gehirnhormon zwecks Ausschüttung von Häutungshormon ist eine unerläßliche Bedingung. Wenn man in einer Larve die neurosekretorischen Zellen des Gehirns entfernt, dann läßt sich eine Häutung nach Gehirnimplantation nur dann erzielen, wenn die Sekretionsprodukte des Gehirns die Möglichkeit haben, auf die Prothoraxdrüse einzuwirken. Setzt man am operierten Tier eine Ligatur in der Weise, daß die Schnürung den vorderen Körperabschnitt mit der Prothoraxdrüse vom hinteren Körperteil trennt, dann bleibt die Implantation eines Gehirns ins Abdomen ohne jeden Effekt, wohingegen Organübertragung in die vordere Körperhälfte die Epithelzellen dieses Körperabschnitts zu einer Häutung aktiviert.

In der stimulierenden Wirkung des neurosekretorischen Hormons auf die Prothoraxdrüsen liegt ein bemerkenswerter Unterschied zu den analogen hormonalen

Kontrollmechanismen bei den Krebsen. An anderer Stelle (S. 342 f.) wurde beschrieben, daß die Y-Organe dieser Tiere von neurosekretorischem Hormon *gehemmt* werden.

Schnürungsexperimente sind ein ausgezeichnetes Verfahren, mit dessen Hilfe sich nicht nur die aktivierende Wirkung des Gehirnhormons auf die Prothoraxdrüse ermitteln läßt, sondern auch seine biologische Aktivität direkt getestet werden kann. Schmeißfliegenlarven haben sich als besonders geeignete Versuchstiere erwiesen. Wenn man Larven, welche vor der Verpuppung stehen, so schnürt, daß die Ligatur hinter dem Weismannschen (Drüsen-)Ring liegt, dann verläuft die Puparienbildung (sichtbar in der Sklerotisierung der Cuticula) im Bereich vor der Ligatur normal, bleibt aber hinter der Ligatur aus. Injiziert man jedoch Häutungshormon in das Abdomen, dann setzt auch dort Sklerotisierung der Cuticula ein. Hierfür reichen unter Umständen schon 0,0075 μg Ecdyson aus. Die Menge von 0,01 μg α-Ecdyson wird als 1 Calliphora-Einheit gewertet. Die Rolle des Juvenilhormons für die Insektenmetamorphose zeigt sich, wenn man die Corpora allata von frühen Larven operativ entfernt. Dann wird das nachfolgende reguläre Larvenstadium unterdrückt und statt dessen entwickelt sich aus einer verkleinerten Puppe eine mehr oder weniger typische Imago von geringerer Körpergröße. Implantiert man jedoch andererseits mehrere Corpora allata von jüngeren Larven in das letzte Larvalstadium, dann wird die Entwicklung zum Adultus unterbrochen und eine überzählige Larve produziert, die in der Regel jede normale Larve an Größe deutlich übertrifft. Das Juvenilhormon hemmt die Entwicklung von Adultmerkmalen. Zur Klärung dieses Sachverhalts hat eine von WIGGLESWORTH ersonnene Experimentaltechnik an der blutsaugenden Wanze *Rhodnius prolixus* entscheidende Beiträge geliefert (vgl. WIGGLESWORTH 1966). Jedes Larvenstadium nimmt gewöhnlich nur eine einzige Blutmahlzeit auf und häutet sich danach in einem bestimmten Zeitabstand. Zwei oder auch mehrere Individuen lassen sich durch feine Kapillarröhrchen so verbinden, daß ein Austausch zwischen der Hämolymphe verschiedener Tiere stattfinden kann. Die in Parabiose gebrachten Tiere häuten sich synchron, wenn nur einer der Parabiosepartner die für die Häutung notwendige volle Blutmahlzeit gehabt hat. Wenn man einer Larve des dritten Stadiums die Corpora allata entfernt und sie mit einer intakten Larve im 4. Stadium parabiotisch vereint, dann häuten sich beide Partner so, daß das nachfolgende Stadium die Charaktere der 5. Larvalphase hat. Wird hingegen eine Experimentalsituation gewählt, in der die Larve des Stadiums 3 intakt und die des Stadiums 4 allatektomiert ist, dann entsprechen die gehäuteten Tiere dem 4. Larvenstadium. Die Resultate von diesen und anderen Versuchen lassen sich so deuten, daß bei hemimetabolen Insekten die Aktivität der Corpora allata von Larvalphase zu Larvalphase abnimmt, d.h. die Konzentration an Juvenilhormon sinkt. Am Schmetterling *Hyalophora cecropia* wurde nachgewiesen, daß bei diesem holometabolen Insekt die Konzentration des Juvenilhormons während der ersten Larvalstadien hoch ist, in der letzten Larve stark abfällt und im späten Puppenstadium kein Juvenilhormon mehr nachgewiesen werden kann.

Das steile Absinken der Corpus allatum-Aktivität und des Juvenilhormonspiegels am Ende der Larvalperiode scheint auf eine schnelle Hydrolyse des Hormons durch Juvenilhormonesterase vor allem im letzten Larvenstadium zurückzuführen zu sein (WEYRICH u. Mitarb. 1973). Aber die eigentlichen Gründe für diesen verstärkten Hormonabbau sind unbekannt. Mit anderen Worten: Da die Zahl der Larvenstadien bei den einzelnen Arten ziemlich konstant ist, bleibt die Frage offen, welcher Art die Mechanismen sind, die die Larven „zählen". Hierfür ist mit hoher Wahrscheinlichkeit die entwicklungsphysiologische Programmierung gewichtiger als bloße neuroendokrine Kontrollvorgänge ad hoc. So ist auch scharf zwischen Differenzierung und Häutung zu unterscheiden.

An der mit Häutungsvorgängen korrelierten Härtung der Cuticula ist neben dem Ecdyson meist auch ein neurosekretorisches Hormon, das Bursicon, beteiligt (FRAENKEL u. Mitarb. 1966). Es ist ein Protein mit einem Molekulargewicht von ca. 40000. Bursicon wird von neurosekretorischen Zellen im Gehirn gebildet, aber offenbar überwiegend von Ganglien des ventralen Nervenstranges ins Blut entlassen (verschmolzene Thorako-Abdominalganglien bei Schmeißfliegen, letztes Abdominalganglion bei Heuschrecken und Küchenschaben).

Eine sklerotisierte (gehärtete) Cuticula ist charakteristisch insbesondere für adulte Insekten sowie für das Puppentönnchen der cyclorrhaphen Dipteren (z.B. Schmeißfliegen). Die Cuticularhärtung ist ein der Gerbung vergleichbarer Prozeß. Sie kommt dadurch zustande, daß benachbarte Polypeptidketten durch phenolische Brücken, und zwar über Orthochinone, miteinander verknüpft werden. Hierbei entsteht ein hartes, wasserunlösliches, gelbbraunes Produkt, das Sklerotin, welches zusammen mit dem fibrillären Chitin ein starres Gerüst aufbaut. An der Sklerotisierung ist Ecdyson maßgeblich beteiligt, indem es in den Tyrosinstoffwechsel eingreift und durch Induktion von Dopa-Decarboxylase die Bildung von N-Acetyl-Dopamin vermittelt. Dieses Orthophenol wird unter Beteiligung einer Phenolase von Luftsauerstoff zum Orthochinon oxidiert (Abb. 140). Die Entstehung der Phenoloxidase ist an die Wirkung eines Aktivator-Enzyms gebunden, dessen Produktion gleichfalls von Ecdyson kontrolliert wird.

Das hier kurz beschriebene Grundschema übergeht eine Reihe noch ungelöster Schwierigkeiten. So sind beispielsweise die Zeitbeziehungen zwischen Höhe des Ecdysonspiegels und der Bildung von DOPA-Decarboxylase bei der voll ausgewachsenen *Calliphora*-Larve eindeutig, aber in der *Calliphora*-Puppe läßt sich keine Zunahme der DOPA-Decarboxylase feststellen, wenn die Ecdysonproduktion ihren Höhepunkt erreicht. Andererseits wird jenes Enzym von adulten Fliegen kurz vor deren Schlüpfen

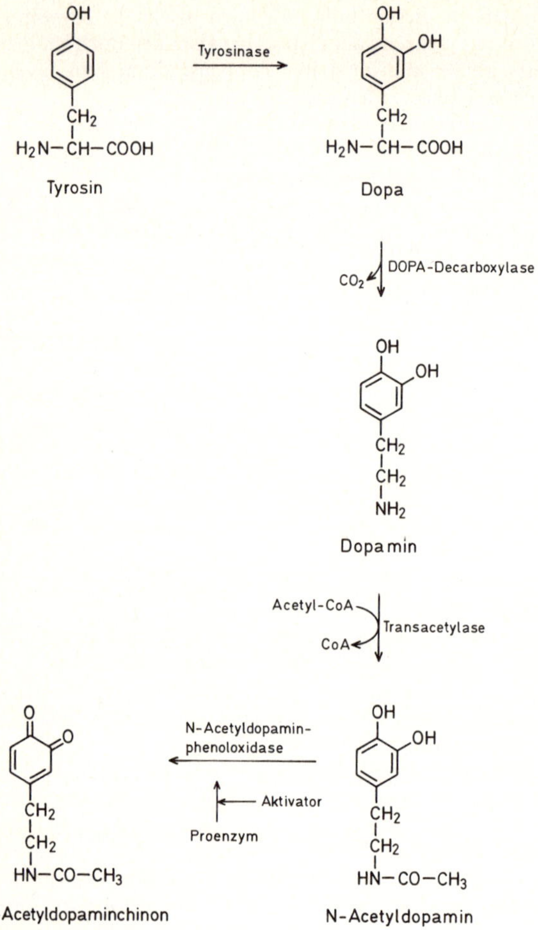

Abb. 140 Synthese des N-Acetyl-Dopamin-Chinons im Puparium der Schmeißfliege *Calliphora erythrocephala*.

produziert, obwohl zu diesem Zeitpunkt kein Ecdyson nachweisbar ist. Im Verlaufe der intensiven Untersuchungen über die Puparienbildung bei den Fliegen hat sich weiterhin gezeigt, daß Bursicon bei diesem Vorgang keine Rolle zu spielen scheint, dafür aber 2 hochmolekulare Proteine – neben dem Ecdyson! – an der Puparienbildung mitbeteiligt sind (FRAENKEL 1975). Sie kommen als neurosekretorisches Material aus dem Gehirn und wandern in Nerven ein, wo sie in der Peripherie gespeichert werden.

Ihre Freisetzung erfolgt unter dem Einfluß von Ecdyson. Das eine der beiden Proteine – der „puparium tanning factor" = PTF – übernimmt wahrscheinlich die Rolle, die sonst dem Bursicon zufällt.
Die Unterschiede (oder auch Übereinstimmungen) in der physiologischen Wirkung von Bursicon und dem erwähnten „Gerbfaktor" für die Fliegenpuparien müssen künftige Arbeiten herausfinden. Es ist aber schon jetzt nicht zu bezweifeln, daß das Erhärten und Dunkelwerden der Cuticula nach Häutungen nicht allein vom Ecdyson abhängig sein kann. Diese Annahme wird durch den Verlauf von „Naturexperimenten" gestützt, bei denen zwischen Schlüpfen und Härtung der Cuticula eine längere Zeit vergeht.
So kann man, zum Beispiel bei manchen Schmeißfliegen, deren Puppen im Boden liegen, beobachten, daß bei den Adulten, welche erst die Oberfläche des Substrats erreichen müssen, der Zeitabstand zwischen Schlüpfen und Sklerotisierung der Cuticula sich verlängert. Ähnliches mag für Wasserinsekten gelten, die aus dem Wasser zu klettern haben, bevor sie ihre Flügel ausbreiten und den Körper voll ausdehnen können. Laboruntersuchungen an *Calliphora* haben ergeben, daß der Sklerotisierungsprozeß um 7 Stunden hinausgeschoben werden konnte, wenn die geschlüpften Imagines gezwungen wurden, sich durch loses Bodenmaterial zu bewegen. Sobald die Tiere aber frei wurden, setzten die Veränderungen an der Cuticula ein. Man nimmt an, daß Bursicon nach Einwirkung adäquater Reize unter nervösem Einfluß in die Hämolymphe abgegeben wird. Wenn man die Sekretion von Bursicon experimentell verhindert (beispielsweise bei Schaben, indem man deren ventrale Ganglienkette vor dem terminalen Abdominalganglion durchtrennt), dann findet keine normale Sklerotisierung statt.
Bursicon wirkt in Verbindung mit Ecdyson wahrscheinlich in der Weise, daß es u. a. die Permeabilität von Blutzellen für Tyrosin erhöht, sich an der Produktion des Substrats für die Wirkung der DOPA-Decarboxylase beteiligt und auch die Bildung von Protein (im Fettkörper?) beeinflußt, welches von dem gerbenden Chinon zu Sklerotin umgewandelt wird.

Diapause

Die Aktivitätsphasen der Insekten werden in starkem Maße durch Milieufaktoren, insbesondere Temperatur und Nahrungsangebot determiniert. Die Schwankungen in diesen Umweltbedingungen folgen meist einem saisonalen Rhythmus. Beim Eintritt ungünstiger Lebensverhältnisse (z. B. niedrige Temperaturen im Winter) müssen die Tiere vielfach in besonderer Weise angepaßt sein, um überleben zu können. Das Einlegen einer besonderen Ruhephase, der Diapause, während welcher Fortpflanzungs- und Entwicklungsprozesse sowie andere Aktivitäten entweder ganz oder nahezu vollständig zum Erliegen kommen, bietet den Tieren Schutz. Die Diapause ist ein Adaptationssyndrom, das in erster Linie durch physiologische, aber zum Teil auch durch morphologische Merkmale charakterisiert ist. In seinen Einzelheiten variiert es von Art zu Art. Diapausephasen kommen in allen Lebensstadien, vom Ei bis zur Imago, vor, aber in der Regel gibt es nur eine einzige Diapause im Leben eines Individuums.

Besonders auffällig für die Diapausephase ist eine starke Herabsetzung der Stoffwechselaktivität. Zuvor häufen die Tiere meist starke Fettreserven an, und besondere Schutzeinrichtungen (wie z. B. die Ausbildung von Wachsschichten) bewahren sie vor der Gefahr einer Austrocknung, so daß sie gegen extreme Temperaturen resistent werden. Insekten, bei denen die Phase des postembryonalen Wachstums lang ist (1 Jahr oder mehr), machen eine obligatorische Diapause durch. Man findet sie bei Arten mit nur einer Generation im Jahr und die Ruhephase tritt selbst dann ein, wenn die momentan herrschenden Milieubedingungen sie nicht unbedingt erfordern. Bei Arten mit zwei oder mehreren Generationen innerhalb eines Jahres liegt die Diapauseperiode innerhalb jener Generation, während der die ungünstigen Lebensbedingungen zur Geltung kommen. So legt zum Beispiel der Kohlweißling (*Pieris brassicae*) Eier im frühen Sommer, Larven schlüpfen und entwickeln sich über mehrere Stadien und eine Puppe zu Adulten. Aber die Eier dieser letzten Schmetterlingsgeneration entwickeln sich zu Larven im späten Sommer und produzieren Puppen, welche in Diapause eintreten und so überwintern. Diese Diapause, welche unmittelbar von den Milieubedingungen abhängt, wird als fakultativ bezeichnet.

Die Umweltfaktoren, welche eine fakultative Diapause auslösen, können auf ein sensitives Stadium einwirken, das häufig von der reaktiven Phase zeitlich mehr oder weniger weit entfernt ist. Zum Beispiel hängt die Diapause der Eier beim Seidenspinner von der Photoperiode ab, die während des Eistadiums der vorhergehenden Generation wirksam war. Die jeweils kritische Photoperiode kann in Abhängigkeit von der geographischen Breite bei verschiedenen Rassen variieren. Temperaturunterschiede vermögen die photoperiodische Reaktion zu modifizieren oder können selbst eine Diapause determinieren. Von Nahrungsfaktoren ist gleichfalls bekannt, daß sie für das Einsetzen der Diapause oft eine wichtige Rolle spielen. Das auslösende Signal für die Diapause ist aber nicht notwendig der ungünstige Milieufaktor selbst, gegen welchen sich das Adaptations-Syndrom richtet. In der Regel besteht jedoch eine Korrelation zwischen beiden.

Die Beendigung der Diapause wird bei vielen Arten im Anschluß an eine längere Einwirkung von relativ tiefen Temperaturen beobachtet. Dieses Phänomen erinnert an die Jarovisation bei Pflanzen. Beim Kartoffelkäfer werden jedoch Temperaturen von 30 °C benötigt, um die Diapause zu beenden. In anderen Fällen bestimmt die Tageslänge den Abbruch der Diapause. Außer den hier genannten Milieufaktoren sind noch andere Stimuli bekannt, welche die Diapause beeinflussen (DE WILDE 1970).

Die Beschreibung der Faktoren, welche den Beginn oder das Ende der Diapause steuern, sagt nichts über die physiologischen Mechanismen, die im jeweiligen Entwicklungsstadium die Wachstums- und Entwicklungsvorgänge sistieren. Die älteren Vermutungen über das Vorkommen von speziellen „Latenzstoffen“ oder einer Art „Selbstvergiftung“ durch Anhäufung von Exkretionsprodukten, die eine Herabsetzung der Stoffwechselaktivität zur Folge haben sollten, spielen in der heutigen Forschung keine Rolle mehr.

Auch wenn es derzeit unverändert rätselhaft ist, auf welchem Wege exogene Faktoren die für Anfang oder Ende der Diapausephase maßgeblichen Lebensprozesse kontrollieren, gehen alle neueren Untersuchungen überwiegend von der Annahme aus, daß dem Aktivitätszustand des endokrinen System eine Schlüsselrolle zukommt.

Der Seidenspinner *Hyalophora cecropia* tritt sofort nach der Verpuppung in die Diapause ein und sie wird – wie bei vielen anderen Insekten auch – beendet, wenn man die Tiere längere Zeit einer Temperatur von 3–5 °C aussetzt. Wenn man „Diapausepuppen“ mit „gekühlten“ Puppen, deren Diapause durch diese Prozedur beendet wurde, in Parabiose bringt, dann wird die Weiterentwicklung der gekühlten Puppen nicht beeinträchtigt, hingegen die Entwicklung der Diapausepuppen in Gang gebracht. Dies kann nur bedeuten, daß den Diapausepuppen humorale Faktoren fehlen, die sie für ihre Entwicklung benötigen. Unter den Parabiosebedingungen werden sie über die Hämolymphe mit diesen Stoffen versorgt. Implantationsversuche mit Organen aus gekühlten Puppen haben gezeigt, daß nur das Gehirn die Diapause beenden kann. Folglich muß sich in ihm die Reaktivierung durch Kälteeinwirkung vollziehen. Man nimmt an, daß das aktivierte Gehirn Gehirnhormon sezerniert und dadurch die Prothoraxdrüsen zur Abgabe von Ecdyson veranlaßt. Eine in Diapause befindliche Puppe kann zur Entwicklung gebracht werden, wenn man eine aktivierte Prothoraxdrüse implantiert. Andererseits beendet die Puppe ihre Diapause nicht, wenn man das Gehirn während irgendeines Zeitpunktes in dieser Phase operativ entfernt. Es ist jedoch zu betonen, daß das „inaktive Gehirn“ zwar die Aufrechterhaltung der Diapause gewährleistet, aber bisher wurde nicht gezeigt, daß Entfernung des Gehirns oder der Prothoraxdrüse ein vollständiges Diapausesyndrom zu induzieren vermag. Hieran erweist sich, daß die an der Diapause beteiligten Mechanismen noch keineswegs voll erklärbar sind, und obendrein bestehen (zum Teil erhebliche) Artunterschiede. Es spricht jedoch alles dafür, daß in den meisten Fällen eine mangelhafte Stimulation der Prothoraxdrüse durch neurosekretorisches Gehirnhormon auf die eine oder andere Weise mit der Diapause auf dem Larval- und Puppenstadium in Verbindung zu bringen ist.

Bei einer Diapause im Adultstadium kommt den Corpora allata eine zentrale Rolle zu. Zum Beispiel kann beim Kartoffelkäfer ein vollständiges Diapausesyndrom (mit Verhaltensänderungen, Degeneration der Flugmuskulatur, Stillstand der Oogenese, stark reduziertem Sauerstoffverbrauch, etc.) allein durch Allatektomie hervorgerufen und durch Implantation von 1 oder 2 Paar aktiver Corpora allata wieder aufgehoben wer-

den. Der Bruch der Diapause ist mit einem deutlichen Anstieg des Juvenilhormonspiegels in der Hämolymphe korrelierbar.
Von besonderem Interesse ist die fakultative Ei-Diapause beim Seidenspinner *Bombyx mori.* Je nach Rasse werden nicht nur eine, sondern 2–4 Generationen im Jahr hervorgebracht. Findet die Eiablage im späten Sommer oder Herbst statt, dann entwickeln sich die Eier nicht sofort, sondern das Wachstum kommt – selbst bei erhöhten Temperaturen – auf einem früheren Stadium zu vollständigem Stillstand. Erst wenn die Eier mehrere Monate lang Temperaturen um den Nullpunkt ausgesetzt waren, wird bei Temperaturanstieg die Entwicklung fortgesetzt. Dagegen machen im Frühjahr gelegte Eier keine Diapause durch. Diese offensichtlichen Unterschiede hängen von umweltbedingten physiologischen Differenzen bei den mütterlichen Tieren ab. Schmetterlinge, die aus Eiern hervorgehen, welche bei vergleichsweise hohen Temperaturen (25 °C) gelegt wurden, tendieren dazu, Eier zu produzieren, welche überwintern, d.h. eine Diapause durchmachen. Dagegen liefern Schmetterlinge, die aus Eiern stammen, welche bei niedrigeren Temperaturen (15 °C) erzeugt wurden, Eier, welche nicht überwintern. Einen noch größeren Einfluß als die Temperatur übt die Tageslänge aus, welche zur Zeit der Eientwicklung herrscht. Waren die Eier oder jungen Larven einem Kurztag mit nur 13 Stunden Licht ausgesetzt, dann entstehen aus ihnen Schmetterlinge, welche Eier ohne Diapausephase legen. Wenn jedoch Langtagbedingungen herrschten (14 Stunden Licht oder mehr), werden dunkel pigmentierte Diapauseeier gelegt. Es handelt sich hier um eine ökologische Anpassung, indem für die im Frühjahr gelegten Eier genügend Zeit verbleibt, daß sich eine Larvengeneration während günstiger Sommerbedingungen voll entwickeln kann. Aber wenn die Schmetterlinge aus „Sommereiern" (hohe Temperaturen, Langtagbedingungen) legereif werden, dann steht der Winter bevor.
Versuche haben ergeben, daß beim Seidenspinner ein chemisch noch nicht voll bekanntes neurosekretorisches Diapausehormon aus dem Suboesophagialganglion die Produktion der verschiedenen Eitypen determiniert. Das Hormon ist vermutlich ein niedermolekulares Protein, vielleicht ein Lipoprotein (Isobe u. Mitarb. 1973). Je nach dem, ob die Ovarien dem Diapausehormon ausgesetzt waren oder nicht, entstehen Diapauseeier oder Eier, welche sich ohne Überwinterungsphase entwickeln. Das Diapausehormon dringt unmittelbar in die Eier ein, übt Hemmwirkungen auf die Embryogenese aus und beeinflußt auch die Zusammensetzung des Dotters sowie die Pigmentierung des Eies. Unter Langtagbedingungen fördert das Gehirn die Sekretion von Diapausehormon und so erklärt sich, daß die im Sommer produzierten Eier überwintern. Unter den im Frühjahr herrschenden Milieubedingungen geht vom Gehirn eine Hemmwirkung auf das Subösophagialganglion aus und das Diapausehormon wird nicht abgegeben (Abb. 141).

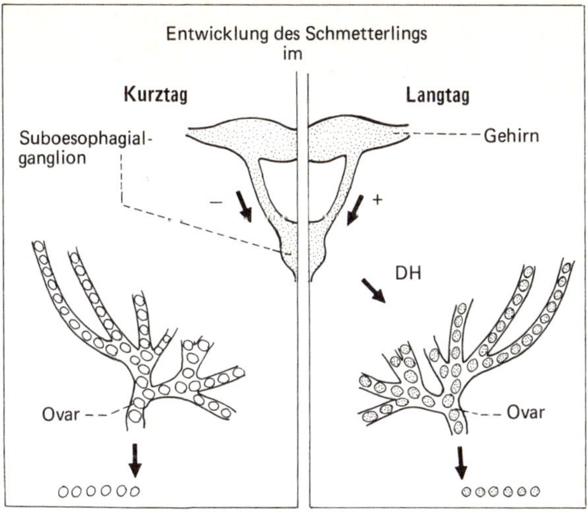

Abb. 141 Die Rolle des Gehirns und des Suboesophagialganglions bei der Kontrolle der Diapause der Eier des Seidenspinners. DH Diapausehormon (nach *Fukuda* u. *Takeuchi*).

Hormone und Fortpflanzung

Im Unterschied zu den Crustaceen sind die Insekten nahezu ausnahmslos getrenntgeschlechtlich und ihr Genitalsystem produziert keine spezifischen Hormone. Lediglich beim „Glühwürmchen“ *Lampyris noctiluca* wurden in enger Verbindung mit dem Testis endokrine Strukturen gefunden, die ein „androgenes Hormon“ abgeben, welches sogar weibliche Larven maskulinisieren kann (NAISSE 1965). Dieser bisher einzigartige Fall steht im Widerspruch zu der Lehrbuchregel, daß bei Insekten primäre und sekundäre Geschlechtsmerkmale ausschließlich genetisch determiniert werden.

Die Funktionen der Gonaden unterliegen jedoch allgemein einer hormonalen Steuerung. Da bei den geflügelten Insekten die (Pro-)Thoraxdrüsen während oder bald nach der letzten Häutung degenerieren, kommen nur das (cerebrale) neurosekretorische System und die Corpora allata als Hormonproduzenten in Betracht.

Bei den meisten Insekten sind die Corpora allata für eine volle Reifung der Eier in den Ovarien unerläßlich. Bei der schon erwähnten Raubwanze *Rhodnius* aktiviert eine Blutmahlzeit das Corpus allatum und Eientwicklung setzt ein. Wird das C. allatum entfernt, indem man die Tiere *nach* der Blutaufnahme *hinter* dem Corpus allatum dekapitiert, dann bleibt die Eientwicklung am Beginn der Dottereinlagerung (Vitellogenese) stehen,

und es kommt schließlich zu einer Oosorption. Dekapitation *vor* dem C. allatum hat trotz Wegnahme des Gehirns keinen Einfluß auf die Eientwicklung. Bringt man ein dekapitiertes Weibchen (ohne C. allatum) in Parabiose mit einem Männchen, das Blut aufgenommen hat und dessen C. allatum intakt ist, dann verläuft die Eientwicklung beim Weibchen normal. Hieraus ist zu schließen, daß das Corpus-allatum-Hormon nicht geschlechtsspezifisch ist. Alle Versuche sprechen dafür, daß das gonadotrope Hormon mit dem Juvenilhormon identisch ist.
Das Beispiel von *Rhodnius* steht stellvertretend für zahlreiche Insektenarten aus vielen Ordnungen.

Zu den Ausnahmen zählen eine Reihe von Schmetterlingen (Saturniiden), die auf dem Adultstadium kein Juvenilhormon benötigen, da die kurzlebigen Weibchen mit bereits voll entwickelten Eiern schlüpfen. Die Oogenese beginnt schon im Puppenstadium. Und in dieser Phase wird normalerweise eine gewisse Menge von Corpus-allatum-Hormon vorhanden sein.

Der Einfluß des Juvenilhormons auf die Eientwicklung bei *Rhodnius* vollzieht sich auf zweierlei Weise. Zum einen entfaltet das Hormon Stoffwechselwirkungen, indem es die Synthese von Blutproteinen im Fettkörper der Adulten aktiviert. Zu diesen Substanzen zählen auch bestimmte Proteine, die nur im Blut adulter Weibchen vorkommen, aber auch unter den löslichen Proteinen der Eier zu finden sind. Diese hochmolekularen Dotterproteine (Vitellogenine) werden über Spalträume zwischen den Follikelzellen, die das wachsende Ei umgeben, aufgenommen. (Die feinen Lücken entwickeln sich während der Vitellogenesephase, aber nur dann, wenn die Follikelzellen schon vorher der Einwirkung von Juvenilhormon ausgesetzt werden). In diesem Effekt auf die Follikelzellen liegt die gonadotrope Komponente (im engeren Sinn) des Juvenilhormons. Auch bei anderen Insekten (z.B. Schaben und Heuschrecken) konnte die dualistische Wirkung des Corpus-allatum-Hormons demonstriert werden. Es ist anzunehmen, daß das Juvenilhormon in den Zellkernen des Fettkörpers die Produktion von spezifischer Boten-RNA für die Vitellogenin-Synthese aktiviert (ENGELMANN 1972). Die gonadotrope Wirkung des Juvenilhormons ließ sich bei Schaben dadurch nachweisen, daß man Vitellogenine, die zuvor aus reifen Oocyten extrahiert worden waren, in allatektomierte *Periplaneta americana* injizierte. Die Proteine wurden nur dann von den Oocyten des „Wirtes" aufgenommen, wenn man gleichzeitig Juvenilhormon gab oder Corpora allata implantierte.
Die besondere Rolle der Corpora allata für die Produktion der Vitellogenine ist auch daraus ersichtlich, daß die exogene Zuführung von Juvenilhormon an allatektomierte Weibchen nur in weibchenspezifischen Proteinen die Inkorporation von radioaktiv markierten Aminosäuren drastisch erhöht (Abb. 142). Die gesteigerte Produktivität der Corpora allata während des Oocytenwachstums manifestiert sich morphologisch in einer Größenzunahme ihrer Zellkerne (Abb. 143).

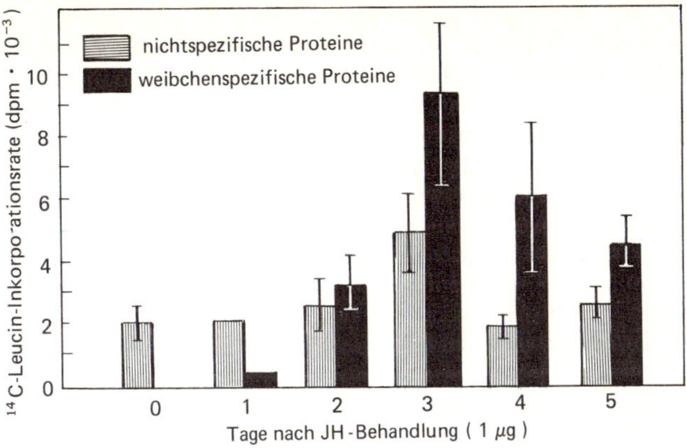

Abb. 142 Einbau von ^{14}C-Leucin in weibchenspezifische und nichtspezifische Serumproteine bei allatektomierten Weibchen von *Leucophaea*, denen 1 µg Juvenilhormon in verschiedenen Intervallen vor dem Versuch injiziert worden war (nach *Engelmann*).

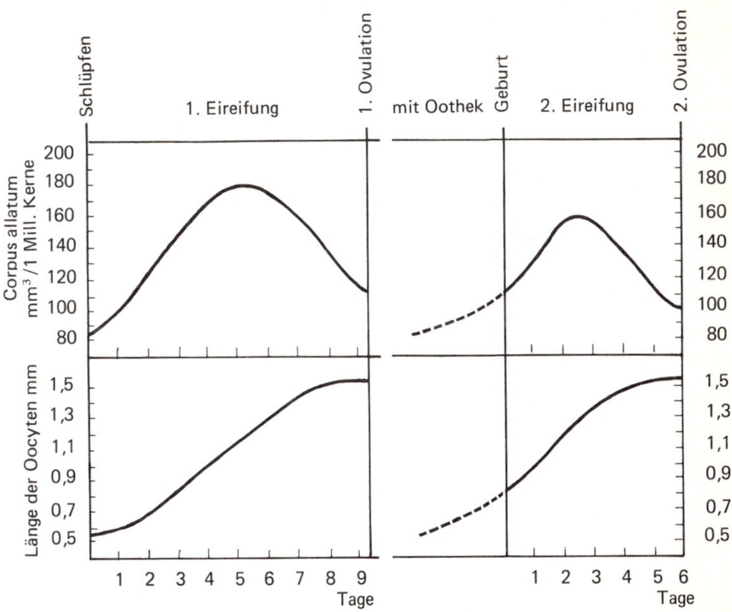

Abb. 143 Korrelation zwischen Oocytenwachstum und Größe (Aktivität) der Zellkerne des Corpus allatum bei der Fortpflanzung der Schabe *Diploptera* (nach *Engelmann*).

Neben dem Juvenilhormon können sich aber auch neurosekretorische Zellen aus dem Gehirn an der Kontrolle der Oocytenentwicklung beteiligen. Entfernt man bei Heuschrecken die neurosekretorischen Zellen, dann wird das Oocytenwachstum schon in der prävitellogenen Phase gehemmt, die Konzentration der Blutproteine verringert sich, Vitellogenine werden nicht erzeugt und die Proteinsynthese im Fettkörper ist reduziert. Obwohl die neurosekretorischen Zellen die Aktivitätszunahme der Corpora allata fördern, können die genannten Defekte nicht allein auf ein Fehlen von Juvenilhormon zurückgeführt werden. Denn die Syntheseaktivität für Proteine im Fettkörper ist nach Entfernung der neurosekretorischen Zellen niedriger als bei bloßer Allatektomie. Folglich ist anzunehmen, daß neurosekretorisches Hormon direkte Wirkungen ausübt. Untersuchungen an der Wanderheuschrecke *Locusta migratoria* legen die Vermutung nahe, daß das neurosekretorische System die Gesamtprotein-Synthese kontrolliert und das Juvenilhormon aus den C. allata einen Teil dieser Aktivität auf die Produktion von Dotterproteinen verlagert. Im Zusammenwirken zwischen neurosekretorischen Zellen des Gehirns und den Corpora allata bei der Entwicklung der Oocyten bestehen erhebliche Unterschiede zwischen verschiedenen Insekten.

Beim Kartoffelkäfer (*Leptinotarsa decemlineata*) tritt eine Fortpflanzungs-Diapause ein, wenn die Tiere unter Kurztagbedingungen leben. Unter Langtagbedingungen sind die Corpora allata aktiv und die Eiproduktion verläuft normal. Die Vitellogeninproduktion bei solchen Weibchen wird gestoppt, wenn man sowohl Corpora cardiaca als auch die C. allata entfernt. Allatektomie allein verhindert nicht die Synthese von Dotterprotein. Implantiert man Corpora cardiaca von Langtagweibchen in Kurztagtiere, dann setzt keine Vitellogeninbildung ein und auch Juvenilhormon für sich allein vermag Dotterprotein nicht in einem nennenswerten Maße zu induzieren. Die Vitellogeninsynthese bei Kurztagweibchen steigt jedoch deutlich an, wenn die Implantation aktiver Corpora cardiaca von einer Injektion mit Juvenilhormon begleitet wird (de Loof u. de Wilde 1970).
Bemerkenswert sind die hormonalen Kontrollmechanismen bei Moskitos. Bei diesen Tieren verhindert eine Entfernung der Corpora allata oder der medianen neurosekretorischen Zellen (und zwar jede Operation für sich allein) eine erfolgreiche Eientwicklung – vorausgesetzt, daß der Eingriff bald nach dem Schlüpfen der Imago vorgenommen wird. Dabei haben Versuche an *Aedes aegypti* ergeben, daß – im Unterschied zu den Verhältnissen bei Heuschrecken und *Calliphora* – das Juvenilhormon die Eientwicklung in der prävitellogenen Phase kontrolliert.
Das neurosekretorische Hormon wird bald nach dem Schlüpfen im Gehirn produziert und gelangt von dort zur Speicherung in die Corpora cardiaca. Sobald das Weibchen eine Blutmahlzeit zu sich genommen hat, wird das Hormon aus den Corpora cardiaca abgegeben. Dies geschieht auch dann, wenn jene Organe denerviert sind. Daher ist anzunehmen, daß die Hormonabgabe auf einen chemischen Reiz hin erfolgt, der vielleicht auf Veränderungen in der Hämolymphe nach Absorption des Blutes zurückzuführen ist. Die Sekretion des neurosekretorischen Hormons nach Blutaufnahme löst eine intensive Vitellogenese aus. Sie unterbleibt, wenn die Corpora cardiaca vor dem Blutsaugen entfernt werden (Lea 1972). Wie bei anderen Insekten, so werden auch bei *Aedes* die Vitellogenine vom Fettkörper

produziert. Aber sowohl in vivo- als auch in vitro-Versuche haben gezeigt, daß hierbei die Mitwirkung des Ovars unerläßlich ist. Es wird postuliert, daß das neurosekretorische Hormon die Produktion eines Vitellogenin stimulierenden Hormons veranlaßt, welches dann auf den Fettkörper wirkt. Da die Vitellogenin-Synthese bei solchen Weibchen, die noch kein Blut gesogen haben, durch Injektion von Ecdyson induziert werden kann und auch in vitro stattfindet, wenn man Fettkörper in Gegenwart von Ecdyson inkubiert, ist nicht auszuschließen, daß es sich bei dem fraglichen Hormon um Ecdyson selbst handeln könnte (FALLON u. Mitarb. 1974). Da die Prothoraxdrüsen als Produktionsort für Ecdyson bei der Metamorphose verschwinden, kommen vielleicht die Oenocyten als Ecdyson-Lieferanten in Frage (ROMER 1971). Auch bei einigen Schmetterlingen wird Ecdyson für die Oogenese benötigt.

Bei der Deutung von Beziehungen zwischen dem neurosekretorischen System im Gehirn und den Corpora allata stößt man auf die Schwierigkeit, daß es sicher Unterschiede zwischen den Funktionen einzelner Zellgruppen gibt. Totaloperationen am Gehirn sind daher mit kritischer Vorsicht zu interpretieren. Bei *Locusta migratoria* gibt es deutliche Hinweise, daß die neurosekretorischen A- und B-Zellen die Corpora allata hemmen, die sogenannten C-Zellen diese Organe jedoch stimulieren.
Die hormonale Kontrolle der Eientwicklung bei Weibchen beschränkt sich allein auf das Wachstum der Eizellen vor und während der Dottereinlagerung. Die Oogenese in der Keimzone ist nicht betroffen. Daher ist kaum überraschend, daß auch bei adulten Männchen die Spermatogenese ohne hormonale Einflußnahme abläuft. Aber bei den Augenspinnern (Saturniiden) wird für die Meiose ein makromolekularer Faktor benötigt, der vermutlich von besonderen Blutzellen gebildet wird. Dieser Stoff ist zwar bereits in der Hämolymphe während der Puppenruhe vorhanden, aber Spermatogenese setzt erst dann ein, wenn Ecdyson von den Prothoraxdrüsen entlassen oder experimentell zugeführt wird (KAMBYSELLIS u. WILLIAMS 1972). Wahrscheinlich macht Ecdyson die Wände des Testis für den makromolekularen Faktor durchlässig.
Akzessorische Drüsen des Genitaltrakts beider Geschlechter werden direkt durch Corpus-allatum-Hormon kontrolliert.

Fortpflanzungs- und Sozialverhalten

Seit langem ist bekannt, daß Insekten Artgenossen durch chemische Reize beeinflussen können und dieser Stimulus als intraspezifisches Signal Kommunikationszwecke erfüllt. Da hier eine gewisse Analogie zu Hormonen (Botenstoffen *im* Organismus) besteht, wurden die wirksamen Substanzen eine Zeitlang als „Ectohormone“ oder auch „Sozialhormone“ bezeichnet. KARLSON und LÜSCHER (1959) führten zur Vermeidung dieser mißdeutbaren Termini die Bezeichnung „Pheromon(e)“ (griech.: phero: (über)tragen; hormao: erregen) in die wissenschaftliche Sprache ein. Man definiert sie als solche Stoffe, die von einem Individuum einer

Art produziert werden und bei einem anderen Tier der gleichen Species besondere Verhaltens- und (oder) Entwicklungs-Reaktionen hervorrufen. Die Pheromone ähneln den Hormonen darin, daß sie schon in ganz geringen Mengen hochwirksam sind; sie unterscheiden sich aber von den Hormonen fundamental dadurch, daß sie nach außen abgegeben und in der Mehrzahl der Fälle über Sinnesorgane als Rezeptoren aufgenommen werden. Pheromone sind uns überwiegend bei Insekten bekannt, aber auch im übrigen Tierreich, vor allem bei Säugern, weit verbreitet. Für den Endokrinologen sind die Pheromone dadurch von Interesse, daß die exokrinen Drüsen, welche diese Stoffe produzieren, häufig unter endokriner Kontrolle stehen, daß bei einigen Arten Abbauprodukte von Hormonen als Pheromone fungieren und daß bestimmte Pheromone beim Empfänger Reaktionen auslösen, die auch das endokrine System beeinflussen.
Bei Insekten kommen häufig sogenannte Sexuallockstoffe als Pheromone vor. Der „Lock"-Stoff aus den Duftdrüsen des weiblichen Seidenspinners (*Bombyx mori*) konnte als erster extrahiert und definiert werden. Die als Bombycol bezeichnete Substanz ist ein langkettiger Alkohol mit 2 Doppelbindungen (trans 10, cis 12-Hexadecadien-1-ol).
Da Bombycol auch synthetisiert wurde und für ausgedehnte Experimente zur Verfügung stand, konnte ermittelt werden, daß Männchen noch auf $10^{-5}\,\mu g$ mit Flügelflattern reagieren. Dieses entspricht in einem Luftstrom, der die Antennen der Männchen erreicht, einer Menge von 200 Molekülen/cm^3. Die Stimulation der Flugaktivität bei den Männchen dient bei vielen Nachtschmetterlingen dem Auffinden der Weibchen. Bei einigen Insektenarten (z. B. bei der kubanischen Schabe *Byrsotria fumigata*) ließ sich nachweisen, daß die Corpora allata die Pheromonproduktion stimulieren. Allatektomie bei Weibchen im frühen Adultstadium verhindert die Pheromonbildung, und solche Tiere sind unfähig, Männchen zu präkopulatorischem Verhalten anzuregen (Barth 1961). Nach Reimplantation von Corpora allata setzt innerhalb von 10–16 Tagen die Pheromonabgabe wieder ein.
Bei der Schabe *Pycnoscelus surinamensis* gibt es neben den normalen Weibchen auch parthenogenetische Linien. In beiden Formen werden die Corpora allata für die Oogenese benötigt, und beide Typen produzieren Pheromone. Aber während Allatektomie bei den „normalen" Weibchen die Pheromonproduktion unterbindet, hat die gleiche Operation bei den parthenogenetischen Individuen keine derartigen Wirkungen. Dieser eigentümliche Unterschied hängt offensichtlich damit zusammen, daß die normalen Weibchen kein Pheromon produzieren, solange sie eine Eikapsel tragen und sich während dieser Zeit nicht mit Männchen verpaaren (können). Die parthenogenetischen Weibchen hingegen bilden auch dann noch Pheromon. Da sie aber kein Signal zur Paarung mit Männchen benötigen, ist bei ihnen die Koordination zwischen Oocyten-Entwicklung und der chemischen Einflußnahme auf Männchen verlorengegangen (Barth 1965).

Neben dem eben geschilderten Spezialfall parthenogenetischer *Pycnoscelus* gibt es eine Reihe weiterer Insekten, von denen bekannt wurde, daß Allatektomie keinen Einfluß auf das Paarungsverhalten hat.
Andererseits haben wir Beispiele dafür, daß Pheromone auch von Männchen ausgesandt werden und bei manchen Arten die Pheromonproduktion endokrin kontrolliert wird. In anderen Species steht die Pheromonaussendung der Männchen direkt unter nervösem Einfluß (HARTMANN u. SUDA 1973).
Bei der gesellig lebenden Wüstenschrecke *Schistocerca gregaria* produzieren reife Männchen ein Pheromon, das die Reifung anderer Tiere, und zwar in beiden Geschlechtern, beschleunigt. Werden weibliche Tiere in Abwesenheit reifer Männchen gehalten, dann geben die Weibchen ihr neurosekretorisches Material nicht ins Blut ab (HIGHNAM u. LUSIS 1962). Bei Entfernung der Corpora allata hört die Pheromonabgabe auf; sie setzt aber wieder ein, wenn man C. allata – gleich ob von Männchen oder Weibchen – implantiert (PENER 1967). Da die Reifung selbst von den Corpora allata und dem cerebralen neurosekretorischen System gesteuert wird, muß das Pheromon in bestimmter Weise die Aktivität des neuroendokrinen Apparates stimulieren. Es ist noch nicht bekannt, ob das Pheromon direkt über die Cuticula des Empfängers ins Blut gelangt oder indirekt durch Reizung spezifischer Chemorezeptoren wirkt. Unzweifelhaft ist jedoch, daß das Pheromon einerseits in Entwicklungsprozesse eingreift (Reifungsbeschleunigung bei Mitgliedern der Gruppe) und andererseits nervöse Vorgänge beeinflußt. Denn bei den Empfängern des Pheromons besteht eine der Reaktionen in sofortigen Verhaltensänderungen, die sich in charakteristischen Bewegungen der Palpen der Mundwerkzeuge und der Hinterextremitäten äußern.
Die bei Heuschrecken weitverbreitete akustische Kommunikation durch Stridulationsgesang ist ein treffendes Beispiel dafür, daß Verhaltensweisen direkt von den Funktionen des endokrinen Systems mitbestimmt werden. Bei der Feldheuschrecke *Gomphocerus rufus* koordiniert das Corpus-allatum-Hormon Beginn und Ende der Stridulationsphase bei den Weibchen mit der Oocyten-Entwicklung. Nach der Imaginalhäutung zeigt das Weibchen gegenüber balzenden Männchen primär ein Abwehrverhalten. Aber nach der Einwirkung von Juvenilhormon reagiert das Weibchen auf den gleichen Reiz – die Balz des Männchens – mit Stridulation auf seiner Seite und gestattet die Kopulation (LOHER u. HUBER 1966).
Das Leben sozialer Insekten wird in außerordentlich komplizierter Weise durch Pheromone bestimmt, wobei Verhaltensreaktionen und Veränderungen in Entwicklungs- und Fortpflanzungsprozessen ineinandergreifen. Solange in einem Bienenstock die Königin fortpflanzungsaktiv ist, bleibt die Oogenese bei allen übrigen Weibchen, den Arbeiterinnen, gehemmt. Aber wenn man die Königin aus dem Stock entfernt, dann setzen dramatische Veränderungen ein. Die lokomotorische Aktivität der Arbei-

terinnen steigt stark an und binnen 48 Stunden wandeln sie die Zellen von Larven, die weniger als 3 Tage alt sind, in Königinnenzellen um und versorgen die darin befindlichen Larven reichlich. Außerdem aber beginnen sich die Ovarien bei Arbeiterbienen zu entwickeln. Demnach hemmt die Anwesenheit der Königin sowohl die Produktion von anderen Königinnen als auch die Oogenese bei den weiblichen Tieren. Ursächlich hierfür ist die sogenannte Königinnensubstanz, die in den Mandibulardrüsen der Königin entsteht, sich über ihren Körper ausbreitet, bei deren Pflege von Arbeiterinnen aufgeleckt und über ausgewürgte Nahrung an andere Stockgenossen weitergegeben wird (Trophallaxis). Beim wirksamen Bestandteil der Königinnensubstanz handelt es sich hauptsächlich um *trans*-9-Oxo-2-decensäure, die allerdings nur in Verbindung mit 9-Hydroxydecensäure die Oogenese vollständig zu hemmen vermag. Es ist nicht geklärt, wie diese Pheromone wirken – über die Stimulation spezifischer Chemorezeptoren und anschließende Beeinflussung des endokrinen Systems oder über direkte Veränderungen im Metabolismus. Immerhin konnte gezeigt werden, daß sich Wachstum der Corpora allata bei Arbeiterinnen durch 9-Oxodecensäure hemmen läßt und bei eierlegenden Arbeiterinnen eine Korrelation zwischen dem Volumen terminaler Oocyten und dem Corpus allatum besteht (von GAST 1967).

Der Unterschied zwischen Königin und Arbeiterin bei der Honigbiene, *Apis mellifica*, beschränkt sich aber nicht nur auf die Funktion der Ovarien dieser Tiere. Beide Formen des weiblichen Geschlechts unterscheiden sich auch in einer ganzen Reihe von morphologisch-anatomischen und physiologischen Eigenschaften. Die Rückbildung der Ovariolen bei den Arbeiterinnen vollzieht sich im letzten Larvalstadium, während die Differenzierungsrichtung für die anderen Charaktere am Ende des 3. Lebenstages einsetzt, indem einzelne Larven kontinuierlich mit Weiselfuttersaft (Gelee Royale) gefüttert werden, d. h. mit einer besonders reichen Nahrung. Eine mutmaßliche „Induktor"-Substanz, die darin enthalten ist, stimuliert deutlich die Aktivität der Corpora allata. Der Gehalt an Juvenilhormon in Königinnen-Larven liegt ungefähr 10mal höher als bei vergleichbaren Larven von Arbeiterinnen. Daß das Juvenilhormon der für die Differenzierungsvorgänge maßgebliche Faktor ist, konnte man dadurch zeigen, daß sich bei äußerem Auftragen von nur 1 µg Juvenilhormon am Ende des 3. Lebenstages Königinnen aus Arbeiterinnen-Larven entwickelten. Diese künstlichen Königinnen veranlassen Arbeiterinnen zur Bildung eines „Hofes". Demnach sind sie auch imstande, Königinnen-Substanz zu produzieren (vgl. de WILDE 1975).

Die stofflichen Einflüsse im Sozialleben von Insekten sind bei Termiten von einer kaum entwirrbaren Vielfalt. Nur bei der südeuropäischen Termite *Kalotermes flavicollis* ist es LÜSCHER gelungen, für die Kastenbildung die Wechselbeziehungen zwischen Milieueinflüssen, Pheromonen (interindividuelle Effekte) und Hormonen (intraindividuelle Wirkungen) wenigstens in ihren Grundzügen aufzuklären (LÜSCHER 1962, 1963).

Zum besseren Verständnis der Befunde sei auf Abb. 144 verwiesen. Aus den Eiern entwickeln sich in aufeinanderfolgenden Häutungen mehrere Larvenstadien, aus

denen schließlich Pseudergate („falsche Arbeiter") hervorgehen. Aus solchen Pseudergaten können (wie auch bereits aus früheren Larvenstadien) Individuen verschiedener Kasten entstehen. Vor allem zeichnen sie sich jedoch dadurch aus, daß sie auch „Rückbildungs"-Formen sein können, indem sie sich durch regressive Häutungen, bei denen Flügelknospen kleiner werden oder ganz verschwinden, aus Nymphen bilden. Die sterilen Pseudergate sind nichts anderes als voll ausgewachsene Larven mit Arbeiterfunktionen. Nymphen unterscheiden sich von vorausgehenden Larvalstadien durch den Besitz deutlicher äußerer Flügelknospen.
Als Soldaten werden Individuen bezeichnet, die besondere Verteidigungsapparate (vergrößerte Mandibeln) besitzen. Ihr Kopf ist stark pigmentiert und sklerotisiert. Weiße Soldaten (= Prä- oder Pseudosoldaten) sind Intermediärstadien zwischen Soldaten einerseits und Larven, Pseudergaten oder Nymphen andererseits. Innerhalb der Kolonie haben sie keine Verteidigerfunktionen.
Ersatzgeschlechtstiere sind solche Formen, die fortpflanzungsfähig sind und die geflügelten Imagines entweder sekundär ersetzen oder diese in der Fortpflanzungsaktivität ergänzen.

Die Kastenbildung der Termiten ist aufs engste mit Häutungsvorgängen verknüpft. Die Häutungsprozesse unterliegen derselben hormonalen Kontrolle, die zuvor beschrieben wurde (vgl. S. 360ff.).
Wie aus Abb. 144 hervorgeht, haben Pseudergate und Nymphen 4 (bzw. 5) Möglichkeiten, sich zu differenzieren. Sie können sich in Richtung auf die Adultformen weiterentwickeln, stationäre Häutungen durchlaufen und zu Ersatzgeschlechtstieren oder Pränymphen werden. Nymphen

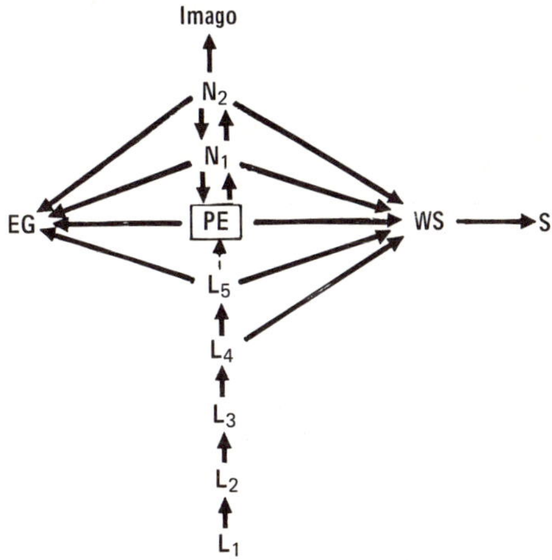

Abb. 144 Der Entwicklungsverlauf bei *Kalotermes flavicollis*. Die Pfeile markieren Häutungen, der gestrichelte Pfeil das Vorkommen mehrerer Häutungen (nach *Lüscher*).
EG Ersatzgeschlechtstier, L Larve, N Nymphe, PE Pseudergat, S Soldat, WS weißer Soldat.

können sich – wie erwähnt – durch regressive Häutungen zu Pseudergaten wandeln.

Aus Messungen der jahreszeitlichen Veränderungen im Volumen der Corpora allata bei Angehörigen verschiedener Kasten in Beziehung zum Auftreten von Häutungen muß geschlossen werden, daß die relative Aktivität der Corpora allata kurz vor einer Häutung dafür verantwortlich ist, ob es zu einer progressiven oder regressiven Entwicklung kommt. Progressive Häutungen vollziehen sich bei niedriger Corpus-allatum-Aktivität, regressive Häutungen dagegen bei hohem Aktivitätsniveau. Juvenilhormon scheint – wie bei anderen Insekten auch – die Imaginalentwicklung zu verhindern oder zumindest zu hemmen.

Das Stadium während dem der Organismus im Häutungszyklus für die Hormonwirkung auf die Differenzierungsrichtung empfindlich (kompetent) ist, hat nur eine kurze Dauer. Wenn in einer Kolonie fortpflanzungsaktive Geschlechtstiere (König und Königin) vorhanden sind, so geben sie mit den Exkrementen ein Pheromon ab, das von den Pseudergaten aufgenommen und durch sie in der Population verteilt wird (Trophallaxis). Die Partner im Königspaar stimulieren sich gegenseitig zur Pheromonproduktion. Das Pheromon wirkt hemmend auf die Entstehung weiterer Geschlechtstiere. Die Pheromone des Königspaares sind geschlechtsspezifisch, d. h. die Entstehung von Individuen des eigenen Geschlechts wird verhindert. (Daneben produziert der König ein zusätzliches Pheromon, das die Differenzierung weiblicher Geschlechtstiere bei Fehlen der Königin stimuliert.)

Entfernt man König und Königin aus der Kolonie und erhalten kompetente Individuen somit keine Hemmungssubstanz mehr, dann werden sie binnen 24 Stunden determiniert und beginnen sich nach 6–7 Tagen zu pigmentieren und Gonaden auszubilden. Es entstehen Ersatzgeschlechtstiere. Die Kompetenz ist kurz nach jeder Häutung am höchsten. Sie wird durch Juvenilhormon stark herabgesetzt. Die Königinnensubstanz von Honigbienen, welche die Corpora allata hemmt, erhöht die Differenzierungsrate zu Ersatzgeschlechtstieren, wenn man dieses Pheromon an verwaiste Termitenpopulationen verfüttert. Möglicherweise ist das aktive Prinzip der vom Königspaar erzeugten „geschlechtshemmenden" Pheromone Juvenilhormon oder ein Derivat dieser Substanz. Die Frage der Geschlechtsspezifität dieser Pheromone ist damit aber noch nicht gelöst. Gleich nach der Induktion der Entwicklung zum Ersatzgeschlechtstier steigt das Volumen seiner Corpora allata steil an (gonadotrope Aktivität!).

Implantiert man Corpora allata von Geschlechtstieren (primären oder sekundären) in Pseudergate, dann entwickeln sich die meisten von ihnen zu Präsoldaten und schließlich zu Soldaten. Soldaten-Differenzierung wird demnach durch Corpus-allatum-Hormon stark gefördert. Noch offen bleibt die Frage, ob dieses Hormon mit dem Juvenilhormon eventuell identisch ist.

Wenngleich der Einfluß von Hormonen auf das Verhalten von Insekten bisher vorwiegend unter sexualbiologischen Aspekten untersucht wurde (vgl. TRUMAN u. RIDDIFORD 1974), so darf nicht übersehen werden, daß auch sonstige Verhaltensweisen hormonal kontrolliert sein können. Erwähnenswert ist in diesem Zusammenhang ein neurosekretorisches Schlüpfhormon, welches aus Gehirn und Corpora cardiaca des Tabakschwärmers *Protoparce* (*Manduca*) *sexta* extrahiert wurde. Es kommt dort ausschließlich kurz vor dem Schlüpfen des Adulttieres vor und sonst während keiner anderen Phase im Leben des Insekts. Es hat allein die Aufgabe, Adultverhalten gleichsam „einzuschalten“. Hierzu gehören u.a. zeitlich genau festgelegte Bewegungen des Abdomens des adulten Tieres, die seiner Befreiung aus der Puppenhülle dienen. Wird einem schlüpffertigen Schmetterling das Gehirn entfernt, dann ist das Schlüpfverhalten gestört oder bleibt ganz aus. Aber diese Defekte können durch Implantation eines Gehirns ins Abdomen oder selbst durch Homogenate von Gehirnen oder Corpora cardiaca behoben werden. Elektrophysiologische Untersuchungen haben gezeigt, daß das „Programm“ für die peristaltischen Bewegungen in den Abdominalganglien des ZNS liegt, aber das Schlüpfhormon setzt seinen Ablauf in Gang. Noch eindrucksvoller für Hormonwirkungen auf Bewegungsabläufe, d.h. auf Prozesse, die im ZNS programmiert sein müssen, sind Austauschversuche mit Gehirnen verschiedener Saturniiden-Arten (TRUMAN u. RIDDIFORD 1970). *Hyalophora cecropia* schlüpft artgemäß am Morgen, *Antheraea pernyi* am späten Abend. Tauscht man die Gehirne von Individuen beider Arten aus, dann kehren sich die Schlüpfzeiten um: *Hyalophora* mit einem *Antheraea*-Gehirn schlüpft am Abend, *Antheraea* mit einem *Hyalophora*-Gehirn am Morgen. Offenbar bestimmt eine im Gehirn lokalisierte innere „Schlüpf-Uhr“ artspezifisch die Freisetzung von Schlüpfhormon aus neurosekretorischen Zellen im Gehirn über die Corpora cardiaca.

Ein sehr eigentümlicher Fall humoraler Verhaltenssteuerung wurde von den Männchen des Leuchtkäfers *Luciola italica* bekannt.

Setzt man diese Tiere der Einwirkung von Licht aus, dann wird bei ihnen das Aussenden von Lichtblitzen gehemmt. Die Beteiligung eines Hormons ließ sich dadurch nachweisen, daß man die Leibeshöhlen zweier Individuen miteinander in Verbindung brachte und Licht auf die Augen von nur einem Partner fallen ließ. Diese Behandlung senkte deutlich die spontane „Blitz“-Aktivität auch beim nicht beleuchteten Tier. Schließlich stellte sich heraus, daß Kastration des stimulierten Tieres die Hemmung bei dem mit ihm verbundenen Partner aufhob. Folglich muß eine Hemmwirkung von den Testes auf die Leuchtorgane ausgehen. In elektrophysiologischen Experimenten ließ sich zeigen, daß bei direkter elektrischer Stimulation des Leuchtorgans weder Dekapitation des Tieres noch Denervation der Laterne irgendeinen Einfluß auf die Intensität des (elektrisch stimulierten) Leuchtens hatte. Aber wenn man die Augen des denervierten Leuchtkäfers beleuchtete, wurde die Intensität des elektrisch induzierten Lichtblitzes deutlich herabgesetzt. Diese Hemmung fiel auch bei dieser Experimentalanordnung weg, wenn die Testes operativ entfernt waren. Für die von den Testes ausgehende Hemmwirkung ist ausschlaggebend, daß die nervöse Versorgung dieser Organe intakt ist. Unter solchen Umständen ist es nicht sonderlich überraschend, daß schließlich Noradrenalin als die wirksame Hemmsubstanz der Testes identifiziert wurde. Dosen von 6×10^{-12} g reichen bereits aus, um Hemmwirkungen registrieren zu können. Der Wirkungsmechanismus des Noradrenalins aus den Gonaden auf dem Niveau des Leuchtorgans ist noch nicht geklärt, aber es besteht kein Zweifel, daß es seine Effekte hormonal in der Peripherie und nicht als nervale Transmittersubstanz ausübt (BAGNOLI u. Mitarb. 1972).

Stoffwechselwirkungen

Der Einfluß von Hormonen auf den Stoffwechsel bei Insekten ist jenes Kapitel, bei dem die weitesten Lücken in unseren derzeitigen Kenntnissen klaffen (vgl. STEELE 1976). Die Ursachen für diesen Sachverhalt sind in erster Linie darin zu suchen, daß gerade im Stoffwechsel Interdependenzen zwischen Stoffwechselsubstraten und kontrollierenden Hormonen besonders komplex sind, aber mit Ausnahme des Ecdysons und Juvenilhormons keine reinen Hormone bekannter Zusammensetzung für Experimente zur Verfügung stehen. Erst in jüngster Zeit konnte das adipokinetische Hormon von Heuschrecken als erstes neurosekretorisches Hormon bei Insekten eindeutig definiert werden.

Bei einer ganzen Reihe von Insektenarten wurde das Vorkommen eines hyperglykämischen Hormons (HGH) beschrieben, welches den Trehalose-Gehalt in der Hämolymphe stark anhebt. Das Disaccharid Trehalose ist der wichtigste Blutzucker bei den meisten Insekten. Das Hormon wird von den Corpora cardiaca freigesetzt. Seine Abgabe steht möglicherweise unter nervöser Kontrolle. Bei *Periplaneta* kann der Extrakt aus einem einzigen Corpus cardiacum den Trehalose-Gehalt bei Männchen um 300% (bei Weibchen nur um 100%) erhöhen. Das Hormon greift am Fettkörper als Glykogenspeicher an (Abb. 145), indem es die Phosphorylase aktiviert. Obwohl Glykogen auch in der Thoraxmuskulatur vorkommt, hat das HGH auf dieses Gewebe keine Wirkungen. Hierin zeigt sich eine merkwürdige Analogie zum Glukagon der Wirbeltiere, das zwar glykogenolytische Effekte in der Leber, nicht jedoch im Muskel entfaltet.

Die physiologische Rolle des HGH ist noch gänzlich unklar. Es spricht viel gegen die Annahme, daß das HGH dazu dienen könnte, über die Trehalose eine prompt verfügbare Energiequelle für Perioden erhöhten Stoffwechsels oder für besondere Leistungserfordernisse zur Verfügung zu stellen. Zum Beispiel sind bei der Küchenschabe die Trehalose-Konzentrationen in der Hämolymphe schon normalerweise recht hoch, und zum anderen stellt sich die Maximalreaktion auf das Hormon erst nach

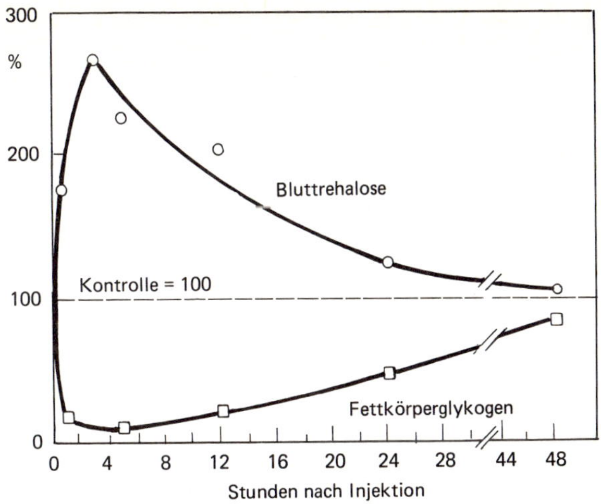

Abb. 145 Veränderungen im Trehalosegehalt des Blutes und der Glykogenmengen im Fettkörper bei *Periplaneta americana* nach Injektion von Corpus-cardiacum-Extrakten (nach *Kilby*).

3–5 Stunden ein. Und bei Heuschrecken wird zwar die Phosphorylase-Aktivität vom Corpus cardiacum deutlich erhöht, aber bei diesen Tieren sind die Glykogenreserven im Fettkörper zu gering, um markante Steigerungen der Trehalose-Konzentration in der Hämolymphe gewährleisten zu können. Vielleicht liegt die Aufgabe des hyperglykämischen Hormons darin, indirekt über den Kohlenhydratstoffwechsel andere Metabolismuswege zu beeinflussen.

Im Fettstoffwechsel der Insekten spielt sicher das Juvenilhormon eine wichtige Rolle. Vor mehr als 30 Jahren wurde erstmals bei dem Acridier *Melanoplus differentialis* gezeigt, daß Allatektomie zu einer starken Fettspeicherung im Fettkörper führt. Und hieraus zog man den Schluß, daß die Corpora allata verantwortlich sind für die Mobilisierung von Fettreserven, welche für die wachsenden Eizellen bestimmt sind. Der Mechanismus dieses Geschehens ist noch unbekannt und es ist zu bedenken, daß Juvenilhormon auch zur Synthese von spezifischen Dotterproteinen (= Lipoproteinen) im Fettkörper benötigt wird (s.S. 370).

Bei *Periplaneta* sind Lipide mit einer Anzahl von Proteinen in der Hämolymphe konjugiert und man kann vermuten, daß die Proteine als Transportmittel für die Fette von deren Speicher- zu ihrem Verbrauchsort dienen. Lipide werden aus dem Fettkörper als Diglyceride abgegeben. Bei zwei *Hyalophora*-Arten wurde nachgewiesen, daß Diglycerid in der Hämolymphe mit zwei verschiedenen Lipoproteinen assoziiert ist. Beide Diglycerid transportierenden Proteine werden im Fettkörper synthetisiert, was auch für *Locusta* gezeigt werden konnte (PELED u. TIETZ 1973). Demnach besteht eine enge funktionelle Beziehung zwischen Proteinen aus dem Fettkörper in der Hämolymphe und Fettkörper-Lipiden. Der Nachweis, daß Juvenilhormon vielleicht die Synthese der Diglycerid transportierenden Proteine beeinflußt, wäre ein wesentlicher Beitrag zum Verständnis der Rolle des Juvenilhormons im Fettstoffwechsel. Zumindest indirekt haben viele Untersuchungen über die Folgen einer Allatektomie (Absinken der Proteinsynthese im Fettkörper, Fettspeicherung im selben Gewebe) ergeben, daß beide Phänomene in einem kausalen Zusammenhang stehen dürften. STEELE (1976) postuliert, daß bei fehlendem Juvenilhormon Aminosäuren und Kohlenhydrate, die sonst bei der Proteinsynthese Verwendung gefunden hätten, zu Lipiden konvertiert werden.

Mehrfach wurde mitgeteilt, daß das hyperglykämische Hormon (HGH) die Oxidation von Fetten im Fettkörper stimuliert. Sowohl in vitro als auch in vivo ließ sich zeigen, daß Injektion von Corpus-cardiacum-Extrakten sehr schnell den respiratorischen Quotienten auf den für eine Fettverbrennung typischen Wert reduziert. Im Zusammenhang mit anderen Befunden wird seit langem vermutet, daß insbesondere bei langen Flügen Fett, und zwar in Form von Diglyceriden, als „Brennstoff" dient. Dem HGH könnte bei diesem Oxidationsprozeß eine entscheidende Rolle zukommen. Die Bereitstellung der Fette selbst wird einem adipokinetischen Hormon aus den Corpora cardiaca zugeschrieben. Es stimuliert die Abgabe von Diglyceriden aus dem Fettkörper.

Viele Insekten haben einen recht hohen Diglycerid-Spiegel in der Hämolymphe. Bei Heuschrecken steigt der Wert an Gesamt-Fettsäuren von 4,0 mg/ml^{-1} auf 16,9 mg/ml^{-1} im Flug. Bei der Strukturaufklärung des adipokinetischen Hormons durch STONE u. Mitarb. (1976) wurde ermittelt, daß die glandulären Lappen der Corpora cardiaca bei der Wanderheuschrecke ca. 0,25–0,55 μg und bei der Wüstenschrecke ca. 0,50–0,80 μg gespeichertes Hormon enthalten. Als Einheit für die adipokinetische Aktivität wird willkürlich jene Hormonmenge definiert, die eine Stunde nach Verabreichung die Lipidmenge in der Hämolymphe um 1 $\mu g/\mu l^{-1}$ erhöht. Die hohe Wirksamkeit des Hormons läßt sich aus Abb. 146 ablesen.

Merkwürdigerweise führen Corpora-cardiaca-Extrakte bei Küchenschaben zu einer hypolipämischen Reaktion mit Transport von Tri- und Diglyceriden aus der Hämolymphe in den Fettkörper. Dennoch könnte es sich bei dem wirksamen Stoff um das eben besprochene adipokinetische Hormon handeln. Denn C.-cardiaca-Extrakte von Schaben führen bei Heuschrecken zu den erwarteten hyperlipämischen Effekten, und analoge Extrakte aus Heuschreckengewebe haben bei Schaben die für diese Tiere spezifische Wirkung. Die physiologische Bedeutung der abweichenden Reaktion bei Schaben ist unbekannt.

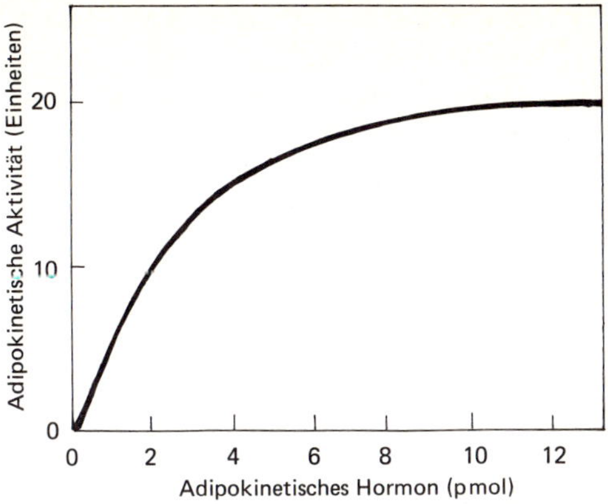

Abb. 146 Dosis-Wirkungs-Kurve für das adipokinetische Hormon von Heuschrecken (nach *Stone* u. Mitarb.).

Wasserhaushalt

Alle terrestrischen Insekten – und innerhalb des Taxons sind sie weitaus in der Mehrzahl – stehen vor der biologischen Aufgabe, Wasser zu konservieren. Die cuticulare Wachsschicht, Schließmechanismen für die Spiracula und uricotelische Exkretion sind hiermit zusammenhängende Adaptationen. Die Tiere kommen im Verlaufe ihres Lebens aber häufig in Situationen, bei denen sie einer übermäßigen Wasserbelastung ausgesetzt sind (beispielsweise durch Flüssigkeitsaufnahme zusammen mit der Nahrung) und sich dann schnell vom Wasserüberschuß befreien müssen, damit ihr Blut nicht zu stark verdünnt wird. Bei Blutsaugern, wie bei der schon mehrfach erwähnten Raubwanze *Rhodnius* sind große Mengen der Blutflüssigkeit nichts anderes als Ballast, der zusammen mit anderen Abfallstoffen über die Malpighi-Gefäße ausgeschieden wird. Mit Hilfe von Präparaten Malpighischer Gefäße, die von Hämolymphe als Medium umgeben sind, ließ sich in vitro der Nachweis erbringen, daß bei *Rhodnius* die verschmolzene Ganglienmasse im Mesothorax diuretisch wirksame Substanz enthält. 97% der diuretischen Aktivität sind im hinteren Teil der Ganglienmasse gelegen, wo große neurosekretorische Zellen vorkommen. Demnach hat das diuretisch wirksame neurosekretorische Hormon von *Rhodnius* so gut wie nichts mit dem cerebralen endokrinen System zu tun. Die Diurese setzt bei *Rhodnius* schon 30 Sekunden nach der Nahrungsaufnahme ein. Die Hormonabgabe wird bei Durchtrennung des ventralen Nervenstranges gestoppt. Es ist wahrscheinlich, daß die Dehnung des Abdomens, die bei der Nahrungsaufnahme stattfindet, Streckrezeptoren reizt, welche die Abgabe von diuretischem Hormon aus den neurosekretorischen Zellen der ventralen Ganglien veranlassen (MADDRELL 1964).

Das beachtliche Ausmaß der diuretischen Prozesse bei *Rhodnius* wird deutlich, wenn man sich vergegenwärtigt, daß die flugunfähige Larve mit einer Blutmahlzeit ihr Körpergewicht auf das 10fache und ein adultes Tier immerhin auf das 2–3fache steigert. Bei den Wassertransportvorgängen kommt es natürlich gleichzeitig zu Ionenbewegungen, indem die zur Hämolymphe hypoosmotische Flüssigkeit aus dem Mitteldarm relativ reich an Na^+, aber arm an K^+ ist. Durch die oberen Abschnitte der Malpighischen Gefäße wird eine zur Hämolymphe isoosmotische, relativ K^+-reiche Flüssigkeit entfernt, in den unteren Abschnitten wird eine hyperosmotische KCl-Lösung reabsorbiert, so daß insgesamt eine Flüssigkeit ausgeschieden wird, die nach ihrer osmotischen und ionalen Zusammensetzung dem aufgenommenen Blut ähnlich ist.
Die Ionen- und Flüssigkeitsbewegungen vollziehen sich mit großer Geschwindigkeit binnen 2–3 Stunden. Hinter diesen Mechanismen verbergen sich eine ganze Anzahl bisher ungelöster physiologischer Probleme (MADDRELL 1976). Eines unter ihnen ist die Frage, ob es neben dem diuretischen Hormon ein besonderes Hormon gibt, welches die Kalium-Reabsorption in den unteren Abschnitten der Malpighi-Gefäße stimuliert (außer einer direkten Kontrolle dieses Vorgangs durch den Kaliumspiegel in der Hämolymphe).

Die von *Rhodnius* bekannt gewordenen Verhältnisse, die vielleicht für alle blutsaugenden Insekten gelten, sind aber wahrscheinlich nur Anpassungen an die besondere Ernährungsweise und dürfen deshalb nicht verallgemeinert werden. Bei Heuschrecken produzieren neurosekretorische Zellen im Gehirn diuretisches Hormon. Zerstörung der cerebralen neurosekretorischen Zellen führt zu einem starken Anstieg des Hämolymphevolumens bis zum Dreifachen des Normalwertes. Bei Versuchen an *Schistocerca* hat man die Flüssigkeitsausscheidung über die Malpighischen Gefäße gemessen, indem man dunkelroten Amarant als neutralen Farbstoff in die Leibeshöhle injizierte und die sinkende Farbstoffkonzentration von Zeit zu Zeit kolorimetrisch bestimmte. Dabei muß man die Kurve auf den Zeitpunkt der Farbstoffinjektion extrapolieren, um aus der bekannten Amarantmenge und ihrer Konzentration im Blut das Blutvolumen des Insekts zu errechnen. Es zeigte sich, daß nach Zerstörung der cerebralen neurosekretorischen Zellen die Aktivität der Malpighi-Gefäße gering ist. Nach Allatektomie liegen die Werte ebenfalls niedrig, aber doch etwas höher als im zuerst genannten Fall, woraus auf einen Einfluß des Corpus-allatum-Hormons auf die neurosekretorische Aktivität zu schließen ist. Ein direkter Einfluß von Corpus-allatum-Hormon auf die Diurese kommt kaum in Betracht, da Extrakte der Corpora allata die Amarant-Ausscheidung nicht beeinflussen. Wohl aber haben Extrakte der Corpora cardiaca eine stark stimulierende Wirkung (Abb. 147). Gehirnextrakte üben einen vergleichbaren Effekt aus.
Die Wüstenschrecke hat, wie die meisten terrestrischen Insekten, einen hochwirksamen Wasser-Reabsorptions-Mechanismus im Hinterdarm, vor allem in dessen Rectaldrüsen. Versuche mit isolierten Fragmenten des

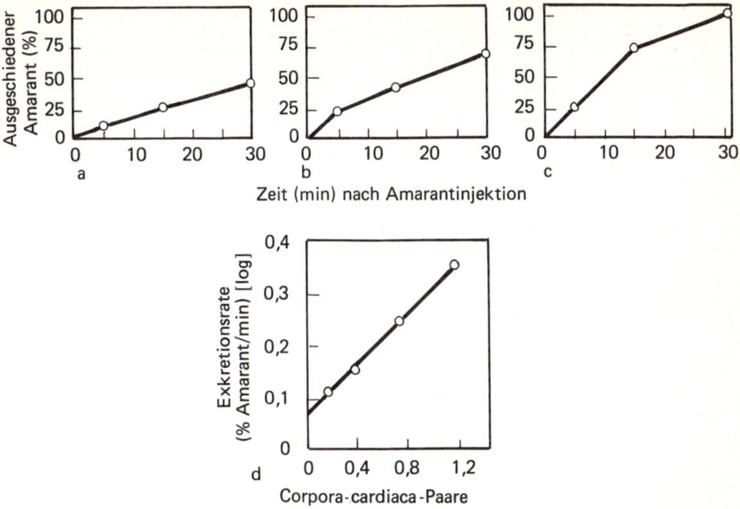

Abb. 147 Clearance von Amarant in der Hämolymphe der Wüstenschrecke *Schistocerca gregaria* (nach *Highnam* u. *Hill*).
a) Neurosekretorische Zellen kauterisiert,
b) allatektomiert,
c) normale Tiere,
d) Dosis-Wirkungs-Kurve nach Injektion von Extrakten aus Corpora cardiaca.

Enddarms haben ergeben, daß Corpus-cardiacum-Extrakte die Wasser-Reabsorption hemmen. Die Empfindlichkeitsschwelle des Rectums auf das Hormon liegt höher als bei den Malpighischen Gefäßen. Somit hat das diuretische Hormon bei der Wüstenschrecke eine doppelte Wirkung: es stimuliert die Flüssigkeitsbewegung durch die Malpighischen Gefäße und hemmt die rectale Reabsorption. Insgesamt verliert das Insekt Wasser. Soweit wir bis jetzt wissen, kommen diuretische Hormone allgemein bei Insekten vor. Aber neben diesen sind auch antidiuretische Faktoren neurosekretorischer Herkunft bekannt geworden. Ihre physiologische Rolle bleibt noch zu klären (Mordue 1972).

Farbwechsel

Insekten zeigen eine enorme Mannigfaltigkeit von Farbmustern. Im Unterschied zu Vertretern vieler anderer taxonomischer Gruppen besitzen sie jedoch keine spezifischen Farbzellen, sondern ihre Körperfarbe wird vom Pigmentgehalt der Gewebe, insbesondere dem des Integuments bestimmt. Zeitliche und räumliche Parameter in der Bildung und Verteilung der Farbstoffe determinieren die jeweilige Körperzeichnung. In zahlreichen Fällen sind Farbänderungen im Verlaufe des Lebens einer Art aufs

engste mit Entwicklungsvorgängen verknüpft, so daß hierfür der Ausdruck ontogenetischer Farbwechsel vorgeschlagen wurde (vgl. BÜCKMANN 1974). Dieser Typ des Farbwechsels ist rein endogen durch das Fortschreiten der Entwicklung bedingt und wird durch das System Häutungs-/Juvenilhormon gesteuert. Aber die Pigmentierung kann auch durch Umweltfaktoren beeinflußt werden, z. B. bei Käfern der Gattung *Cicindela* durch Wechsel von Feuchtigkeit und Trockenheit. Milieubedingte Faktoren beeinflussen entweder direkt den Pigmentstoffwechsel der Gewebe oder endokrine Einflüsse über die Corpora allata modifizieren den Pigmentmetabolismus und damit das Farbmuster. Auch Neurosekrete der Rumpfganglien können ähnlich wirken. Zum Beispiel sind die Puppen des Schmetterlings *Papilio xuthus* auf frischem Laub grün, auf trockenem Laub braun. Abgeschnürte Hinterstücke entwickeln sich immer zur grünen Form. Die braune wird durch Neurosekret aus den Thoraxganglien hervorgerufen. Die Steuerung dieses Farbdimorphismus erfolgt über chemische Sinneswahrnehmungen.
Für die art- und stadienspezifische Musterbildung als Folge einer Hormonwirkung kommt es entscheidend auf die jeweilige Kompetenz bzw. Kompetenzunterschiede in Geweben und Zellen an. Das heißt, die Fähigkeit, auf einen hormonalen Stimulus zu reagieren, ist zeitlich sowie qualitativ und quantitativ unterschiedlich.

Hormone als Insektizide?

Seit man in schmerzlicher Erfahrung gelernt hat, daß chemische Schädlingsbekämpfungsmittel ihrerseits bedrohliche Plagen heraufbeschwören können, ist das Schlagwort „biologische Schädlingsbekämpfung“ fast zu einem modernen Kultbegriff geworden. Leider klafft zwischen dem angestrebten Ziel und seiner praktischen Verwirklichung ein breiter und tiefer Graben. Nichtsdestotrotz versucht auch die Endokrinologie ihr Scherflein zur Lösung eines ernsten Problems beizutragen.
Da während der normalen Insektenentwicklung das Juvenilhormon zu exakt festgelegten Entwicklungsperioden in bestimmten Mengen erforderlich ist, versteht es sich von selbst, daß eine exogen manipulierte Störung der fein abgestimmten Hormonbalance die Entwicklung beeinträchtigen und schließlich letale Folgen haben kann. Zum Beispiel kann ein Überschuß an Juvenilhormon während des letzten Larvalstadiums die Metamorphose verhindern und den Tod der Tiere noch vor Erreichen des Adultstadiums herbeiführen.
Insbesondere das Juvenilhormon und seine zahlreichen Analoge, die als Naturstoffe weit verbreitet sind, werden immer wieder als Insektizide in Betracht gezogen, zumal die Entwicklung von Immun-Mechanismen gegen ein lebensnotwendiges Hormon biologisch ausgeschlossen erscheint und die Erfahrung gelehrt hat, daß einzelne JH-Mimetika bei einigen Ar-

ten stärker wirksam sind als bei anderen, so daß sich die Möglichkeit eines selektiven Einsatzes anbietet.
Die wissenschaftliche Grundlagenforschung hat – unfreiwillig – eine berühmt gewordene Illustration für solche Gedankengänge geliefert (SLAMA u. WILLIAMS 1966).
Als der tschechische Wissenschaftler Dr. SLAMA (Prag) für einen Forschungsaufenthalt am Labor von Professor WILLIAMS (Harvard Universität/Boston) Feuerwanzen (*Pyrrhocoris apterus*) aus der eigenen Zucht in die Vereinigten Staaten mitnahm, stellte sich heraus, daß sich die Tiere am neuen Ort nicht mehr zu normalen Adulten entwickelten, sondern statt dessen ein überzähliges 6. Larvenstadium und schließlich Adultoide mit zahlreichen Larvalcharakteren produzierten. Die einzige Erklärung für dieses Geschehen war darin zu suchen, daß die Tiere unabsichtlich der Einwirkung einer Substanz mit JH-Aktivität ausgesetzt waren. Beim systematischen Vergleich zwischen den Zuchtbedingungen an der Harvard-Universität und in Prag stellte sich heraus, daß in Harvard verwendete Papiertücher in den Zuchtschalen die Quelle des Übels sein mußten. Amerikanisches Zeitungspapier hatte den gleichen schädlichen Effekt, während Papiere europäischer oder japanischer Herkunft keine nachteiligen Wirkungen zeigten. Damit war der Schlüssel zur Lösung des Rätsels gefunden. In den USA wird überwiegend Holz der Balsamtanne (*Abies balsamea*) zur Papierproduktion verwendet und Extrakte aus diesem Baum erbrachten den Beweis, daß in ihnen eine hohe Juvenilhormon-Aktivität enthalten ist. Der zunächst als „paper factor" bezeichnete Stoff wurde schließlich als Methylester der Todomatussäure (Juvabion) identifiziert.
Praktisch bedeutsam wurde die Beobachtung, daß derselbe Stoff bei anderen Arten (z. B. *Hyalophora cecropia*) und sogar bei dem zur gleichen Ordnung gehörenden *Rhodnius prolixus* inaktiv ist. Inzwischen wurden Tausende von Substanzen auf ihre Juvenilhormon-Aktivität getestet. Dabei hat man Stoffe gefunden, die auf ganze Familien wirken, während andere artspezifisch sind (SLAMA u. Mitarb. 1974). Obendrein gibt es Chemikalien, die die Aktivität der natürlichen Juvenilhormone potenzieren, indem sie störend in deren Abbau eingreifen.
Unter Laborbedingungen ist wiederholt gezeigt worden, daß sich Schadinsekten mit juvenilisierenden Stoffen erfolgreich bekämpfen lassen. Die Art und Weise ihres zweckmäßigen Einsatzes spielt für die Praxis eine ausschlaggebende Rolle. So ist es beispielsweise hochinteressant, daß ein bestimmtes, dem Juvenilhormon analoges Präparat bei *Pyrrhocoris* die Embryonalentwicklung der Eier aufs schwerste beeinträchtigt und schon weniger als 1 μg dieser Substanz ein reifes Weibchen für sein ganzes Leben steril machen kann, indem es nur noch nicht entwicklungsfähige Eier legt. Auf Männchen kann man diesen Stoff in großer Menge oberflächlich so auftragen, daß sie bei der Paarung hinreichend viel an das Weibchen abgeben.

Der Nutzanwendung solch eleganter Methoden sind unter natürlichen Bedingungen jedoch u. a. deshalb Grenzen gesetzt, weil JH und seine Analoge wenig stabil sind und eine häufige Anwendung sehr kostspielig ist. An die Strukturaufklärung des adipokinetischen Hormons wird die Hoffnung geknüpft, daß sich nunmehr vielleicht gezielt Präparate entwickeln lassen, die in die normalen Funktionen des ganzen neuroendokrinen Apparats störend eingreifen.

Weichtiere (Mollusca)

Unsere hormonphysiologischen Kenntnisse über die Mollusken müssen trotz einer großen Zahl von Publikationen über diese Gruppe gegenwärtig noch als spärlich bezeichnet werden. Die meisten Daten liegen über Gastropoden (insbesondere Pulmonaten) und die Cephalopoden vor. Verständlich wird dieser Sachverhalt, wenn man sich vergegenwärtigt, daß die Pulmonaten wegen ihrer Häufigkeit und der Eigenarten ihrer Lebensweise die Untersucher vor (relativ) weniger große technische Probleme stellen. Und die Cephalopoden sind fast traditionsgemäß seit langem bevorzugte Objekte der experimentellen Physiologie (Forschungen zur Erregungsleitung in den Axonen!), da diese Klasse zu Recht als eine der am höchsten evoluierten Gruppen unter den Wirbellosen gilt.

Endokrine Strukturen

Neurone mit den histologischen Merkmalen neurosekretorischer Zellen kommen in nahezu allen Ganglien des Nervensystems bei Schnecken (Gastropoden) und Muscheln (Lamellibranchier) vor. Aber selbst wenn ein Wechsel im Erscheinungsbild dieser Zellen zu physiologischen Vorgängen in Beziehung gebracht werden kann, ist damit noch nicht entschieden, ob es sich in jedem Einzelfalle tatsächlich um neurosekretorische Zellen handelt.

Bei einigen Gastropoden kommen Strukturen vor, die möglicherweise die einfachsten uns bekannten Neurohämalorgane darstellen: besonders Regionen des Perineuriums in der Nähe von Blutgefäßen, die mit Material gefüllt sind, welches histologisch die Eigenschaften von Neurosekret aufweist. Bei den Pulmonaten kommen neurosekretorische Zellen in den Tentakeln (Augenstielen) hinzu, obwohl auch für sie (wie für die meisten anderen neurosekretorischen Zellen) histologisch noch kein Beweis erbracht ist, daß sie als Hormonproduzenten fungieren.

Bei den Pulmonaten liegen in enger räumlicher Verbindung zu den Cerebralganglien die Dorsalkörper. (Ähnliche Strukturen wurden auch bei anderen Gastropoden beschrieben.) Die Dorsalkörper sind – bislang – die einzigen nicht nervösen Drüsen, von denen bei den Pulmonaten endokrine Funktionen sicher nachgewiesen werden konnten.

Die Pulmonaten haben als einzige Untergruppe der Gastropoden einen als Procerebrum bezeichneten Gehirnteil, der eng mit den Sinnesorganen des Augenstieles verbunden und folglich paarig vorhanden ist. Das Procerebrum ist ein anterolateral gelegener Teil des Cerebralganglions, und mit ihm eng assoziiert ist die Cerebraldrüse, die teils im Procerebrum selbst, teils außerhalb gelegen ist. Sie hat einen follikulären Aufbau und ihre drüsigen Zellen besitzen epithelialen Charakter. Da jedoch die Funktionen dieses Organs unbekannt sind, ist es fraglich, ob die Cerebraldrüsen im Zusammenhang dieses Buches Erwähnung verdienen.

Bei den Cephalopoden fallen die proximal von den mächtigen optischen Ganglien gelegenen optischen Drüsen auf (Abb. 148). Obwohl sie wahrscheinlich nervöser Herkunft sind, zeigen sie keine neurosekretorischen Axone und sind vermutlich sowohl morphologisch als auch funktionell den Dorsalkörpern bei Schnecken vergleichbar. Neurosekretorische Zellen wurden an verschiedenen Stellen des stark entwickelten Gehirns gefunden. Neurosekretorische Axone ziehen vom Gehirn zu den vorderen Abschnitten der Vena cava oder (bei *Octopus*) zur pharyngo-ophthalmischen Vene.

Hormonal geregelte Mechanismen

Muscheln und Schnecken

Die große Mehrzahl endokrinologischer Untersuchungen befaßt sich mit der Fortpflanzung dieser Tiere. Da es bei ihnen neben Gonochoristen (die meisten Muscheln) auch echte Zwitter (Pulmonaten und Opisthobranchier) sowie Arten mit spontanem Geschlechtswechsel vom Männchen zum Weibchen (Protandrie) gibt, haben sich die Untersucher sowohl mit der Geschlechtsdifferenzierung als auch der Gametogenese beschäftigt. Histophysiologische Befunde an der getrenntgeschlechtlichen Miesmuschel (*Mytilus edulis*), bei der Veränderungen an den mutmaßlichen neu-

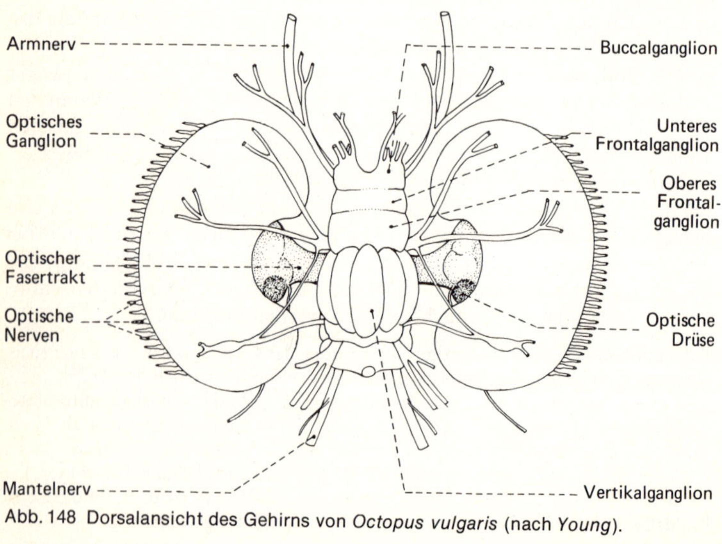

Abb. 148 Dorsalansicht des Gehirns von *Octopus vulgaris* (nach *Young*).

rosekretorischen Zellen mit bestimmten fortpflanzungsbiologischen Prozessen korreliert wurden, lassen sich bisher nicht überzeugend deuten. Einen besseren Erfolg versprechen Experimente, bei denen in vitro Teile des Genitalsystems mit bestimmten Abschnitten des Zentralnervensystems in enger räumlicher Zuordnung auf einem geeigneten Nährboden über längere Zeit „gezüchtet“ werden (Organkultur). Bei der Miesmuschel ist das umfangreiche Gonadengewebe in das Bindegewebe des Mantels eingelagert. Neben dem eigentlichen Keimgewebe gibt es ein Speichergewebe mit Anhäufungen von Glykogen, Lipiden und Proteinen. Zwischen den Aktivitätszuständen von Speicher- und Keimgewebe besteht eine markante Wechselbeziehung. Nach den ersten vorläufigen Beobachtungen werden die genannten Speicherstoffe zur Vollendung der Gametogenese benötigt. Die Visceralganglien scheinen eine neuroendokrine Kontrolle über das Speichergewebe auszuüben, während die Cerebro-Pleuralganglien die Keimzellreifung selbst beeinflussen. Nur in Anwesenheit dieser Abschnitte des Zentralnervensystems kann die Gametogenese ablaufen (HOUTTEVILLE u. LUBET 1974).
Wesentlich ergiebiger waren die bisherigen Arbeiten an Gastropoden. Unter diesen ist vor allem die Sumpfschnecke *Lymnaea stagnalis* recht eingehend bearbeitet worden (JOOSSE 1975).
Bei *L. stagnalis* produzieren die Dorsalkörper ein Hormon, welches die Vitellogenese stimuliert. Besonders an jungen Tieren läßt sich deutlich zeigen, daß operative Entfernung der Dorsalkörper zu einem Stillstand der Dotterbildung führt. Oocyten in der prävitellogenen Phase bleiben unbeeinflußt. Die gleiche Operation bei adulten Tieren verhindert die Produktion von Eikapseln. Es findet keine Eiablage mehr statt. Bei *Lymnaea* wird in den caudodorsalen neurosekretorischen Zellen der Cerebralganglien der Produktionsort eines spezifischen Ovulationshormons vermutet. Bei dem zu den Opisthobranchiern gehörenden Seehasen *Aplysia californica* hat man in den sogenannten Sackzellen des Abdominalganglions ein Ovulationshormon gefunden (vgl. ARCH 1976). Es handelt sich wahrscheinlich um ein neurosekretorisches Protein mit einem Molekulargewicht von ca. 6000. 50–75 Minuten nach der Injektion von Hormonextrakten beginnen reife Tiere mit der Eiablage. Die Hormonwirkung beruht bei dieser Art primär wahrscheinlich darauf, daß der Genitaltrakt zu Kontraktionen angeregt wird und hierbei sich auch die Muskelzellen der Follikel zusammenziehen. Es ist noch nicht klar, ob sich die Funktionen des „Eilege-Hormons“ (ELH) hierauf beschränken. Denn die erwähnten Sackzellen sind das ganze Jahr über aktiv, also auch außerhalb der Fortpflanzungsperiode.
Für die Kontrolle der Spermatogenese werden neurosekretorische Zellen aus den Cerebralganglien verantwortlich gemacht. Hierbei gibt es jedoch offensichtlich artabhängige Unterschiede. Denn während z. B. bei *Helix adspersa* ein „androgener Faktor“ aus den Cerebralganglien sowohl für die Differenzierung der männlichen Keimzellen als auch für die Mitose-

Aktivität bei der Spermatogenese benötigt wird, kann man die Gonade von *Arion ater* ohne Hormonzusatz unter in vitro-Bedingungen erfolgreich kultivieren; keines der Spermatogenesestadien scheint hierunter zu leiden.

Obwohl es histologisch keine Anhaltspunkte dafür gibt, daß auch die Gonaden als Hormonproduzenten fungieren, legen Experimente verschiedener Art die Vermutung nahe, daß an der Differenzierung und am Wachstum des Genitaltrakts Stoffe aus der Gonade zumindest mitbeteiligt sind. Es gibt mehrere Untersuchungen, nach denen Gonadengewebe von Pulmonaten sowohl in vivo als auch in vitro Sexualsteroide, wie sie von Wirbeltieren bekannt sind, aus Cholesterin synthetisieren kann. Es ist jedoch gänzlich unbekannt, ob diese Hormone (?) eine physiologische Bedeutung haben.

Nur bei bestimmten Arten (z. B. Vertretern der Limaciden und Arioniden) sind die anatomischen Voraussetzungen gegeben, um eine Kastration erfolgreich durchführen zu können. Nach einem solchen Eingriff bildet sich der Genitaltrakt zurück und Gonadenimplantate von adulten Tieren in juvenile Individuen rufen bei diesen eine vorzeitige Entwicklung des Genitaltrakts hervor. Wahrscheinlich sind ein weiblicher und ein männlicher Faktor für die Entwicklung der männlichen und der weiblichen Komponente im Genitaltrakt der zwittrigen Pulmonaten verantwortlich. Aber die Produktion dieser Faktoren scheint unmittelbar von Zentren im oder in der Nähe des Zentralnervensystems abhängig zu sein. Diese Vermutung wird zumindest von Organkultur-Experimenten gestützt, in denen man Drüsengewebe des Genitaltrakts in unterschiedlicher Kombination mit Gonaden, Cerebralganglien und Augenstielen zusammenbrachte. Das Hormon der Dorsalkörper steuert wahrscheinlich die Abgabe des weiblichen Faktors, während das männliche Hormon vermutlich unter der Kontrolle eines Neurohormons aus neurosekretorischen Zellen in den Cerebralganglien steht.

Die bisher vorliegenden Resultate über hormonale Einflüsse auf die Differenzierung der Geschlechtszellen sind widersprüchlich und gestatten noch keine zuverlässige Aussage. Für die Pulmonaten wird hypothetisch angenommen, daß die Geschlechtsdifferenzierung mit Hilfe eines einzigen androgenen Faktors erfolgt, der in den Cerebralganglien entsteht. Dieser Faktor soll die Differenzierung männlicher Zellen stimulieren und die Selbstdifferenzierung weiblicher Zellen unterdrücken. Die Abgabe des androgenen Faktors wird möglicherweise (nervös oder hormonal?) über die Augenstiele gesteuert.

Bei dem protandrischen Vorderkiemer *Calyptraea sinensis* sprechen alle bisherigen Experimentalbefunde dafür, daß die Gonade primär weiblicher Natur ist und die Differenzierung weiblicher Keimzellen anhormonal erfolgt (Selbstdifferenzierung!). Daher muß die männliche Differenzierung von dem Einfluß eines maskulinisierenden Faktors abhängen (Le Gall u. Streiff 1975). Organkultur-Versuche ergaben, daß er den Ce-

rebralganglien entstammt und eine weibliche Selbstdifferenzierung unterdrückt. Zur Zeit des Geschlechtswechsels verschwindet der androgene Faktor und die Selbstdifferenzierung der Oogonien setzt ein. Ein mutmaßlicher mitogener Faktor sowie ein prävitellogenes Hormon – beide aus den Cerebralganglien kommend – gewährleisten die Vollendung der Eireifung.
Im Unterschied hierzu sind bei der protandrischen *Patella vulgata* selbst bei ganz jungen Tieren Oogonien und Spermatogonien nebeneinander vorhanden. Der Geschlechtswechsel bei dieser Art wird damit zu erklären versucht, daß ein Hemmfaktor aus den Augenstielen die Spermatogenese bremst und gleichzeitig ein mitogener Faktor aus den Cerebralganglien die Oogonienvermehrung fördert. Der mitogene Faktor ist zwar geschlechtsunspezifisch, d. h. er stimuliert die mitotischen Teilungen sowohl bei Spermatogonien als auch bei Oogonien, aber während der funktionell männlichen Phase sprechen die Oogonien noch nicht auf diesen Hormoneinfluß an. Dies bedeutet, daß bei *Patella* (altersabhängige?) Sensitivitätsunterschiede der weiblichen Keimzellen gegenüber einem asexuellen hormonalen Reiz den Zeitpunkt des Geschlechtswechsels maßgeblich mitbestimmen.
Die Erfahrung lehrt, daß weitere Daten – möglichst auch über andere Arten – abzuwarten sind, bevor sich ein abschließendes Urteil darüber bilden läßt, inwieweit generell endokrine Mechanismen an Geschlechtsdifferenzierungs-Vorgängen bei Mollusken beteiligt sind. Insbesondere ist die derzeit noch hochkontroverse Frage zu klären, ob und in welcher Weise die Augenstiele bei Schnecken als Hormonlieferanten fungieren.
Die zahlreichen bisher bekannten Befunde über die Steuerfunktionen von Hormonen bei der Osmoregulation im Tierreich lassen erwarten, daß auch bei Mollusken solche Kontrollmechanismen eine Rolle spielen. Bei *Lymnaea stagnalis* haben Lever u. Mitarb. (1961) gefunden, daß nach Exstirpation der Pleuralganglien das Körpergewicht der Tiere infolge Wasseraufnahme ansteigt. Die Implantation von Pleuralganglien hebt diese Wirkung auf. Entfernung der Parietalganglien hat ebenso wie die Durchtrennung der Pleuralkonnektive nur ein Hormon mit diuretischen Wirkungen (Wendelaar Bonga 1972). Wie bei anderen Süßwasserschnecken auch, besteht bei *Lymnaea* ein großer osmotischer Unterschied zwischen dem Blut und dem äußeren Milieu. Dieser Gradient bedingt ein Einströmen von Wasser und eine Diffusion von Ionen nach außen. Zur Aufrechterhaltung des lebensnotwendigen Ionen-Gleichgewichts sind die Produktion großer Mengen eines hypotonischen Urins sowie die aktive Aufnahme von Ionen aus der Umgebung erforderlich. Hält man die Tiere in entionisiertem Wasser, dann werden sowohl die Wasser- als auch die Ionentransport-Mechanismen aktiviert, bei Aufenthalt in salzhaltigem Wasser werden diese Prozesse unterdrückt. Wenn man die Schnecken 2 Wochen lang entionisiertem Wasser aussetzt, dann kann man an den neurosekretorischen Zellen der Pleuralganglien eine deutliche Zunahme der

Zellvolumina, eine stärkere Ausdehnung des granulären endoplasmatischen Reticulums, eine gesteigerte Aktivität des Golgi-Apparates sowie eine vermehrte Sekretabgabe in den Neurohämalbezirken beobachten. Umgekehrt sind mit dem Aufenthalt in einer 0,1 molaren Salzlösung cytoplasmatische Regressionserscheinungen korrelierbar. Analoge Vorgänge lassen sich an bestimmten Zelltypen in den paarigen Parietalganglien und dem unpaaren Visceralganglion feststellen. Nach Untersuchungen an *L. limosa*, bei der die verschiedenen Ganglien durch Kauterisierung ausgeschaltet wurden, ist anzunehmen, daß die Pleuralganglien in erster Linie den Wassertransport, die Parietalganglien hingegen Ionentransport-Mechanismen in der Körperwand und im Ureter beeinflussen. Demnach sind mindestens zwei verschiedene Hormone an der Osmoregulation beteiligt.

Über die eventuelle Beteiligung von Hormonen am Wachstum somatischer Gewebe gibt es bisher nur wenige Daten. In jüngster Zeit wurde von Experimenten an *Agriolimax reticulatus* berichtet (WIDJENES u. RUNHAM 1977), wonach die Zerstörung der medialen neurosekretorischen Zellen in den Cerebralganglien das Körperwachstum zum Stillstand bringt, während das Körpergewicht von Kontrolltieren im gleichen Beobachtungszeitraum (4 Wochen) um mehr als 400% zunahm. Auch bei *Lymnaea stagnalis* bewirkt die Ausschaltung eines bestimmten Zelltyps in den Cerebralganglien einen Wachstumsstopp des Körpers und seiner inneren Organe.

Tintenfische

Die Mehrzahl der einschlägigen Arbeiten über Tintenfische bezieht sich auf *Octopus vulgaris*, da sich diese Art (im Zusammenhang mit ihrer benthischen Lebensweise) besonders gut für Laboruntersuchungen eignet. Erfahrungen mit anderen Species scheinen zu zeigen, daß die Befunde an *Octopus* in ihren Grundzügen für alle Cephalopoden gelten dürften.

Die fundamentale Rolle der optischen Drüsen für die Fortpflanzungsbiologie der Tiere wurde erstmals von WELLS u. WELLS im Jahre 1959 beschrieben (vgl. WELLS u. WELLS 1977), und seither haben diese und andere Autoren Schritt um Schritt weitere Informationen gesammelt.

Der Ausgangspunkt für alle späteren Forschungsarbeiten war die Beobachtung, daß bei operativer Entfernung bestimmter Teile des Cerebralganglions (= Supraösophagialganglion) weibliche Tiere vorzeitig geschlechtsreif werden und deren optische Drüsen sich gleichzeitig erheblich vergrößern. Der Experimentalerfolg tritt schon bei nur 50 g schweren Tieren ein, obwohl sich *Octopus*-Weibchen im Mittelmeer normalerweise erst im zweiten Lebensjahr fortpflanzen, wenn sie 1 kg oder mehr wiegen. Andere Operationen (z. B. Blendung der Tiere als Folge einer Durchtrennung der Augennerven, Durchschneiden der nervösen Verbindung zwischen optischen Drüsen und dem zum medianen Teil des Supraösophangiolkomplexes gehörenden Subpeduncularganglion, Schnitt zwischen optischen Ganglien und optischen Drüsen – vgl. Abb. 148) haben den gleichen Effekt. Aber wenn man die optischen Drüsen zuvor entfernt, dann bewirken weder Blendung noch gezielte Gehirnläsionen eine vorzeitige Geschlechtsreifung. Bei Tieren, die schon in die Phase der Geschlechtsreifung eingetreten waren, bedingt der Ausfall der optischen Drüsen eine Rückbildung der Gonaden. Wenn die Verletzungen, welche eine Vergrößerung der optischen Drüse herbeiführen, nur auf einer Seite gesetzt werden, so bleibt die optische Drüse auf der anderen Seite hiervon unberührt.

Diese und weitere Experimente haben zu der folgenden Annahme geführt. Die optische Drüse produziert ein Hormon, welches die Reifung der Ovarien stimuliert (Dottereinlagerung!). Die Größe (und Färbung) der optischen Drüse ist ein Ausdruck ihres Aktivitätszustandes. Bei unreifen Tieren steht die optische Drüse unter hemmenden Einflüssen, die auf nervösem Wege von einem Zentrum in den Subpeduncularganglien des Gehirns zur optischen Drüse gelangen. Durchtrennung der Nervenbahnen hebt die Hemmwirkung auf. Das Zentrum der Subpeduncularganglien wird seinerseits über nervöse Impulse von den Augen her kontrolliert. Wenn die Aktivität der optischen Drüsen allein über nervöse Impulse in ihrer Tätigkeit gehemmt wird, dann müssen isolierte optische Drüsen, d. h. Organe, die ihrer nervösen Verbindungen beraubt sind, aktiv werden, und zwar unabhängig vom augenblicklichen physiologischen Zustand des Spendertieres. Tatsächlich ließ sich zeigen, daß transplantierte optische Drüsen in beiden Geschlechtern eine Vergrößerung der Gonaden und der Gonodukte bewirken. Die optischen Drüsen des Wirtes werden durch die Operation, zumindest äußerlich, nicht verändert. Bei den Transplantationsversuchen hat sich herausgestellt, daß eventuelle geschlechtsspezifische Unterschiede nur von geringer Bedeutung sind (Drüsen des eigenen Geschlechts sind ein wenig stärker wirksam). Innerhalb der Octobrachier wurden bisher keine faßbaren artspezifischen Unterschiede gefunden. Hingegen blieben Implantate optischer Drüsen von Decabrachiern (*Sepia* oder *Loligo*) bei Octobrachiern wirkungslos. Ob zur Erklärung dieses Unterschiedes an Differenzen zwischen den Hormonen beider Gruppen zu denken ist oder an immunologische Unverträglichkeitsreaktionen, bleibt zu klären.

Organkulturexperimente haben gelehrt, daß das Hormon der optischen Drüsen direkt auf das Zielgewebe wirkt. Ovar- oder Testisfragmente von *Sepia* vermögen in vitro zu überleben, aber Keimzellteilungen finden nur dann statt, wenn Gewebe von optischen Drüsen mit den Gonadenstücken assoziiert wird. Der Einfluß der optischen Drüsen auf die Gonadenreifung läßt sich auch daran ablesen, daß nach Entfernung der optischen Drüsen die Proteinsynthese in den Ovarien binnen 5 Tagen steil abfällt: radioaktiv markiertes Leucin wird von künstlich zur Reifung gebrachten Tieren nicht mehr in Dotterproteine inkorporiert (Abb. 149). Umge-

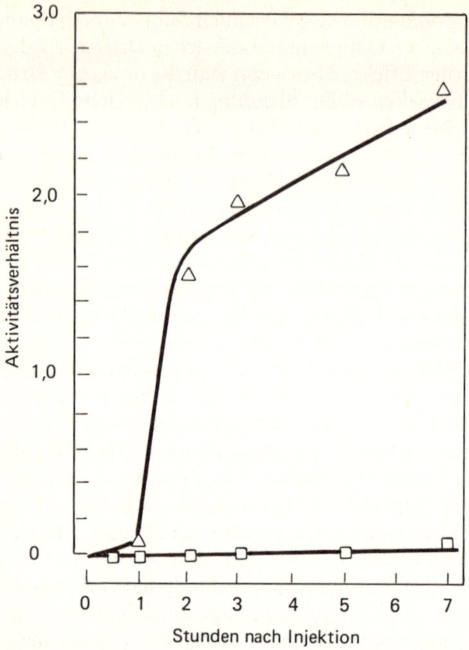

Abb. 149 Akkumulation von Radioaktivität in der Proteinfraktion von Ovarien nach Injektion von markiertem Leucin bei Octopoden: Δ intakte Tiere, □ ähnliche Tiere, denen die optischen Drüsen 5 Tage vor der Injektion entfernt worden waren. Das Aktivitätsverhältnis wurde errechnet aus der Anzahl der Zerfälle pro Gramm Gewebe dividiert durch die Anzahl der Zerfälle des mit ^{14}C markierten Leucins pro Gramm Körpergewicht (nach *O'Dor* u. *Wells*).

kehrt: wenn man Eier mehrere Stunden lang in künstlichen Medien inkubiert, dann erhöht sich in Gegenwart von Hormon aus optischen Drüsen sowohl die Aufnahme von Aminosäuren als auch deren Einbau in Protein. Vermutlich sind die Follikelzellen Syntheseort für die Dotterproteine. Stimulation der Proteinsynthese im Ovar durch Extrakte aus optischen Drüsen wurde inzwischen auch für den Decabrachier *Illex illecebrosus* nachgewiesen (ROWE u. IDLER 1977). Inwieweit die optische Drüse neben ihren gonadotropen Wirkungen noch katabole Funktionen im Hämocyanin-Stoffwechsel hat, ist nicht hinreichend geklärt. MANGOLD u. FROESCH (1977) betonen, daß bisher weder histologische noch Ultrastrukturuntersuchungen an der optischen Drüse eindeutige Kriterien für deren innersekretorische Aktivität liefern.

Für die Geschlechtsdifferenzierung ist die optische Drüse ohne Belang. Undifferenzierte Gonaden entwickeln sich in vitro auf einem anhormonalen Milieu entweder zu Testes oder zu Ovarien. Demnach müssen die Differenzierungsfaktoren in der Gonade selbst gelegen sein (Lemaire 1972). Für die Existenz von Gonadenhormonen bei Cephalopoden gibt es bisher keinerlei Hinweise. Eine teilweise etwas spekulative Arbeit über *Octopus hummelincki* versucht, der optischen Drüse eine besondere ökologische Aufgabe in der Kontrolle der Populationsgröße zuzumessen, indem die optische Drüse als Hauptkomponente in einem „Selbstzerstörungssystem" angesehen wird. Entfernung der optischen Drüse nach dem Laichen führt bei der genannten Art zu erneuter Nahrungsaufnahme, erhöhtem Wachstum und einer Verlängerung der Lebensdauer (maximales Überleben nach dem Laichen bei unbehandelten Tieren: 51 Tage, bei einem operierten Tier: 277 Tage) (Wodinsky 1977).

Dem neurosekretorischen System im Bereich der Vena cava schreibt man eine die Herzaktivität stimulierende Wirkung zu. Wenn man das isolierte Herz von *Eledone cirrosa* mit Seewasser perfundiert und sodann einen Extrakt der Vena cava (vor allem aus dem vorderen Bereich, in dem die Neurohämalbezirke besonders ausgedehnt sind) zufügt, dann steigen Frequenz und Amplitude des Herzschlags für 10–20 Minuten stark an. Das mutmaßliche neurosekretorische Hormon ist nicht artspezifisch, aber merkwürdigerweise müssen Venenextrakte von Octopoden 10–20fach verdünnt werden, um ähnliche Wirkungen bei Decabrachiern zu entfalten, und umgekehrt müssen Extrakte aus den Venen von Vertretern dieser Gruppe etwa um den gleichen Faktor konzentriert werden, um entsprechende Effekte bei Octopoden auszulösen.

Es wurden einige physikochemische Daten über das neurosekretorische Hormon (Molekulargewicht ca. 1300) ermittelt (Blanchi u. Mitarb. 1973), aber die chemische Natur dieser Substanz ist noch nicht bekannt. Ihre mögliche physiologische Bedeutung ist vorerst hypothetisch. Vielleicht ist sie in Streßsituationen (Kampf, Flucht) bedeutsam, in denen eine vermehrte Blutzirkulation durchaus als eine biologisch sinnvolle Anpassung verstanden werden kann.

Stachelhäuter (Echinodermata)

Von derzeit etwa 30 Seesternarten ist bekannt, daß ihre Radiärnerven eine Substanz enthalten, welche bei diesen Tieren die Abgabe von Geschlechtsprodukten auslöst. Der aktive Stoff, das Laichhormon, wirkt binnen 30 Minuten sowohl auf isolierte Gonaden als auch nach Injektion in die Perivisceralhöhle bei lebenden Tieren. Zwar sind die Zellen, die dieses Hormon erzeugen, noch nicht bekannt, aber es besteht kein Zweifel daran, daß es sich dabei um ein Neurosekret handelt (CHAET 1967). Über den Weg seiner Verteilung im Organismus besteht noch keine Einigkeit. Nach bisherigen Analysen der Extrakte von 2 Arten handelt es sich um ein niedermolekulares Polypeptid mit einem Molekulargewicht von ca. 2200. Das Hormon enthält kein Cystein und ist daher vermutlich ein einfaches Kettenmolekül (KANATANI u. Mitarb. 1971). Es ist nicht geschlechtsspezifisch und die Artspezifität ist vermutlich nur gering. Von dieser Regel gibt es allerdings einige Ausnahmen. Z. B. induzieren Radiärnerven-Extrakte von *Asterina pectinifera* Laichen bei *Asterias amurensis*. Aber das Umgekehrte gilt nicht.

Unter dem Einfluß des Laichhormons oder Radiärnervenfaktors (= RNF) werden die Kittsubstanzen zwischen den Follikelzellen gelöst, so daß die Eizelle frei wird. Dabei findet gleichzeitig die Vollendung der Meiose statt, die während der Wachstumsphase der Eizellen sistiert wird. Genauere Untersuchungen haben gezeigt, daß der gonadotrope Effekt des RNF vor allem darin besteht, daß die Follikelzellen zur Produktion einer Reifungssubstanz veranlaßt werden. Sie wurde als 1-Methyladenin (Abb. 150) identifiziert (KANATANI u. Mitarb. 1969). Nur $1{,}3 \times 10^{-7}$ M 1-Methyladenin reichen aus, um die Oocytenreifung herbeizuführen, während eine 10mal höhere Konzentration erforderlich ist, um die Eizelle aus der Follikelhülle zu befreien. Wahrscheinlich bedingt das 1-Methyladenin im weiblichen Geschlecht cytoplasmatische Veränderungen an der Zelloberfläche als Voraussetzung für die Reifung (Vollendung der Meiose). Das 1-Methyladenin selbst darf wahrscheinlich nicht als Hormon im eigentlichen Sinn des Wortes angesehen werden. Es ist eher der bei Embryogeneseprozessen bekannten Wirkung von Induktorsubstanzen vergleichbar (HIGHNAM u. HILL 1977).

Hohe Konzentrationen von Radiärnervenextrakten können die Freisetzung der Geschlechtszellen hemmen. Demnach scheint es ein zweites, ein inhibitorisches Hormon zu geben. Beide Hormone lassen sich mit Hilfe physikochemischer Methoden voneinander trennen. Prüft man die Prä-

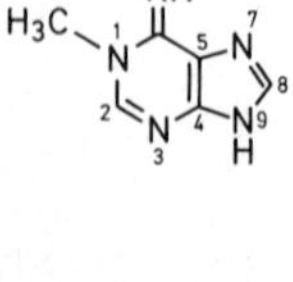

Abb. 150 1-Methyladenin.

senz der Hormone innerhalb des Fortpflanzungszyklus, dann stellt sich heraus, daß das Hormon mit freisetzender Wirkung permanent vorhanden ist, das hemmende Hormon jedoch nur bei Tieren mit reifen Gonaden vorkommt.

Wahrscheinlich wird unter natürlichen Bedingungen die Abgabe der Geschlechtsprodukte durch Fluktuationen in der Konzentration des hemmenden Hormons kontrolliert.

Erwartungsgemäß mehren sich die Hinweise, daß auch andere Klassen der Echinodermen ähnliche Gonadotropin-Systeme haben wie die Seesterne. Zum Beispiel induzieren Seestern-Radiärnerven-Extrakte bei der Holothurie *Parastichopus californicus* die Produktion einer Substanz, die Oocytenreifung bedingt. Und auch vom Seeigel *Strongylocentrotus purpuratus* und einigen anderen Arten wurde bekannt, daß Radiärnerven-Extrakte Laichen induzieren. Die Reaktionen bei den Seeigeln unterscheiden sich von denen der Seesterne dadurch, daß bei ihnen das Hormon schon binnen einer Minute zum Erfolg führt, während bei den Seesternen 30–45 Minuten bis dahin vergehen. Aber bei Anwendung des Hormons von Seesternen auf Seeigel tritt die Reaktion schnell ein, während umgekehrt bei Behandlung von Seesternen mit Seeigelhormon die längere Zeit bis zum Reaktionserfolg vergeht. Für diesen auffälligen Unterschied gibt es bisher keine plausible Erklärung. Auch bei Seeigeln induziert der Radiärnervenfaktor (RNF) die Produktion eines Gonadenfaktors (GF) (COCHRAN u. ENGELMANN 1976). Beim RNF dürfte es sich um ein Polypeptid mit einem Molekulargewicht von ca. 5600 (± 800) handeln. Tests mit Hodenfragmenten zur Beurteilung der Wirksamkeit des Gonadenfaktors ergaben, daß mit RNF inkubierte Gonaden ein Produkt liefern, welches dem 1-Methyladenin von Seesternen in der Wirkung und im chromatographischen Verhalten sehr ähnlich, wenn nicht vielleicht

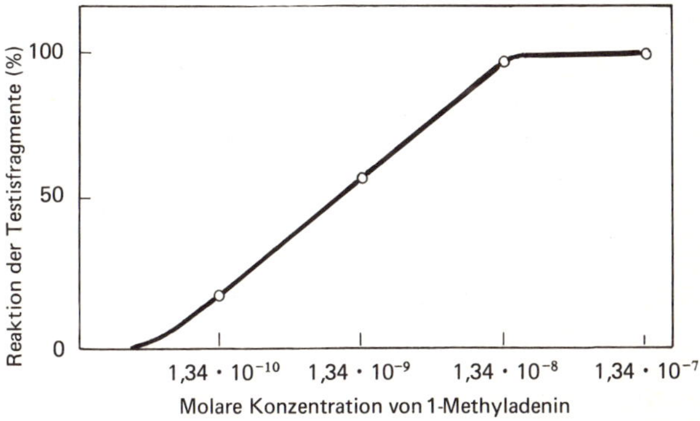

Abb. 151 Auslösung der Spermaabgabe aus Testisfragmenten von Seeigeln durch 1-Methyladenin (nach *Cochran* u. *Engelmann*).

sogar mit ihm identisch ist. Zumindest werden auch bei Seeigeln unter dem Einfluß von 1-Methyladenin Geschlechtszellen vom Testis ausgestoßen (Abb. 151).

Anhang

Abkürzungssymbole der Aminosäuren[1]

Ala	(A)	Alanin
Arg	(R)	Arginin
Asn	(N)	Asparagin
Asp	(D)	Asparaginsäure
Cys	(C)	Cystein
Gln	(Q)	Glutamin
Glu	(E)	Glutaminsäure
Gly	(G)	Glycin
His	(H)	Histidin
Ile	(I)	Isoleucin
Leu	(L)	Leucin
Lys	(K)	Lysin
Met	(M)	Methionin
Phe	(F)	Phenylalanin
Pro	(P)	Prolin
Ser	(S)	Serin
Thr	(T)	Threonin
Trp	(W)	Tryptophan
Tyr	(Y)	Tyrosin
Val	(V)	Valin

[1] Die Buchstaben in Klammern bedeuten die Ein-Buchstaben-Abkürzugen, die nur beim Arbeiten mit Rechenmaschinen oder in besonderen Graphiken verwendet werden sollen.

ANHANG

Liste für internationale Freinamen (INN), die von der World Health Organization (WHO) für Hormone vergeben wurden, die als pharmazeutische Substanzen im Handel sind.*

INN	Geläufiger wissenschaftlicher Name
Choriongonadotrophin	Choriongonadotropin
Corticotrophin	Corticotropin
Gonadorelin	Gonadoliberin (Folliberin, Luliberin)
Lypressin	Lysin-Vasopressin
Protirelin	Thyroliberin
Serumgonadotrophin	Pregnant Mare Serum
Sincalid	Pancreozymin-) -(26–33)-Oktapeptid = Cholecystokinin-)
Tetracosactid	Corticotropin-(1–24)-tetracosapeptid
Thyrotrophin	Thyreotropin

* Quelle: International Nonproprietary Names (INN) For Pharmaceutical Substances, Cumulative List No. 5, World Health Organization, Genève 1977

Literatur

ABEL, J. J.: Crystalline insulin. Proc. nat. Acad. Sci. (Wash.) 12 (1926) 132–136

ACHER, R.: Chemistry of the neurohypophysial hormones: an example of molecular evolution. In: Handbook of Physiology, Sect. 7, Endocrinology, Bd. IV/1, hrsg. von E. Knobil, W. H. Sawyer, American Physiological Society, Washington 1974 (S. 119–130)

ADDISON, T.: On the Constitutional and Local Effects of Disease of the Suprarenal Capsules. S. Highley, London 1855

ALTSZULER, N.: Actions of growth hormone on carbohydrate metabolism. In: Handbook of Physiology, Sect. 7, Endocrinology, Bd. IV/2, hrsg. von E. Knobil, W. H. Sawyer. American Physiological Society, Washington 1974 (S. 233–252)

ALTSZULER, N., R. STEELE, A. DUNN, J. S. WALL, R. C. DE BODO: Diminution of insulin effect by growth hormone in hypophysectomized dogs; studies with C^{14} glucose. Amer. J. Physiol. 196 (1959) 231–234

ARCH, S.: Neuroendocrine regulation of egg laying in *Aplysia californica*. Amer. Zool. 16 (1976) 167–175

ASCHHEIM, S., B. ZONDEK: Hypophysenvorderlappenhormon und Ovarialhormon im Harn von Schwangeren. Klin. Wschr. 6 (1927) 1322

AUSTEN, B. M., D. G. SMYTH, C. R. SNELL: γ-Endorphin, α-endorphin and metenkephalin are formed extracellularly from lipotropin C fragment. Nature (Lond.) 269 (1977) 619–621

AXELSSON, J.: Catecholamine actions. Ann. Rev. Physiol. 33 (1971) 1–30

BAGNARA, J. T., M. E. HADLEY: Chromatophores and Color Change. Prentice Hall, Englewood Cliffs 1973 (S. 202)

BAGNOLI, P., M. BRUNELLI, F. MAGNI, M. VIOLA: The identification of a flash-inhibiting substance from the male gonads of *Luciola lusitanica* (Charp.). Arch. ital. Biol. 108 (1972) 180–206

BAHL, O. P.: Chemistry of human chorionic gonadotropin. In: Hormonal Proteins and Peptides, Bd. I, hrsg. von C. H. Li. Academic Press, New York 1973 (S. 171–199)

BAKER, B. I., J. N. BALL: Evidence for a dual pituitary control of teleost melanophores. Gen. comp. Endocr. 25 (1975) 147–152

BAKER, B. L.: Functional cytology of the hypophysial pars distalis and pars intermedia. In: Handbook of Physiology, Sect. 7, Endocrinology, Bd. IV/1, hrsg. von E. Knobil, W. H. Sawyer. American Physiological Society, Washington 1974 (S. 45–80)

BAKER, H. W. G., W. J. BREMNER, H. G. BURGER, D. M. DE KRETSER, AUSMA DULMANIS, L. W. EDDIE, B. HUDSON, E. J. KEOGH, V. W. K. LEE, G. C. RENNIE: Testicular control of follicle-stimulating hormone secretion. Recent Progr. Hormone Res., Bd. 32. Academic Press, New York 1976 (S. 429–476)

BALL, J. N., B. I. BAKER, M. OLIVEREAU: Investigations on hypothalamic control of adenohypophysial functions in teleost fishes. Gen. comp. Endocr. Suppl. 3 (1972) 11–21

BANGHAM, D. R., B. GRAB: The second international standard for chorionic gonadotropins. Bull. Wld Hlth Org. 31 (1964) 111–125

BANTING, F., C. H. BEST: The internal secretion of the pancreas. J. Lab. Clin. Med. 7 (1922) 522

BÄR, H.-P.: Cyclisches AMP und die Wirkung der Hormone. Chemie uns. Zeit 6 (1972) 87–93

BARAKAT, R. M., R. P. EKINS: Assay of vitamin B 12 in blood: a simple method (a preliminary communication). Lancet 1961/II, 25

BARKER, S. B.: The Thyroid Gland, Vol. 1, hrsg. von R. Pitt-Rivers, W. R. Trotter. Butterworth, London 1964, Kap. 10

BARR, W. A.: Patterns of ovarian activity. In: Perspectives in Endocrinology, hrsg. von E. J. W. Barrington, C. B. Jørgensen. Academic Press, New York 1968 (S. 163–237)

BARRINGTON, E. J. W.: Phylogenetic perspectives in vertebrate endocrinology. In: Perspectives in Endocrinology, hrsg. von E. J. W. Barrington, C. B. Jørgensen. Academic Press, New York 1968 (S. 1–46)

BARRINGTON, E. J. W.: Evolution and hormones. In: Growth and Growth Hormone, hrsg. von A. Pecile, E. E. Müller. Proc. Sec. Intern. Symp. on Growth Hormone, Excerpta Medica, Amsterdam 1972 (S. 1–16)

BARRINGTON, E. J. W., G. J. DOCKRAY: Gastrointestinal Hormones. J. Endocrinol. 69 (1976) 299–325.

BARTH, R.H.: Hormonal control of sex attractant in the Cuban Cockroach. Science, N. Y. 133 (1961) 1598–1599

BARTH, R. H.: Insect mating behavior: endocrine control of a chemical communication system. Science 149 (1965) 882–883

BASKIN, D. G.: Neurosecretion and the endocrinology of nereid polychaetes. Amer. Zool. 16 (1976) 107–124

BASSETT, J. M., T. J. OXBORROW, I. D. SMITH, G. D. THORBURN: The concentration of progesterone in the peripheral plasma of the pregnant ewe. J. Endocr. 45 (1969) 449–457

BEERMANN, W.: Control of differentiation at the chromosomal level. J. exp. Zool. 157 (1964) 49–62

BEHRMAN, H. R.: Prostaglandins in hypothalamo-pituitary and ovarian function. Ann. Rev. Physiol. 41 (1979) 685–700

BENSON, B., M. J. MATTHEWS, V. J. HRUBY: Characterization and effects of a bovine pineal antigonadotropic peptide. Amer. Zool. 16 (1976) 17–24

BENTLEY, P. J.: Neurohypophysial hormones in amphibia: A comparison of their actions and storage. Gen. comp. Endocr. 13 (1969) 39–44

BENTLEY, P. J.: Endocrines and Osmoregulation. Springer, Heidelberg (1971) (S. 300)

BENTLEY, P. J.: Actions of neurohypophysial peptides in amphibians, reptiles and birds. In: Handbook of Physiology, Sect. 7, Endocrinology, Bd. IV/1, hrsg. von E. Knobil, W. H. Sawyer, American Physiological Society, Washington 1974 (545–563)

BERGSTRÖM, S.: Prostaglandins: Members of a new hormonal system. Science 157 (1967) 382–391

BERLIND, A., I. M. COOKE: Release of a neurosecretory hormone as peptide by electrical stimulation of crab pericardial organs. J. exp. Biol. 53 (1970) 679–686

BERNARD, C.: Introduction à l'étude de la médecine expérimentale. J. B. Baillière et Fils, Paris 1865

BERREUR-BONNENFANT, J.: Etude comparée du testicule de quelques Crustacés gonochoriques ou hermaphrodites. Arch. Zool. expér. gén. Fr. 112 (1971) 375–395

BERTHOLD, A. A.: Transplantation der Hoden. Arch. Anat. Physiol. (wiss. Med.) 16 (1849) 42–46

BICKENBACH, W., E. PAULIKOVICS: Hemmung der Follikelreifung durch Progesteron bei der Frau. Zbl. Gynäk. 68 (1944) 153

BIERNE, J.: Contrôle neuroendocrinien de la puberté chez le mâle de *Lineus ruber* Müller (Hétéronemerte). C. R. Acad. Sci. (Paris) Série D 276 (1973) 363–366

BINKLEY, S. A., J. B. RIEBMAN, K. B. REILLY: The pineal gland: A biological clock in vitro. Science 202 (1978) 1198–1201

BLANCHI, D., L. NOVIELLO, M. LIBONATI: A neurohormone of cephalopods with cardioexcitatory activity. Gen. comp. Endocr. 21 (1973) 267–277

BLISS, D. E.: Transition from water to land in decapod crustaceans. Amer. Zool. 8 (1968) 355–392

BLÜM, V.: Zur hormonalen Steuerung der Brutpflege einiger Cichliden. Zool. Jb. Physiol. 72 (1966) 264–290

BØLER, J., F. ENZMANN, K. FOLKERS, C. J. BOWERS, A. V. SCHALLY: The identity of chemical and hormonal properties of the thyrotropin releasing hormone and pyroglutamyl-histidyl-proline amide. Biochem. biophys. Res. Commun. 37 (1969) 705–710

BOLLENBACHER, W. E., D. W. BORST, J. D. O'CONNOR: Endocrine regulation of lipid synthesis in decapod crustaceans. Amer. Zool. 12 (1972) 381–384

BONACKER, L., R. HEVEY: Nicht-isotopische Immunoassays. Lab. Blätter (Behringwerke Marburg) 27, 1977

BRASELTON, W. E., L. L. ENGEL, J. C. ORR: The flux of intermediates and products in aromatization of C_{19}-steroids by human placental microsomes. Europ. J. Biochem. 48 (1974) 35

BREUER, H., D. HAMEL, H. L. KRÜSKEMPER (Hrsg.): Methoden der Hormonbestimmung. Thieme, Stuttgart 1975 (S. 459)

BROMER, W. W., G. SINN, O. K. BEHRENS: The amino acid sequence of glucagon. Location of amide groups, acid, degradation studies and summary of sequential evidence. J. Amer. Chem. Soc. 79 (1957) 2807–2810

BROOMFIELD, C. E., P. M. HARDY: The synthesis of locust adipokinetic hormone. Tetrahedron Lett. 25 (1977) 2201–2204

BROWN, N. K., J. BAYLE, C. G. SCANES, B. K. FOLLETT: Chicken gonadotropins: their effects on the testes of immature and hypophysectomized quail. Cell Tiss. Res. 156 (1975) 499–520

BÜCKMANN, D.: Die hormonale Steuerung der Pigmentierung und des morphologischen Farbwechsels bei den Insekten. Fortschr. Zool. 22, H. 2/3 (1974) 1–22

BURGUS, R., N. LING, M. BUTCHER, R. GUILLEMIN: Primary structure of somatostatin, a hypothalamic peptide that inhibits the secretion of pituitary growth hormone. Proc. nat. Acad. Sci. (Wash.) 70 (1973) 684–688

BUTENANDT, A.: Über „Progynon" ein krystallisiertes weibliches Sexualhormon. Naturwissenschaften 17 (1929) 879

BUTENANDT, A.: Über die chemische Untersuchung der Sexualhormone. Z. angew. Chem. 44 (1931) 905–908

BUTENANDT, A., G. HANISCH: Über Testosteron. Umwandlung des Dehydroandrosterons in Androstendiol und Testosteron; ein Weg zur Darstellung des Testosterons aus Cholesterin. Hoppe-Seylers Z. physiol. Chem. 237 (1935) 89–97

BUTENANDT, A., P. KARLSON: Über die Isolierung eines Metamorphose-Hormons der Insekten in kristallisierter Form. Z. Naturf. 96 (1954) 389–391

BUTENANDT, A., K. TSCHERNING: Über Androsteron, ein krystallisiertes männliches Sexualhormon. I. Isolierung und Reindarstellung aus Männerharn. Hoppe-Seylers Z. physiol. Chem. 229 (1934) 167–184

BYGDEMAN, M., N. WIQVIST: Early abortion in the human. Ann. N. Y. Acad. Sci. 180 (1971) 471–482

CALLARD, G. V., K. J. RYAN: Gonadotropin action and androgen synthesis in enzyme dispersed testicular cells of the turtle (*Chrysemys picta*). Gen. comp. Endocr. 31 (1977) 414–421

CALLARD, I. P., J. P. DOOLITTLE: The influence of intrahypothalamic implants of progesterone on ovarian growth and function in the ovoviviparous iguanid lizard *Sceloporus cyanogenys*. Comp. Biochem. Physiol. 44 A (1973) 625–629

CALLARD, I. P., S. W. C. CHAN, G. V. CALLARD: Hypothalamic-pituitary-adrenal relationships in reptiles. In: Brain-Pituitary-Adrenal Interrelationships, hrsg. von A. Brodish, E. S. Redgate. Karger, Basel 1973 (S. 270–292)

CALLARD, I. P., J. DOOLITTLE, W. L. BANKS jr., S. W. C. CHAN: Recent studies on the control of the reptilian ovarian cycle. Gen. comp. Endocr. Suppl. 3 (1972) 65–75

CAMPER, P. M., W. H. BURKE: The effects of prolactin on the gonadotropin induced rise in serum estradiol and progesterone of the laying turkey. Gen. comp. Endocr. 32 (1977) 72–77

CANFIELD, R. E., F. J. MORGAN, S. KAMMERMAN, J. J. BELL, G. M. AGOSTO: Studies of human chorionic gonadotropin. Recent Progr. Hormone Res. 21 (1971) 121–154

CARLISLE, D. B., F. KNOWLES: Endocrine Control in Crustaceans. Cambridge University Press, London 1959

CARLSEN, J., M. CHRISTENSEN, L. JOSEFSSON: Purification and chemical structure of the red pigment-concentrating hormone of the prawn *Leander adspersus*. Gen. comp. Endocr. 30 (1967) 327–331

CHAET, A. B.: Gamete release and shedding substance of sea-stars. Symp. Zool. Soc., London 20 (1967) 13–24

CHALLIS, J. R. G., J. D. TOROSIS: Is α-MSH a trophic hormone to adrenal function in the foetus? Nature 269 (1977) 818–819

CHAN, D. K. O.: Hormonal regulation of calcium balance in teleost fish. Gen. comp. Endocr. Suppl. 3 (1972) 411–420

CHAN, D. K. O.: Comparative physiology of the vasomotor effects of neurohypophysial peptides in the vertebrates. Am. Zool. 17 (1977) 751–761

Chan, D. K. O., I. Chester Jones, R. N. Smith: The effect of mammalian calcitonin on the plasma levels of calcium and inorganic phosphate in the European eel (*Anguilla anguilla L.*). Gen. comp. Endocr. 11 (1968) 243–254

Chang, E. S., J. D. O'Connor: Secretion of α-ecdysone by crab Y-organs in vitro. Proc. nat. Acad. Sci. (Wash.). 74 (1977) 615–618

Charniaux-Cotton, H.: Découverte chez un Crustacé Amphipode *(Orchestia gammarella)* d'une glande endocrine responsable de la différenciation des caractères sexuels primaires et secondaires mâles. C. R. Acad. Sci. 239 (1954) 780–782

Charniaux-Cotton, H.: Hermaphroditism and gynandromorphism in malacostracan crustacea. In: Intersexuality in the Animal Kingdom, hrsg. von R. Reinboth, Springer, Berlin 1975 (S. 91–105)

Charniaux-Cotton, H., L. H. Kleinholz: Hormones in invertebrates other than insects. In: The Hormones, Bd. IV, hrsg. von G. Pincus, K. V. Thimann, E. B. Astwood. Academic Press, New York 1964 (S. 135–198)

Chauvet, M. T., J. Chauvet, R. Acher: The neurohypophyseal hormone-binding proteins: Complete amino-acid sequence of ovine and bovine MSEL-neurophysins. Europ. J. Biochem. 69 (1976) 475–485

Chester jones, I., D. K. O. Chan, I. W. Henderson, J. N. Ball: The adrenocortical steroids, adrenocorticotropin and the corpuscles of stannius. In: Fish Physiology, Bd. II, hrsg. von W. S. Hoar, D. J. Randall. Academic Press, New York 1969 (S. 321–376)

Chester Jones, I., D. Bellamy, D. K. O. Chan, B. K. Follett, I. W. Henderson, J. G. Phillipps, R. S. Snart: Biological actions of steroid hormones in nonmammalian vertebrates. In: Steroids in Nonmammalian Vertebrates, hrsg. von D. R. Idler. Academic Press, New York 1972 (S. 414–480)

Chiu, K. W., W. G. Lynn: Further observations on the role of the thyroid in skin shedding in the shovel-nosed snake, *Chionactis occipitalis*. Gen. comp. Endocr. 17 (1971) 508–511

Clever, U., P. Karlson: Induktion von Puff-Veränderungen in den Speicheldrüsenchromosomen von *Chironomus tentans* durch Ecdyson. Exp. Cell Res. 20 (1960) 623–626

Cochran, R. C., F. Engelmann: Characterization of spawn-inducing factors in the sea urchin, *Strongylocentrotus purpuratus*. Gen. comp. Endocr. 30 (1976) 189–197

Colombo, L., S. Pesavento, D. W. Johnson: Patterns of steroid metabolism in teleost and ganoid fishes. Gen. comp. Endocr. Suppl. 3 (1972) 245–253

Cooper, K. J., S. M. McCann: Influence of ovarian steroids on pituitary responsiveness to LH-releasing hormone (LH-RH) in the rat. In: Hypothalamic Hormones, hrsg. von M. Motta, P. G. Crosignani, L. Martini. Academic Press, New York 1975 (S. 161–168)

Cooper, M. D., A. R. Lawton iii: The development of the immune system. Sci. Amer. 231/5 (1974) 59–72

Copp, D. H.: Endocrine regulation of calcium metabolism. Ann. Rev. Physiol. 32 (1970) 61–86

Copp, D. H.: Calcium regulation in birds. Gen. comp. Endocr. Suppl. 3 (1972) 441–447

Copp, D. H.: Comparative endocrinology of calcitonin. In: Handbook of Physiology, Sect. 7, Endocrinology, Vol. VII: Parathyroid Gland, hrsg. von G. D. Aurbach. American Physiological Society, Washington 1976 (S. 431–442)

Copp, D. H., E. C. Cameron, B. A. Cheney, A. G. F. Davidson, K. G. Henze: Evidence for calcitonin – a new hormone from the parathyroid that lowers blood calcium. Endocrinology 70 (1962) 638–649

Cornell, J. S., J. G. Pierce: The subunits of human thyroid stimulating hormone: isolation, properties and composition. J. Biol. Chem. 248 (1973) 4327–4333

Corner, G. W.: The Hormones in Human Reproduction. University Press, Princeton 1942 (S. 209)

Courrier, R.: Antagonisme et synergie des

hormones ovariennes. Bull. Acad. Méd. (Paris), 3. Série 105 A (1941) 124, 39

CRIM, L. W., R. E. PETER, R. BILLARD: Stimulation of gonadotropin secretion by intraventricular injection of hypothalamic extracts in the goldfish, *Carassius auratus*. Gen. comp. Endocr. 30 (1976) 77–82

CROSIGNANI, P. G., T. NENCIONI: An appraisal of the role of serum HCS in monitoring pregnancy. In: Growth and Growth Hormone, hrsg. von A. Pecile, E. E. Müller. Proc. Intern. Symp. Growth Horm, Excerpta Medica Found. Amsterdam 1972 (S. 239)

CSENDES, A., J. I. ISENBERG, M. I. GROSSMAN: Pancreatic protein secretion in response to secretion plus C-terminal octapeptide of cholecystokinin. Gastroenterology 60 (1971) 770

DALL, W., M. C. BARCLAY: Induction of viable ecdysis in the western rock lobster by 20-hydroxyecdysone. Gen. comp. Endocr. 31/3 (1977) 323–334

DAUGHADAY, W. H., K. HALL, M. S. RABEN, W. D. SALMON, J. L. VAN DEN BRANDE, J. J. VAN WYKE: Somatomedin: proposed designation for sulphation factor. Nature (Lond.) 235 (1972) 107

DAVIES, I. J., K. J. RYAN: Comparative endocrinology of gestation. Vitam. and Horm. 30 (1971) 223–279

DAVIS, J. O.: Regulation of aldosterone secretion. In: Handbook of Physiology, Sect. 7, Bd. VI: Adrenal Gland, hrsg. von H. Blaschko, G. Sayers, A. D. Smith. American Physiological Society, Washington 1975 (S. 77–106)

DICZFALUSY, E.: Steroid metabolism in the foeto-placental unit. In: The Foeto-Placental Unit, hrsg. von A. Pecile, C. Finzi. Excerpta Medica, Amsterdam 1969 (S. 65–109)

DOCKRAY, G. J.: Comparative studies on secretin. Gen. comp. Endocr. 25 (1975) 203–210

DOCKRAY, G. J.: Comparative biochemistry and physiology of gut hormones. Ann. Rev. Physiol. 41 (1979) 83–95

DODD, J. M., B. K. FOLLETT, P. J. SHARP: Hypothalamic control of pituitary function in submammalian vertebrates. Advanc. comp. Physiol. Biochem. 4 (1971) 113–223

DOISY, E. A., C. D. VELER, S. A. THAYER: Folliculin from urine of pregnant women. Amer. J. Physiol. 90 (1929) 329–330

DORFMAN, R. I., F. UNGAR: Metabolism of Steroid Hormones. Academic Press, New York 1965 (S. 716)

DOUGLAS, W. W., R. P. RUBIN: The mechanism of catecholamine release from the adrenal medulla: calcium as a link in stimulus-secretion coupling. J. Physiol. (Lond.) 167 (1963) 288–310

DURCHON, M., M. PORCHET: Premières données quantitatives sur l'activité endocrine du cerveau des néréidiens au cours de leur cycle sexuel. Gen. comp. Endocr. 16 (1971) 555–565

EDELMAN, I. S., G. M. FIMOGNARI: On the biochemical action of aldosterone. Recent Progr. Hormone Res. 24 (1968) 1–44

EIK-NES, K. B.: Biosynthesis and secretion of testicular steroids. In: Handbook of Physiology, Sect. 7, Endocrinology Bd. V: Male Reproductive System, hrsg. von D. W. Hamilton, R. O. Greep. American Physiological Society, Washington 1975 (S. 95–115)

EKINS, R. P.: The estimation of thyroxine in human plasma by an electrophoretic technique. Clin. chim. Acta 5 (1960) 453–459

EMMERSEN, B. K., I. M. PETERSEN: Natural occurrence and experimental induction by estradiol-17β, of a lipophosphoprotein (vitellogenin) in Flounder *(Platichthys flesus*, L.). Comp. Biochem. Physiol. 54 B (1976) 443–446

ENGEL, L. L.: The biosynthesis of estrogens. In: Handbook of Physiology, Sect. 7, Endocrinology, Bd. II/1, hrsg. von R. O. Greep. American Physiological Society, Washington 1973 (S. 467–483)

ENGELMANN, F.: The control of reproduction in *Diploptera punctata* (Blattaria). Biol. Bull. 116 (1959) 406–419

ENGELMANN, F.: Juvenile hormone-controlled synthesis of female specific protein in the cockroach *Leucophaea maderae*. Arch. Biochem. 145 (1971) 439–447

ENGELMANN, F.: Juvenile hormone induced RNA and specific protein synthesis in an adult insect. Gen. comp. Endocr. Suppl. 3 (1972) 168–173

ENSOR, D. M., J. N. BALL: Prolactin and osmoregulation in fishes. Fed. Proc. 31 (1972) 1615–1623

ERB, R. E., R. D. RANDEL, T. N. MELLIN, V. L. ESTERGREEN, jr.: Urinary estrogen excretion rates during pregnancy in the bovine. J. Dairy Sci. 51 (1968) 416–419

ETKIN, W.: How a tadpole becomes a frog. Sci. Amer. 214/5 (1966) 76–88

FALLON, A. M., H. H. HAGEDORN, G. R. WYATT, H. LAUFER: Activation of vitellogenin synthesis in the mosquito *Aedes aegypti* by ecdysone. J. Insect Physiol. 20 (1974) 1815–1923

FÄNGE, R., K. SCHMIDT-NIELSEN, H. OSAKI: The salt gland of the herring gull. Biol. Bull. 115 (1958) 162–171

FARMER, S. W., P. LICHT, H. PAPKOFF, E. DANIELS: Purification of gonadotropins in the leopard frog *(Rana pipiens)*. Gen. comp. Endocr. 32 (1977) 158–162

FARMER, S. W., H. PAPKOFF, T. HAYASHIDA, T. A. BEWLEY, H. A. BERN, C. H. LI: Purification and properties of teleost growth hormone. Gen. comp. Endocr. 30 (1976) 91–100

FAWCETT, D. W., J. A. LONG, A. L. JONES: The ultrastructure of endocrine glands. Recent Progr. Hormone Res. 24 (1969) 315

FERNLUND, P.: Structure of a lightadapting hormone from the shrimp *Paudalus borealis*. Biochim. biophys. Acta (Amst.) 439 (1976) 17–25

FERNLUND, P., L. JOSEFSSON: Crustacean color-change hormone: amino acid sequence and chemical synthesis. Science 177 (1972) 173–175

FEVOLD, H. R., E. W. PFEIFFER, J. S. RICE: Steroid biosynthesis by phalarope (*Steganopus tricolor* and *Lobipes lobatus*) adrenal tissue. Gen. comp. Endocr. 21 (1973) 353–357

FIEDLER, K.: Hormonale Kontrolle des Verhaltens bei Fischen. Fortschr. Zool. 22 (1974) 268–309

FINGERMAN, M.: Comparative physiology: Chromatophores. Ann. Rev. Physiol. 32 (1970) 345–372

FINGERMAN, M., S. FINGERMAN, R. D. HAMMOND: Comparison of red pigment concentrating hormones from the eyestalks of the Fiddler Crab, *Uca pugilator,* and the Prawn, *Palaemonetes vulgaris,* with synthetic red pigment-concentrating hormone of *Pandalus borealis.* Gen. comp. Endocr. 23 (1974) 124–126

FINK, G.: Feedback actions of target hormones on hypothalamus and pituitary with special reference to gonadal steroids. Ann. Rev. Physiol. 41 (1979) 571–585

FINK, G., M. S. AIYER, M. G. JAMIESON, S. A. CHIAPPA: Factors modulating the responsiveness of the anterior pituitary gland in the rat with special reference to gonadotropin releasing-hormone (GnRH). In: Hypothalamic Hormones, hrsg. von M. Motta, P. G. Crosignani, L. Martini. Academic Press, New York 1975 (S. 139–160)

FLACK, J. D.: The hypothalamus-pituitary-endocrine system. In: The Prostaglandins, Bd. 1, hrsg. von P. W. Ramwell. Plenum Press, New York 1973 (S. 327–345)

FONTAINE, M., M. DELERNE, E. MARTELLY, J. MARCHELIDON, C. MILET: Rôle des corpuscules de Stannius dans les échanges de calcium d'un poisson Téléostéen, l'Anguille (*Anguilla anguilla L.*) avec le milieu ambiant. C. R. Acad. Sci. (Paris), Série D 275 (1972) 1523–1528

FONTAINE, Y. A.: Hormones in fishes. In: Biochemical and Biophysical Perspectives in Marine Biology, Bd. II, hrsg. von D. C. Malins, J. R. Sargent. Academic Press, New York 1975 (S. 139–212)

FRAENKEL, G.: Interactions between ecdysone, bursicon, and other endocrines during puparium formation and adult emergence in flies. Amer. Zool. 15 (Suppl. 1) (1975) 29–48

FRAENKEL, G., C. HSIAO, M. SELIGMAN: Properties of bursicon: An insect protein hormone that controls cuticular tanning. Science 151 (1966) 91–93

FRIDBERG, G., H. A. BERN: The urophysis and the caudal neurosecretory system of fishes. Biol. Rev. 43 (1968) 175–199

FRITZ, I. B., L. K. LEE: Fat mobilization and ketogenesis. In: Handbook of Physiology, Sect. 7, Bd. I: Endocrine Pancreas, hrsg. von D. F. Steiner, N. Freinkel. American Physiological Society, Washington 1972 (S. 579–596)

Fryer, J. N., R. E. Peter: Hypothalamic control of ACTH secretion in goldfish. II. Hypothalamic lesioning studies. Gen. comp. Endocr. 33 (1977) 202–214

Fukuda, S., S. Takeuchi: Studies on the diapause factor-producing cells in the suboesophagial ganglion of the silkworm *Bombyx mori* L. Embryologia (Nagoya) 9 (1967) 333–353

Furr, B. J. A., R. C. Bonney, R. J. England, F. J. Cunningham: LH and progesterone in peripheral blood during the ovulatory cycle of the hen. J. Endocr. 57 (1973) 159

Gast, R. von: Untersuchungen über den Einfluß der Königinnensubstanz auf die Entwicklung der endokrinen Drüsen bei der Arbeiterin der Honigbiene (*Apis mellifica*). Insectes Soc. 14 (1967) 1–12

George, J. C.: Comparative physiology of metabolic responses to neurohypophysial hormones in vertebrates. Am. Zool. 17 (1977) 787–808

Gilgan, M. W., D. R. Idler: The conversion of androstenedione to testosterone by some lobster (*Homarus americanus* Milne Edwards) tissues. Gen. comp. Endocr. 9 (1967) 319–324

Gilgan, M. W., T. E. Farquharson, B. G. Burns: The effect of α-ecdysone, ecdysterone and inokosterone treatment, separately or in combinations, on premolt development and molting in adult male lobsters (*Homarus americanus*). Comp. Biochem. Physiol. 56/1 A (1977) 43–49

Godden, P. M. M., C. G. Scanes: Studies on the purification and properties of avian gonadotropins. Gen. comp. Endocr. 27 (1975) 538–542

Goldberg, N. D.: Cyclic nucleotides and cell function. In: Cell Membranes, Biochemistry, Cell Biology and Pathology, hrsg. von G. Weisman, R. Claiborne. Hospital Practice Publ., New York 1975 (Kap. 19)

Golding, D. W.: A survey of neuroendocrine phenomena in nonarthropod invertebrates. Biol. Rev. 49 (1974) 161–224

Gomot, L.: Intersexuality in birds. Study of the effects of hybridization and post-embryonic ovariectomy. In: Intersexuality in the Animal Kingdom, hrsg. von R. Reinboth. Springer, Berlin 1975 (S. 356–374)

Gorbman, A., H. A. Bern: A Textbook of Comparative Endocrinology. Wiley, New York 1962 (S. 468)

Gorell, T. A., L. I. Gilbert, J. B. Sidall: Studies on hormone recognition by arthropod target tissues. Am. Zool. 12 (1972) 347–356

Green, J. D.: The comparative anatomy of the hypophysis, with special reference to its blood supply and innervation. Am. J. Anat. 88 (1951) 225–312

Greenman, D. L., M. X. Zarrow: Steroids and carbohydrate metabolism in the domestic bird. Proc. Soc. exp. Biol. (N. Y.) 106 (1961) 459–462

Greenwald, G. S.: Role of folliclestimulating hormone and luteinizing hormone in follicular development and ovulation. In: Handbook of Physiology, Sect. 7, Endocrinology, Bd. IV/2, hrsg. von E. Knobil, W. H. Sawyer. American Physiological Society, Washington 1974 (S. 293–323)

Greenwood, F. C.: Evidence for the separate existence of a human pituitary prolactin – a review and results. In: Growth and Growth Hormone, hrsg. von A. Pecile, E. E. Müller. Excerpta Medica, Amsterdam 1972 (S. 91–97)

Greep, R. O., H. B. van Dyke, B. F. Chow: Use of anterior lobe of prostate gland in the assay of metakentrin. Proc. Soc. exp. Biol. (N. Y.) 46 (1941) 644–649

Greer, M. A., H. Haibach: Thyroid secretion. In: Handbook of Physiology, Sect. 7, Endocrinology, Bd. II, hrsg. von M. A. Greer, D. H. Solomon. American Physiological Society, Washington 1974 (S. 135–144)

Grodsky, G. M., H. Landahl, D. Curry, L. Bennett: In vitro studies suggesting a two-compartmental model for insulin secretion. In: Structure and Metabolism of the Pancreatic Islets, hrsg. von S. Falkmer, B. Hellman, I.-B. Taljedal. Pergamon Press, Oxford 1970 (S. 409–420)

Guillemin, R., R. Burgus: The hormones

of the hypothalamus. Sci. Amer. 227 (1972) 24–33

GUILLEMIN, R., R. BURGUS, W. VALE: The hypothalamic hypophysiotropic thyrotropin releasing factor. Vitam. and Horm. 29 (1971) 1–39

HABENER, J. F., B. W. KEMPER, A. RICH, J. T. POTTS, jr.: Biosynthesis of Parathyroid Hormone. Recent Progr. Hormone Res. Bd. 33, Academic Press, New York 1977 (S. 249–299)

HABERLANDT, L.: Über hormonale Sterilisierung des weiblichen Tierkörpers. Münch. med. Wschr. 68 (1921) 1577

HADLEY, M. E., J. T. BAGNARA: Regulation of release and mechnism of action of MSH. Am. Zool. 15 (Suppl. 1) (1975) 82–104

HADLEY, M. E., J. M. GOLDMAN: Physiological color changes in reptiles. Amer. Zool. 9 (1969) 489–504

HAECKEL, E.: Generelle Morphologie der Organismen. 2 Bde., Berlin, Reimer, 1866

HAIDER, S. G., V. BLÜM: On the evolution of the pituitary gonadotropin system in lower vertebrates. Invest. Pesqu. 41 (1977) 185–204

HAMANN, A.: Die neuroendokrine Steuerung tagesrhythmischer Blutzuckerschwankungen durch die Sinusdrüse beim Flußkrebs. J. comp. Physiol. 89 (1974) 197–214

HAMILTON, D. W.: Structure and function of the epithelium lining the ductuli efferentes, ductus epididymidis, and ductus deferens in the rat. In: Handbook of Physiology, Sect. 7, Endocrinology Bd. V: Male Reproductive System, hrsg. von D. W. Hamilton, R. O. Greep. American Physiological Society, Washington 1975 (S. 259–301)

HARRIS, G. W.: Humours and hormones. J. Endocr. Proc. Soc. Endocr. 53 (1972) II–XXII

HARTMAN, H. B., M. SUDA: Pheromone production and mating behavior by allatectomized males of the cockroach *Nauphoeta cinerea*. J. Insect Physiol. 19 (1973) 1417–1422

HARTMANN, M.: Allgemeine Biologie, 3. Aufl., Fischer, Jena 1947 (S. 869)

HAUENSCHILD, C.: Endokrine Beeinflussung der geschlechtlichen Entwicklung einiger Polychaeten. Fortschr. Zool. 22 (1974) 75–92

HAUENSCHILD, C.: Die Beteiligung endokriner Mechanismen an der geschlechtlichen Entwicklung und Fortpflanzung von Polychaeten. Verh. Dtsch. Zool. Ges. 67. Jahresvers. 1974, hrsg. von W. Rathmeyer. Fischer, Stuttgart 1975 (S. 420, 292–308)

HAYASHIDA, T.: Immunological studies with rat pituitary growth hormone II. Comparative immunochemical investigation of GH from representatives of various vertebrate classes with monkey antiserum to RGH. Gen. comp. Endocr. 15 (1970) 432–452

HAYASHIDA, T.: Immunochemical and biological studies with growth hormone in a pituitary extract of the coelacanth, *Latimeria chalumnae* Smith. Gen. comp. Endocr. 32 (1977) 221–229

HAZELWOOD, R. L.: The avian endocrine pancreas. Amer. Zool. 13 (1973) 699–709

HELLER, Molecular aspects in comparative endocrinology. Gen. comp. Endocr. 22 (1974) 315–332

HENCH, P. S., E. C. KENDALL, C. H. SLOCUMB, H. F. POLLEY: The effect of a hormone of the adrenal cortex (17α-hydroxy-11-dehydrocorticosterone [Compound E]) and of pituitary adrenocorticotropic hormone on rheumatoid arthritis. Proc. Mayo Clin. 24 (1949) 181–197)

HERLANT-MEEWIS, H.: Neurosecretory phenomena during reproduction in oligochaeta. In: Intersexuality in the Animal Kingdom, hrsg. von R. Reinboth. Springer, Berlin 1975 (S. 57–63)

HERRMANN, J., H. L. KRÜSKEMPER: Bestimmung von Gesamtthyroxin im Serum durch kompetitive Proteinbindung. In: Methoden der Hormonbestimmung, hrsg. von H. Breuer, D. Hamel und H. L. Krüskemper, Thieme, Stuttgart 1975 (S. 105–111)

HESCH, R. D., M. HÜFNER, A. VON ZUR MÜHLEN: Radioimmunologische Bestimmung von Calcitonin (HCT) im Serum. In: Methoden der Hormonbestimmung, hrsg. von H. Breuer, D. Hamel,

H. L. Krüskemper, Thieme, Stuttgart 1975 (S. 68–74)

HIGHNAM, K. C., L. HILL: The Comparative Endocrinology of the Invertebrates. 2. Aufl. Arnold, London 1977 (S. 357)

HIGHNAM, K. C., O. LUSIS: The effect of mature males on the neurosecretory control of ovarian development in the desert locust. Quart. Journ. micr. Sci. 103 (1962) 73–83

HOAR, W. S.: Comment on the evolution of thyroidal function in fish. Amer. Zool. 13 (1973) 907–908

HOFMANN, K.: Relations between chemical structure and function of adrenocorticotropin and melanocyte-stimulating hormones. In: Handbook of Physiology, Sect. 7, Endocrinology, Bd. IV/2, hrsg. von E. Knobil, W. H. Sawyer. American Physiological Society, Washington 1974 (S. 29–58)

HOGBEN, L., D. SLOME: The pigmentary effector system. VI. The dual character of endocrine coordination in amphibian colour change. Proc. roy. Soc. Series B 108 (1931) 10–53

HÖHN, E. O.: Gonadal hormone concentration in northern phalaropes in relation to nuptial plumage. Canad. J. Zool. 48 (1970) 400

HOLMES, W. N.: Regulation of electrolyte balance in marine birds with special reference to the role of the pituitary-adrenal axis in the duck (*Anas platyrhynchos*). Fed. Proc. 31 (1972) 1587–1598

HOLMES, W. N., J. G. PHILLIPS: The adrenal cortex of birds. In: General Comparative and Clinical Endocrinology of the Adrenal Cortex Bd. I, hrsg. von I. Chester Jones, I. W. Henderson, Academic Press, London 1976 (S. 293–420)

HOUSSAY, B. A.: The hypophysis and metabolism. New Engl. J. Med. 214 (1936) 961

HOUTTEVILLE, P., P. LUBET: Analyse expérimentale, en culture organotypique, de l'action des ganglions cérébropleuraux et viscéraux sur le manteau de la moule mâle *Mytilus edulis* (L.) (Mollusque Pélécypode). C. R. Acad. Sci. (Paris) 278 (1974) 2469–2472

HOWIE, D. I. D.: Experimental evidence for the humoral stimulation of ripening of the gametes and spawning in the polychaet *Arenicola marina* (L.). Gen. comp. Endocr. 3 (1963) 660–668

HOYT jr., R. F., D. W. HAMILTON, A. H. TASHIJA jr.: Distribution of thyroid parathyroid, and ultimobranchial hypocalcemic factors in birds. II. Morphology, histochemistry and hypocalcemic activity of pigeon thyroid glands. Anat. Rec. 176 (1973) 1–34

HUMBEL, R. E., H. R. BOSSHARD, H. ZAHN: Chemistry of insulin. In: Handbook of Physiology, Sect. 7, Endocrinology, Vol. 1: Endocrine Pancreas, hrsg. von N. Freinkel und D. F. Steiner, Williams & Wilkins Comp., Baltimore 1972 (111–132)

IDLER, D. R., B. TRUSCOTT: 1α-hydroxycorticosterone from cartilaginous fish: A new adrenal steroid in blood. J. Fish. Res. Bd. Canada 23 (1966) 615–619

IDLER, D. R., B. TRUSCOTT: Corticosteroids in fish. In: Steroids in Nonmammalian Vertebrates, hrsg. von D. R. Idler. Academic Press, New York 1972 (S. 126–252)

IDLER, D. R., R. REINBOTH, J. M. WALSH, B. TRUSCOTT: A comparison of 11-hydroxytestosterone and 11-ketotestosterone in blood of ambisexual and gonochoristic teleosts. Gen. comp. Endocr. 30 (1976) 517–521

ISOBE, M., K. Hasegawa, T. GOTO: Isolation of the diapause hormone from the silkworm *Bombyx mori*. J. Insect Physiol. 19 (1973) 1221–1239

JACOB, F., J. MONOD: Genetic regulator mechanisms in the synthesis of proteins. J. Molec. Biol. 3 (1961) 318–330

JEFFCOATE, S. L., P. J. SHARP, H. M. FRASER, D. T. HOLLAND, A. GUNN: Immunochemical and chromatographic similarity of rat, rabbit, chicken and synthetic luteinizing hormone releasing hormones. J. Endocr. 62 (1974) 85–91

JENSEN, E. V., H. I. JACOBSON: Fate of steroid estrogens in target tissues. In: Biological Activities of Steroids in Relation to Cancer, hrsg. von G. Pincus, E. P. Vollmer. Academic Press, New York 1960 (S. 161–174)

JOHNSON, E. R.: Gastrointestinal hormones and their functions. Ann. Rev. Physiol. 39 (1977) 135–158

JOOSSE, J.: Structural and endocrinological aspects of hermaphroditism in pulmonate snails, with particular reference to *Lymnaea stagnalis* (L.). In: Intersexuality in the Animal Kingdom, hrsg. von R. Reinboth. Springer, Berlin 1975 (S. 158–169)

JØRGENSEN, C. B.: Sub-mammalian vertebrate hypothalamic-pituitary-adrenal interrelationships. In: General, Comparative, and Clinical Endocrinology of the Adrenal Cortex, Bd. I, hrsg. von I. C. Jones, I. W. Henderson. Academic Press, New York 1976 (S. 143–206)

JOSEFSSON, L.: Structure and function of crustacean chromatophorotropins. Gen. comp. Endocr. 25 (1975) 199–202

JOSSO, N., J.-Y. PICARD, D. TRAN: The antimüllerian hormone. Recent Progr. Hormone Res. 33 (1977) 117–167

JOST, A.: General outline about reproductive physiology and its developmental background. In: Mammalian Reproduction, hrsg. von H. Gibian, E. J. Plotz, Springer, Berlin 1970 (S. 4–32)

JOST, A., J. P. PERCHELLET, J. PREPIN, B. VIGIER: The prenatal development of bovine freemartins. In: Intersexuality in the Animal Kingdom, hrsg. von R. Reinboth. Springer, Berlin 1975 (S. 392–406)

KALRA, P. S., L. KRULICH, M. QUIJADA, S. P. KALRA, C. P. FAWCETT, S. M. MCCANN: Feedback effects of gonadal steroids on gonadotropins and prolactin in the rat. In: Hormonal Steroids, hrsg. von V. H. T. James, L. Martini. Excerpta Medica, Amsterdam 1971 (S. 708–715)

KAMBYSELLIS, M. P., C. M. WILLIAMS: Spermatogenesis in cultured testes of the cynthia silkworm: effects of ecdysone and of prothoracic glands. Science 175 (1972) 769–770

KAMEMOTO, F. I.: Neuroendocrinology of osmoregulation in decapod crustacea. Amer. Zool. 16 (1976) 141–150

KANATANI, H., H. SHIRAI, K. NAKANISHI, T. KUROKAWA: Isolation and identification of meiosis-inducing substance in the starfish *Asterias amurensis*. Nature (Lond.) 221 (1969) 272–274

KANATANI, H., S. IKEGAMI, H. SHIRAI, H. OIDE, S. TAMURA: Purification of gonad-stimulating substance obtained from radial nerves of the starfish, *Asterias amurensis*. Develop. Growth Diff. 13 (1971) 151–164

KARLSON, P.: Kurzes Lehrbuch der Biochemie. 10 Aufl. Thieme, Stuttgart 1977

KARLSON, P., H. HOFFMEISTER, W. HOPPE, R. HUBER: Zur Chemie des Ecdysons Liebigs Ann. Chem. 662 (1963) 1–20

KARLSON, P., M. Lüscher: „Pheromones“: a new term for a class of biologically active substances. Nature (Lond.) 183 (1959) 55–56

KARLSON, P., C. E. SEKERIS: Wirkungsmechanismus der Steroidhormone. Dtsch. med. Wschr. 98 (1973) 831–835

KASTIN, A. J., A. V. SCHALLY, C. GUAL, A. ARIMURA: Release of LH und FSH after administration of synthetic LH-releasing hormone. J. clin. Endocr. 34 (1972) 753–756

KATSOYANNIS, P. G.: Synthesis of insulin. Science 154 (1966) 1509–1514

KELLER, R.: Natur und Funktion von Neurohormonen aus dem Augenstiel der dekapoden Crustaceen. Verh. dtsch. zool. Ges., Fischer, Stuttgart 1975 (S. 47–58)

KILBY, B. A.: Intermediary metabolism and the insect fat body. In: Aspects of Insect Biochemistry, hrsg. von T. W. Goodwin. Biochem. Soc. Symp. No. 25. Academic Press, London 1965 (S. 107)

KLEINHOLZ, L. H.: Purified hormones from the crustacean eyestalk and their physiological specificity. Nature (Lond.) 258 (1975) 256–257

KLEINHOLZ, L. H.: Crustacean neurosecretory hormones and physiological specificity. Am. Zoologist 16 (1976) 151–166

KLICKA, J., I. Y. MAHMOND: The effects of hormones on the reproductive physiology of the painted turtle, *Chrysemys picta*. Gen. comp. Endocr. 31 (1977) 407–413

KOLLER, G.: Farbwechsel bei *Crangon vulgaris*. Verh. Dtsch. Zool. Ges. 30 (1925) 128–132

KOPEČ, S.: Experiments on metamorphosis of insects. Bull. Acad. Sci. Cracovie, Series B (1917) 57–60

KOPEČ, S.: Studies on the necessity of the brain for the inception of insect metamorphosis. Biol. Bull. 42 (1922) 323–342

KUHN, R.: Morphologische und histologische Untersuchungen zum Geschlechtswechsel von *Thalassoma pavo* (L.), einem diandrisch protogynen Lippfisch aus dem Mittelmeer. Diss., Mainz 1976 (S. 136)

KUROSUMI, K., H. FUJITA: An Atlas of Electron Micrographs Functional Morphology of Endocrine Glands. Thieme, Stuttgart 1975

LABRIE, F., P. BORGEAT, J. DROUIN, M. BEAULIEU, L. LAGACE, L. FERLAND, V. RAYMOND: Mechanism of action of hypothalamic hormones in the adenohypophysis. Ann. Rev. Physiol. 41 (1979) 555–569

LAMBERT, J. G. D., P. G. W. J. VAN OORDT: Ovarian hormones in teleosts. Fortschr. Zool. 22, 2/3 (1974) 340–349

LANCE, V., B. LOFTS: Studies on the reproductive cycle of the female cobra, *Naja naja*. III. In vitro ovarian steroid synthesis. Gen. comp. Endocr. 32 (1977) 279–288

LANCE, V., C. SCANES, I. P. CALLARD: Plasma testosterone levels in male turtles, *Chrysemys picta,* following single injections of mammalian, avian and teleostean gonadotropins. Gen. comp. Endocr. 31 (1977) 435–441

LAPOINTE, J.: Comparative physiology of neurohypophysial hormone action on the vertebrate oviduct-uterus. Am. Zool. 17 (1977) 763–773

LAWRENCE, J. M., J. V. CRAIG, D. PLOHGH: The presence of a hyperglycemic factor in the suprapharyngeal ganglia of *Lumbricus terrestris*. Gen. comp. Endocr. 18 (1972) 260–267

LEA, A. O.: Regulation of egg maturation in the mosquito by the neurosecretory system: The role of the corpus cardiacum. Gen. comp. Endocr. Suppl. 3 (1972) 602–608

LECHENAULT, H.: Sur l'existence de cellules neurosécrétrices dans les ganglions cérébroides des Lineidae (Hétéronemertes). C. R. Acad. Sci. (Paris) 255 (1962) 194–196

LEDERIS, K.: Neurosecretion and the functional structure of the neurohypophysis. In: Handbook of Physiology. Sect. 7, Endocrinology, Bd. IV/1, hrsg. von E. Knobil, W. H. Sawyer. American Physiological Society, Washington 1974 (S. 81–102)

LEDERIS, K.: Chemical properties and the physiological and pharmacological actions of urophysial peptides. Am. Zool. 17 (1977) 823–832

LE GALL, S., W. STREIFF: Protandric hermaphroditism in prosobranch gastropods. In: Intersexuality in the Animal Kingdom, hrsg. von R. Reinboth. Springer, Berlin 1975 (S. 170–178)

LEMAIRE, M. J.: Différenciation sexuelle de la gonade embryonnaire de *Sepia officinalis L.,* cultivée in vitro. C. R. Acad. Sci. (Paris), Série D 275 (1972) 475–478

LENDER, TH: The role of neurosecretion in freshwater planarians. In: Biology of the Turbellaria. Libbie H. Hyman Memorial Volume, hrsg. von P. M. Morse, N. W. Riser. McGraw-Hill, New York 1973 (S. 460–475)

LENDER, TH., N. KLEIN: Mise en evidence de cellules sécrétrices dans le cerveau de la Planaire *Polycelis nigra.* Variations de leur nombre au cours de la regénération postérieure. C. R. Acad. Sci. (Paris) 253 (1961) 331–333

LEVER, J., J. JANSEN, T. A. DE VLIEGER: Pleural ganglia and water balance in the freshwater pulmonate *Lymnaea stagnalis*. Proc. kon. ned. Akad. Wet. Sect. C 64 (1961) 532–542

LI, C. H.: β-Lipotropin a new pituitary hormone. In: La specificité zoologique des hormones hypophysaires et de leurs activités, hrsg. von M. Fontaine. Centre National Recherche Scientifique, Paris 1969 (S. 93–101)

LI, C. H.: Aspects of the comparative chemistry of human pituitary growth hormone and chorionic somatomammotropin. In: Growth and Growth Hormone, hrsg. von A. Pecile, E. E. Müller. Proc. Int. Symp. Growth Horm. 1972 (S. 17–24)

LI, C. H., J. S. DIXON, T.-B., LO, K. D. SCHMIDT, Y. A. PANKOV: Studies on pituitary lactogenic hormone. XXX. The primary structure of the sheep hormone. Arch. Biochem. 141 (1970) 705–737

LIAO, T.-H., J. G. PIERCE: The primary structure of bovine thyrotropin. II. The amino acid sequences of the reduced S-carboxymethyl α and β chains. J. biol. Chem. 246 (1971) 850–865

LICHT, P., H. PAPKOFF: Separation of two distinct gonadotropins from the pituitary gland of the bullfrog, *Rana catesbeiana*. Endocrinology 94 (1974 a) 477–483

LICHT, P., H. PAPKOFF: Separation of two distinct gonadotropins from the pituitary gland of the spnaning turtle (*Chelydra serpentina*). Gen. comp. Endocr. 22 (1974 b) 218–237

LICHT, P., H. PAPKOFF, S. W. FARMER, C. H. MULLER, HING WO TSUI, D. CREWS: Evolution of Gonadotropin Structure and Function. Recent Progr. Hormone Res. Bd. 33, Academic Preess, New York 1977 (S. 169–243)

LIPNER, H.: Mechanism of mammalian ovulation. In: Handbook of Physiology, Sect. 7, Endocrinology Bd. II: Female Reproductive System Part. 1, hrsg. von R. O. Greep. American Physiological Society, Washington 1973 (S. 409–437)

LIPPERT, H.: SI-Einheiten in der Medizin. Urban und Schwarzenberg München–Wien–Baltimore 1978, 2. Aufl., 228 S.

LOFTS, B.: Patterns of testicular activity. In: Perspectives in Endocrinology, hrsg. von E. J. W. Barrington, C. B. Jørgensen. Academic Press, New York 1968 (S. 239–304)

LOHER, W., F. HUBER: Nervous and endocrine control of sexual behavior in a grasshopper (*Gomphocerus rufus* L., Acridinae). Symp. Soc. exp. Biol. 20 (1966) 381–400

LONG, J. A.: Zonation of the mammalian adrenal cortex. In: Handbook of Physiology, Sect. 7, Bd. VI: Adrenal Gland, hrsg. von H. Blaschko, G. Sayers, A. D. Smith. American Physiological Society, Washington 1975 (S. 13–24)

DE LOOF, A., J. DE WILDE: Hormonal control of synthesis of vitellogenic female protein in the Colorado beetle, *Leptinotarsa decemlineata*. J. Insect Physiol. 16 (1970) 1455–1466

LOSERT, W.: Biologie der Prostaglandine unter Berücksichtigung therapeutischer Aspekte. Arzneimittel-Forsch. 25 (1975) 135–148

LOUBE, S. D., E. D. CAMPBELL, I. A. MIRSKY: Administration of the hyperglycemic-glycogenolytic factor of the pancreas to nonanesthetized and anesthetized subjects. Proc. Soc. expt. Biol. (N. Y.) 75 (1950) 161–164

LOW, T. L. K., A. L. GOLDSTEIN: The chemistry and biology of thymosin. II. Amino acid sequence analysis of thymosin α_1 and polypeptide β_1. J. Biol. Chem. 254 (1979) 987–995

LOWRY, P. J., A. P. SCOTT: The evolution of vertebrate corticotrophin and melanocyte stimulating hormone. Gen. comp. Endocr. 26 (1975) 16–23

LUCKEY, T. D.: Thymic Hormones. Urban & Schwarzenberg, München 1973 a

LUCKEY, T. D.: Perspective of thymic hormones. In: Thymic Hormones, hrsg. von T. D. Luckey. Urban & Schwarzenberg, München 1973 b (S. 275–314)

LÜSCHER, M.: Hormonal control of caste differentiation in termites. Ann. N. Y. Acad. Sci. 89 (1960) 549–563

LÜSCHER, M.: Social control of polymorphism in termites. In: Insect Polymorphism (hrsg. von J. S. Kennedy,) Symp. No. f. Royal Ent. Soc. Lond. (1962) 57–67

LÜSCHER, M.: Functions of the corpora allata in the development of termites. Proc. 16th Int. Congr. Zool. Washington 1963, Bd. IV. Nat. Hist. Press, Garden City/N. Y. (S. 244–250)

LYNCH, H. J.: Diurnal oscillations in pineal melatonin content. Life Sci., Teil I, 10 (1971) 791–795

LYONS, W. R.: Hormonal synergism in mammary growth. Proc. roy. Soc. B 149 (1958) 303–325

MAC CORQUODALE, D. W., S. A. THAYER, E. A. DOISY: The isolation of the principal estrogenic substance of liquor folliculi. J. biol. Chem. 115 (1936) 435–448

MCCANN, S. M.: Regulation of secretion of follicle stimulating hormone and luteinizing hormone. In: Handbook of Physiology, Sect. 7, Endocrinology, Bd. IV/2: The Pituitary Gland and its Neuroendocrine Control. American Physiological Society, Washington 1974 (S. 489–518)

McEwen, B. S.: Interactions between hormones and nerve tissue. Sci. Amer. 235/1 (1976) 48–58

MacIntyre, I.: The action and control of the calcium-regulating hormones. J. Endocrinol. Invest. 1 (1978) 277–284

McWhinnie, M. A., R. J. Kirchenberg, R. J. Urbanski, J. E. Schwarz: Crustecdysone mediated changes in crayfish. Amer. Zool. 12 (1972) 357–372

Maddrell, S. H. P.: Excretion in the blood sucking bug, *Rhodnius prolixus* Stal. III. The control of the release of the diuretic hormone. J. exp. Biol. 41 (1964) 459–472

Maddrell, S. H. P.: Functional design of the neurosecretory system controlling diuresis. Amer. Zool. 16 (1976) 131–139

Maetz, J., R. Lahlou: Actions of neurohypophysial hormones in fish. In: Handbook of Physiology, Sect. 7, Endocrinology, Bd. IV/1, hrsg. von E. Knobil, W. H. Sawyer. American Physiological Society, Washington 1974 (S. 521–544)

Maetz, J., J. C. Ranklin: Quelques aspects du rôle biologique des hormones neurohypophysaires chez les poissons. Colloques du C. N. R. S. 177 (1969) 45–54

Major, P. W., R. Kilpatrick: Cyclic AMP and hormone action. J. Endocr. 52 (1972) 593–630

Mangold, K., D. Froesch: A reconsideration of factors associated with sexual maturation. In: Symp. Zool. Soc. Lond. 38 (1977) 541–555

Mantel, L. H.: The foregut of *Gecarcinus lateralis* as an organ of salt and water balance. Amer. Zool. 8 (1968) 433–442

Marcus, R., G. D. Aurbach: Bioassay of parathyroid hormone in vitro with a stable preparation of adenyl cyclase from rat kidney. Endocrinology 85 (1969) 801–810

Marsh, J.: The effect of prostaglandins on the adenyl cyclase of the bovine corpus luteum. Ann. N. Y. Acad. Sci. 180 (1971) 416–425

Matsuo, H., A. Arimura, R. M. G. Nair, A. V. Schally: Synthesis of the porcine LH- and FSH-releasing hormone by the solid phase method. Biochem. biophys. Res. Commun. 45 (1971) 822–827

Matsuo, H., Y. Baba, R. M. G. Nair, A. Arimura, A. V. Schally: Structure of the porcine LH- and FSH-releasing hormone. I. The proposed amino acid sequence. Biochem. biophys. Res. Commun. 43 (1971) 1334–1339

Means, A. R., J. L. Fakunding, C. Hukkins, D. J. Tindall, R. Vitale: Follicle-stimulating hormone, the Sertoli cell and spermatogenesis. Recent Progr. Hormone Res. 32 (1976) 477–527

Meites, J., J. A. Clemens: Hypothalamic control of prolactin secretion. Vitam. and Horm. 30 (1972) 165–221

Moore, R. J., J. D. Wilson: The effect of androgenic hormones on the reduced nicotinamide adenin dinucleotide phosphate: Δ^4-3-keto-steroid 5α-oxidoreductase of rat ventral prostate. Endocrinology 93 (1973) 581–592

Mordue, W.: Hormones and excretion in locusts. Gen. comp. Endocr. Suppl. 3 (1972) 289–298

Moss, R. L.: Actions of hypothalamic-hypophysiotropic hormones on the brain. Ann. Rev. Physiol. 41 (1979) 617–631

Mossman, H. W., K. L. Duke: Some comparative aspects of the mammalian ovary. In: Handbook of Physiology, Sect. 7, Endocrinology Bd. II/1, hrsg. von R. O. Greep. American Physiological Society, Washington 1973 (S. 389–402)

Mountcastle, V. B.: Medical Physiology, Bd. II, Mosby, St. Louis 1974

Mulrow, P. L., J. A. Goffinet: Renin-angiotensin system. In: Physiology of the Human Kidney, hrsg. von L. Wesson. Grune & Stratton, New York 1969

Munson, P. L.: Physiology and pharmacology of thyrocalcitonin. In: Handbook of Physiology, Sect. 7, Endocrinology, Bd. VII: Parathyroid Gland, hrsg. von G. D. Aurbach. American Physiological Society, Washington 1976 (S. 443–464)

Murphy, B. E. P.: Protein binding and the assay of nonantigenic hormones. Recent

Progr. Hormone Res. 25 (1969) 563–610

NAGAHAMA, Y., R. S. NISHIOKA, H. A. BERN, R. L. GUNTHER: Control of prolactin secretion in teleosts, with special reference to *Gillichthys mirabilis* and *Tilapia mossambica*. Gen. comp. Endocrinol. 25 (975) 166–188

NAISSE, J.: Contrôle endocrinien de la différenciation sexuelle chez les insectes. Arch. Anat. micr. Morph. exp. 54 (1965) 417–428

NATHANIELSZ, P.W.: Endocrine mechanisms of parturition. Ann. Rev. Physiol. 40 (1978) 411–445

NEUMANN, F., W. ELGER, H. STEINBECK, K.-J. GRÄF: The role of androgens in sexual differentiation of mammals. In: Intersexuality in the Animal Kingdom, hrsg. von R. Reinboth. Springer, Berlin 1975 (S. 407–421)

NICHOLS, C.T., F.H. TYLER: Diurnal variation in adrenal cortical function. Amer. Rev. Med. 18 (1967) 313–324

NICOLL, C.S.: Physiological actions of prolactin. In: Handbook of Physiology, Sect. 7, Endocrinology, Bd. IV/2, hrsg. von E. Knobil, W.H. Sawyer. American Physiological Society, Washington 1974 (S. 253–291)

NICOLL, C.S., P. LICHT: Evolutionary biology of prolactins and somatotropins. II. Electrophoretic comparisons of tetrapod somatotropins. Gen. comp. Endocr. 17 (1971) 490–507

NOLLY, H.L., J.C. FASCIOLA: The specificity of the renin-angiotensinogen reaction through the phylogenetic scale. Comp. Biochem. Physiol. 44 A (1973) 639–645

NORMAN, A. W., H. HENRY: 1,25-Di-hydroxycholecalciferol – a hormonally active form of vitamin D. Rec. Prog. Horm. Res. 30 (1974) 431

O'DOR, R.K., M.J. WELLS: Control of yolk protein synthesis by octopus gonadotropin in vivo and in vitro (effects of octopus gonadotropin). Gen. comp. Endocr. 27 (1975) 129–135

OLIVE, P.J.W.: Further evidence of a vitellogenesis-promoting hormone and its activity in *Eulalia viridis* (L.) (Polychaeta: Phyllodocidae). Gen. comp. Endocr. 30 (1976) 397–403

OLIVE, P.J.W.: Observations on the reproductive cycles, gametogenesis and endocrinology of the Polychaetes, *Eulalia viridis* (Phyllodocidae) and *Nephtys hombergi* (Nephtyidae). In: Advances in Invertebrate Reproduction, Bd. I, hrsg. von K.G. & R.G. Adiyodi. Peralam-Kenoth, Karivellur (India) 1977 (S. 389–403)

OLIVE, P.J.W., F.R. MOORE: Hormone independent regeneration in *Eulalia viridis* (Müller) (Phyllodocidae). Gen. comp. Endocr. 26 (1975) 266–273

OLIVEREAU, M.: Les cellules gonadotropes hypophysaires du saumon de l'atlantique: Unicité ou dualité? Gen. comp. Endocr. 28 (1976) 82–95

O'MALLEY, B.W., W.T. SCHRADER: The receptors of steroid hormones. Sci. Amer. 234 (1976) 32–43

O'RIORDAN, J.L.H., J.S. WOODHEAD: Radioimmunometrische Bestimmung von Parathormon im Serum. In: Methoden der Hormonbestimmung, hrsg. von H. Breuer, D. Hamel, H.L. Krüskemper. Thieme, Stuttgart 1975 (S. 58–67)

OZON, R.: Androgens in fishes, amphibians, reptiles and birds. In: Steroids in Nonmammalian Vertebrates, hrsg. von D.R. Idler. Academic Press, New York 1972 (S. 329–389)

PABST, M.C., R. SHEPPARD, M.H. KUIZENGA: Comparison of liver glycogen deposition and work performance tests for the bioassay of adrenal cortex hormones. Endocrinology 41 (1947) 55–65

PANG, P. K. T.: Osmoregulatory functions of neurohypophysial hormones in fishes and amphibians. Am Zool. 17 (1977) 739–749

PANG, P.K.T., R.K. PANG, R.W. GRIFFITH: Corpuscles of Stannius: Lack of direct involvement in regulation of serum sodium, potassium, and chloride in the teleost *Fundulus heteroclitus*. Gen. comp. Endocr. 26 (1975) 179–185

PAPKOFF, H.: The chemistry of the interstitial cell stimulating hormone of ovine pituitary origin. In: Hormonal Proteins and Peptides, Bd. I, hrsg. von C.H. Li. Academic Press, New York 1973 (S. 59–100)

PARLOW, A. F.: Bioassay of pituitary luteinizing hormone by depletion of ovarian ascorbic acid. In: Human Pituitary Gonadotropins, hrsg. von A. Albert. Thomas, Springfield/Ill. 1961 (S. 300–310)

PARSONS, J. A., B. REIT, C. J. ROBINSON: A biossay for parathyroid hormone using chicks. Endocrinology 92 (1973) 454–462

PEARSE, A. G. E.: The cytochemical and ultrastructural characteristics of polypeptide producing cells of the APUD series, and the embryologic, physiologic and pathologic implications of the concept. J. Histochem. Cytochem. 17 (1969) 303–313

PEARSE, A. G. E.: Morphology and cytochemistry of thyroid and ultimobranchial cells. In: Handbook of Physiology, Sect. 7, Endocrinology, Bd. VII: Parathyroid Gland, hrsg. von G. D. Aurbach. American Physiological Society, Washington 1976 (S. 411–421)

PEARSE, A. G. E., J. M. POLAK, S. R. BLOOM: The newer gut hormones. Gastroenterology 72 (1977) 746–761

PEHLEMANN, F. W.: Experimentelle Beeinflussung der Melanophorenverteilung von *Xenopus laevis*-Larven. Zool. Anz. Suppl. 29 (1967) 571–580

PELED, Y., A. TIETZ: Fat transport in the locust *Locusta migratoria:* The role of protein synthesis. Biochim. biophys. Acta (Amst.) 296 (1973) 499–509

PELLING, C.: Ribonukleinsäure – Synthese der Riesenchromosomen. Autoradiographische Untersuchungen an *Chironomus tentans.* Chromosoma (Berl.) 15 (1964) 71–122

PENER, M. P.: Effects of allatectomy and sectioning of the nerves of the corpora allata on oocyte growth, male sexual behavior, and colour change in adults of *Schistocerca gregaria.* J. Insect Physiol. 13 (1967) 664–684

PENHOS, J. C., E. RAMEY: Studies on the endocrine pancreas of amphibians and reptiles. Amer. Zool. 13 (1973) 667–698

PERKS, A. M.: Developmental and evolutionary aspects of the neurohypophysis. Am. Zool. 17 (1977) 833–849

PETER, R. E., L. W. CRIM: Reproductive endocrinology of fishes: Gonadal cycles and gonadotropin in teleosts. Ann. Rev. Physiol. 41 (1979) 323–335

PETER, R. E., B. A. MCKEOWN: Hypothalamic control of prolactin and thyrotropin secretion in teleosts, with special reference to recent studies on the goldfish. Gen. comp. Endocrinol. 25 (1975) 153–165

PHARRIS, B. B., H. R. BEHRMAN: Gonadal function. In: The Prostaglandins, Bd. 1, hrsg. von P. W. Ramwell. Plenum Press, New York 1973 (S. 347–363)

PICKFORD, G. E., E. L. STRECKER: The spawning reflex response of the killifish, *Fundulus heteroclitus:* Isotocin is relatively inactive in comparison with arginine vasotocin. Gen. comp. Endocr. 32 (1977) 132–137

PINCUS, G.: The Control of Fertility. Academic Press, New York 1965

POPA, G. T., U. FIELDING: A portal circulation from the pituitary to the hypothalamic region. J. Anat. (Lond.) 67 (1930) 227–232

PORCHET, M., C. CARDON: The inhibitory feedback mechanism coming from oocytes and acting on brain endocrine activity in *Nereis* (Polychaetes, Annelids). Gen. comp. Endocr. 30 (1976) 378–390

PORTER, K. R., M. A. BONNEVILLE: Einführung in die Feinstruktur von Zellen und Geweben. Springer, Berlin 1965

PORTMANN, A.: Einführung in die vergleichende Morphologie der Wirbeltiere 3. Aufl. Schwabe, Basel 1965

POTTS jr., J. T., G. D. AURBACH: Chemistry of the calcitonins. In: Handbook of Physiology, Sect. 7, Endocrinology, Bd. VII: Parathyroid Gland, hrsg. von G. D. Aurbach. American Physiological Society, Washington 1976 (S. 423–430)

POTTS jr., J. T., H. D. N. KEUTMANN, H. D. NIALL, G. W. TREGEAR: The chemistry of parathyroid hormone and the calcitonins. Vitam. and Horm. 29 (1971) 41–93

RALPH, CH. L.: Correlations of melatonin content in pineal gland, blood, and brain of some birds and mammals. Amer. Zool. 16 (1976) 35–43

RAMACHANDRAN, J.: The structure and function of adrenocorticotropin. In: Hormonal Proteins and Peptides, hrsg.

von C. H. Li. Academic Press, New York 1973 (S. 1–28)

RANKIN, J. C., J. MAETZ: A perfused teleostean gill preparation: Vascular actions of neurohypophysial hormones and catecholamines. J. Endocr. 51 (1971) 621–635

RASMUSSEN, H.: Ions as „second messengers“. In: Cell Membranes, Biochemistry, Cell Biology and Pathology, hrsg. von G. Weisman, R. Claiborne. Hospital Practice Publ., New York 1975, Kap. 20

RASMUSSEN, H., M. M. PECHET: Calcitonin. Sci. Amer. 223/4 (1970) 42–50

REDSHAW, M. R.: The hormonal control of the amphibian ovary. Amer. Zool. 12 (1972) 289–306

REICHERT jr., L. E., D. N. WARD: On the isolation and characterization of the alpha and beta subunits of human pituitary follicle-stimulating hormone. Endocrinology 94 (1974) 655–664

REICHLIN, S., R. SAPERSTEIN, I. M. D. JACKSON, A. E. BOYD III, C. Y. PATE: Hypothalamic hormones. Ann. Rev. Physiol. 38 (1976) 389–424

REID, I. A., B. J. MORRIS, W. F. GANONG: The renin-angiotensin system. Ann. Rev. Physiol. 40 (1978) 377–410

REINBOTH, R.: Intersexuality in fishes. In: Hormones and the Environment, hrsg. von G. K. Benson, J. G. Phillips. Mem. Soc. Endocr. 18 (1970) 515–543

REINBOTH, R.: Hormonal control of the teleost ovary. Amer. Zool. 12 (1972) 307–324

REINBOTH, R.: Spontaneous and hormone-induced sex-inversion in wrasses (Labridae). Pubbl. Staz. Zool. Napoli, Suppl. 39 (1975) 550–573

REINBOTH, R.: Bioassay for androgenic effects of various C_{19}-steroids in juvenile cichlid fish. Gen. comp. Endocr. 34 (1978) Abstract

REINBOTH, R., W. RIXNER: Verhalten des kleinen Maulbrüters *Hemihaplochromis multicolor* nach Kastration und Behandlung mit Testosteron. Inst. wiss. Film Göttingen (1972) Film C 1019/1970, 3–16.

REITER, R. J.: Comparative physiology: Pineal gland. Ann. Rev. Physiol. 35 (1973) 305–328

REITER, R. J., P. K. RUDEEN, M. K. VAUGHAN: Restoration of fertility in light-deprived female hamsters by chronic melatonin treatment. J. Comp. Physiol. B 111 (1976 a) 7–13

REITER, R. J., A. J. LUKASZYK, M. K. VAUGHAN, D. E. BLASK: New horizons of pineal research. Amer. Zool. 16 (1976 b) 93–101

RELEXANS, J. C.: Factors of primary sexual differentiation in the simultaneous hermaphrodite *Eisenia foetida* (Oligochaeta: Lumbricidae). In: Intersexuality in the Animal Kingdom, hrsg. von R. Reinboth. Springer, Berlin 1975 (S. 72–83)

ROBERTIS, E. D. P. DE, W. W. NOWINSKI, F. A. SAEZ: Cell Biology. Saunders, Philadelphia 1965 (S. 446)

ROBISON, G. A., R. W. BUTCHER, E. W. SUTHERLAND: Cyclic AMP. Academic Press, New York 1971

ROBYN, C., P. DELVOYE, J. NOKIN, M. VEKEMANS, M. BADAWI, F. P. PEREZ-LOPEZ, M. L'HERMITE: Prolactin and human reproduction. In: Intern. Symp. Human Prolactin, hrsg. von J. L. Pasteels, C. Robyn. Excerpta Medica, Amsterdam 1973 (S. 167–188)

RÖLLER, H., K. H. DAHM, C. C. SWEELY, B. M. TROST: The structure of the juvenile hormone. Angew. Chem. 6 (1967) 179–180

ROMER, F.: Häutungshormone in den Oenocyten des Mehlkäfers. Naturwissenschaften 58 (1971) 324–325

ROTH-BRANDEL, U., W. BYGDEMAN, N. WIQVIST, S. BERGSTRÖM: Prostaglandins for induction of therapeutic abortion. Lancet 1970/I 190

ROWE, V. L., D. R. IDLER: In vitro stimulation of protein synthesis in squid ovary by optic gland extract. Gen. comp. Endocr. 32 (1977) 248–251

RUCH, Th. C., H. D. PATTON: Physiology and Biophysics III, 20. Aufl. Saunders, Philadelphia 1973

RUZICKA, L., A. WETTSTEIN: Sexualhormone V. Künstliche Herstellung des männlichen Sexualhormons trans-Dehydro-androsteron und des Androsten-3,17-dions. Helv. chim. Acta 18 (1935) 986–994

RYAN, K. J.: Theoretical basis for endocrine control of gestation – A comparative approach. In: The Foeto-Plancental Unit, hrsg. von A. Pecile, C. Finzi. Excerpta Medica, Amsterdam 1969 (S. 120–131)

SAIRAM, M. R., C. H. LI: Human pituitary thyrotropin: isolation and chemical characterization of its subunits. Biochem. Biophys. Res. Commun. 51 (1973) 336–342

SAIRAM, M. R., H. PAPKOFF: Chemistry of pituitary gonadotropins. In: Handbook of Physiology, Sect. 7, Endocrinology, Bd. IV/2, hrsg. von E. Knobil, W. H. Sawyer. American Physiological Society, Washington 1974 (S. 111–131)

SANDERSON, P. H., F. MARSHALL III., R. E. WILSON: Calcium and phosphorus homeostasis in the parathyroidectomized dog: Evaluation by means of ethylenediaminetetraacetate and calcium tolerance tests. J. Clin. Invest. 39 (1960) 662–670

SANDOR, T.: Corticosteroids in amphibia, reptilia, and aves. In: Steroids in Nonmammalian Vertebrates, hrsg. von D. R. Idler. Academic Press, New York 1972 (S. 253–327)

SANDOR, T., A. G. FAZEKAS, B. H. ROBINSON: The biosynthesis of corticosteroids throughout the vertebrates. In: General Comparative and Clinical Endocrinology of the Adrenal Cortex, Bd. I, hrsg. von I. Chester Jones, I. W. Henderson. Academic Press, London 1976 (S. 25–142)

SANGALANG, G. B., H. C. FREEMAN: A new sensitive and precise method for determining testosterone and 11-ketotestosterone in fish plasma by radioimmunoassay. Gen. comp. Endocr. 32 (1977) 432–439

SANGER, F.: Chemistry of insulin. Science 129 (1959) 1340–1344

SANGER, F., E. O. P. THOMPSON, R. KITAI: The amide groups of insulin. Biochem. J. 59 (1955) 509–518

SAWYER, W. H.: Evolution of active neurohypophysial principles among the vertebrates. Am. Zool. 17 (1977) 727–737

SAXENA, B. N.: Protein-polypeptide hormones of the human placenta. Vitam. & Horm. 29 (1971) 95–151

SAYERS, G., L. SWALLOW, N. D. GIORDANO: An improved technique for the preparation of isolated rat adrenal cells: A sensitive accurate and specific method for the assay of ACTH. Endocrinology 88 (1971) 1063–1068

SCHALLY, A., A. J. KASTIN: Hypothalamic releasing and inhibiting hormones. Gen. comp. Endocr. Suppl. 3 (1972) 76–85

SCHALLY, A. V., A. J. KASTIN, A. ARIMURA: FSH-releasing hormone and LH-releasing hormone. Vitam. & Horm. 30 (1972) 83–164

SCHARRER, B.: Über „Drüsennervenzellen“ im Gehirn von *Nereis virens* Sars. Zool. Anz. 25 (1936) 131–138

SCHARRER, B.: Neurosecretion III. The cerebral organ of the nemerteans. J. Comp. Neurol. 74 (1941) 109–130

SCHARRER, E., B. SCHARRER: Neuroendocrinology. Columbia University Press, New York 1963

SCHMIDT, G. H.: Biology of Lactation. Freeman, San Francisco 1971

SCHULSTER, D., C. JENNER: A counterstreaming centrifugation technique for the superfusion of adrenocortical cell suspensions stimulated by ACTH. J. Steroid Biochem. 6 (1975) 389–394

SCHWARTZ, N. B.: Mechanisms controlling ovulation in small mammals. In: Handbook of Physiology, Sect. 7, Endocrinology, Bd. II/1: Female Reproductive System, hrsg. von R. O. Greep. American Physiological Society, Washington 1973 (S. 125–141)

SEIF, S. M., A. G. ROBINSON: Localization and release of neurophysins. Ann. Rev. Physiol. 40 (1978) 345–376

SELYE, H.: A syndrome produced by diverse nocuous agents. Nature (Lond.) 138 (1936) 32

SELYE, H.: The general adaptation syndrome and the diseases of adaptation. J. clin. Endocr. 6 (1946) 117

SENDELBECK, L. R., F. E. YATES: Adrenal cortical and medullary hormones in recovery of tissues from local injury. Amer. J. Physiol. 219 (1970) 845

SENIOR, B. E., F. J. CUNNINGHAM: Oestradiol and luteinizing hormone during the ovulatory cycle of the hen. J. Endocr. 60 (1974) 201

SHAPIRO, M., M.E. NICHOLSON, D.E. ORTH, W.M. MITCHELL, D.P. ISLAND, G.W. LIDDLE: Preliminary characterization of the pituitary melanocyte stimulating hormones of several vertebrate species. Endocrinology 99 (1972) 249–256

SHERWOOD, L.M., S. HANDWERGER, W. MCLAURIN, E.C. PANG: Comparison of the structure and function of human placental lactogen and human growth hormone. In: Growth and Growth Hormone, hrsg. von A. Pecile, E.E. Müller. Proc. Intern. Symp. Growth Horm, Excerpta Medica Found. Amsterdam 1972 (S.209–223)

SHOME, B., A.F. PARLOW: Human follicle stimulating hormone (hFSH): First proposal for the amino acid sequence of the α-subunit (hFSHα) and first demonstration of its identity with the α-subunit of human luteinizing hormone (hLHα). J. clin. Endocr. 39 (1974a) 199–202

SHOME, B., A.F. PARLOW: Human follicle stimulating hormone: First proposal for the amino acid sequence of the hormone-specific β-subunit (hFSHβ). J. clin. Endocr. 39 (1974b) 203–205

SIMKISS, K., T.G. TAYLOR: Shell formation. In: Physiology and Biochemistry of the Domestic Fowl, hrsg. von D.J. Bell, B.M. Freeman. Academic Press, New York 1971, Kap. 55

SIMON, N., R. REINBOTH: Adenohypophyse und Hypothalamus. Histophysiologische Untersuchungen bei *Lepomis* (Centrarchidae). Advanc. Anat. Embryol. Cell Biol. 48 (1974) 1–82

SIMPSON, E.W., C.W. ASLING, H.M. EVANS: Some endocrine influences on skeletal growth and differentiation. Yale J. Biol. Med. 23 (1950) 1–27

SITBON, G., P. MIALHE: Pancreatic hormones and plasma glucose: Regulation mechanisms in the goose under physiological conditions. III. Inhibitory effect of insulin on glucagon secretion. Horm. Metab. Res. 10 (1978) 473–477

SLAMA, K., C.M. WILLIAMS: The juvenile hormone. V. The sensitivity of the bug, *Pyrrhocoris apterus,* to a hormonally active factor in American paper-pulp. Biol. Bull. 130 (1966) 235–246

SLAMA, K., M. ROMANUK, F. SORM: Insect Hormones and Bioanalogues. Springer, Wien 1974

SNYDER, P.J., R.D. UTIGER: Response to thyrotropin releasing hormone. J. clin. Endocr. 34 (1972) 380–385

SNYDER, S.H.: Opiate receptors and internal opiates. Sci. American 236,3 (1977) 44–56

SOCHASKY, J.B.: Failure to accelerate molting following eyestalk ablation in decapod crustaceans: A review of the literature. Fish. Res. Board Canada, Techn. Rep. 431 (1973) 1–127

STANNIUS, H.: Die Nebennieren bei Knochenfischen. Arch. Anat. Physiol. 97 (1839) 97–101

STARLING, E.H.: The Croonian lectures on the chemical correlation of the functions of the body. Lancet 1905/II, 339–341

STAUB, A., L. SINN, O.K. BEHRENS: Purification and characterization of hyperglycemic-glycogenolytic factor (HGF). Sciene 117 (1953) 628–629

STAUB, A., L. SINN, O.K. BEHRENS: Purification and crystallization of glucagon. J. biol. Chem. 214 (1955) 619–632

STEELE, J.E.: Hormonal control of metabolism in insects. Advanc. Ins. Physiol. 12 (1976) 239–323

STEELE, R.: Influences of corticosteroids on protein and carbohydrate metabolism. In: Handbook of Physiology, Sect. 7, Bd. IV: Adrenal Gland, hrsg. von H. Blaschko, G. Sawyers, A.D. Smith. American Physiological Society, Washington 1975 (S.135–167)

STEELMAN, S.L., POHLEY: Assay of the follicle-stimulating hormone based on the augmentation with human chorionic gonadotropin. Endocrinology 53 (1953) 604–616

STEINBERGER, E.: Hormonal control of mammalian spermatogenesis. Physiol. Rev. 51 (1971) 1–22

STEINBERGER, E., A. STEINBERGER: Hormonal control of testicular function. In: Handbook of Physiology, Sect. 7, Endocrinology, Bd. 4, hrsg. von E. Knobil, W.H. Sawyer. American Physiological Society, Washington 1974 (S.325–345)

STONE, J.V., W. MORDUE, K.E. BATLEY, H.R. MORRIS: Structure of locust adipokinetic hormone, a neurohormone that regulates lipid utilisation during flight. Nature (Lond.) 263 (1976) 207–211

Sturkie, P.D.: Secretion of gastric and pancreatic juice, pH of tract, digestion in alimentary canal, liver and bile, and absorption. In: Avian Physiology, hrsg. von P.D. Sturkie. Springer, New York 1976 (S.196–209)

Sundararaj, B.I., S.V. Goswami: Hormonal regulation of in vivo and in vitro oocyte maturation in the catfish, *Heteropneustes fossilis* (Bloch). Gen. comp. Endocr. 32 (1977) 17–28

Sundby, F.: Species variations in the primary structure of glucagon. Metabolism Suppl. 25 (1976) 1319–1321

Sutherland, E.W.: Untersuchungen zur Wirkungsweise der Hormone (Nobel-Vortrag). Angew. Chem. 84 (1972) 1117–1126

Talmage, R.V., R.A. Meyer jr.: Physiological role of parathyroid hormone. In: Handbook of Physiology, Sect. 7, Endocrinology, Bd. VII: Parathyroid Gland, hrsg. von G.D. Aurbach. American Physiological Society, Washington 1976 (S.343–351)

Taurog, A.: Biosynthesis of iodoamino acids. In: Handbook of Physiology, Sect. 7, Endocrinology, Bd. II, hrsg. von M.A. Greer, D.H. Solomon. American Physiological Society, Washington 1974 (S.101–133)

Taylor, A.A., J.O. Davis, R.P. Breitenbach, P.M. Hartroff: Adrenal steroid secretion and a renal-pressor system in the chicken (*Gallus domesticus*). Gen. comp. Endocr. 14 (1970) 321–333

Thiebold, J.: Some effects of embryonic gonad and non-gonadal grafts on the development of primary sexual characteristics in the chick. In: Intersexuality in the Animal Kingdom, hrsg. von R. Reinboth. Springer, Berlin 1975 (S.375–381)

Thomas, P.J.: Steroid hormones and their receptors. J. Endocr. 57 (1973) 333–359

Träger, L.: Steroidhormone. Springer-Verlag Berlin–Heidelberg–New York 1977, 349 S.

Truman, J.W., L.M. Riddiford: Neuroendocrine control of ecdysis in silkmoths. Science 167 (1970) 1624–1626

Truman, J.W., L.M. Riddiford: Hormonal mechanisms underlying insect behaviour. Advanc. Insect. Physiol. 10 (1974) 297–352

Tsui, H.W., P. Licht: Gonadotropin regulation of in vitro androgen production by reptilian testes. Gen. comp. Endocr. 31 (1977) 422–434

Turner, C.D.: General Endocrinology. Saunders, Philadelphia 1966

Ui, H., G.C. Mueller: The role of ribonucleic acid (RNA) synthesis in early estrogen action. Proc. nat. Acad. Sci. (Wash.) 50 (1963) 256–260

Unger, R.H.: Glucagon physiology and pathophysiology. New Engl. J. Med. 285 (1971) 443

Unger, R.H., R.E. Dobbs, L. Orci: Insulin, glucagon, and somatostatin secretion in the regulation of metabolism. Ann. Rev. Physiol. 40 (1978) 307–343

Unger, R.H., P. Raskin, C.B. Srikant, L. Orci: Glucagon and the A cells. Recent Progr. Hormone Res. Bd. 33. Academic Press, New York 1977 (S.477–511)

Urquhart, J., C.C. Li: The dynamics of adrenocortical secretion. Amer. J. Physiol. 214 (1968) 73–85

Vigneaud, V. du, D.T. Gish, P.G. Katsoyannis: A synthetic preparation possessing biological properties associated with arginine-vasopressin. J. Amer. Chem. Soc. 76 (1954) 4751–4752

Vigneaud, V. du, Ch. Ressler, J.M. Swan, C.W. Roberts, P.G. Katsoyannis: The synthesis of oxytocin. J. Amer. Chem. Soc. 76 (1954) 3115–3121

Visher, E., J. Schmidlin, A. Wettstein: Mikrobiologische Spaltung razemischer Steroide. Synthese von d-Aldosteron. Experientia (Basel) 12 (1956) 50–52

Voigt, K.H., H.L. Fehm, E.F. Pfeiffer: Radioimmunologische Bestimmung von adrenocorticotropem Hormon (ACTH) im Plasma. In: Methoden der Hormonbestimmung, hrsg. von H. Breuer, D. Hamel, H.L. Krüskemper. Thieme, Stuttgart 1975 (S. 11–15)

Walker Farmer, S., P. Licht, H. Papkoff, E.L. Daniels: Purification of gonadotropins in the leopard frog (*Rana pipiens*). Gen. comp. Endocr. 32 (1977) 158–162

Walker Farmer, S., H. Papkoff, T. A. Bewley, T. Hayashida, R. R. Nishioka, H. A. Bern, C. H. Li: Isolation and properties of teleost prolactin. Gen. comp. Endocr. 31 (1977) 60–71

Watzka, M.: Vergleichende Untersuchungen über den ultimobranchialen Körper. Z. mikr.-anat. Forschg. 34 (1933) 485–533

Watzka, M.: Physiologische Veränderungen der Schilddrüse. Z. mikr.-anat. Forschg. 36 (1934) 67–86

Wells, M. J., J. Wells: Optic glands and the endocrinology of reproduction. Symp. Zool. Soc., London 38 (1977) 525–540

Welsch, U., V. Storch: Einführung in Cytologie und Histologie der Tiere. Fischer, Stuttgart 1973

Wendelaar Bonga, S. E.: Neuroendocrine involvement in osmoregulation in a freshwater mollusc, *Lymnaea stagnalis*. Gen. comp. Endocr. Suppl. 3 (1972) 308–316

Werle, E. Entwicklungslinien und Ergebnisse der Kallikrein-Kinin-Forschung. Münch. med. Wschr. 115 (1973), H. 7

West, E. S., W. R. Todd: Textbook of Biochemistry, 3. Aufl. McMillan, New York 1961

Westfall, J. A.: Ultrastructural evidence for a granule-containing sensory-motor-interneuron in *Hydra littoralis*. J. Ultrastruct. Res. 42 (1973) 268–282

Westgren, V., A. Melander, S. Ingemansson, A. Burger, S. Tibblin, E. Wahlen: Secretion of thyroxine, 3,5,3′-triiodothyronine and 3,3,5′-triiodothyronine in euthyroid man. Acta endocr. (Kopenhagen) 84 (1977) 281–289

Wettstein, A.: Conversion of steroids by microorganisms. Experientia (Basel) 11 (1955) 465–479

Weyrich, G., J. Wren, J. B. Siddall: Developmental changes of the juvenile hormone esterase activity in haemolymph of the tobacco hornworm, *Manduca sexta*. Insect. Biochem. 3 (1973) 397–407

Widjenes, J., N. W. Runham: Studies on the control of growth in *Agriolimax reticulatus* (Mollusca, Pulmonata). Gen. comp. Endocr. 31 (1977) 154–156

Wigglesworth, V. B.: The hormonal regulation of growth and reproduction in insects. Advanc. Insect Physiol. 2 (1966) 248–336

Wilde, J. de: Hormones and insect diapause. Mem. Soc. Endocr. 18 (1970) 487–514

Wilde, J. De: An endocrine view of metamorphosis, polymorphism, and diapause in insects. Am. Zool. 15 (Suppl. 1) (1975) 13–27

Wilhelmi, A. E.: Chemistry of growth hormone. In: Handbook of Physiology, Sect. 7, Endocrinology, Bd. IV/2: The Pituitary Gland and Its Neuroendocrine Control, hrsg. von E. Knobil, W. H. Sawyer. American Physiological Society, Washington 1974 (S. 59–78)

Wilkins, L.: The Diagnosis and Treatment of Endocrine Disorders in Childhood and Adolescence. Thomas, Springfield/Ill. 1962

Willig, A.: Die Rolle der Ecdysone im Häutungszyklus der Crustaceen. Fortschr. Zool. 22 (1974) 55–74

Wilson, J. D.: Metabolism of testicular androgens. In: Handbook of Physiology, Sect. 7, Endocrinology, Bd. V: Male Reproductive System, hrsg. von D. W. Hamilton, R. O. Greep. American Physiological Society, Washington 1975 (S. 491–508)

Witschi, E.: The quantitative determination of follicle-stimulating and luteinizing hormones in mammalian pituitaries and a discussion of the gonadotropic quotient, F/L. Endocrinology 27 (1940) 437–446

Witschi, E.: Sex and secondary sexual characters. In: Biology and Comparative Physiology of Birds. Bd. II, hrsg. von A. J. Marshall. Academic Press, New York 1961 (S. 115–168)

Witschi, E.: Biochemistry of sex differentiation in vertebrate embryos. In: The Biochemistry of Animal Development, Bd. II, hrsg. von R. Weber. Academic Press, New York 1967 (S. 193–225)

Wodinsky, J.: Hormonal inhibition of feeding and death in octopus: control by optic gland secretion. Science 198 (1977) 948–951

WRIGHT, P. A.: 3-keto-Δ^4-steroid requirement for ovulation in *Rana pipiens*. Gen. comp. Endocr. 16 (1971) 511–515

WÜNSCH, E.: Die Totalsynthese des Pankreas-Hormons Glucagon. Z. Naturforsch. 22 b (1967) 1269–1276

WYK, J. J. VAN, L. E. UNDERWOOD, R. L. HINTZ, D. R. CLEMMONS, S. J. VIONA, R. P. WEAVER: The somatomedins: A family of insulinlike hormones under growth hormone control. Recent Progr. Hormone Res. Bd. 30 (1974) 259

YALOW, R. S., S. A. BERSON: Assay of plasma insulin in human subjects by immunological methods. Nature (Lond.) 184 (1959) 1648

YOUNG, J. Z., Learning and form discrimination by *Octopus*. Biol. Rev. 36 (1961) 32–96

ZANDER, J.: Die Schwangerschaft. In: Klinik der inneren Sekretion, 1. Aufl., hrsg. von A. Labhart. Springer, Berlin 1957

ZELNIK, R. P., K. LEDERIS: Chromatographic separation of urotensins. Gen. comp. Endocr. 20 (1973) 392–400

Sachverzeichnis

Die **halbfetten** Zahlen verweisen auf ausführliche Textstellen.

A
Ablation 10
Abortus 196, 326
ABP 233
Acetat 102 f.
Acetessigsäure 83 f.
Aceton 83 f.
Acetylcholin 7, 142, 149, 277, 323
Acetyl-Coenzym A 83 f.
Acidose 83
ACTH s. Corticotropin
Actinomycin D 123, 312 f.
Adaptations-Syndrom 114
Addisonsche Krankheit 110, 226
Adenohypophyse 10, 24 ff., 189, 210, **220 ff.**, **295 ff.**
– pars distalis **220 ff.**
– pars intermedia **268 ff.**
Adenosinmonophosphat, cyclisches 215, **315 ff.**, 326 f.
Adenosin-3', 5'-monophosphat-Phosphodiesterase 317 ff.
Adenylatcyclase 65, **315 ff.**, 328
ADH s. antidiuretisches Hormon
Adipokinese s. Lipolyse
Adipokinetisches Hormon 360, 380, **382 f.**, 388
Adrenalektomie **110 ff.**, 123, 128 f.
Adrenalgewebe 4 f., **34 ff.**, 323
– aminogenes 3, 7, **34 f.**, 110, **140 ff.**
– steroidogenes 3, **34 f.**, 95, 105, **107 ff.**, 164, 183, 189, 199, 201, 224 ff., 235, 253
Adrenalin 4, 7, 35, 44, 89, 111, **140 ff.**, 288 f., 316, 319, 322, 327
Adrenocorticotropes Hormon 4, 44, 111, 116, 118, 121, 127, 133 f., 136 f., 140, 147, 150, 195, 220, **223 ff.**, 238, 246, 250, 267 f., 275 ff., 306, 308 f., 319 ff.
Aetiocholanolon 100
Aetiocholan s. Androstan
AH s. androgenes Hormon
Aktivierte Essigsäure s. Acetyl-Coenzym A
Aktivierungshormon s. Gehirnhormon (Insekten)
Aldosteron 100, 103, 105, 107 ff., 111 f., **122 ff.**, 131, **133 ff.**, 224
Allergien 117
Alloxan 86 f.
AMH s. X-Faktor
Aminosäuren, Abkürzungen 401
Anabolika 163
Androgene (s. auch C_{19}-Steroide) 5, 33, 98, 101, 103 f., 109, 111, **151 ff.**, 171, 182 ff., 191, 199, 233, 237 ff., 247, 254, 303
Androgener Faktor (Mollusken) 391 ff.
Androgenes Hormon 353 ff., 369
Androstan 96 ff.
Androstandiol 105
Androstanolone 105
5-Androsten-3β, 17β-diol 154
Androstendion 100, 103 f., 109, 153 f., 156, 164
Androsteron 15, 100
Angiotensin **134 f.**, 137 ff.
Angiotensinogen **134 f.**, 139
Anneliden **332 ff.**
Antiandrogene 184
Antidiabetika 88
Antidiuretisches Hormon (s. auch Vasopressin) 147
– – Insekten 385
Antigen-Antikörper-Reaktion 19 ff.
Antigonadotropin(e), pineale 216 ff.
– Prolactin als 254 f.
Antrum folliculi 166
APP 94, 207
APUD-Serie 202
Arachidonsäure 324 f., 327
Arginin-Vasopressin **281 ff.**, 290 f.
Arginin-Vasotocin **281 ff.**, 291, 294
Aromatisierung **100**, 102, **104**, 154, 164, 187, 201
Arthritis 116
Artspezifität 262 ff.
Ascorbinsäure 225, 238
Aspartocin 281
AST s. Aspartocin
Atresie 165, 169, 171
Augenstiele, Gastropoden 389, 392 f.
– Krebse **340 ff.**, 345 f, 352
Avidin 179
AVP s. Arginin-Vasopressin
AVT s. Arginin-Vasotocin

A-Zellen s. α-Zellen
A_1-Zellen s. D-Zellen
α-Zellen (Inselgewebe) 80, **91ff.**, 305

B
Basedowsche Krankheit 51
Bauchspeicheldrüse 1, **204ff.**
Bicarbonat 204f.
Bioassay s. Testverfahren
Bläschenfollikel **166ff.**, 171, 236
Blastocyste 166ff., 178
Blocker, adrenerge 148
Blutdruck s. Kardiovascularsystem
Blutzucker s. Glukose
Bombycol 374
BPDH 350
BPP 94
Bradykinin 329
branchiogene Drüsen **30ff.**, 54
Brenzkatechin 34, 141
Brunn-Effekt 283
Brunstzyklus s. Östruszyklus
Brutfleck 246f.
Brutpflege 247
Bursa fabricii 211
Bursicon 363, 365
B-Zellen s. β-Zellen
β-Zellen (Inselgewebe) **79f.**, 86, 92f.

C
Calcificierung (Cuticula) 345
Calcitonin 4, 31, 57, **66ff.**
Calcium **56ff.**, 131, 133, 142f., 180f., **321ff.**, 327
Calciumstoffwechsel 4, 31, 57
Callinecdyson A 343f.
– B 343f.
Calliphora-Einheit 362
Calorigenese **42ff.**, 149
cAMP s. Adenosinmonophosphat, cyclisches
Casein-Synthese 193
Catecholamine 34, 50, 90, **140ff.**, 277, 306ff., 323, 338
CBG s. Transcortin
Cephalopoden s. Tintenfische
Cerebraldrüsen 389
Cerebralganglien s. Gehirnhormon
Cervix uteri 175
cGMP s. Guanosinmonophosphat, cyclisches
CGP s. Chorion-Somatomammotropin
Chlorid-Zellen s. Ionocyten
Chlor-Ion 126, 130, 132f., 147, 293
Cholecalciferol s. Vitamin D
Cholecystokinin 202ff.
Cholesterin 100, **102f.**, 153, 225
Chondrogenese s. Knorpelbildung
Choriongonadotrophin 402
Choriongonadotropin 5, **189ff.**, 229, 233f., 238
Choriomammotropin s. Chorion-Somatomammotropin
Chorion-Somatomammotropin 5, **192ff.**, 240f., 244f.
Chorion-Thyreotropin 195
Chromaffines Gewebe (s. auch Adrenalgewebe, aminogenes) 34f.
Chromatophoren 268ff.
– bei Crustaceen 348ff.
Chromatophorotropine 348ff.
Citratstoffwechsel 64
Citronensäurezyklus s. Tricarbonsäurezyklus
CKK s. Cholecystokinin
Clauberg-Test 179
Coffein 320
Corpora allata **357ff.**, 367, **369ff.**, 381, 384, 386
Corpora atretica s. Atresie
Corpora cardiaca **357f.**, 360f., 372, **379ff.**, 384f.
Corpus luteum 33, 165, **167ff.**, **172ff.**, **190ff.**, 196, 235ff., 326f.
Cortex (Nebenniere) s. Adrenalgewebe, steroidogenes
Cortexolon 107
Corticoliberin s. Corticotropin-Releasing-Faktor
Corticosteroide 4, 35, 44, 98, 102f., 147, 150, 178, 201, 209, **224ff.**, 230, 244f., 253, 320f.
– Chemie **107ff.**
– physiologische Wirkungen **110ff.**
Corticosteron 100, 103, 107ff., **111ff.**, 137f., 225, 227, 321
Corticotrophin 402
Corticotropin s. adrenocorticotropes Hormon
Corticotropin-Releasing-Faktor 115, 308f.
Cortisol 98, 100, 103, 107ff., **112ff.**, 131
Cortison 100, 103, 105, 107f., 120
Corona 166

C-Peptid 77 ff.
CRF s. Corticotropin-Releasing-Faktor
CRH s. Corticotropin-Releasing-Faktor
Crustaceen **340 ff.**
CT s. Calcitonin
Cumulus oviger 166
Cuticularhärtung s. Sklerotisierung
Cyclopentanoperhydrophenanthren 95
Cytologie, Adenohypophyse 220 f.
– – Inselgewebe 80
C-Zellen 4, 31, 66, 202

D
Dahlgren-Zellen 28
DEA s. Dehydroepiandrosteron
Decalcification 59
11-Dehydrocortisteron 107
Dehydroepiandrosteron 98, 100, 103 f., 109, 153 f., 164, 199
11-Desoxycorticosteron 98, 100, 103, 107 f., 178
11-Desoxycortisol 103, 107 f., 178, 235
21-Desoxycortisol 235
2-Desoxycrustecdyson s. 2-Desoxy-20-Hydroxyecdyson
2-De(s)oxy-20-Hydroxyecdyson 343 f.
Dexamethason 108
DHA s. Dehydroepiandrosteron
Diabetes, hypophysärer 263 f.
– insipidus 286
– mellitus s. Zuckerkrankheit
Diapause **365 ff.**, 372
Diapausehormon 368 f.
Dihomo-γ-Linolensäure 324 f.
5α-Dihydrotestosteron **154 ff.**, 162
20, 26-Dihydroxyecdyson 359
Diiodtyrosin 38 ff.
DIT s. Diiodtyrosin
Diuretisches Hormon,
– – Insekten 383 ff.
– – Mollusken 393 f.
DOC s. 11-Desoxycorticosteron
DOPA 140, 202, 363 ff.
DOPA-Decarboxylase 363 ff.
Dopamin 27, 140, 307 f., 364
Dorsalkörper 389 ff.
Dotterbildung s. Vitellogenese
DRPH 350
Drüse, androgene 340, 342, **353 ff.**
– epitheliale, Crustaceen 340 ff.
– – bei Insekten 357 f.
D-Zellen 92 ff

E
α-Ecdyson s. Ecdyson
β-Ecdyson s. 20-Hydroxyecdyson
Ecdyson **343 f.**, 358 f., **361 ff.**, 367, 373, 380
Ecdysteroide **344 f.**, 358 f.
Ecdysteron s. 20-Hydroxyecdyson
Echinodermen s. Stachelhäuter
Egel s. Hirudineen
EIA s. Enzym-Immuno-Assay
Eierstöcke s. Ovarien
Eilege-Hormon s. Ovulationshormon
Eileiter s. Ovidukt
Elektrolytstoffwechsel s. Osmoregulation
ELH s. Ovulationshormon
ELISA s. Enzym-Immuno-Assay
Emeiocytose 79, 81
Eminentia mediana **24 f.**, 27, **296 f.**, 299, 307
Endorphine 267 f.
Enkephalin s. Endorphine
Enterogastron 203, 206
Enteroglukagon 89, 92, 202
Entzündungshemmung 108, 116 f.
Enzym-Immuno-Assay 21
Epiandrosteron 98
Epididymis 151
Epinephrin s. Adrenalin
Epiphyse 27 f., **212 ff.**, 309
– Knochen 259, 263
Epithalamus 27
Epithelkörperchen s. Nebenschilddrüsen
Epitokie 334 ff.
Equilen 199
Equilenin 199
Ergotamin 147
Erythrophoren s. Chromatophoren
Exkretion s. Osmoregulation
Exstirpation 10

F
Farbwechsel s. Pigmentierung
Feed-back s. Rückkopplungsmechanismus
Fetoplacentare Einheit 191, **198 f.**
α-Fetoprotein 187 f.

Fettkörper (Insekten) 380 ff.
Fettsäuren, essentielle 342
Fetus 228, 233, 285
Folliberin s. Gonadotropin-Releasing-Hormon
Follikel, cystische 168
– Zellen 34, 165 f., 191 f.
Follikelphase **171 f.**, 174
Follikelreifung 165 ff., 233
Follikelstimulierendes Hormon 4, 162, 166, **171 ff.**, 190, 192, **230 ff.**, **236 ff.**, 254, 306
Follitropin s. follikelstimulierendes Hormon
Formazan 153
Fortpflanzung (s. auch Gonaden) 51, 289
– Crustaceen 351 ff.
– Echinodermen 398 ff.
– Hirudineen 338 f.
– Insekten 369 ff.
– Mollusken 390 ff.
– Oligochaeten 335 f.
– Polychaeten 334 ff.
FSH s. follikelstimulierendes Hormon
FSH-RH s. Gonadotropin-Releasing-Hormon

G
Galaktagoger Effekt 288
Galaktopoiese 246
Galli-Mainini-Test 191
Gallenblase 205 ff.
Gastrin 94, **202 ff.**, 206 f., 306
Gastrointestinalhormone 33, 89, **202 ff.**
Gastropoden s. Schnecken
Geburt **197 ff.**, 289
Geburtenkontrolle 326 s. auch Kontrazeptiva
Gehirnhormon, Crustaceen 356
– Hirudineen 338 f.
– Insekten **360 ff.**, 367, 372, 379
– Mollusken 392
– Oligochaeten 337 f.
– Polychaeten 332 ff.
Gelbkörper s. Corpus luteum
Gelee Royale s. Weiselfuttersaft
Gerbfaktor 363, 365
Geschlechtsdifferenzierung 183 ff.
– bei Crustaceen 354 ff.
– bei Mollusken 391 ff.
Geschlechtsdrüsen, akzessorische 155, 157 f., 190, 217, 237
– Insekten 373
Geschlechtsmerkmale, sekundäre 1, **157 ff.**, 238
– – bei Crustaceen 354 f.
– – bei Insekten 369
Geschlechtswechsel s. Sexualinversion
Gestagene s. Progestine
Gewebekultur 13
Gewebshormone 329
GF s. Gonadenfaktor
GH s. Somatotropin
GH-RH s. Somatotropin Releasing Hormon
GH-RIH s. Somatostatin
GIF s. Somatostatin
GIH 352
GIP **202 ff.**, 206
Glandotrope Hormone 4, **220 ff.**
Globulin, thyroxinbindendes 20, 41
GLT s. Glumitocin
Glucocorticoide 108, **112 ff.**, 140, 201
Glucuronide 104 f.
Glukagon 4, 32, 50, 76, 146, 202, 305, 316, 318 f, 323, 380
– Biochemie 80 f.
– physiologische Wirkungen **89 ff.**
– Vorkommen 80 f.
Glukoneogenese **82 f.**, 90, **112 ff.**, 118, 127
Glukose **49 f.**, 143, 145, 206, 222, 261 f.
– Homoiostase **81 ff.**, 91 ff., **112 ff.**, 127, 146, 150
– bei Krebsen 346 ff.
Glumitocin 281 f., 287
Glykogen **49 f.**, 113, 118, **145 f.**, 347, 380
Glykogenese 81 f., 323
Glykogenolyse 81 f., 89, 94, 145 f., 316, 322 f.
Glykosurie 82
Gn-RH s. Gonadotropin-Releasing-Hormon
Goitrogene s. Thyreostatika
Golgi-Komplex 10
Gonaden (s. auch Fortpflanzung) 5, 33, **151 ff.**, 216 ff., **253 ff.**
– bei Crustaceen 351 ff.
Gonadenfaktor (Echinodermen) 399
Gonadoliberin s. Gonadotropin-Releasing-Hormon

Gonadorelin 402
Gonadotropine 166, 168, 171, 180, 186f., 196, 217, 220, **230ff.**, 253f., **301ff.**, 307, 326f.
– bei Echinodermen 398f.
– bei Insekten 370
– s. auch Choriongonadotropin
– – follikelstimulierendes Hormon
– – luteinisierendes Hormon
– – Pregnant-Mare-Serum
Gonadotropin-Releasing-Hormon 171, 217, 223, **301ff.**, 307, 309
Gonan 95
Graafscher Follikel s. Bläschenfollikel
Graft-versus-host-Reaktion 209
Granulosa (Zellen) **165ff.**, 169, 171, 180
Gravidität 5, 34, 69, 176, 178f., **189ff.**, 236f., **244ff.**, 326
Grundumsatz 43f.
Guanosinmonophosphat, cyclisches 322f., 326
Guanylatcyclase 322f.

H
Hahnenkammtest 156, 158
Halbwertszeit, biologische ACTH 226
– – Catecholamine 142
– – Chorion-Somatomammotropin 193
– – FSH 233
– – HCG 238
– – Insulin 89
– – LH 238
– – LH/FSH-RH 302
– – neurohypophysäre Peptide 291
– – Parathyroidhormon 56
– – PMS 238
– – Prolactin 253
– – Schilddrüsenhormone 41
– – Somatostatin 306
– – Steroide 104, 198
– – TRH 299
– – TSH 230
– – Wachstumshormon 258
Harnstoff 132
Häutung 51
– bei Crustaceen **342ff.**, 352, 354
– bei Insekten **360ff.**, 386
Häutungshemmendes Hormon 340, 345, 352
Häutungshormone (s. auch Häutung)
– bei Crustaceen 343ff.
– bei Insekten 358f.
HCG s. Choriongonadotropin
HCS s. Chorion-Somatomammotropin
HCT s. Chorion-Thyreotropin
Hemimetabolie 360ff.
Hepatopankreas bei Crustaceen 344f., 352
Herzschlag bei Crustaceen 351
HGF s. hyperglykämischer Faktor
HGH s. hyperglykämisches Hormon und Somatotropin
Hinterlappen s. Neurohypophyse
HIOMT s. Hydroxyindol-O-Methyl-Transferase
Hirudineen **338f.**
Hoden s. Testes
Holometabolie 361ff.
Homosexualität 162
Hormone, Wirkungsweise **310ff.**
HPL s. Chorion-Somatomammotropin
HSD s. Steroiddehydrogenasen
Hydrocortison s. Cortisol
β-Hydroxybutyrat 83f.
17-Hydroxycorticoide 225
1α-Hydroxycorticosteron 109, 132
18-Hydroxycorticosteron 103
20-Hydroxyecdyson **343ff.**, 352, 359
Hydroxyindol-O-Methyl-Transferase **212ff.**, 216
11-Hydroxylierung 102, 156
17α-Hydroxypregnenolon **102ff.**, 154
17α-Hydroxyprogesteron **102ff.**, 154, 163, 173
20β-Hydroxyprogesteron 235
Hydroxyprolin 67f.
11β-Hydroxytestosteron 109
Hydroxytryptophan 202
Hypercalcämie 64f., 68f., **71ff.**
Hypercalciurie 72
Hyperglykämie 82, 86f., 89f., 93, 146
– bei Crustaceen 346ff.
Hyperglykämischer Faktor bei Oligochaeten 338
– – bei Wirbeltieren s. Glukagon
Hyperglykämisches Hormon, bei Crustaceen 346ff.
– – bei Insekten 380
Hyperlipämie 83, 146

Hypernaträmie 148
Hyperphagie 93
Hyperphosphatämie 69
Hypertensin s. Angiotensin
Hyperthyreoidismus 50
Hypertonie 136
Hypocalcämie 54, 58, 67, 69, 71, 73, 75
Hypoglykämie **85ff.**, 93, 112f., 119, 141, 261f., 305
– bei Crustaceen 346
Hypoparathyreoidismus 60
Hypophyse (s. auch Adenohypophyse und Neurohypophyse) 4, **23ff.**, **219ff.**, 306
Hypophysektomie 111, 129, 136, 166, 192, 219f., 224, 226, 234, 236f., 246, 250f., 257ff., 261f., 271, 275f.
Hypophysenstiel 24f.
Hypophysiotropine s. Releasing Hormone
Hypothalamus **24ff.**, 47, 186f., 215, 217, 222f., 276, 279, **295ff.**, 325
Hypothalamus-Hypophysen-Achse 174, 176f., 186, 201, 218, 249, **295ff.**
Hypothyreoidismus 46, 50

I
Ichthyotocin s. Isotocin
ICSH s. luteinisierendes Hormon
ICT s. Isotocin
IF s. Inhibiting Faktoren
ILA 86
Immunofluoreszenz 22
Immunosuppression 117
Immunotechniken 19ff., 266
Immunsystem 208ff.
Incretin 202
Infracerebralkomplex 332
Infundibulum 24
Inhibin 234, 303
Inhibiting Faktoren 297
INN s. Internationale Freinamen
Inokosteron s. Callinecdyson B
Insekten **357ff.**
Insektizide 386ff.
Inselgewebe 4, **32**, **76ff.**, 183, 309
Insulin 4, 14, 32, 50, 114, 119, 141, 146, 222, 244f., 260ff., 305, 319, 323
– Biochemie **76ff.**
– physiologische Wirkungen **81ff.**, **91ff.**
– Steuerung der Sekretion 88f.
– Vorkommen 76ff.
Intermedin s. Melanotropin
Internationale Freinamen 402
Interrenalgewebe 36
Interstitialdrüsen 165
Interstitielle Zellen 33, **151ff.**, 162, 184, 190f., 237
Iod 19, 38ff., 43, 52f., 230
Iodinationshemmer 53
Iodisationshemmer 52
Ionocyten 148, 251
Iridophoren s. Chromatophoren
Isohormon 67
Iso-Inocosteron s. 20-Hydroxyecdyson
Isotocin 281f., 286f., 289f.
Isotope s. Radioisotope

J
JH s. Juvenilhormon
Juvenilhormon **359ff.**, 368, **370ff.**, 375, 378, 380, **386ff.**
Juxtaglomerulärer Apparat 134f., 137f.

K
Kalium 123, 125, 127ff., 131, 136, 384
Kaliurie 123
Kalksäckchen (Amphibien) 72
Kallidin 329
Kallikrein 329
Kallikrein-Kinin-System **329ff.**
Kapaun 1, 159
Kardiovascularsystem 51, 141f., 144, 147, 150, 285, 287, 293, 325, 329
– Cephalopoden 397
Kastenbildung (Termiten) 376ff.
Kastration 1, 156f., 161, 163, 180, 184, 208
– Mollusken 392
Keimblätter 4f., 23
Keimzelldifferenzierung, Crustaceen 354ff.
– Mollusken 391ff.
– Oligochaeten 338
Ketonkörper **83f.**, 87
Ketose **84f.**, 87, 114
17-Ketosteroide 105
Kiemen **129ff.**, 148, **251ff.**

Kinine 329
Kininogen 329
Knochen **62ff.**, 69, 72
Knochenwachstum 182
Knorpelbildung 258f.
Kolloid (Schilddrüse) 38ff.
Kolostrum 246
Königinnensubstanz 376, 378
Konjugate (Steroide) **104f.**, 154
Kontraktilität (Uterusmuskulatur) 197, 200
Kontrazeptiva 174, 234, 304
Konvertierendes Enzym 134f.
Konvulsionstest 77
Krebszyklus s. Tricarbonsäurezyklus
Kretinismus 46
Kropf 52f.
Kropfmilch 243f.
Kropfsack s. Taubenkropf-Test

L
Lactogen, placentares s. Chorion-Somatomammotropin
Lactogenese 193, **241ff.**
Laichhormon (Echinodermen) 398ff.
Laichreflex 290
Laktation 69, 193, **243ff.**
Lamellibranchier s. Muscheln
Langerhanssche Inseln s. Inselgewebe
LCH 351
Leuchten (Insekten) 379f.
Leukophoren s. Chromatophoren
Leydig-Zellen s. interstitielle Zellen
LH s. luteinisierendes Hormon
LH/FSH-RH s. Gonadotropin-Releasing-Hormon
LH-RH s. Gonadotropin-Releasing-Hormon
Liberine 297
Liganden-Assay s. Sättigungsanalyse
Lipogenese 85, 119, 261, 323
Lipolyse 83, 85, 93, 114, 146, 226f., 261, 267, 291, 319, 326f.
Lipophoren 270
Lipotropin 220, 226f., **267f.**, 269
LPH s. Lipotropin
LSH 209
LTH s. Prolactin
Luliberin s. Gonadotropin-Releasing-Hormon
Lunarperiodizität 336f.
Lutealdrüsen s. Corpus luteum
Lutealphase 171
Luteinisierendes Hormon 4, 161f., 166f., **171ff.**, **190ff.**, 217, 223, **230ff.**, 254, 306, 327f.
Luteinisierung **171**, 175, 192
Luteolyse 173, 255, 326f.
Luteotropes Hormon s. Prolactin
Lutropin s. luteinisierendes Hormon
LVP s. Lysin-Vasopressin
Lymphgewebe 119, **208ff.**
Lymphokinine 210
Lymphozyten 117, **208ff.**
Lypressin 402
Lysin-Vasopressin 281f., **285ff.**

M
Magensäure 206f.
Magnesium-Ion^{++} 130f.
Makisteron s. Callinecdyson A
Mammogenese 244
MAO s. Monoaminoxidase
MDH 350
Medulla s. Adrenalgewebe, aminogenes
Medullarknochen 182
Meiose, Echinodermen 398f.
– Insekten 373
Melanogenese 226, 238
Melanoliberin s. Melanotropin-Releasing-Faktor
Melanophoren 226ff. s. auch Chromatophoren
Melanophoren stimulierendes Hormon s. Melanotropin
Melanotropin 195, 215, **226ff.**, 238, 267ff.
Melanotropin-Releasing-Faktor 308
Melanostatin s. MSH-Hemmfaktor
Melatonin 212ff.
Menstruationszyklus **170ff.**, 254, 304
Mesotocin 281f., 284
Metamorphose, Amphibien **46ff.**, 53, 248f.
– Fische 49
– Insekten 249, **360ff.**
1-Methyladenin 398ff.
Methylxanthine 319
Metyrapon 226
MIF s. MSH-Hemmfaktor
MIH s. häutungshemmendes Hormon
Milchdrüsen 193f., **241ff.**, **288ff.**
Milchsäure 145f.

Milchsekretion s. Lactogenese
Milz 209 f.
Mineralocorticoide 108, **122 ff.**
MIT s. Monoiodtyrosin
Mitogener Faktor (Mollusken) 393
Mollusca 389 ff.
Monoaminoxidase 213
Monoiodtyrosin 38 ff.
MRC 75
MRF s. Melanotropin-Releasing-Faktor
MRIH s. MSH-Hemmfaktor
MSH s. Melanophoren stimulierendes Hormon
MSH-Hemmfaktor 308
MST s. Mesotocin
Müllerscher Gang 184 f.
Muscheln 389 ff.
Muskulatur, Beeinflussung durch Catecholamine 144 ff.
– – Oxytocin 289 f.
– – Urophyse 293 f.
Myoepithelzellen 288 ff.
Myxödem 50

N
N-Acetyl-Dopamin 363 f.
N-Acetyl-Dopamin-Chinon 363 f.
N-Acetyl-Serotonin 213
N-Acetyl-Transferase 213 ff.
Nasaldrüsen **125 ff.**, 252 f.
Natrium 70, 123, **125 ff.**, **135 ff.**, **250 ff.**, 284, 287, 293, 384
Nebenhoden s. Epididymis
Nebenniere s. Adrenalgewebe
Nebenschilddrüsen 4, **29 ff.**, **54 ff.**, 66, 189
Neotenin s. Juvenilhormon
Nervensystem, autonomes 142
Nervus vagus 142
Neurohämalorgan(e) **7 ff**, 26, 28, 279
– bei Crustaceen 340 f.
– bei Insekten 357
– bei Mollusken 389, 394
Neurohormone (s. auch Gehirnhormon) **7 ff.**
– neurohypophysäre Peptide 253, **278 ff.**, 293
Neurohumorale Stoffe (s. auch Transmitterstoffe) 6 f.
Neurohypophyse **24 ff.**, **278 ff.**
Neuron, postganglionäres 142
– präganglionäres 142
Neurophysin 56, 280
Neurosekretion 4, **6 ff.**, 26, 28, 279, 292, 330 f.
Neurotransmitter s. Transmitterstoffe
Nidation 168, 197
Nierenschwelle 82
Noradrenalin 4, 6 f., 27, 35, 89, **140 ff.**, 212, 215, 218, 308, 380
Norepinephrin s. Noradrenalin
d-Norgestrel 175
19-Nortestosteron 98
Notfall-Theorie 149 f.
NSILA 86
Nucleus lateralis tuberis 279 f.
– paraventricularis 26 f.
– praeopticus 26, 279 f.
– supraopticus 26, 279, 286

O
OAAD-Test 225, 238
Oenocyten 373
Oestrophilin 313
OH s. Ovarialhormon
Oligochaeten 337 f.
Ommatidien (Pigmentbewegungen) 349 f.
Oocyten 165 f., 169, 171
Oogenese 169
– bei Wirbellosen s. Fortpflanzung
Oogonien 165, 169
Opiatrezeptoren 268
Optische Drüsen 390, **394 ff.**
Orbitaldrüsen s. Nasaldrüsen
Organkultur 13
Osmoregulation 4, 50, 108, **122 ff.**, 147 f., **250 ff.**, **283 ff.**, 292 ff., 307
– Crustaceen 345 f.
– Insekten 383 ff.
– Mollusken 393 f.
– Oligochaeten 338
Osteogenese 259
Osteoklasten 62
Osteolyse 71
Östradiol 14, 100, 102 f., **163 f.**, 166, 171, **173 f.**, **178 f.**, 187, **198 ff.**, 304, 312 f.
Östran 100, 163 f.
1, 3, 5 (10)-Östratrien 100
Östriol 103, 199
Östrogene 5, 33 f., 59, 101, **103 f.**, 109, 154, 159, 161, **163 ff.**, 188, 190, 193, **198 ff.**, 230, 236, 244 f., 247, 276, 303, 306 f.

– s. auch C_{18}-Steroide
Östron 14, 100, 103, 178 f., 198 f.
Östruszyklus **175 ff.**, 216, 236, 303 f.
Ovarektomie 196 f., 200
– bei Crustaceen 352
Ovarialhormon (Crustaceen) 353 ff.
Ovar(ien) 33 f., 158, **163 ff.**, 187, 233, 303, 325
– bei Crustaceen 340, 342, **352 ff.**
Ovidukt 170, 179 f., 289 f.
Ovulation 166 f., 169, 171, **173 ff.**, **190 ff.**, 235 f., 239, 326
Ovulationshemmer s. Kontrazeptiva
Ovulationshormon (Mollusken) 391
Oxy s. Oxytocin
Oxytocin 179, 201, **281 ff.**, **288 ff.**, 308

P

PAG s. Antigonadotropine, pineale
Pankreas s. Bauchspeicheldrüse
Pankreas, endokrines s. Inselgewebe
Pankreasenzyme 204 ff.
Pankreatektomie **85 ff.**, 93, 113
Pankreozymin 204
Paralactin 250
Paraphyse 27 f.
Parapinealorgan s. Parietalorgan
Parasympathicus 142
Parathormon s. Parathyroidhormon
Parathyreoidea s. Nebenschilddrüsen
Parathyrin s. Parathyroidhormon
Parathyreoidektomie 57 ff., 64
Parathyroidhormon 4, 31, **54 ff.**, 71, 182
Parietalganglien 393 f.
Parietalorgan 27 f.
Pars buccalis 25
– distalis (s. auch Adenohypophyse) 24 f.
– infundibularis 24 f., 220
– intermedia (s. auch Adenohypophyse) **24 f.**, **268 ff.**, 308
– nervosa (s. auch Neurohypophyse) **24 ff.**, **278 ff.**
– neuralis 24
– tuberalis s. Pars infundibularis
PCH s. Pigment konzentrierende Hormone
PDE s. Adenosin-3', 5'-monophosphat-Phosphodiesterase
PDH s. Pigment dispergierende Hormone
Pentagastrin 206
Peptiderge Neurone 279
Pericardialorgane 340 f., 351
Pericardialorgan-Hormon 351
Perisympathische Organe 358
Pfortadersystem, hypophysäres **26 f.**, 140, 249, 296, 299, 301
PG s. Prostaglandine
Phenylalanin 140
Pheromone **373 ff.**
Phosphat 61 f., 64, 73
Phosphatstoffwechsel 4, 57 ff., 61
Phosphaturie 62 f.
Phosphodiesterase s. Adenosin-3', 5'-monophosphat-Phosphodiesterase
Phosphorylase-Aktivierung 320, 322
Phosphorylase-Kinase 322
Phosvitin 180, 182
Photoperiodizität 212 ff.
Photorezeption 27 f., 215, 217 f.
pH-Wert 204, 206
– metabolische Acidose 83
PIF s. Prolactin-Hemmfaktor
Pigment dispergierende Hormone 349 ff.
Pigmentierung 141, 147, 215, **226 ff.**, 238, **269 ff.**
– bei Crustaceen 348 ff.
– bei Insekten 385 f.
Pigment konzentrierende Hormone 349 ff.
„Pille" 174 f.
Pinealektomie 215 f.
Pinealorgan s. Epiphyse
Placenta 5, 34, **189 ff.**
Pleuralganglien 393 f.
PMS s. Pregnant Mare Serum
PNMT 140 f.
POH s. Pericardialorgan-Hormon
Polychaeten **332 ff.**
Polydipsie 82
Polyphagie 82
Polyurie 82
Postcommissuralorgan 340 f.
Prähormone 55 f.
Prednisolon 108
Pregnan 99, 105
Pregnandiol 196
Pregnandion 105
Pregnanolon 196
Pregnant-Mare-Serum **192**, 234, 238
Pregnantriol 105

Pregnenolon 100, **102f.**, 153, 164, 199
PRF s. Prolactin-Releasing-Faktor
Primordialfollikel 165f.
Proangiotensin 134f., 137
Progestagene s. Progestine
Progesteron 5, 33f., 98, 100, **102ff.**, **163f.**, 167, 170, 173, 176, 178f., 190, **195ff.**, 235f., 239, 244f., 247, 254, 276, 303f., 326, 328
Progestine 163, 174f., 178f., 184, 193
Prohormone 55f.
Proinsulin 56, **77ff.**, 89
Prolactin 132, 172f., 177, 193, 220, 236, 238, **240ff.**, 277, 306f., 326
Prolactin-Hemmfaktor 306f.
Prolactin-Releasing-Faktor 306f.
Prolactoliberin s. Prolactin-Releasing-Faktor
Prolactostatin s. Prolactin-Hemmfaktor
Proliferationsphase 173
Prostaglandine 201, 228, **324ff.**
Prostata **157f.**, 237
Proteinbindungsanalyse, kompetitive s. Sättigungsanalyse
Proteinkinasen 317, 320
Prothoraxdrüse **357ff.**, 367, 369, 373
Protirelin 402
PSP 56
PTF 365
PTH s. Parathyroidhormon
Puffbildung 311f.
Puffersysteme s. pH-Wert
Puparienbildung 362ff.
Puppenhäutung 359
Puromycin 313
PZ s. Pankreozymin

R

Rachitis 64
Radiärnervenfaktor s. Laichhormon
Radioautographie 16f.
Radioimmunoassay **18ff.**, 224f., 263f.
Radioisotope **15ff.**, **19ff.**, 65
Rathkesche Tasche 23f.
5α-Reduktase 155
Reflexbogen, neuroendokriner 288ff.
Regeneration, Oligochaeten 337
– Polychaeten 332f., 336
– Turbellarien 332
Rektaldrüse 132
Relaxin 34, **163**, 195
Releasing-Faktoren s. Releasing Hormone
Releasing Hormon(e) 4, 26, 222f., 277, 279, **295ff.**
Renin 133ff., 137ff.
Renin-Angiotensin-System **133ff.**
Reticulum,endoplasmatisches 10
Rezeptoren, adrenerge 143f., 148
Rezeptoren, Hormon- 228, 233, 239, 266, 290, **310ff.**
RF s. Releasing-Hormone
RGH 264f.
RH s. Releasing-Hormone
Rhythmen, circadiane **120ff.**, **214ff.**
– Fortpflanzungsrhythmen **169ff.**, **215ff.**, 255
– photoperiodische 212ff.
RIA s. Radioimmunoassay
RLA s. Sättigungsanalyse
RNF s. Laichhormon
RPCH 351
Rückkopplung(smechanismus) 52, 68, 92, 121, 135f., 140, 162, 171, 174, 176, 196, 201, **221ff.**, 230, 300, 307, 327

S

Sackzellen 391
Sättigungsanalyse 17ff.
Salzsäure s. Magensäure
Schalenbildung (Eier) 59, 180ff.
Schilddrüse 3f., 6, **29**, 31, **38ff.**, 66, 69, 183, 189, 210, 229f., 257, 325
Schilddrüsenhormone (s. auch Thyroxin und Triiodthyronin **41ff.**, 229f., 244, 248f., 299f., 313
Schlüpfhormon 379
Schnecken 389ff.
Schnürungsexperimente 362f.
Schwangerschaft s. Gravidität
Schwangerschaftstest 191f.
Second messenger s. Adenosinmonophosphat, cyclisches und Guanosinmonophosphat, cyclisches
Secretin 1, **202ff.**, 207
Sekretion, innere 3
Sekundärfollikel 166
Serotonin 27, **212ff.**, 216
Sertoli-Zellen **151**, 184, 233

Serumgonadotrophin 402
Serumgonadotropin s. Pregnant-Mare-Serum
Sexualhormone 14, 33, 306
– männliche s. Androgene
– weibliche s. Östrogene
Sexualinversion 184
– bei Crustaceen 354 ff.
– bei Mollusken 390 ff.
SHR s. Somatotropin Releasing-Hormon
Sincalid 402
Sinusdrüse **340 ff.**, **345 ff.**, 352
Skelett (s. auch Knochen) 258
Sklerotisierung 362 ff.
Somatoliberin s. Somatotropin Releasing-Hormon
Somatomedin 258
Somatostatin 92 f., 202, **305 f.**, 309
Somatotropin 4, 45, 182, 193, 210, 220, 241, 244, 246, 248 f., **255 ff.**, 305 f., 313
Somatotropin Releasing-Hormon 305 f.
Soziale Insekten 375 ff.
Spermatogenese 162, 192, 233, 237 f., 254
Spezifität von Hormonen 290 f.
SSH 252
Stachelhäuter 398 ff.
Stanniektomie 74
Stanniussche Körperchen **37**, 73 f., **132 f.**, 138
Statine 297
Steelman-Pohley-Test 233
Steran s. Gonan
Steroiddehydrogenasen 151 ff.
C_{18}-Steroide 5, **99 f.**, 104 f., 109, 153
C_{19}-Steroide 5, **98 f.**, 104 f., 109, 156
C_{21}-Steroide 4, **97 ff.**, 102, 105, 107 ff., 163, 235
Steroidester 104
Steroidhormone, Biosynthese **101 ff.**, 151, 153 f.
– Molekülstruktur 95 ff.
– Nomenklatur 95 ff.
– Vorkommen 95, **101 f.**, 195, 392
– Wirkungsmechanismus 311 ff.
STH s. Somatotropin
Stoffwechsel, Kohlenhydrate 4, 49 f., **81 ff.**, **112 ff.**, **117 ff.**, 127, 141, **145 ff.**, 150, 183, 261 f., 290
– – bei Insekten 380 f.
– Lipide 50, **81 ff.**, **113 f.**, 118, **145 f.**, 183, 261, 267, 290
– – bei Crustaceen 345
– – bei Insekten 381 ff.
– Proteine 49, **81 ff.**, 113, 118, 162 f., 183, **259 ff.**
– – bei Insekten 381 f.
Stolonisierung 334 ff.
Streß 43, 89 f., 112, **114 ff.**, 149, 268, 306
Suboesophagialganglion 357, 368 f.
Sulfate (Steroide) 104 f., 198 ff.
Sulfation-Faktor s. Somatomedin
Suprarenalorgane 36
Sympathicus 7, 142, 149 f.
Synthalin A 93

T
T_3 s. Triiodthyronin
T_4 s. Thyroxin
Taubenkropf-Test 193, **241**, 248
TBG s. Globulin, thyroxinbindendes
Testes 1, 33, **184 ff.**, 233 f., 325
– bei Crustaceen 353 ff.
– bei Insekten 379
Testosteron 14, 99 f., 102 ff., **153 ff.**, **161 ff.**, **186 ff.**, 234, 238, 353
Testverfahren **14 ff.**, 263
Tetanie 58 ff.
Tetracosactid 402
Tetraiodthyronin s. Thyroxin
Theca(-Zellen) **166 f.**, 169, 173
Thecaldrüsen 165
Theophyllin 320
THF 209
Thioharnstoff 52
Thionamidgruppe 52
Thorakaldrüsen 357 f., 386
Thorakotropes Hormon s. Gehirnhormon (Insekten)
Thymosin 209
Thymozyten s. Lymphozyten
Thymus 29, **32**, 69, 117, **208 ff.**
Thyreoglobulin 38 ff., 229
Thyreoidea s. Schilddrüse
Thyreoidektomie **43 ff.**, 47, 52, 69, 259
Thyreostatika 51 ff.
Thyr(e)otropin 4, 52, 220, **229 ff.**, 246, 249, 299 f., 305 f.
Thyr(e)otropin inhibiting factor 300
Thyrocalcitonin s. Calcitonin

Thyroliberin s. Thyrotropin-Releasing-Hormon
Thyrotrophin 402
Thyrotropin-Releasing-Hormon 13, **298 ff.**, 305 f., 309
Thyroxin (s. auch Schilddrüsenhormone) 4, 17, **38 ff.**, 44 f., **48 ff.**, 52, 249, 258, 260, 300
Tibia-Test 260, 263
TIF s. Thyr(e)otropin inhibiting factor
Tintenfische 389 f., **394 ff.**
Tolbutamid 88
Tracer s. Radioisotope
Transaminasen 112
Transcortin 109
Transkriptionsvorgänge, Hormoneinfluß auf 311 ff.
Transmitterstoffe **6 f.**, 142, 276, 279, 307, 309
Trehalose 380 f.
TRF s. Thyrotropin-Releasing-Hormon
TRH s. Thyrotropin-Releasing-Hormon
Tricarbonsäurezyklus 83 f.
Trichterlappen s. Pars infundibularis
Triiodthyronin (s. auch Schilddrüsenhormone) 4, **38 ff.**, 300
Trimethylaminoxid 132
Trophallaxis 376, 378
Trophoblast 193, 195
TSH s. Thyr(e)otropin
Turbellarien 332
Tyrosin 38 ff., 140
Tyrosinase 238
Tyrosinstoffwechsel 363 ff.

U

Ultimobranchialektomie 74
Ultimobranchialgewebe s. Ultimobranchialkörper
Ultimobranchialkörper 4, **29 ff.**, **66 ff.**, 202
Urin 59 f., **123 ff.**, 130 f., 189, 191, 194, 199, 285
Urophyse 28 f., **292 ff.**
Urotensine 293 f.
Uterus 34, 144, 163, 171 f., 175 f., **178 ff.**, **189 ff.**, **288 ff.**, 326

V

Vagina 175 f., 180, 191
Valitocin 281
van Dyke-Protein 280
Vasopressin (s. auch Arginin-Vasopressin und Lysin-Vasopressin) **284 ff.**, 308
Vasotocin s. Arginin-Vasotocin
VAT s. Valitocin
Ventraldrüsen 357 f.
Verpuppung 361 ff., 366
Villikinin 203
VIP 203, 207
Visceralganglien 391, 394
Vitamin D 57, **62 ff.**, 69, 72
Vitamin F s. Fettsäuren, essentielle
Vitellogenese 59, 168, 182
– Crustaceen 352
– Insekten 369 ff.
– Mollusken 391, 395 f.
– Polychaeten 335 f.
Vitellogenine 370 ff.
Vorderlappen s. Adenohypophyse

W

Wachstum **44 ff.**, 49, 69 f., 248 f., **257 ff.**
– Polychaeten 332 f.
Wachstumshormon s. Somatotropin
Wachstumstest 263
Wärmeproduktion s. Calorigenese
Wärmeregulation s. Calorigenese
Wasserhaushalt s. Osmoregulation
Weichtiere s. Mollusca
Weiselfuttersaft 376
Weismannscher Drüsenring 358, 362
Wolffscher Gang 184 f.
WPCH s. LPCH

X

Xanthophoren s. Chromatophoren
X-Faktor 184 f.
X-Organe **340 ff.**, 348

Y

Y-Organ **340 ff.**, 345, 362

Z

Zimmermann-Reaktion 105
Zink 79
Zirbeldrüse s. Epiphyse
Zitronensäurezyklus s. Tricarbonsäurezyklus

Zona fasciculata 111
– glomerulosa 111 f., 138
– pellucida 166
– reticularis 111
Zuckerkrankheit 1, **81 ff.**, 93
Zweiter Bote s. Adenosinmonophosphat, cyclisches und Guanosinmonophosphat, cyclisches
Zwergwuchs 257
Zwischenhirn 25 ff.
Zwischenhirnhormone (s. auch Neurohormone und Releasing Hormone) 279
Zwischenlappen 25
Zwittertum (Schnecken) 390 ff.
Zyklus s. Menstruationszyklus und Östruszyklus